M. Kern, S. Wolfart, G. Heydecke, S. Witkowski, J. C. Türp, J. R. Strub

# Curriculum Prothetik • Band III

# Curriculum

# Prothetik

## Band III

- Kombinierte und abnehmbare Prothetik
- Implantologie
- Nachsorge
- Lebensqualität

M. Kern,
S. Wolfart
G. Heydecke
S. Witkowski
J. C. Türp
J. R. Strub

5., überarbeitete und erweiterte Auflage

QUINTESSENCE PUBLISHING

Berlin | Chicago | Tokio
Barcelona | London | Mailand | Mexiko Stadt | Moskau | Paris | Prag | Seoul | Warschau
*Istanbul | Peking | Sao Paulo | Zagreb*

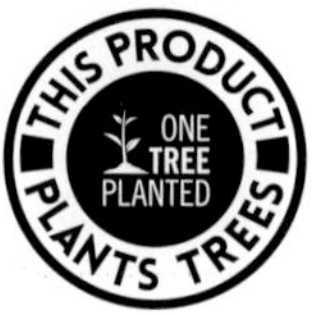


Ein Buch – ein Baum: Für jedes verkaufte Buch pflanzt Quintessenz gemeinsam mit der Organisation „One Tree Planted" einen Baum, um damit die weltweite Wiederaufforstung zu unterstützen (https://onetreeplanted.org/).

Bibliografische Informationen der Deutschen Nationalbibliothek
Die Deutsche Nationalbibliothek verzeichnet diese Publikation in der Deutschen Nationalbibliografie; detaillierte bibliografische Daten sind im Internet über <http://dnb.ddb.de> abrufbar.

5., überarbeitete und erweiterte Auflage

QUINTESSENCE PUBLISHING DEUTSCHLAND

Postfach 42 04 52; D–12064 Berlin
Ifenpfad 2–4, D–12107 Berlin


Zeichnungen: Christine Rose, Florian Curtius, Quintessenz Verlags-GmbH, Berlin
Lektorat: Anita Hattenbach, Quintessenz Verlags-GmbH, Berlin
Layout und Herstellung: Ina Steinbrück, Quintessenz Verlags-GmbH, Berlin
Reproduktionen: Quintessenz Verlags-GmbH, Berlin

ISBN: 978-3-86867-573-3 (Band I)
ISBN: 978-3-86867-574-0 (Band II)
ISBN: 978-3-86867-575-7 (Band III)
ISBN: 978-3-86867-572-6 (Band I–III)

Printed in Croatia by GZH

# Die Autoren dieses Buches

**Prof. Dr. med. dent. Matthias Kern**
Ärztlicher Direktor der
Klinik für Zahnärztliche Prothetik, Propädeutik und Werkstoffkunde
Christian-Albrechts-Universität zu Kiel

**Prof. Dr. med. dent. Stefan Wolfart**
Ärztlicher Direktor der Klinik für Zahnärztliche Prothetik und Biomaterialien
Universitätsklinikum Aachen

**Prof. Dr. med. dent. Guido Heydecke**
Klinikdirektor der Poliklinik für Zahnärztliche Prothetik
Universitätsklinikum Eppendorf, Hamburg

**ZTM Siegbert Witkowski**
Laborleiter der Klinik für Zahnärztliche Prothetik
Universitätsklinikum Freiburg

**Prof. Dr. med. dent. Jens Christoph Türp**
Klinik für Oral Health & Medicine
Universitäres Zentrum für Zahnmedizin Basel (UZB)

**Prof. em. Dr. med. dent. Dr. h. c. Jörg Rudolf Strub**
Ehemaliger Ärztlicher Direktor der Abteilung für Zahnärztliche Prothetik
Universitätsklinikum Freiburg

unter Mitarbeit von:
**Prof. Dr. med. dent. Kurt Werner Alt**
Direktor des Zentrums Natur- und Kulturgeschichte des Menschen
Danube Private University Krems

**Prof. em. Dr. med. dent. Dr. rer. nat. Jens Fischer**
Klinik für Rekonstruktive Zahnmedizin
Universitäres Zentrum für Zahnmedizin Basel (UZB)

**Prof. Dr. rer. biol. hum. Dipl.-Ing. (FH) Bogna Stawarczyk, M.Sc.**
Wissenschaftliche Leiterin Werkstoffkunde
Poliklinik für Zahnärztliche Prothetik
Klinikum der Ludwig-Maximilians-Universität München (LMU)

# Vorwort zur 5. Auflage

Vor mehr als 25 Jahren ist die erste Auflage unseres dreibändigen Lehrbuchs Curriculum Prothetik erschienen. In relativen kurzen zeitlichen Abständen erschienen dann die überarbeiteten Auflagen zwei, drei und vier. Inzwischen sind über 11 Jahre vergangen, bevor nun diese grundlegend aktualisierte fünfte Auflage erscheinen konnte. Dieser relativ lange Zeitraum war unter anderem dadurch begründet, dass alle Autoren in dieser Zeit mit umfangreichen Leitlinienprojekten und anderen Buchprojekten beschäftigt waren, die eine Neuauflage Curriculum Prothetik in der Prioritätenliste immer wieder nach hinten rücken ließen. Und als Anfang des Jahres 2020 für die nun fachlich dringlich gebotene Neuauflage alle Manuskripte druckfertig vorlagen, trat die Corona-Pandemie auf den Plan und stoppte vorerst die Umsetzung in den Druck.

Mit zwei Jahren Verzögerung ist es nun aber so weit: Sie halten die fünfte Auflage des dreibändigen Lehrbuchs Curriculum Prothetik nochmals aktualisiert in Ihren Händen. Denn durch die erneute Verzögerung konnten ganz aktuelle wissenschaftliche Entwicklungen und Leitlinien berücksichtigt werden. Beispielhaft erwähnt sei das Erscheinen der S3-Leitlinie zur Parodontitistherapie (Dez. 2020) und deren Umsetzung in die GKV-Behandlungsrichtlinien (Juli 2021), die leicht in das synoptische Behandlungskonzept integriert werden konnten, da dieses deren Prinzipien in allen Vorauflagen schon beinhaltete. Aber auch aktuelle digitale Entwicklungen und erst in diesem Jahr publizierte Studienergebnisse konnten so noch Eingang in diese Auflage finden.

Prof. em. Dr. Dr. h. c. Jörg R. Strub, der die ersten vier Auflagen federführend verantwortete und für die Etablierung des Curriculum Prothetik als umfassendes deutsches Standard-Lehrbuch in der Zahnärztlichen Prothetik maßgeblich verantwortlich ist, hat den Staffelstab an seine Schüler übergeben und sich in die Rolle des Seniorautors begeben. Lieber Jörg, die Autoren danken Dir für Deine Arbeit, Dein Leiten und Dein Motivieren über die vergangenen Jahrzehnte, ohne die das Curriculum Prothetik nicht zu dem geworden wäre, was es heute ist.

Neu zu unserem Autor*innen-Team hinzugestoßen ist Frau Prof. Dr. Bogna Stawarczyk, München, die die werkstoffkundlichen Kapitel mit Unterstützung des bisherigen Autors Prof. em. Dr. Dr. Jens Fischer, Basel, aktualisiert und ergänzt hat. Wir freuen uns über diese kompetente Erweiterung unseres Teams. Erstmalig wurde den neu entwickelten Hochleistungskunststoffen ein eigenes Kapitel gewidmet.

Liebe Leser*innen, wenn auch viele schon in der ersten Auflage des Curriculum Prothetik vermittelte Grundlagen heute noch Bestand haben, so haben sich die prothetischen Verfahren und Möglichkeiten in den letzten Jahren doch stark verändert. Vor allem minimalinvasive und implantatprothetische Therapieansätze, neue metallfreie Materialien und digitale Methoden in Diagnostik, Planung, Therapie und zahntechnischer Herstellung haben zu erheblichen Verbesserungen in der prothetischen Versorgung der Patienten geführt. Dies alles hat Eingang in die vorliegende Neuauflage gefunden, so dass diese nicht nur für die aktuell Zahnmedizin Studierenden, sondern auch für alle diejenigen von hohem Nutzen sein wird, die vielleicht früher mit Hilfe einer der vorigen Ausgaben des Curriculum Prothetik aus- oder fortgebildet wurden, und jetzt ihr Wissen updaten wollen.

Liebe Leser*innen, wir hoffen, dass die fünfte Auflage des Curriculum Prothetik Ihnen nicht nur im Studium, sondern auch darüber hinaus in der täglichen zahnärztlichen Praxis eine sichere Hilfestellung bietet, eine qualitativ hochwertige zahnmedizinische Therapie zum Wohle Ihrer Patient*innen durchzuführen.

Was in diesem Vorwort gut funktioniert, stellte sich für das gesamte Curriculum Prothetik als schwierig umsetzbar heraus, so dass wir aus Gründen der besseren Lesbarkeit in den drei Bänden auf die gleichzeitige Verwendung männlicher, weiblicher und weiterer Geschlechterformen verzichten. Dies impliziert keinesfalls eine Benachteiligung der jeweils anderen Geschlechter. Personen- und Berufsbezeichnungen sind daher in der Regel als geschlechtsneutral zu verstehen.

Kiel, im Februar 2022
Matthias Kern

# Vorwort zur 4. Auflage

Der beständige Erfolg der bisherigen drei Auflagen veranlasste Herrn Wolters, Geschäftsführer des Quintessenz Verlages, bei mir nachzufragen, inwieweit mit einer überarbeiteten Neuauflage zu rechnen sei. Gerne würde er uns eine renommierte Zeichnerin an die Seite stellen, die für neue Impulse sorgen würde. Selbstverständlich reagierte ich sofort und nahm Kontakt mit dem Autorenteam auf.

An dieser Stelle danke ich Prof. Dr. M. B. Hürzeler und Prof. Dr. H. Kappert ganz herzlich für die jahrelange erfolgreiche Zusammenarbeit. Sie sind anderweitig gebunden und waren leider nicht mehr in der Lage mitzuarbeiten. Wir haben uns überlegt, wer von den jungen, dynamischen Hochschullehrern in Frage kommen könnte, im Autorenteam mitzumachen. Prof. Dr. G. Heydecke, Hamburg, Prof. Dr. S. Wolfart, Aachen, und PD Dr. Dr. J. Fischer, Bad Säckingen, erklärten sich auf unsere Anfrage hin spontan dazu bereit, diesen intensiven Überarbeitungsprozess zu unterstützen.

Infolgedessen können wir Ihnen mit dieser Auflage den Stand der Wissenschaft in Bezug auf die synoptische Zahnmedizin und Zahntechnik präsentieren. Studierende, Zahnärzte und Zahntechniker können sich möglicherweise von unserer Begeisterung für eine hochkarätige Zahnmedizin anstecken lassen.

Wir wünschen uns, dass Sie beim Lesen des überarbeiteten Curriculum Prothetik Themen und Techniken finden, die Ihre Neugier und Ihren Forschergeist wecken.

Freiburg, im Juli 2010
Jörg R. Strub

# Vorwort zur 3. Auflage

Der anhaltende Erfolg unseres Curriculum Prothetik hat die Autoren in ihrer Auffassung bestätigt, mit diesem dreibändigen Werk eine Lücke gefüllt zu haben. Erfreulicherweise ist der Zuspruch der beiden vorigen Auflagen nicht auf Studierende beschränkt geblieben; auch von vielen ZahnärztInnen und ZahntechnikerInnen haben wir positive Resonanz erfahren. Teile des Curriculum liegen inzwischen in einer albanischen Fassung vor; eine englischsprachige Version der jetzt vorliegenden Neubearbeitung ist in Vorbereitung. Seit Erscheinen der (inzwischen vergriffenen) 2. Auflage sind wiederum 5 Jahre vergangen. In diesem Zeitraum haben sich in der zahnärztlichen Prothetik und den angrenzenden Gebieten (Werkstoffkunde, Implantologie, Funktionsdiagnostik und -therapie usw.) zum Teil gewaltige Fortschritte und Neuerungen ergeben. Daher war es höchste Zeit für eine Aktualisierung. Jedes Kapitel wurde gründlich überarbeitet. Neue Themen sind hinzugekommen (Patientenzufriedenheit und mundgesundheitsbezogene Lebensqualität); gleichzeitig wurden zwischenzeitlich überholte Lehrinhalte gestrichen. Dadurch ist es uns gelungen, den mit Neubearbeitungen meist verbundenen Zuwachs an Seitenzahlen gering zu halten. Wir hoffen, dass unsere 3. Auflage eine ähnliche positive Zustimmung finden wird wie die beiden Auflagen zuvor.

Freiburg, im Mai 2004
Jörg R. Strub

# Vorwort zur 2. Auflage

Im Frühjahr 1998 sind wir von den Mitarbeitern des Quintessenz-Verlages gebeten worden, die zweite Auflage des Curriculum Prothetik vorzubereiten. Da zwischen der ersten und zweiten Auflage nur vier Jahre vergangen sind, läge es nahe, die Bände ohne Änderungen zu veröffentlichen. Auf Anregung unserer StudentInnen und einiger Rezensenten haben wir uns dennoch bei der Neuauflage entschlossen, einige Ungereimtheiten zu eliminieren, gewisse Kapitel umfassender zu gestalten und neue Bereiche hinzuzufügen. Zu diesen Überlegungen trug die Beobachtung bei, dass sich der Kreis der Leser über die angesprochene Gruppe der Studierenden hinaus erweitert hat und die diskutierten Themen auch niedergelassene ZahnärztInnen und ZahntechnikerInnen angesprochen haben. Damit haben wir zum Teil das in meinem Vorwort von 1994 erwähnte Ziel erreicht.

Freiburg, im Oktober 1998
Jörg R. Strub

# Vorwort zur 1. Auflage

Die zahnärztliche Prothetik hat sich in den letzten zwanzig Jahren aufgrund der Entwicklung neuer Materialien und Behandlungsmethoden und der Gewinnung neuer Erkenntnisse aus der Forschung sehr stark weiterentwickelt. Die zahnärztliche Sanierung unserer Patienten im Rahmen unseres synoptischen Behandlungskonzepts gewinnt, unter Einbeziehung der klassischen Gebiete, wie der festsitzenden, abnehmbaren und kombinierten Prothetik, und unter Berücksichtigung materialkundlicher Aspekte, immer mehr an Bedeutung. Für den Langzeiterfolg sind die Prävention von Erkrankungen des stomatognathen Systems, die präprothetische Vorbehandlung, eine qualitativ hochwertige prothetische Behandlung und eine oft lebenslang andauernde Nachsorge von entscheidender Bedeutung. Nach Zahnverlust ist der aufgeklärte Patient oft nicht mehr nur mit der Wiederherstellung der Kaufunktion und des Kaukomforts zufrieden, sondern es müssen auch ästhetische, phonetische und psychische Aspekte mitberücksichtigt werden. Der optimal informierte, prothetisch tätige Zahnarzt arbeitet heute im Team mit verschiedenen Spezialisten der Medizin, Zahnmedizin, Zahntechnik und zahnärztlichen Prophylaxe (Dentalhygienikerin, Prophylaxehelferin) zusammen. Vor rund drei Jahren wurde mir von Mitarbeitern des Quintessenz-Verlags der Vorschlag gemacht, den Inhalt der Vorlesungen und Seminare, die im Rahmen der Studentenausbildung und Assistentenfortbildung gehalten wurden und werden, zu einem Kompendium zusammenzufassen. Obwohl auf aufwändige Darstellungen bewusst verzichtet worden ist, um den Verkaufspreis in einem erschwinglichen Rahmen halten zu können, sind es dennoch drei Bände geworden. Der Grund liegt in den umfangreichen Lehrinhalten der modernen zahnärztlichen Prothetik und ihren Randgebieten. Die vorliegenden Bände erheben aber nicht den Anspruch, ein Lehrbuch im klassischen Sinne zu sein, welches unter Darlegung des gesamten wissenschaftlichen Hintergrunds das Fach Zahnärztliche Prothetik darstellt, denn in einem solchen Werk würde der Leser mit Recht ein umfangreicheres Literaturverzeichnis erwarten. Die Literaturhinweise in dieser Buchreihe beschränken sich bewusst auf die wichtigsten Publikationen und Lehrbücher, die auch in jeder medizinischen Bibliothek zur Verfügung stehen. Vermittelt werden in dem vorliegenden Kompendium vor allem die Lehrinhalte, die an der Abteilung Poliklinik für Zahnärztliche Prothetik der Albert-Ludwigs-Universität Freiburg vertreten und unterrichtet werden, so dass eine schwerpunktmäßige Auswahl nicht ausbleibt. Meinen früheren Lehrern und Mentoren Prof. Dr. P. Schärer, Zürich, Prof. Dr. Dr. h. c. H. R. Mühlemann, Zürich, Prof. Dr. N. K. Sarkar, New Orleans, Prof. Dr. H. H. Renggli, Nijmegen, und Prof. Dr. U. C. Belser, Genf, bin ich zu großem Dank verpflichtet, denn sie haben mir die theoretischen Grundlagen und das klinische Rüstzeug mitgegeben, um das synoptische Behandlungskonzept in Lehre und Forschung realisieren zu können. Den Freunden und Mitarbeitern meiner Klinik bin ich für die große Unterstützung und die kritischen Anregungen bei der Herstellung des Manuskripts dankbar. Weiterhin bedanke ich mich bei Herrn cand. med. dent. H. Schulze für die Anfertigung der Zeichnungen, sowie bei der Sekretärin Frau A. Wehrle, dem Verleger Herrn H.-W. Haase und allen Mitarbeitern des Quintessenz-Verlags, Berlin, die dieses Projekt in aufopfernder Art und Weise unterstützt haben.

Es war mir seit längerer Zeit ein Anliegen, den Studierenden der Zahnmedizin eine Darstellung der Grundlagen der synoptischen Zahnmedizin unter spezieller Berücksichtigung der zahnärztlichen Prothetik, der Materialkunde und der Zahntechnik in die Hand zu geben, die so gestaltet ist, wie ich es mir während meines Studiums als unterrichtsbegleitendes Fachbuch gewünscht hätte. Ich würde mich freuen, wenn das Autorenteam diesem Ziel sehr nahe gekommen ist. Es ist zu hoffen, dass das Curriculum Prothetik in dieser aktuellen Form nicht nur Studierende der Zahnmedizin anspricht, sondern auch engagierte ZahntechnikerInnen und interessierte ZahnärztInnen.

Freiburg, im Juni 1994
Jörg R. Strub

# Danksagung

Die Autoren danken dem Quintessenz-Verlag und hier allen voran Frau Anita Hattenbach, die mit beispielhaftem Engagement und einer unglaublichen Genauigkeit das Entstehen dieser Neuauflage befördert hat. Der Zeichnerin Frau Christine Rose ist für die präzise und geduldige Umsetzung aller Wünsche bezüglich der Zeichnungen zu danken. Dem aus dem Quintessenz-Verlag ausgeschiedenen ehemaligen Verlagsleiter Herrn Johannes Wolters danken die Autoren für die Initiierung der 5. Auflage und dem Verleger Christian W. Haase und allen ansonsten beteiligten Verlagsmitarbeiter*innen für die angenehme und problemlose Zusammenarbeit.

Zu besonderem Dank sind die Autoren allen Mitarbeiter*innen ihrer universitären Kliniken und den Studierenden an allen Standorten verpflichtet, die durch vielfältige Anregungen zur Überarbeitung und Aktualisierung dieser 5. Auflage beigetragen haben.

Weiterhin wird folgenden Kollegen herzlich für Ihre Unterstützung bei der Überarbeitung der Neuauflage gedankt: Herrn Dr. Matthias Krummel, Kiel, und Dr. Ove Peters, San Francisco, bei Aktualisierung endodontischer Aspekte in Kapitel 9 sowie Herrn Prof. Dr. Dr. Peter Proff, Regensburg, bei Aktualisierung kieferorthopädischer Aspekte in Kapitel 13.

# Inhaltsverzeichnis

## Band I

# Band II

# Band III

# 31 Einführung in die Teilprothetik

## 31.1 Ziele der Versorgung mit Teilprothesen

Teilbezahnte Kiefer sind Folge des Verlustes oder der Nichtanlage einzelner oder mehrere Zähne. Als Resultat kommt es entweder zu Unterbrechungen oder Verkürzungen der Zahnreihe in einem oder beiden Kiefern. Unterbrechungen können ein- oder mehrfach auftreten. Weiterhin kann die Zahnreihe ein- oder beidseitig verkürzt sein, ggf. auch in Kombination mit Unterbrechungen. Liegt als Folge der Teilbezahnung eine relevante Einbuße der orofazialen Funktionen (Mastikation, Sprache, Ästhetik, Okklusion) vor oder drohen diese gestört zu werden, ist der Ersatz fehlender Zähne zur Wiederherstellung indiziert. Dies ist auch unter Aspekten der Tertiärprophylaxe sinnvoll.

## 31.2 Zahnverlust und seine Folgen

(*Brunner* und *Kundert* 1988, *Fröhlich* und *Körber* 1977)

### 31.2.1 Epidemiologie

Die Mehrzahl zahnbegrenzter Lücken ist durch Zahnverluste infolge von Karies, Parodontalerkrankungen oder Traumata bedingt. Weitere Ursachen für zahnbegrenzte Lücken sind Nichtanlagen (Hypodontie). Im Durchschnitt fehlen jedem jungen Erwachsenen (35–44 Jahre) in Deutschland 2,1 Zähne. In der Alterskohorte der jungen Erwachsenen sind 1,9 % mit einer Teilprothese versorgt, bei 21 % liegt ein nicht versorgtes, teilbezahntes Lückengebiss vor. Bei Senioren (65–74 Jahre) fehlen im Mittel 11,1 Zähne und rund 28 % tragen eine herausnehmbare Teilprothese. Modellgussprothesen finden sich bei knapp 14 % der teilbezahnten Senioren. Nur noch 5,7 % der Senioren weisen unversorgte teilbezahnte Gebisse auf (*Jordan* und *Micheelis* 2016).

### 31.2.2 Auswirkungen des teilweisen Zahnverlustes

Unmittelbare Folgen des Zahnverlustes sind für den Patienten spürbar als Einschränkung des Kauvermögens, Beeinträchtigung der Ästhetik und der Sprachfunktion. Die Beeinträchtigung der Kaufunktion nimmt mit zunehmender Anzahl fehlender Zähne zu. Dem Patienten können solche Veränderungen u. a. dadurch bewusst werden, dass sich die Verschlechterung der Kieferfunktionen (hier speziell der Kaufunktion) durch verlängerte Kauzeit und durch Impaktion von Speiseanteilen in den Lücken bemerkbar macht. Die Aspekte der gestörten Ästhetik und Sprache wiegen vor allem dann besonders schwer, wenn die Zahnverluste im Bereich der Front-, Eckzähne und Prämolaren des Oberkiefers, mit etwas geringerem Schweregrad auch im Unterkiefer, vorliegen. Patienten bemerken die Lückenbildung und empfinden dadurch eine starke persönliche und soziale Einschränkung. Die Störung der Phonetik macht sich meist durch Lispeln (Sigmatismus) bemerkbar. Nicht selten gehen mit Zahnverlust psychische Probleme einher.

Auf der Ebene des Organismus haben Verluste einzelner Zähne in vielen Fällen eine direkte Auswirkung auf die Position der Nachbarzähne und Antagonisten. So können Nachbarzähne rotieren, wandern und/oder kippen; vorhandenen Lücken gegenüberstehende Zähne können elongieren. Diese Positionsänderungen können sich sekundär in Veränderungen der statischen und dynamischen Okklusion niederschlagen. Dadurch bedingt können okklusale Frühkontakte und Gleithindernisse bei exzentrischen Unterkieferbewegungen und eine erhöhte Attrition der betroffenen Zähne, eine Traumatisierung und ein Umbau bzw. Abbau des Zahnhalteapparats und Zahnlockerung bis hin zu Zahnverlust mit folgendem Knochenabbau auftreten. Darüber hinaus können Unstimmigkeiten im dentalen Bereich mitverantwortlich für das Auftreten von funktionellen Problemen im Bereich von Kiefergelenk und Kaumuskulatur sein (vgl. Kap. 10). Treten weitere Folgen auf, spricht man vom unkompensierten Gebissschaden.

Es gibt aber auch Fälle, in denen das Vorliegen eines Lückengebisses nicht zu einer Ausweitung des vorhandenen Gebissschadens führt. In diesen Situationen kommt es nicht zu Störungen der Kaufunktion, der Unterkieferbeweglichkeit oder der Sprachfunktion oder zu Destruktionen des Parodonts. Stattdessen findet im Rahmen einer Adaptation ein funktioneller Umbau statt; das Lückengebiss befindet sich in einem stabilen Gleichgewicht. Solch ein kompensierter Gebissschaden ist in der Regel nur bei einzelnen Zahnverlusten zu erwarten, wobei die der Lücke benachbarten Zähne in habitueller Interkuspidation durch ihre Antagonisten deutlich fixiert sein müssen (*Wenz* und *Hellwig* 2018).

Aber auch beim Fehlen sämtlicher Molaren kann der Schaden kompensiert sein. Bei einem kompensierten Gebissschaden ist die Frage berechtigt, ob Zahnersatz überhaupt indiziert ist, denn heute gilt als unbestritten, dass aus funktionellen Gründen nicht in jedem Lückengebiss ein Zahnersatz angefertigt werden muss (*Battistuzzi* et al. 1991, *Brunner* und *Kundert* 1988). Insbesondere wenn alle Molaren fehlen, die Zahnreihe aber sonst geschlossen ist, kann eine Prämolarenokklusion für den Patienten eine Option sein, besonders dann, wenn keine prothetisch-rekonstruktive Therapie gewünscht wird. Man spricht in diesen Fällen vom Konzept der verkürzten Zahnreihe (engl. shortened dental arch, SDA; *Gerritsen* et al. 2017). Oft erfordern aber ästhetische Gründe die Anfertigung von Zahnersatz im stabilen Lückengebiss.

In vielen Fällen kommt es jedoch zu den zuvor genannten Veränderungen und Folgen; es liegt ein unkompensierter Gebissschaden vor. Hier ist im Gegensatz zum kompensierten Gebissschaden eine prothetische Therapie im Sinne einer künstlichen Kompensation indiziert und erforderlich.

Neben einem kompensierten und unkompensierten gibt es noch einen sogenannten völligen Gebissschaden, der dadurch gekennzeichnet ist, dass eine weitere Schädigung nicht möglich ist, weil bereits alle Zähne verlorengegangen sind (vgl. Kapitel 40 und 41) (*Wenz* und *Hellwig* 2018).

Auch der Zustand des Zahnhalteapparats spielt im Lückengebiss eine nicht unbedeutende Rolle. Ist das Parodont der Restzähne gesund („parodontale Resistenz"), so treten Stellungsänderungen dieser Zähne weniger schnell auf als bei einem erkrankten Zahnhalteapparat (chronische Parodontitis, Zahnlockerung; „parodontale Insuffizienz") (*Fröhlich* 1959). Eine vorliegende Parodontitis ist fast immer mit schlechter Mundhygiene verbunden, und diese stellt einen prognostisch ungünstigen Faktor auch für den Erfolg der prothetischen Therapie dar. Daher muss auch die Therapie mit abnehmbarem Teilzahnersatz immer in einem synoptischen Behandlungskonzept erfolgen, so dass eine strukturierte Vorbehandlung erfolgt.

## 31.3 Aufgaben von partiellem Zahnersatz

Partiellen Prothesen kommen genauso wie festsitzendem Zahnersatz verschiedene Funktionen zu (vgl. Kap. 18.1):

- Wiederherstellung der (Kau-)Funktion
- Wiederherstellung der Ästhetik
- Wiederherstellung der Phonetik
- Sicherung von statischer und dynamischer Okklusion
- Verhinderung von Elongationen der Antagonisten und Stellungsänderungen der Nachbarzähne
- Verteilung der Kaukräfte auf das Restgebiss, die zahnlosen Kieferabschnitte und die antagonistischen Zähne
- Verhütung weitergehender direkter oder indirekter Destruktionen im stomatognathen System (prophylaktische Funktion)

Die Hauptprobleme bei der Konstruktion einer Teilprothese betreffen zum einen den Pfeilerzahn (Ausmaß seiner Beweglichkeit, Möglichkeit einer Verankerung des Zahnersatzes an ihm) und zum anderen das Prothesenlager (die dem Knochen aufliegende Schleimhaut und den Kieferknochen). Das Prothesenlager weist eine zehnmal höhere Resilienz und Rückstellfähigkeit (Viskoelastizität) auf, als ein Zahn mit physiologischer Beweglichkeit intrudierbar ist (*Marxkors* 2009). Aufgrund dessen ist eine starre körperliche Fassung von Pfeilerzähnen mit Klammerprothesen, im Gegensatz beispielsweise zu Zahnersatz, der über Doppelkronen verankert ist, häufig nicht zu erreichen. *Battistuzzi* et al. (1991) weisen darauf hin, dass die möglichen negativen Folgen, die sich aus der Therapie mit einer Teilprothese ergeben, in der Lehre zu wenig Beachtung finden. Viele Studien zeigen, dass durch die Inkorporation einer partiellen Prothese, auch wenn diese richtig konstruiert wurde, Destruktionen hervorgerufen werden können.

Die möglichen Schäden beziehen sich sowohl auf Pfeiler- und Nachbarzähne. Die Eingliederung von Teilprothesen führt zu einem erhöhten Level an Plaquebefall der Ankerzähne. Weiterhin treten gingivale und parodontale Destruktionen auf. Pfeilerzähne in mit Teilprothesen versorgten Kiefern haben häufig erhöhte Sondierungstiefen. Darüber hinaus können Teilprothesen durch die Pfeilerbelastung zu erhöhter Beweglichkeit an den Pfeilern führen (*Goodkind* 1973). Daher ist bei parodontal geschädigten Pfeilern, die nach der Behandlung noch eine erhöhte Mobilität aufweisen, eine sekundäre Verblockung durch die Retentionselemente der Teilprothesen sinnvoll. Die sekundäre Verblockung kann unterstützend wirken, eine Mobilität zu verringern (*O'Leary* et al. 1966). Die Auswirkungen auf die zahnlosen Kieferabschnitte manifestieren sich als Schleimhautveränderungen oder beschleunigte Kieferkammresorptionen. Dies unterstreicht die große Bedeutung, die Mundhygienemaßnahmen und regelmäßigen Nachkontrollen zukommt.

Kompensationsmöglichkeiten für häufige Schwachstellen im Rahmen einer prothetischen Versorgung ergeben sich auf zwei Ebenen:

- durch die Art der Konstruktion des Zahnersatzes:
  - zum Beispiel maximale Extension der Sättel; bei Freiendprothesen spezielle Abformung der zahnlosen Bereiche („Altered-Cast-Methode"; *Marinello* 1987)
  - reduzierte Zahnaufstellung im distalen Sattelbereich
  - Wahl geeigneter Verankerungselemente (sekundäre Verblockung)
- in Form eines gut angelegten Nachsorgeprogramms

## 31.4 Die historische Entwicklung des partiellen Zahnersatzes

(*Hoffmann-Axthelm* 1985)

Die Klammerverankerung partieller Prothesen wurde im Wesentlichen erst im 19. Jahrhundert als Alternative zu Wurzelstiftverankerungen und der Befestigung mit Silber- und Golddraht entwickelt. Anfänglich handelte es sich durchwegs um einfache Halteelemente, die Zahnärzte wie *J. Gall* (1779–1849) und *C. F. Delabarre* (1787–1862) in großer Vielfalt vorstellten. Die dabei verwendeten Klammern wiesen zunächst noch keine Auflagen auf. Den ersten komplizierteren Halte- und Stützelementen, wie der Stegprothese nach *H. A. Parr* (1890), dem Kugelgeschiebe nach *F. E. Roach* (1907) und dem T-Geschiebe nach *Stern* (1929), folgten im Verlauf des 20. Jahrhunderts weitere starre und bewegliche Verbindungselemente, die zwischen Prothese und Restzähnen angebracht waren. Zu erwähnen sind hier etwa das Ney-Klammersystem (1965), die Konus-Teleskopkronen nach *K.-H. Körber* (1968) sowie Präzisionsverankerungselemente wie Federn, Gelenke und Geschiebe. Chrom-Nickel-Stahl-Legierungen, das klassische Material für Gerüste von Teilprothesen, wurden in der Zahnmedizin seit 1919 benutzt, als *F. Hauptmeyer* (1882–1950) die erste Edelstahl-Prothese im Prägeverfahren herstellte. Die Vorteile dieses Materials sind seine Härte, Festigkeit und Korrosionsbeständigkeit. Nach der Entwicklung von verarbeitungsfähigen Kobalt-Chrom-Legierungen Anfang der 1930er Jahre (Vitallium) wurden die geprägten Modellgussplatten aus Chrom-Nickel-Stahl allmählich durch gegossene CoCr-Gerüste abgelöst, die noch heute die Standardversorgung darstellen.

## 31.5 Einteilung der Lückengebisse

Teilprothesen kommen im teilbezahnten Gebiss bei verkürzten und/oder unterbrochenen Zahnbögen (Freiendsituation, Schaltlücke, Kombination aus beiden) als prothetische Therapiemittel zur Anwendung.

Es ist hilfreich, einen gemeinsamen Sprachgebrauch für die Beschreibung unterschiedlicher Gebisstopografien zu etablieren. Die **Teilbezahnung** steht entsprechend zwischen **Vollbezahnung** und **Zahnlosigkeit**. Teilbezahnte Kiefer können mit Hilfe von Lückengebisseinteilungen weiter klassifiziert werden. Grundsätzlich kommt den Einteilungen der Lückengebisse vor allem eine beschreibende Funktion zu, die der inner- und interprofessionellen Kommunikation dient.

*K.-H. Körber* (1995) hat errechnet, dass es theoretisch über 268 Millionen (!) verschiedene Möglichkeiten eines unvollständig bezahnten Gebisses gibt. Schon aus diesem Grund erscheint eine zweckmäßige Einteilung der Lückengebisssituationen sinnvoll und erforderlich. Von den vielen Vorschlägen, die im 20. Jahrhundert vorgestellt wurden, haben heute nur zwei Klassifikationen eine gewisse Bedeutung behalten, nämlich die auf jeweils einen Kiefer bezogene rein topographische Einteilung nach *Kennedy* (1932) und die Klassifikation nach *Eichner* (1955), welche beide Kiefer zueinander in Beziehung setzt. So nützlich solche Klassifikationen auch sind – man darf nicht vergessen, dass sich mit ihnen immer nur ein Teil des Gebissschadens aufzeichnen lässt. So sagt z. B. die *Kennedy*-Einteilung nichts über die Okklusionsverhältnisse aus, während die Eichner-Klassifikation keine Aussagen über die Anzahl vorhandener Lücken macht. Über den Zustand des Parodonts der Restbezahnung gibt keine der Einteilungen Auskunft. Eine prognostische Qualität weist demnach keine der Einteilungen auf.

### 31.5.1 Einteilung nach *Kennedy*

Die älteste Klassifikation ist die topographische Einteilung nach *Kennedy* (1932). Bei ihr werden die Lückengebisse in vier Grundklassen (Hauptklassen) eingeteilt, die mit römischen Zahlen angegeben werden. Entsprechend unterscheidet man folgende *Kennedy*-Grundklassen:

- I beidseitig verkürzte Zahnreihe
- II einseitig verkürzte Zahnreihe
- III einseitig, doppelseitig oder mehrfach unterbrochene Zahnreihe
- IV über die Mittellinie reichende frontale bzw. frontolaterale Schaltlücke

Ein Zahnbogen gilt als verkürzt, wenn (neben dem Weisheitszahn) mindestens der zweite Molar fehlt. Je nachdem, ob die Kennedy-Grundklassen I bis III eine oder mehrere (für Klasse III: weitere) Schaltlücken aufweisen, kann eine genauere Differenzierung in Unterabteilungen vorgenommen werden, wobei dies durch die arabischen Ziffern 1 bis 3 hinter der jeweiligen römischen Ziffer angegeben wird (Abb. 30-1 bis 30-4). Dabei ist zu beachten, dass der Übergang von Unterklasse 2 zu Unterklasse 3 nicht präzise definiert ist, da sich unter dem Begriff „nur noch geringer Restzahnbestand" jeder etwas anderes vorstellt. Zur Klassifizierung eines Lückengebisses in eine *Kennedy*-Klasse I–III schaut man zunächst, ob noch zweite (bzw. falls vorhanden, dritte) Molaren vorhanden sind. Ist dies in beiden Kieferhälften der Fall, handelt es sich unabhängig eventuell vorhandener zusätzlicher Lücken auf jeden Fall um einen unterbrochenen Zahnbogen, also um eine

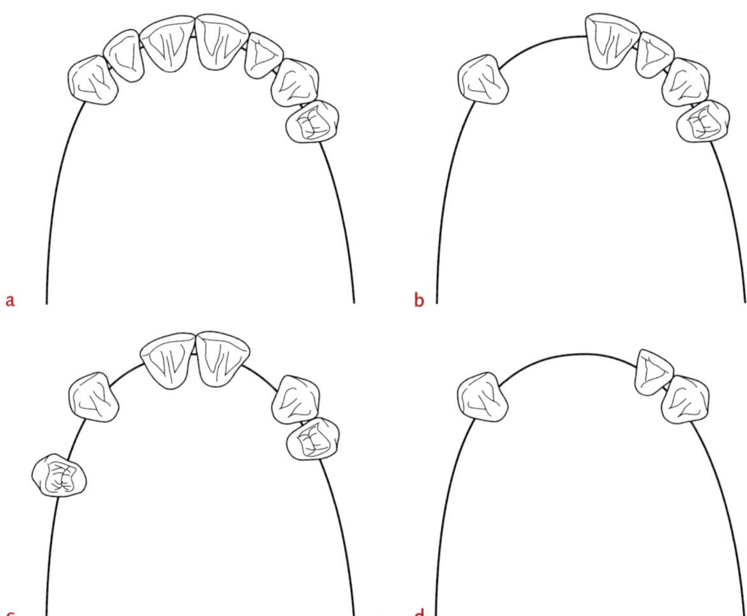


**Abb. 31-1** **a** *Kennedy*-Klasse I (Grundklasse): bilateral verkürzte Zahnreihe. **b** *Kennedy*-Klasse I1: bilateral verkürzte Zahnreihe und eine Lücke. **c** *Kennedy*-Klasse I2: bilateral verkürzte Zahnreihe und mehrere Lücken. **d** *Kennedy*-Klasse I3: bilateral verkürzte Zahnreihe bei nur noch geringem Restzahnbestand.

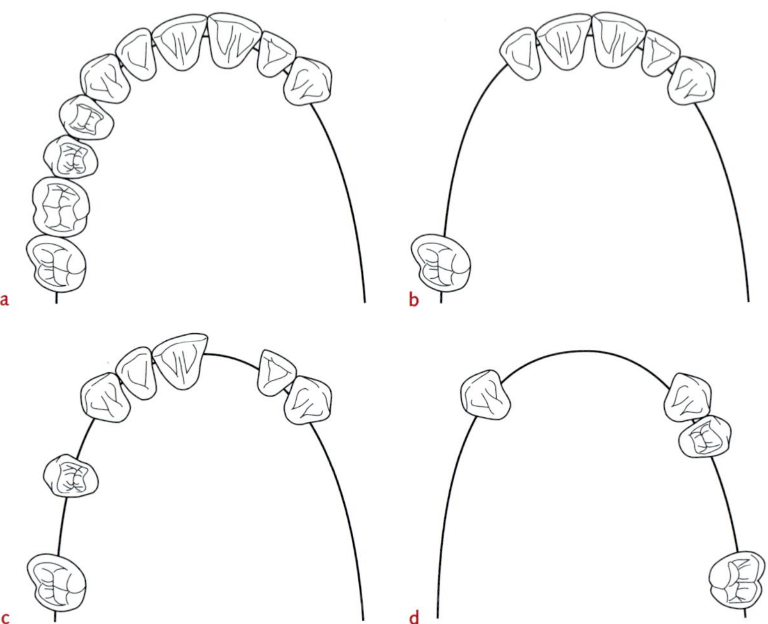


**Abb. 31-2** **a** *Kennedy*-Klasse II (Grundklasse): unilateral verkürzte Zahnreihe. **b** *Kennedy*-Klasse II1: unilateral verkürzte Zahnreihe und eine Lücke. **c** *Kennedy*-Klasse II2: unilateral verkürzte Zahnreihe und mehrere Lücken. **d** *Kennedy*-Klasse II3: unilateral verkürzte Zahnreihe bei nur noch geringem Restzahnbestand.

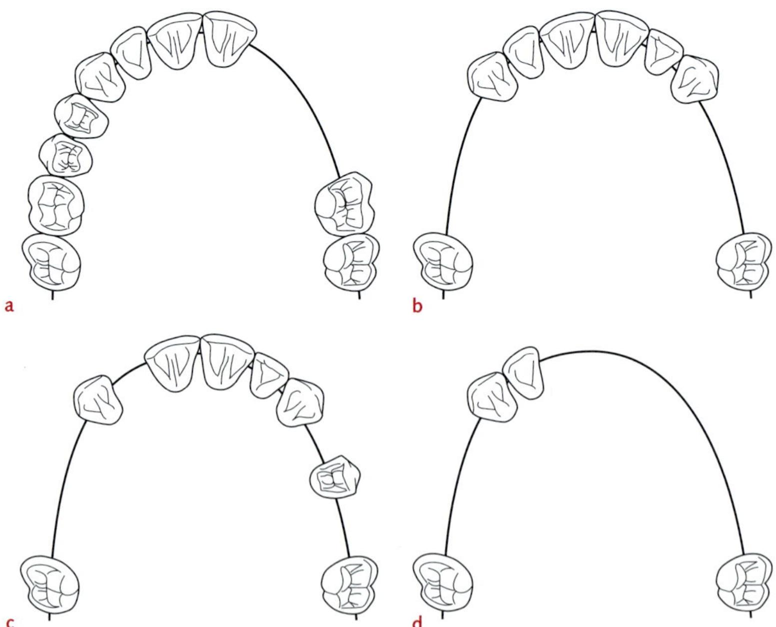


**Abb. 31-3** **a** *Kennedy*-Klasse III (Grundklasse): durch eine Lücke unterbrochene Zahnreihe. **b** *Kennedy*-Klasse III1: durch zwei Lücken unterbrochene Zahnreihe. **c** *Kennedy*-Klasse III2: durch mehrere Lücken unterbrochene Zahnreihe. **d** *Kennedy*-Klasse III3: durch mehrere Lücken unterbrochene Zahnreihe bei nur noch geringem Restzahnbestand.

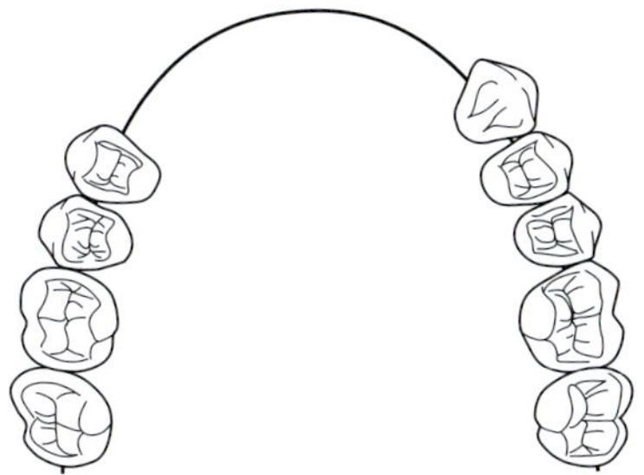

Abb. 31-4 *Kennedy*-Klasse IV: frontal (über die Mittellinie reichende) unterbrochene Zahnreihe.

*Kennedy*-Klasse III. Sind die genannten Molaren nur noch in einer Kieferhälfte vorhanden, so liegt eine *Kennedy*-Klasse II vor. Die *Kennedy*-Klasse IV ist ein Spezialfall der Klasse III. Sie weist keine weitere Unterteilungsmöglichkeit in Unterklassen auf. Sobald nämlich zusätzlich zu einer frontalen oder frontolateralen Schaltlücke eine weitere Schaltlücke oder eine Freiendsituation dazukommt, handelt es sich nicht mehr um eine *Kennedy*-Klasse IV, sondern um eine Klasse III, II oder I.

Eine nur bis zum ersten Molaren reichende lückenlose Bezahnung stellt in der Regel die volle Funktionsfähigkeit des Kauorgans sicher. Daher ist in einem solchen Fall primär keine prothetische Versorgung notwendig, es sei denn, ein im Gegenkiefer vorhandener zweiter Molar wird nicht von einem Antagonisten abgestützt. Zur Vermeidung einer Elongation wird in diesem Fall eine prothetische Lösung geplant. Fehlen bei einem Patienten bei ansonsten voller Bezahnung und normalen skelettalen Beziehungen der Kiefer zueinander nur die zweiten und dritten Molaren, so wären die Zahnbögen zwar verkürzt, bedürften aber keiner Therapie. Eine weitere Reduktion mit Verzicht auf eine prothetische Therapie ist nach dem Konzept der verkürzten Zahnreihe (SDA) möglich.

## 31.5.2 Einteilung nach *Eichner*

Die Klassifikation nach *Eichner* (1955) fußt auf dem von *Steinhardt* (1951) eingeführten Begriff der Stützzone. Man versteht darunter den antagonistischen Kontakt zwischen Prämolaren bzw. Molaren. Ein vollständiges Gebiss, Normalbisslage vorausgesetzt, besteht aus vier Stützzonen, die durch den Kontakt zwischen antagonistischen Prämolaren und Molaren gekennzeichnet sind:

- 1. Stützzone: Prämolaren der linken Seite
- 2. Stützzone: Prämolaren der rechten Seite
- 3. Stützzone: Molaren der linken Seite
- 4. Stützzone: Molaren der rechten Seite

Frontzähne bleiben bei der Stützzonenbetrachtung unberücksichtigt.

Nach der *Eichner*-Einteilung wird der Funktionswert eines Lückengebisses durch die Anzahl der noch vorhandenen Stützzonen gekennzeichnet. Drei Hauptgruppen werden unterschieden:

In Gruppe A weisen alle vier Stützzonen antagonistischen Kontakt auf (Abb. 31-5). In Gruppe B ist in weniger als vier Stützzonen antagonistischer Kontakt vorhanden (Abb. 31-6), während in Gruppe C (Abb. 31-7) kein antagonistischer Zahnkontakt mehr besteht.

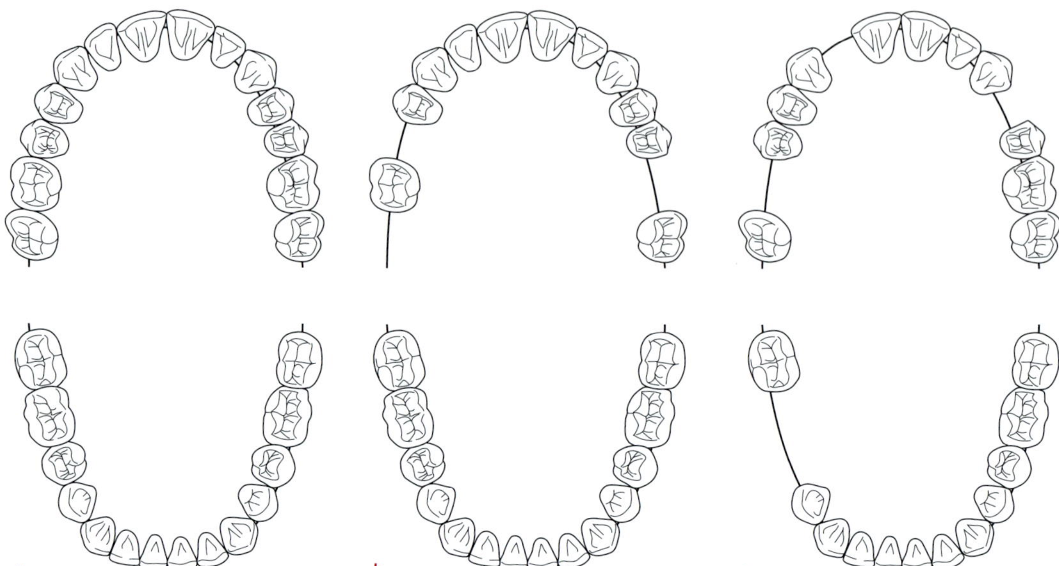


**Abb. 31-5** *Eichner*-Gruppe A: antagonistischer Kontakt in allen vier Stützzonen. **a** A 1: beide Kiefer vollbezahnt, einzelne Zähne geschädigt, aber wieder aufbaufähig. **b** A 2: ein Kiefer vollbezahnt, ein Kiefer mit zahnbegrenzten Lücken. **c** A 3: beide Kiefer mit Lücken, volle Abstützung in vier Stützzonen.

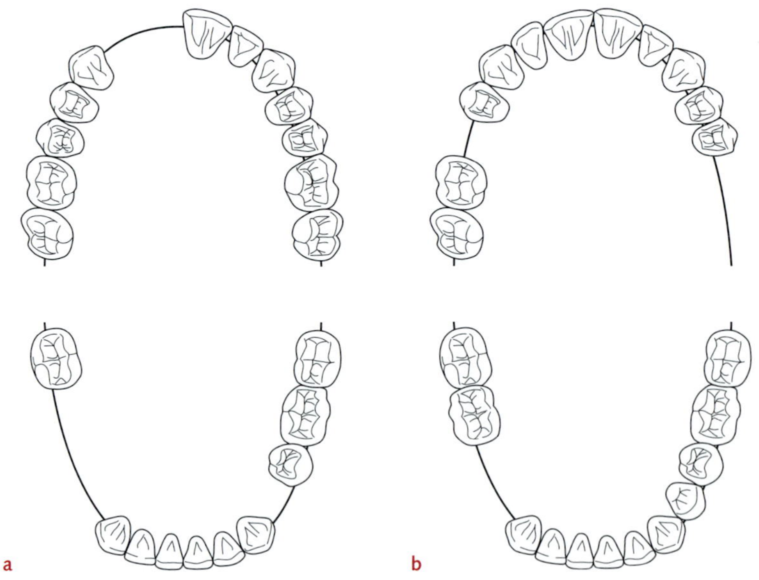


**Abb. 31-6** *Eichner*-Gruppe B: antagonistischer Kontakt nicht in allen vier Stützzonen. **a** B 1: nur in drei Stützzonen antagonistischer Kontakt. **b** B 2: nur in zwei Stützzonen antagonistischer Kontakt.

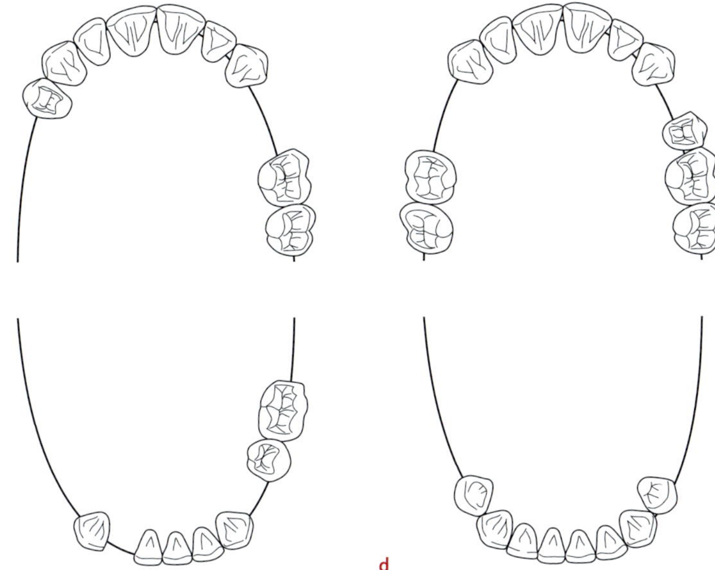


**Abb. 31-6** *Eichner*-Gruppe B: antagonistischer Kontakt nicht in allen vier Stützzonen. **c** B 3: nur in einer Stützzone antagonistischer Kontakt. **d** B 4: antagonistischer Kontakt nur außerhalb der Stützzonen (im Frontbereich).

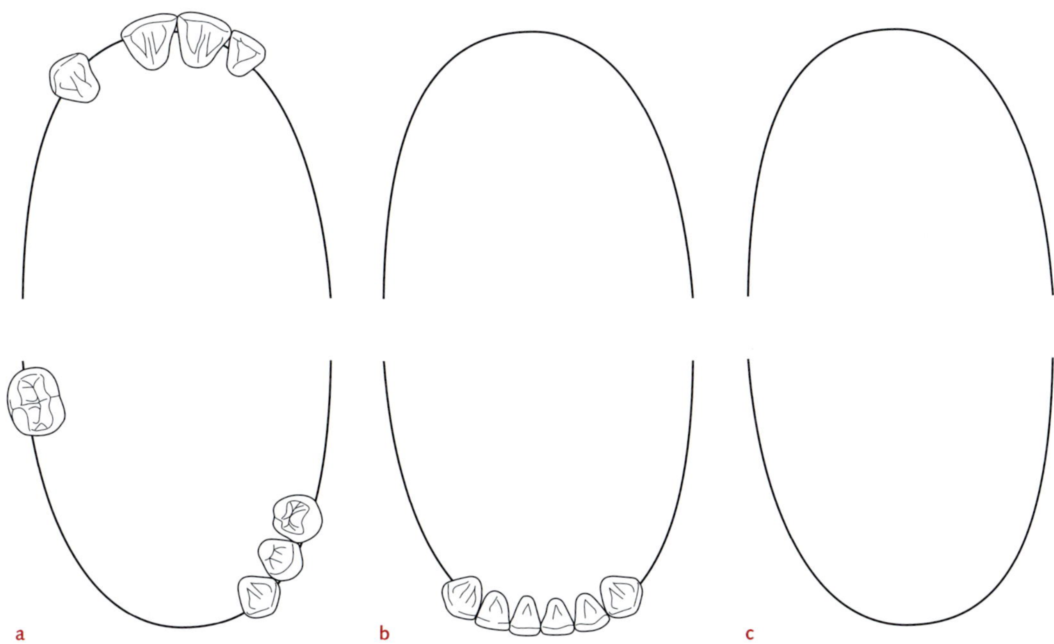


**Abb. 31-7** *Eichner*-Gruppe C: kein antagonistischer Kontakt. **a** C 1: Restzähne in beiden Kiefern ohne antagonistischen Kontakt. **b** C 2: ein Kiefer unbezahnt, Restzähne im anderen Kiefer. **c** C 3: beide Kiefer unbezahnt.

# Literatur

Battistuzzi P.G., Kayser A.F, Keltjens H.M., Plasmans P.J.: Teilprothesen. Planung, Therapie, Nachsorge. Deutscher Ärzte-Verlag, Köln 1991.

Brunner Th., Kundert M.: Gerüstprothetik. 2. Aufl. Karger, Basel-München 1988.

Eichner K.: Über eine Gruppeneinteilung der Lückengebisse für die Prothetik. Dtsch Zahnärztl Z 1955;10:1831-1834.

Fröhlich E.: Gewebsveränderungen im Lückengebiß bei parodontaler Insuffienz und Resistenz. Dtsch Zahnärztl Z 1959;14:448-456.

Fröhlich E., Körber E.: Die prothetische Versorgung des Lückengebisses. 2. Aufl. Hanser, München 1977.

Gerritsen A.E., Witter D.J., Creugers N.H.J.: Long-term follow-up indicates unimpaired oral health-related quality of life for people having shortened dental arches. J Dent 2017;65:41-44.

Goodkind R.: The effects of removable partial dentures on abutment tooth mobility. A clinical study. J Prosthet Dent 1973;30:139-146.

Hoffmann-Axthelm W.: Die Geschichte der Zahnheilkunde. 2. Aufl. Quintessenz, Berlin 1985.

Jordan R.A., Micheelis W., Hrsg: Fünfte Deutsche Mundgesundheitsstudie (DMS V). Deutscher Zahnärzte Verlag, Köln 2016.

Kennedy E.: Zahnprothesem und ihre Herstellung. Meusser, Berlin 1932.

Körber K.-H.: Zahnärztliche Prothetik. 4. Aufl. Thieme, Stuttgart 1995.

Marinello C.P.: Die Altered-Cast-Methode. Schweiz Monatsschr Zahnmed 1987;97:465-472.

Marxkors R.: Lehrbuch der zahnärztlichen Prothetik. 5. Aufl. Deutscher Ärzteverlag, Köln 2009.

Steinhardt G.: Über den Kaudruck und dessen Bedeutung für die prothetische Versorgung des Lückengebisses. Zahnärztl Welt 1951;6:291-294.

Wenz H.J., Hellwig E.: Zahnärztliche Propädeutik. 14. Aufl. Deutscher Ärzteverlag, Köln 2018.

# 32 Gestaltung, Konstruktion und technische Aspekte von Teilprothesen

## 32.1 Einleitung

Teilprothesen dienen dem Namen nach zum Ersatz eines Teils – nur der fehlenden – Zähne eines Kiefers, der einen (Rest-)Zahnbestand aufweist.
Bei Teilprothesen unterscheidet man Prothesen, die allein durch Adhäsion (Teilprothesen ohne Verankerungselemente) von solchen, die durch Halteelemente am Restgebiss retiniert werden (Teilprothesen mit Klammerverankerung, Hybridprothesen). Bei den Halteelementen von Teilprothesen handelt es sich entweder um (1) Klammern oder (2) in Kronen oder Zwischenglieder integrierte Geschiebe und Adhäsivattachments oder um (3) Doppelkronen, die am Restgebiss Verankerung finden. Erstere sind „reine" abnehmbare Prothesen, bei den Optionen (2) und (3) liegen die Teilprothesen als kombinierter festsitzend-abnehmbarer Zahnersatz vor.

## 32.2 Einteilung der partiellen Prothesen

(*Wenz und Hellwig 2018)*
Teilprothesen lassen sich auf verschiedene Arten einteilen.

### 32.2.1 Topographische Einteilung

(*Elbrecht* 1937)
(Einteilung der partiellen Prothesen nach der Art des Lückengebisses)
Bei einer Verkürzung der Zahnreihen (*Kennedy*-Klassen I und II) kommen **Freiendprothesen** (Verlängerungsprothesen) zum Einsatz. Durch die Freiendsättel dieser Prothesen wird die Zahnreihe nach distal ergänzt und damit wieder verlängert. Je nachdem, ob der Zahnbogen nur an einer oder an beiden Seiten verkürzt ist, unterscheidet man einseitige von doppelseitigen Verlängerungsprothesen. Bei Unterbrechungen der Zahnreihen (*Kennedy*-Klasse III) sind **Schaltprothesen** indiziert. Die Schaltsättel können je nach Restzahnbestand ein- oder doppelseitig vorhanden sein. Durch sie wird der unterbrochene Zahnbogen geschlossen. Die bei Unterbrechungen in der Front hergestellten Prothesen werden zum Teil besonders benannt und auch als Schließungsprothesen bezeichnet. In Kombinationsfällen (verkürzte und unterbrochene Zahnreihe) kommen Kombinationsprothesen (Schalt-Freiend-Prothesen) zum Einsatz.

### 32.2.2 Einteilung nach Tragedauer

Prothesen lassen sich in auf einen bestimmten Tragezeitraum beschränkte Interimsprothesen (auch provisorische Prothesen; vgl. Kap. 18.3) und definitive Prothesen einteilen.

## 32.2.3 Einteilung nach dem Material oder der zugrunde liegenden zahntechnischen Konstruktion

Entsprechend dem verwendeten Material lassen sich Kunststoff- von Kautschukprothesen unterscheiden. Kautschukprothesen werden bei besonderer Indikation (Allergien gegen dentale Kunststoffe) sehr selten noch von einigen Zahnärzten verwendet. Nach Art der verwendeten Verankerungselemente spricht man von Klammer-, Modellguss-, Doppelkronen- (Teleskop-, Konus-) und Geschiebeprothesen.

## 32.2.4 Einteilung nach dem Funktionswert (funktionelle Einteilung)

(Einteilung nach der Art der Gewebsbelastung [*Elbrecht* 1937] sowie nach Art der Belastung im Vergleich zur Situation beim natürlich Bezahnten)

Nach dieser Klassifikation unterscheidet man rein parodontal (= dental), parodontal-tegumental (= dental-tegumental) und rein tegumental (= mukosal) (Schleimhaut) getragenen bzw. abgestützten Zahnersatz. Von diesen Formen lassen sich, wenn Implantate oder Kombinationen von Zähnen und Implantaten als Pfeiler einer Teilprothese vorliegen (Konzept der Pfeilervermehrung), ein rein enossal befestigter sowie ein kombiniert enossal-parodontal, enossal-tegumental und enossal-parodontal-tegumental getragener Zahnersatz abgrenzen (siehe Kap. 42).

### 32.2.4.1 Dental getragen (Abb. 32-1)

Die Abstützung des Zahnersatzes erfolgt ausnahmslos auf dem Restgebiss, weshalb die Kraftübertragung ausschließlich auf den Restzähnen bzw. deren Parodontien stattfindet (dentale bzw. parodontale Lagerung). Daher spricht man auch von einer physiologischen Abstützung. Diese Form der Abstützung gelingt nur, wenn an den Lückengrenzen jeweils beidseitig Pfeilerzähne vorhanden sind. Die Abstützung sollte immer sattelnah, d. h. an den lückenbegrenzenden und der Schaltlücke zugekehrten Seiten der Pfeilerzähne erfolgen (z. B. bei Schaltlücke 45, 46: Abstützung 44 distal, 47 mesial). Auf die Schleimhaut findet keine Kaudruckweiterleitung statt, weshalb die Ausdehnung der (Schalt-)Sättel (Prothesenbasis) kleinflächig oder sogar brückengliedartig gestaltet werden kann und soll. Dental abgestützter Zahnersatz ist indiziert bei unterbrochener Zahnreihe im Seitenzahngebiet sowie bei kleinen Lücken im Frontzahnbereich. Sofern Eckzähne vorhanden sind, wird wie beim festsitzenden Zahnersatz eine Eckzahn-/Frontzahnführung gewählt. Fehlen die Eckzähne, weicht man auf eine Gruppenführung aus.

### 32.2.4.2 Dental-tegumental getragen (Abb. 32-2)

Die Abstützung erfolgt zum einen Teil auf dem Restgebiss (bzw. den Pfeilerzähnen), zum anderen Teil auf der Schleimhaut (bzw. auf dem Kieferkamm) (halbphysiologische Abstützung, halbphysiologischer Zahnersatz).

Dies kommt bei großen Schaltlücken im Frontzahnbereich sowie bei Freiendsituationen vor. Die typische Situation ist eine anteriore Restbezahnung mit bilateraler Freiendsituation (Kennedy-Klasse I).

Je weiter mesial der Prothesensattel belastet wird, umso mehr Kaudruck wird auf den oder die Pfeilerzähne weitergeleitet; je weiter distal die Belastung stattfin-

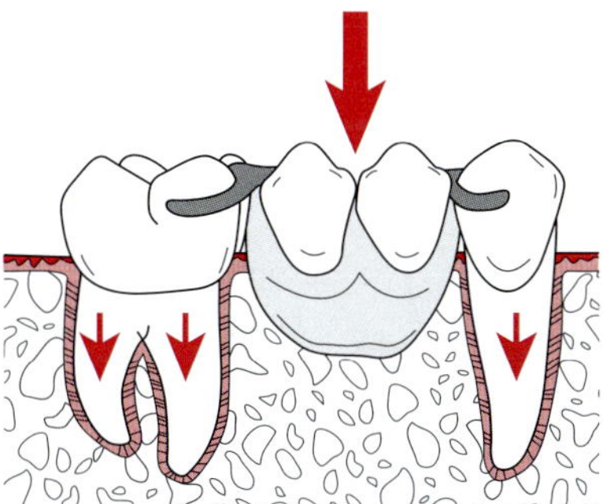

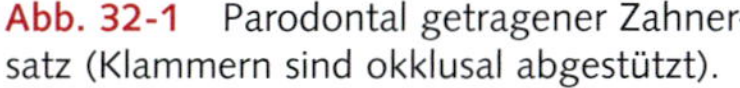

**Abb. 32-1** Parodontal getragener Zahnersatz (Klammern sind okklusal abgestützt).

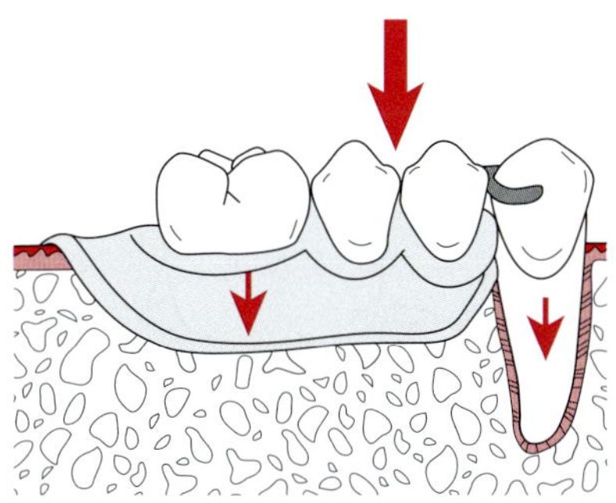

**Abb. 32-2** Parodontal-tegumental getragener Zahnersatz (hier: sattelnahe Abstützung).

det, desto mehr Kaudruck wird auf Schleimhaut und Kieferknochen übertragen. Daraus folgt, dass die Belastbarkeit des Sattels einer dental-tegumental gelagerten Freiendprothese nach distal hin abnimmt. Um eine größtmögliche Verteilung des Kaudrucks auf die zahnlosen Kieferpartien zu erreichen, sollte der hintere Prothesenbereich distal auf alle belastbaren Kieferabschnitte extendiert werden (Schneeschuh-Prinzip). Belastbare Abschnitte sind in der Regel alle Kieferanteile, die von befestigter Mukosa bedeckt sind.

Bezüglich der dentalen Abstützung von Freiendprothesen stehen theoretisch drei Möglichkeiten offen (*Hohmann* und *Hielscher* 2012):

- Sattelnahe Abstützung wie beim rein dental gelagerten Zahnersatz, d. h. Abstützung auf der sattelzugekehrten Seite des distalen Pfeilerzahns. Diese Abstützungsmöglichkeit führt vor allem bei bilateralen Freiendsituationen nach Belastung der zahntragenden Sättel zu einer größeren Rotation des Zahnersatzes um die Auflage als bei sattelferner Abstützung. Die Distalkippung und Einsenkung des Prothesensattels ist umso deutlicher ausgeprägt, je kürzer der Freiendsattel gestaltet ist. Die Folgen können eine verstärkte Einlagerung des Zahnersatzes in die Schleimhaut und beschleunigter Knochenabbau in diesem Bereich sein. Gleichzeitig kann es zu Irritation und Knochenabbau im distalen Bereich des Parodonts der Pfeilerzähne kommen. Dabei kann der endständige Pfeilerzahn an Beweglichkeit zunehmen und nach distal kippen.
- Sattelferne Abstützung auf der sattelabgekehrten Seite des an die zahnlosen Kieferteile angrenzenden Pfeilerzahns, d. h. bei Freiendprothesen mesial am endständigen Pfeilerzahn (satteloffene Klammergestaltung). Diese Abstützungsart führt bei Freiendprothesen zu einer indirekten Verlängerung des Freiendsattels nach mesial, was sich für die Statik der Teilprothese günstig auswirkt. Eine Einsenkung des Zahnersatzes findet zwar noch statt, aber in geringerem Ausmaß als bei sattelnaher Abstützung.
- Sattelferne Abstützung auf einem sattelfernen Zahn am Restgebiss. Die Einsenkung der Prothesen durch Rotation um die Klammerauflage bei Belastung ist nun noch geringer und ist umso gleichmäßiger, je länger der Sattel gestaltet wurde. Als Nachteil ist jedoch zu werten, dass bei einer solchen sattelfernen Abstützung der Kaudruck in größerem Maße auf die Schleimhaut als auf den Zahnhalteapparat weitergeleitet wird.

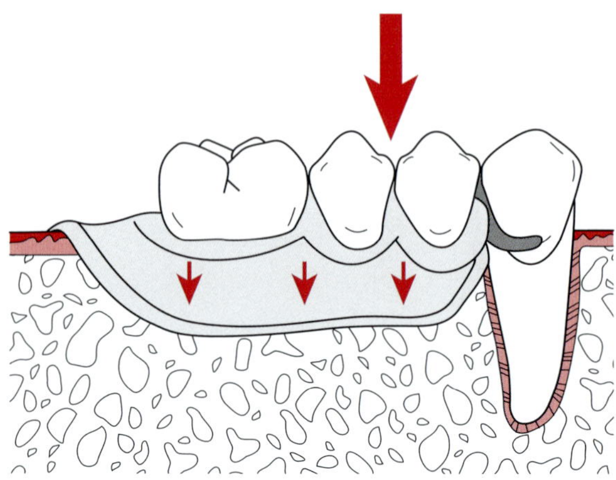

**Abb. 32-3** Tegumental getragener Zahnersatz.

Bei dental-tegumental getragenem Zahnersatz ist daher die sattelferne Abstützung auf der sattelabgekehrten Seite des an die zahnlosen Kieferteile angrenzenden Pfeilerzahns zu bevorzugen (Möglichkeit 2), da diese die besten Voraussetzungen für eine möglichst geringe Traumatisierung des stomatognathen Systems durch eine eingegliederte Teilprothese bietet.

#### 32.2.4.3 Tegumental getragen (Abb. 32-3)

Die Abstützung findet nicht auf dem Restgebiss, sondern ausschließlich auf Schleimhaut und Kieferkamm statt (unphysiologische Abstützung, unphysiologischer Zahnersatz). Die Belastbarkeit einer solchen Prothese ist in der Mitte des Prothesensattels am höchsten. Die Prothesenbasis soll im Sinne einer maximalen Extension auf alle belastbaren Kieferpartien ausgedehnt werden. Aus Stabilitätsgründen ist eine Gruppenführung oder eine bilateral balancierte Okklusion anzustreben. Zu beachten ist, dass die Belastbarkeit einer rein tegumental getragenen Prothese im Durchschnitt nur bis zu 1/3 der Belastbarkeit einer natürlichen Zahnreihe beträgt.

### 32.2.5 Einteilung nach der Abstützungsmöglichkeit

(*Steffel* 1962)

Entsprechend der möglichen Abstützung einer Teilprothese am Restgebiss, was primär vom Restzahnbestand und sekundär von der Planung abhängt, kann man folgende Differenzierungen vornehmen (Abb. 32-4):

- quadranguläre Abstützung (Vierpunktabstützung)
- trianguläre Abstützung
- lineare Abstützung (bipodale Abstützung)
  - sagittal (anterior/posterior)
  - diagonal
  - transversal
- punktuelle Abstützung

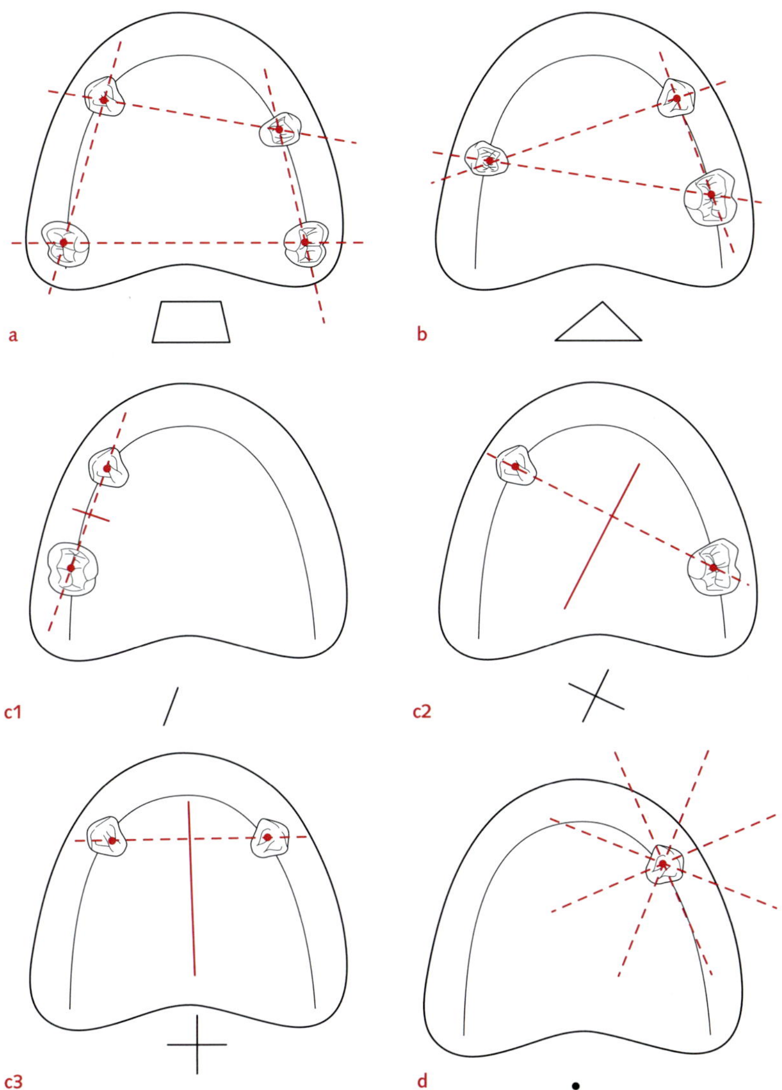


**Abb. 32-4** Einteilung nach *Steffel*.

## 32.3 Forderungen an eine dental-tegumental gelagerte Teilprothese

Unter Berücksichtigung bereits erwähnter Gesichtspunkte sowie daraus abzuleitender weiterer Überlegungen können an dental-tegumental abgestützte Teilprothesen (Freiendprothesen) folgende Forderungen gestellt werden (*Brunner* und *Kundert* 1988):

- Freiendsättel sollen nach distal, vestibulär und (im Unterkiefer) lingual maximal extendiert werden und bis in die Grenzbezirke der angewachsenen Gingiva reichen. Durch eine solche Ausdehnung wird gewährleistet, dass bei Belastung der

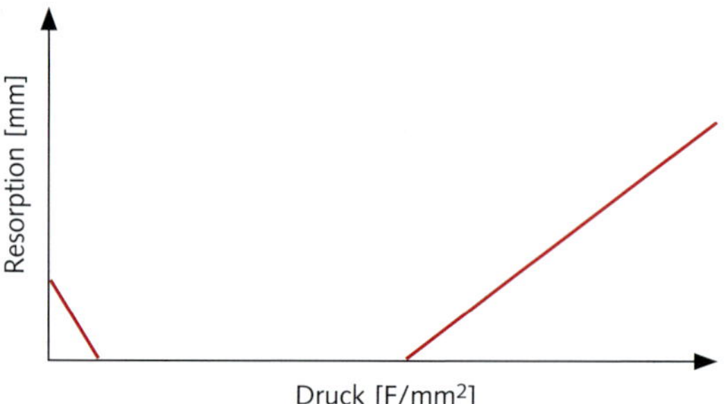


**Abb. 32-5** Qualitativer Zusammenhang zwischen Knochenabbau und dem auf die Schleimhaut bzw. den Knochen ausgeübten Druck. Zu geringe als auch zu hohe Belastungen der Schleimbaut resultieren in einem Knochenabbau.

Teilprothese auftretende Druckkräfte auf eine große Schleimhautfläche auftreffen und sich so auf eine große Fläche verteilen. Dadurch werden die zahnlosen Kieferanteile weniger belastet; eine Druckatrophie findet in geringerem Ausmaß statt. Hier kommt das Schneeschuhprinzip zum Tragen: Über einer mit tiefem Schnee bedeckten Oberfläche sinkt man mit speziellen, breiten Schuhen (sogenannten Schneeschuhen) weniger tief ein als z. B. mit Stöckelschuhen.

- Im Oberkiefer soll das Tuber maxillae, im Unterkiefer das Trigonum retromolare mit überdeckt sein. Im Unterkiefer soll der Kunststoff lingual die Linea mylohyoidea umfassen, wobei die Bewegungsamplitude des Mundbodens die Länge limitiert.
- Die vestibulären Flächen der Prothesen sollen Wangenkontakt aufweisen.
- Die zahntragenden Sattelteile dürfen trotz der in 1. genannten Prinzipien weder die Zunge noch die Kaumuskulatur behindern. Im Bereich von Wangenbändern müssen in die Prothese entsprechende Passagen eingeschliffen werden („muskelgriffige" Gestaltung wie bei Totalprothesen).
- Um eine unerwünschte Kaudruckbelastung im distalen Drittel des Freiendsattels zu vermeiden, sollte, wenn möglich, auf die Aufstellung eines zweiten Molaren verzichtet werden. Falls notwendig (z. B. bei vorhandenem zweiten Molaren im Oberkiefer bei Gefahr der Elongation desselben), kann der 7er durch einen Prämolaren ersetzt werden.
- Uni- und bilaterale Freiendprothesen sollten sattelfern auf der sattelabgekehrten Seite des endständigen Pfeilerzahns abgestützt werden; Schaltprothesen sollen eine sattelnahe Abstützung aufweisen.
- Um die nach Zahnverlust eintretende Resorption des Kieferkamms im Rahmen der Nachsorge durch entsprechende Unterfütterungen ausgleichen zu können, müssen Freiendsättel und längere Schaltsättel unterfütterbar gestaltet werden. In diesem Zusammenhang ist zu beachten, dass ein gewisses Ausmaß einer Druckbelastung der Schleimhaut durch den Prothesensattel gewünscht wird, da nicht belastete Kieferabschnitte im Sinne einer Inaktivitätsatrophie einem verstärkten Abbau unterworfen sind. Andererseits führt aber auch ein zu starker Druck, wie er typischerweise in Form von kleinflächigen Druckzonen bei passungenauen Prothesensätteln vorkommt, zu einem von Individuum zu Individuum unterschiedlich stark ausgeprägten beschleunigten Knochenabbau (*Marxkors* 2009) (Abb. 32-5). Dies unterstreicht die Notwendigkeit regelmäßiger Kontrollen und Unterfütterungen.
- Eine optimal eingeschliffene statische und dynamische Okklusion wirkt sich auf Funktion, Passung und Tragekomfort der Teilprothese vorteilhaft aus und ermöglicht eine atraumatische Belastung des Prothesenlagers (geringerer Knochenabbau).

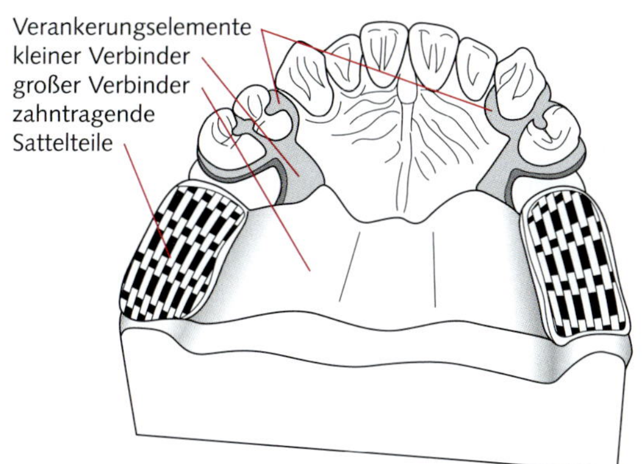


**Abb. 32-6** Gerüst einer partiellen Prothese im Oberkiefer.

- Teilprothesen sollen parodontalfreundlich gestaltet werden. Plaqueretentive Nischen müssen so weit wie möglich eliminiert werden. Dem Patienten muss die Durchführung optimaler Mundhygienemaßnahmen möglich sein. Die eingesetzte Teilprothese sollte die Reinigung der an den Zahnersatz angrenzenden approximalen Zahnflächen erleichtern (Gestaltung von Führungsflächen zur Reinigung mit Interdentalbürstchen) (*Walther* 1990, *Marxkors* 2009).

## 32.4 Aufbau und Bestandteile von partiellen Prothesen

(*Brunner* und *Kundert* 1988)

Das Gerüst einer partiellen Prothese besteht aus vier Anteilen (Abb. 32-6):

- zahntragende Sattelteile (Prothesensattel, bestehend aus unterfütterbaren Retentionen, künstlichen Zähnen und Kunststoff der Prothesenbasis)
- großer Verbinder (Stabilisierungs- und Versteifungselement = Ausgleichselement; ausgeführt als Platten, Bänder, Bügel)
- kleine Verbinder (Verbinder zwischen Prothesenkörper und Verankerungselementen)
  → diese drei Anteile werden auch unter dem Begriff „Prothesenkörper" zusammengefasst
- Verankerungselemente zur (lösbaren) Verankerung des Prothesenkörpers am Pfeilerzahn:
  - direkt: gebogene oder gegossene Klammern (Einstückgussprothese)
  - indirekt: Geschiebe, Doppelkronen (bei kombiniert festsitzend-herausnehmbarem Zahnersatz)

### 32.4.1 Zahntragende Sattelteile

(unterfütterbare Retentionen plus Basiskunststoff plus Prothesenzähne)

Vom Metallgerüst wird eine genügende Steifigkeit (Formstabilität) gefordert. Es wird netzförmig (Netze, Ringretentionen, Schienenform) und damit unterfütterbar gestaltet und sollte auf der Mitte des Kieferkamms liegen. Aus parodontalen und ästhetischen Gründen können bei Schaltlücken und Freiendsituationen die den Pfeilerzähnen benachbarten künstlichen Kaueinheiten in Form sattelfreier und mit dem Prothesenkörper verbundener Brückenglieder (sog. Pontics) zur Anwendung kommen (*Brunner* und *Kundert* 1988).

Für den Ersatz der Zähne bzw. der Kaufläche kommen unterschiedliche Materialien zur Anwendung:

- Kunststoff
- Kompositkunststoff
- Keramik
- Metall

Kunststoffzähne sind heute etabliert und sind die Standardausführung für alle Zähne an Teilprothesen. Sie kommen sowohl bei definitiven Teilprothesen wie bei Interimsersatz zur Anwendung. Die heute lieferbaren Kunststoffzähne sind aus hochvernetzten und gefüllten Kunststoffen hergestellt und sind ästhetisch hochwertig, farbstabil und ausreichend abrasionsfest. Sie sind leicht zu verarbeiten, da sie durch Beschleifen in ihrer Form verändert werden können; zudem gehen sie einen Verbund mit dem Prothesenbasiskunststoff ein. Auch zum Zwecke der Bisshebung (ggfs. nach vorheriger Austestung der neuen Bisshöhe) können Kunststoffzähne eingesetzt werden.

Prothesenzähne aus Kompositkunststoffen mit keramischen Nanopartikelfüllerkörpern sind teurer, aber weisen eine geringere Abrasion als reine Kunststoffzähne auf. Sie sind daher besonders dann zu empfehlen, wenn die antagonistischen Kauflächen aus Schmelz, Keramik oder Metall bestehen (*Ghazal* et al. 2008).

Keramikzähne zeichnen sich im Vergleich zu Kunststoffzähnen durch größere Abrasionsfestigkeit, höhere Farbbeständigkeit und nochmals bessere Ästhetik aus. Der frühere Nachteil, nämlich der nur auf mechanischem Wege (über Crampons) erzielbare Verbund zum Prothesenkunststoff, besteht heute aufgrund der Möglichkeit der Silanisierung von Keramikzähnen nicht mehr, so dass mit diesem Verfahren ein chemischer Verbund zum Kunststoff erzielt werden kann (vgl. Kap. 29). Wegen der aufwändigen Verarbeitung und der verbesserten Materialeigenschaften der Kunststoff- und Kompositkunststoffzähne haben Keramikzähne kaum noch eine Bedeutung und der Vertrieb wurde mittlerweile herstellerseitig eingestellt. In speziellen Patientenfällen können heute Keramikzähne aus mittelfesten Lithium(di)silikatkeramiken individuell hergestellt werden.

Kauflächen aus Metall oder mittel- bis hochfesten Keramiken können bei Patienten mit Bruxismus gewählt werden. Diese müssen allerdings individuell hergestellt werden. Es handelt sich ebenfalls um ein sehr seltenes und aufwendiges Vorgehen.

## 32.4.2 Großer Verbinder

Dem großen Verbinder, im Oberkiefer als Platte oder Band, im Unterkiefer als Lingualbügel konstruiert, kommt die Aufgabe zu, die auf einen Teilbereich der Prothese auftreffenden Kräfte auf die Gesamtkonstruktion zu verteilen und auf die Pfeilerzähne und zahnlosen Kieferpartien weiterzuleiten. Aus diesem Grunde muss ein großer Verbinder möglichst starr sein, sollte aber gleichzeitig in seiner Dimensionierung so gestaltet werden, dass er für die Zunge so wenig wie möglich als Störfaktor empfunden wird. Im Allgemeinen sollte der Mindestabstand vom Tegumentalrand im Oberkiefer aus parodontalhygienischen Gründen mindestens 4 bis 6 mm, im Unterkiefer (Oberrand des Lingualbügels) 3 bis 5 mm betragen (*Brunner* und *Kundert* 1988).

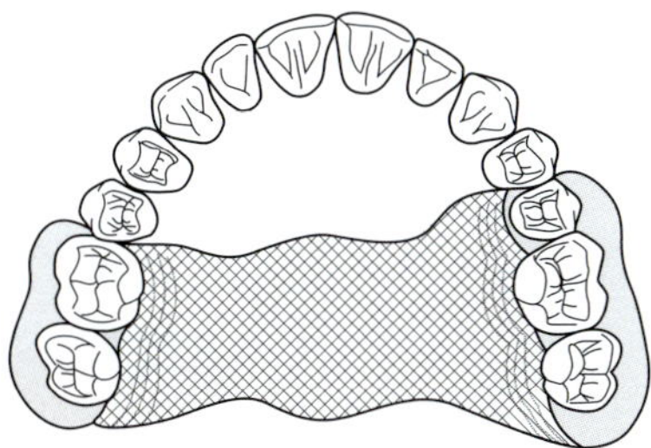

**Abb. 32-7** Transversalband (Palatinalband).

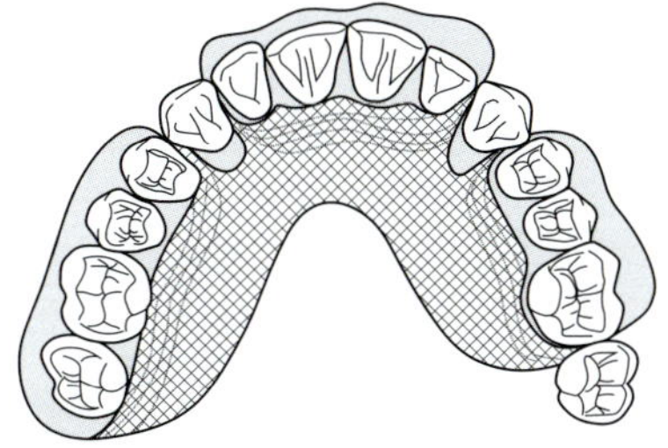

**Abb. 32-8** Hufeisenförmig gestaltetes Palatinalband.

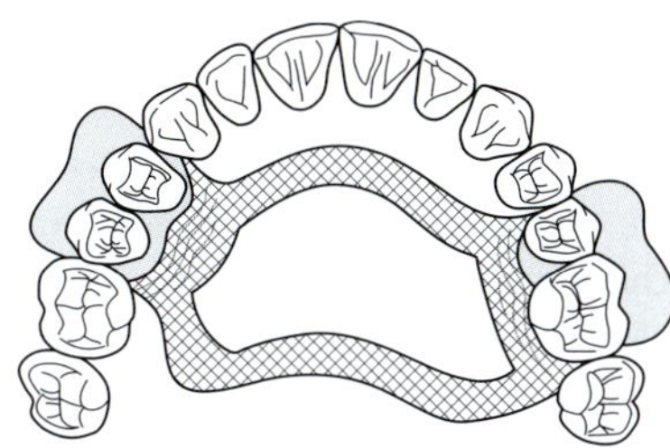

**Abb. 32-9** Skelettierte Platte.

Der typische große Verbinder im Oberkiefer ist das Transversalband (= Palatinalband), das dem harten Gaumen breitflächig dicht anliegen und eine Stärke von 0,7 bis 0,8 mm aufweisen soll (Abb. 32-7).

Die Form des Transversalbands hängt von der Anordnung der Restzähne ab. Falls diese es zulassen, sollte das Palatinalband aus Gründen der Phonetik und der Geschmacksempfindung im hinteren Drittel des harten Gaumens liegen. Um die Sprechfunktion möglichst wenig zu beeinträchtigen, sollte der vordere Gaumenbereich bis zu den Frontzähnen nicht mit einer Platte bedeckt werden, da hier die linguo-alveolären Reibelaute (s, z) gebildet werden. Um einen glatten Übergang zwischen Transversalband und Gaumenschleimhaut zu erreichen, wird das Modell im Randbereich des großen Verbinders leicht radiert (ventral und dorsal mit einem Lecron-Instrument, ca. 0,2 bis 0,3 mm). Werden obere Frontzähne ersetzt (frontale Schaltlücken), kommt man allerdings nicht umhin, das Band in den vorderen Gaumenbereich zu verlegen. In solchen Fällen hat sich das hufeisenförmig gestaltete Palatinalband bewährt (Abb. 32-8), das sich im Vergleich zu Rahmenkonstruktionen durch eine bessere Stabilität auszeichnet.

Weitere Formen großer Verbinder im Oberkiefer sind die skelettierte Platte (Abb. 32-9) und, bei frontalen Schaltlücken, die Lochplatte. Ähnlich dimensioniert wie der Sublingualbügel im Unterkiefer ist der sogenannte Palatinalbügel (*Körber* 1995). Dieser liegt unmittelbar vor der Ah-Linie. Als kontraindiziert ist die Kragenplatte anzusehen, weil sie das marginale Parodontium nach außen hin abschließt und zusätzlich mechanisch reizt, wodurch der Destruktion des Zahnhalteapparats der Restzähne Vorschub geleistet wird.

Der große Verbinder des Unterkiefers ist der Lingualbügel (Sublingualbügel). Sein Querschnitt sollte bei CoCrMo-Legierungen 3 x 2 mm, bei Goldlegierungen aufgrund ihres geringeren E-Moduls 4 x 3 mm betragen (*Graber* 1992). Das Profil sollte tropfen- oder halbbirnenförmig gestaltet sein. Der Lingualbügel kann je nach Lage bzw. Bewegungsamplitude des Mundbodens aufrecht, schräg oder horizontal angeordnet werden (Abb. 32-10a bis c). Als Mindestabstand vom Margi-

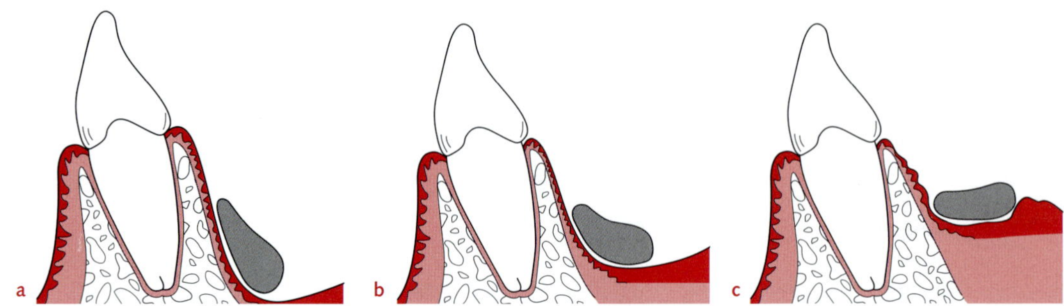


Abb. 32-10 Lingualbügel im Profil. a hochgestellt; b schräggestellt; c horizontal.

nalsaum der Zähne werden 5 mm gefordert; nur bei horizontaler Gestaltung des Bügels können auch 3 mm ausreichend sein. Reicht der Platz nicht aus, so kann eine Verbreiterung der lingualen angewachsenen Gingiva mit Hilfe eines freien Schleimhauttransplantats notwendig sein. Bei Freiendprothesen ist ein Abstand zwischen Bügel und Schleimhaut von 0,2 bis maximal 0,7 mm notwendig, um eine Traumatisierung der Schleimhaut durch die bei Belastung der Prothesensättel auftretenden Bewegungen (Rotationen) des Bügels zu vermeiden. Wichtig ist, dass der Lingualbügel die Zungenfunktion nicht beeinträchtigt und vor allem der Bewegung des Mundbodens und des Zungenbändchens nicht im Wege liegt. Dies muss schon bei der Herstellung und Anprobe des Abformlöffels berücksichtigt werden. Darüber hinaus sind Funktionsbewegungen der Zunge (herausstrecken) bei der Abformung des Unterkiefers unbedingt notwendig.

### 32.4.3 Kleine Verbinder

Kleine Verbinder stellen den Übergang zwischen den Verankerungselementen und den großen Verbindern oder dem Sattel dar. Grundsätzlich lassen sich zwei Arten der kleinen Verbinder unterscheiden, nämlich sattelnahe (v. a. bei Schaltprothesen indiziert) und sattelferne (v. a. bei Freiendprothesen). Auch bei den kleinen Verbindern ist eine parodontalfreundliche Gestaltung von besonderer Wichtigkeit. Sie sollten geradlinig zum Prothesenkörper führen und im Bereich des marginalen Parodonts durchspülbar sein. Es sollten nur so viele kleine Verbinder verwendet werden wie unbedingt notwendig, da jeder unnötige Teil des Gerüsts eine zusätzliche Plaque-Retentionsstelle darstellt. Ein abgerundeter dreieckiger Querschnitt hat sich für die kleinen Verbinder als vorteilhaft erwiesen.

### 32.4.4 Verankerungselemente

Verankerungselemente dienen der lösbaren Verankerung des Prothesenkörpers an den Pfeilerzähnen. Sie besitzen fünf Funktionen:

- **Haltefunktion (Retentionsfunktion).** Durch die Verankerungselemente muss die Prothese gegen einwirkende Kräfte in ihrer Lage gesichert werden. Diese Kräfte können untergliedert werden in vertikal gerichtete Zugkräfte, vertikale Druckkräfte (Kaudruck) und horizontal gerichtete Kräfte (Schubkräfte; sagittale, transversale, schräge Bewegung der Prothese auf der Gewebsunterlage).

Da extrudierende Kräfte bis zu einem Wert von etwa 10 N bei gesunden Zahnhalteapparaten keine Schädigung des Parodonts bewirken, sollten Verankerungselemente einen Retentionsspielraum zwischen 5 und 10 N aufweisen.

- **Abstützungs- und Kraftverteilungsfunktion.** Die Abstützung des Okklusionsfelds der Ersatzzähne muss so weit wie möglich auf den Pfeilerzähnen erfolgen. Kaukräfte sollten vom Prothesensattel möglichst axial auf das Parodont der Pfeilerzähne übertragen werden.
- **Verblockungsfunktion.** Die Teilprothese sollte mit dem Restgebiss möglichst starr verbunden sein, ohne auf die Zähne Kräfte auszuüben (passiver Sitz). Als sekundäre Verblockung wird die Verbindung mehrerer Zähne mit Hilfe von Retentionselementen bezeichnet. Die sekundäre Verblockung kommt erst durch das Einsetzen einer Teilprothese zustande, da dann die Klammern (z. B. Bonwill-Klammer) oder Doppelkronen die Pfeilerzähne verbinden.
- **Führungsfunktion.** Durch die Verankerungselemente sollte eine definierte Bahn vorgegeben werden, die der Prothesenkörper beim Ein- und Ausgliedern beschreibt.
- **Kippmeiderfunktion.** Durch eine möglichst körperliche Umfassung der Pfeilerzähne durch die Verankerungselemente soll gewährleistet werden, dass freiendende Sattelteile nicht abkippen.

Generell lassen sich direkte von indirekten Verankerungselementen unterscheiden. Die typischen direkten Verankerungselemente stellen die gegossenen Klammern von Modellgussprothesen dar. Indirekte Verankerungselemente kommen bei kombiniert festsitzend-abnehmbarem Zahnersatz vor: Ein Teil der Verankerung ist fest mit dem Pfeilerzahn verbunden, ein anderer Teil ist in die abnehmbare Teilprothese integriert. Beispiele sind über Doppelkronen (Konusse, Teleskope) und über konfektionierte Präzisionsgeschiebe verankerte Prothesen.

## 32.5 Konstruktions- und Gestaltungsprinzipien für Teilprothesen

### 32.5.1 Statische Grundlagen

(*Brunner* und *Kundert* 1988, *Graber* 1992)
Verbindet man in einem Kieferabschnitt die okklusalen Auflagen einer Modellgussprothese miteinander, so erhält man eine gedachte Linie, die Stützlinie (Abb. 32-11). Kommen in einem Kiefer mindestens drei Stützlinien vor (d. h. sind drei okklusale Abstützungen vorhanden), dann begrenzen diese eine Fläche, die als Abstützungspolygon oder dentales Stützfeld bezeichnet wird (Abb. 32-12).

Belastungen, die innerhalb eines Stützfelds auftreten, bewirken bei korrektem Sitz der Prothese keine Lageveränderung des Zahnersatzes. Außerhalb dieses Polygons einwirkende Kräfte können demgegenüber entweder zu einer körperlichen Verschiebung (Translation) oder zu einer Drehung (Rotation) der Prothese um eine Achse (Kippung) führen. Die bei einer Rotation entstehende Drehachse ist immer mit einer der Stützlinien identisch. Daraus folgt, dass Stützlinien als äußere Begrenzung eines Abstützungspolygons potentielle Rotationsachsen darstellen. Damit abhebelnde Kräfte nicht schon beim Kauen auftreten, sollte in einem Kieferabschnitt die gemittelte Verbindungslinie der okklusalen Kontakte (die sog.

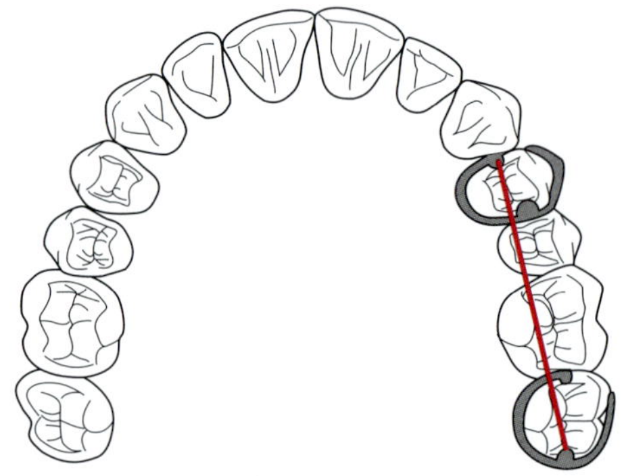

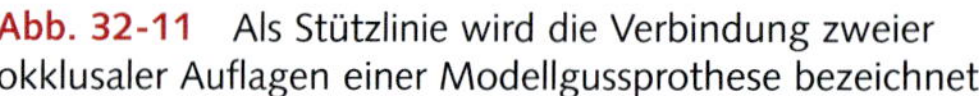

Abb. 32-11 Als Stützlinie wird die Verbindung zweier okklusaler Auflagen einer Modellgussprothese bezeichnet.

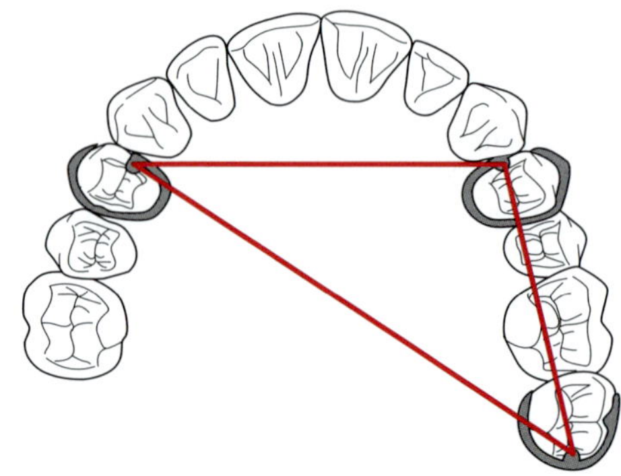

Abb. 32-12 Parodontales Stützfeld oder Abstützungspolygon.

Belastungslinie) möglichst innerhalb des Stützfelds oder an dessen Grenze (d. h. auf der Stützlinie) liegen. Abhängig vom Zahnbestand ist es jedoch oftmals nicht zu vermeiden, dass sich bestimmte okklusale Belastungsabschnitte der Modellgussprothese außerhalb des Abstützungspolygons befinden. Dies ist bei frontalen Schaltprothesen (Schließungsprothesen) sowie bei uni- und bilateralen Freiendprothesen der Fall (vgl. Kap. 32.2.1).

#### 32.5.1.1 Hebel- und Widerstandsarm, Kippmeider

Bei Belastung der jenseits des Stützfelds befindlichen Ersatzzähne (Abbeißen, Kauen) entsteht zwischen der als Rotationsachse wirkenden Stützlinie und dem Kraftangriffspunkt ein Hebelarm (Kraftarm). Dieser verursacht eine Lageveränderung (Rotation) der Prothese, sofern nicht ein möglichst großer Widerstandsarm (Lastarm) vorhanden ist, der dem Hebelarm entgegenwirkt. Ein Widerstandsarm ist definiert als der Abstand zwischen der als potentielle Rotationsachse wirkenden Stützlinie und den Retentionselementen, die am weitesten von dieser Achse entfernt liegen. Letztere befinden sich bei Freiendprothesen mesial, bei frontalen Schaltprothesen distal. Bei Druck auf die Prothesensättel des Hebelarms wirken dabei die retentiven Klammerarme des Widerstandsarms der Rotationsbewegung entgegen, sie agieren als Kippmeider. Bei abziehenden Kräften am Hebelarm wirken die Auflagen der Klammern, die bezogen auf die Rotationsachse auf der Seite des Widerstandsarms liegen, als Kippmeider und verhindern ein Abkippen des Prothesensattels von seiner Unterlage.

#### 32.5.1.2 Verkürzung des Hebelarmes

Bei frontalen Schaltlücken sind praktisch keine Möglichkeiten vorhanden, die Länge des Hebelarms zu beeinflussen, da die Stellung der Frontzähne durch die Funktion und Ästhetik vorgegeben ist (Abb. 32-13). Im Falle von bilateral verkürzten Zahnreihen hingegen lässt sich der Hebelarm in einem bestimmten Ausmaß kürzer gestalten, beispielsweise dadurch, dass die Zähne nur bis zum ersten Molaren ersetzt werden (Abb. 32-14). Zusätzlich wird die Statik dadurch verbessert, dass neben der Gestaltung eines stabilen großen Verbinders und der Wahl retentiver Klammern die Prothesensättel so weit wie möglich extendiert werden (Schneeschuhprinzip) und am endständigen Pfeilerzahn eine sattelferne Auflage angelegt wird.

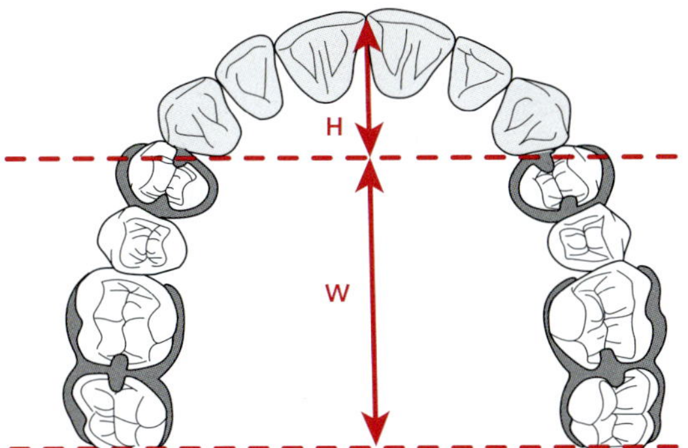


Abb. 32-13 Hebelarm (H) und Widerstandsarm (W) bei frontaler Schaltlücke. Bei vorhandenem Seitenzahnbestand wird ein langer Widerstandsarm erzielt, während der Hebelarm nur gering ausgeprägt ist. Grau: Ersatzzähne.

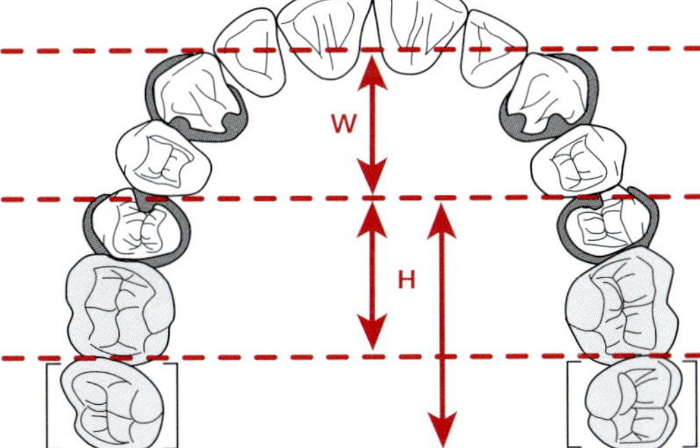


Abb. 35-14 Hebel- und Widerstandsarm bei bilateralem Freiende. Je stärker das Freiende ausgeprägt ist, d. h. je mehr Zähne im posterioren Bereich verloren gegangen sind, umso länger wird der Hebelarm und umso kürzer der Widerstandsarm. Grau: Ersatzzähne.

## 32.5.2 Ästhetische Grundlagen für Teilprothesen

### 32.5.2.1 Angleichung der Prothesenzähne und individuellen Verblendung bei kombiniertem Zahnersatz

Die in eine Teilprothese zu integrierenden Prothesenzähne müssen hinsichtlich Form und Farbe dem Restgebiss angeglichen werden. Dies setzt ein individuelles Nachkonturieren der Fabrikzähne voraus. Je nach Art des Materials müssen Kunststoff oder Keramik nach dem Beschleifen wieder aufpoliert bzw. nochmals gebrannt werden. Die farbliche Angleichung von Prothesenzähnen an das Restgebiss oder an eine bereits vorhandene Verblendung stellt aufgrund der unterschiedlichen Materialien und der limitierten Individualisierungsmöglichkeiten ein besonderes Problem dar. Prothesenzähne aus Keramik können nur oberflächlich bemalt und umgebrannt werden, was nur eingeschränkte Veränderungen zulässt. Bei Prothesenzähnen aus Kunststoff besteht die Möglichkeit, diese zu reduzieren und mit z. B. lichthärtendem Kompositkunststoff individuell zu ergänzen. Dies setzt den Einsatz von entsprechenden Verbundsystemen (z. B. Dentacolor Connector, Kulzer, D-Hanau) zwischen PMMA-Zähnen und Kompositverblendung voraus.

Das Einfügen von Verblendungen in die Zahnreihe führt in den meisten Fällen, so z. B. bei einer Außenkonuskrone, zu einer Überkonturierung. Nur bei einer ausreichenden Zahnreduktion sowie einer grazilen Gerüstgestaltung können solche Verblendungen in Form und Farbe dem Restgebiss bzw. den Prothesenzähnen optimal angepasst werden.

### 32.5.2.2 Die Position von Halteklammern im sichtbaren Bereich

Die Klammer als Halteelement stellt aufgrund ihrer material- und formbedingten Größe im Frontzahnbereich ein ästhetisches Problem dar. In Fällen, in denen sich eine Klammer nicht vermeiden lässt, muss in der Planungsphase eine verkürzte Gestaltung des sichtbaren Klammerarms in Erwägung gezogen werden. Konzepte wie z. B. das Rotationsgerüst (*Böning* 2019, *Jacobsen* und *Krol* 1982) erlauben in bestimmten Situationen den vollständigen Verzicht auf Klammern im Frontzahnbereich bzw. deren Reduzierung oder Verlegung in die Interdentalbereiche der Haltezähne (Abb. 32-15 und 32-16). Der Halt der Teilprothese wird im Frontzahn-

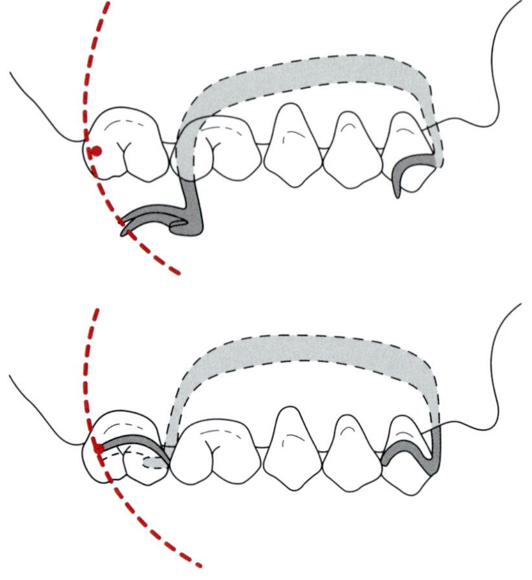

**Abb. 32-15** Das Prinzip der Rotationsprothese. Startposition beim Eingliedern.

**Abb. 32-16** Rotationsprothese eingegliedert.

bereich durch die unter sich gehenden Approximalflächen (ohne Klammern) und im Seitenzahnbereich mit Hilfe von Klammern erreicht. Das gleiche Prinzip lässt sich auch für Schaltlücken im Seitenzahnbereich anwenden; auf diese Weise kann auf Klammern im Prämolarenbereich verzichtet werden.

Als Grundregel gilt: Klammern sollen so unauffällig wie möglich positioniert werden. Dies ist bereits in der ersten Planungsphase am Situationsmodell zu berücksichtigen. Hat man bei den relativ elastischen handgebogenen Klammern kaum Möglichkeiten einer Modifikation hinsichtlich ihres Verlaufs oder ihrer Form, so bieten sich bei Gussklammern häufig günstigere Alternativen an. Es ist aus ästhetischen Gründen sinnvoll, bukkale Klammerarme im sichtbaren Bereich immer von distal zu führen, da somit der weit koronal gelegene Klammeroberarm im der Sichtbarkeit abgewandten Approximalraum positioniert wird. Bei Umklammerungen von Oberkiefer-Frontzähnen mit gegossenen E-Klammern kann der Retentionsarm palatinal gelegt werden, während labial lediglich ein Anschlag platziert wird (*Brunner* 1970).

Eine ästhetische Alternative zu konventionell geführten labialen Federarmen stellt die Stichklammer dar. Bei dieser Variante verläuft der elastische Arm direkt aus der inzisalen Auflage in den unter sich gehenden Bereich einer distalen approximalen Fläche. Wichtig ist allerdings, darauf zu achten, dass bei diesen Modifikationen auf keinen Fall funktionelle und parodontalhygienische Aspekte außer Acht gelassen werden dürfen. Aus diesem Grund sind allen zugunsten der Ästhetik ausgeführten Veränderungen relativ schnell Grenzen gesetzt (*Fischer* et al. 1980). Mit Hilfe eines wasserfesten schwarzen Filzstiftes lässt sich ein geplanter Klammerverlauf an den Zähnen im Munde einzeichnen und mit dem Patienten besprechen. Werden die geplanten Gussklammern vom Patienten nicht akzeptiert, bieten Adhäsivattachments eine alternative nicht sichtbare Verankerungsmöglichkeit, sofern die Pfeilerzähne karies- und füllungsfrei sind und eine ausreichende Klebefläche im gesunden Schmelz bieten (siehe Kap. 35.6).

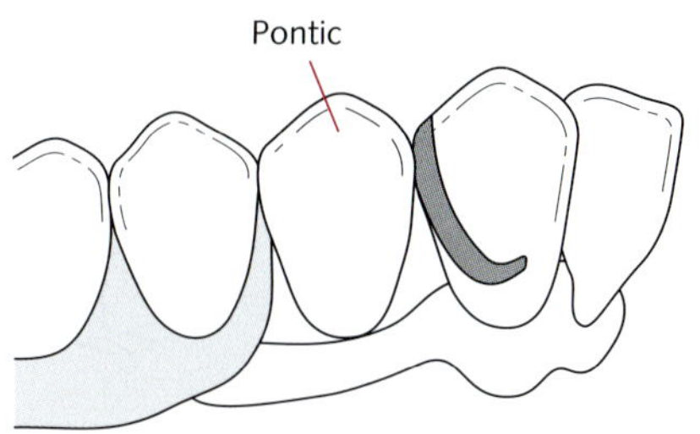


**Abb. 32-17** Dieses Modellgussgerüst wird für ein Pontic des ersten Prothesenzahnes gestaltet.

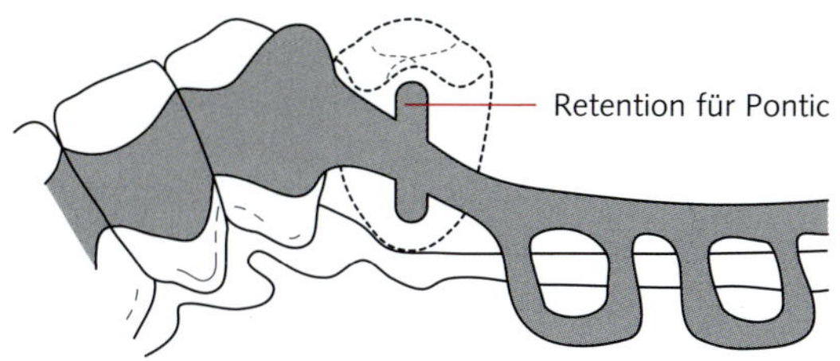


**Abb. 32-18** Die Ansicht zeigt den Übergang vom Restgebiss zum Pontic und den Sattelanteil der Prothese (Modellgussgerüst).

Eine gute Möglichkeit, Ästhetik und Hygienefähigkeit einer Modellgussprothese zu verbessern, besteht in der Gestaltung eines Pontics (Zwischengliedauflage) zum Ersatz des ersten Zahnes nach der Klammer (Abb. 32-17 und 32-18).

In einem Konsensuspapier (*Öwall* et al. 2002) wird auf die unbefriedigenden Langzeitergebnisse von Modellgussprothesen hingewiesen. Es wurde übereinstimmend festgestellt, dass eine gute Hygienefähigkeit und regelmäßige Nachsorge größeren Einfluss auf den Langzeiterfolg nehmen als das Gerüstdesign und die Gestaltung der Halteelemente.

### 32.5.2.3 Die Teilprothese unter Berücksichtigung der Prothesenzahnlänge und des Gingivaverlaufs

Bei der ästhetischen Gestaltung von Teilprothesen müssen vor allem die Prothesenzahnlänge und der Gingivaverlauf berücksichtigt werden. Zu beachten ist, dass die Kontur des tegumentalen Saumes des Restgebisses einerseits und die Kieferkammhöhe im Bereich der zu ersetzenden Zähne andererseits wegen des eingetretenen Zahnverlusts und der damit einhergehenden Alveolarkammatrophie unterschiedlich verlaufen. Diese Unterschiede müssen durch den Zahnersatz (Ersatzzähne und rosafarbener Kunststoff) ausgeglichen werden (Abb. 32-19 und 32-20). Die Zahnlänge der zu ersetzenden Zähne soll aus ästhetischen Gründen die gleiche Länge wie die des Restgebisses aufweisen. Dieser Grundsatz gilt für den Front- und Seitenzahnbereich gleichermaßen. Im Seitenzahnbereich wird dieses Ziel aufgrund der notwendigen basalen Gerüstretention jedoch häufig erschwert. Liegt eine geringe Kieferkammatrophie vor und sind die klinischen Zahnkronen des Restgebisses kürzer, als dies normalerweise der Fall ist, so gestaltet sich die Unterbringung eines Prothesenzahns in die zu schließende Zahnlücke schwierig. Generell muss in Situationen, in denen das vertikale Höhenangebot nicht ausreicht, eine Prothesenzahngestaltung wie bei einem aufliegenden Brückenzwischenglied (Pontic) in Erwägung gezogen werden. Durch eine derartige Gestaltung kann darüber hinaus

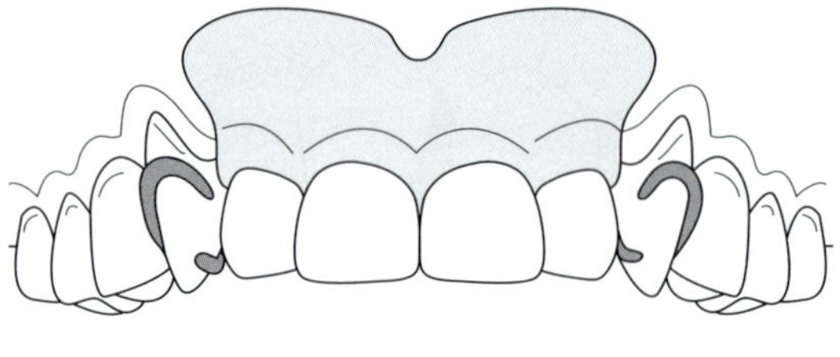

**Abb. 32-19** Die Ersatzzähne der Teilprothese sind kürzer als das Restgebiss. Ungünstiger Klammerarmverlauf an den Zähnen 13 und 23.

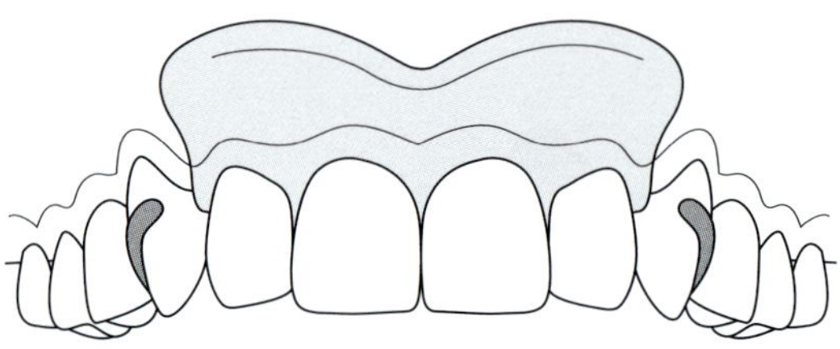

**Abb. 32-20** Die Ersatzzähne der Teilprothese weisen einen harmonischen Verlauf der Zahnlänge mit dem Restgebiss auf. Als Klammern wurden Stichklammern gewählt.

im sattelnahen Bereich die Hygienefähigkeit des Restgebisses erleichtert werden. Da bei dieser Technik kein rosafarbenes Basismaterial als Sattel verwendet wird, ist unter ästhetischen Gesichtspunkten eine solche Lösung dem Brückenglied des festsitzenden Zahnersatzes als ebenbürtig anzusehen.

Die obigen genannten Ausführungen zeigen, dass bei der prothetischen Planung einer Teilprothese eine Abschätzung des für die Prothesenzähne vorhandenen vertikalen Platzangebotes erfolgen muss. Dabei sind folgende Größen- bzw. Längenverhältnisse am Restgebiss zu überprüfen:

- die Länge der klinischen Zahnkronen des Restgebisses (Die Kronen der Prothesenzähne müssen die gleiche Länge wie die klinischen Kronen des Restgebisses aufweisen.)
- das Größenverhältnis zwischen anatomischer Zahnkrone und Zahnhals
- die Kontur und Farbe des Zahnhalses

Für die Planung der zu ersetzenden Zähne und die darauf abgestimmte Gerüstgestaltung der Teilprothese sind folgende Überlegungen bedeutsam:

- Wenn am Restgebiss lange klinische Zahnkronen vorhanden sind, sollten diese an den Prothesenzähnen reproduziert werden.
- Inwieweit würde eine Kunststoffbasis die klinische Zahnkrone an der Prothese verkürzen?
- Wie groß ist das Platzangebot für eine Gerüstretention?
- Liegt der Übergang von Sattelbasis zu Kieferkamm im sichtbaren Bereich?
- Kann der zu ersetzende Zahn vorgefertigt verwendet werden oder muss ein Gerüst (Retention) individuell verblendet werden?

All diese Aspekte sind in der Planungsphase mit Hilfe der Situationsmodelle und einer diagnostischen Zahnaufstellung in Wachs zu klären. Die Gerüstgestaltung der Teilprothese erfolgt entsprechend der Stellung und Größe der zu ersetzenden Zähne und nicht umgekehrt. Nur durch diese Vorgehensweise lässt sich das Gerüst der Zahnsituation individuell anpassen und ästhetisch und hygienisch optimal gestalten.

# Literatur

Böning K.: Die (fast) unsichtbare Modellgussprothese – Ein Update. Quintessenz 2019;70:690-700.

Brunner Th.: Die Klammer im Frontzahnbereich – ein ästhetisches Problem. Schweiz Monatsschr Zahnmed 1970;80:370-376.

Brunner Th., Kundert M.: Gerüstprothetik. 2. Aufl. Karger, Basel-München 1988.

Elbrecht A.: Systematik der abnehmbaren partiellen Prothese. Barth, Leipzig 1937.

Fischer J.: Die Teilprothese aus ästhetischer Sicht. In: Schärer P., Rinn L., Kopp F.R. (Hrsg.): Ästhetische Richtlinien für die rekonstruktive Zahnheilkunde. Quintessenz, Berlin 1980:210-217.

Ghazal M., Hedderich J., Kern M.: Wear of feldspathic ceramic, nano-filled composite resin and acrylic resin artificial teeth when opposed to different antagonists. Eur J Oral Sci 2008;116:585–592.

Graber G.: Partielle Prothetik. Farbatlanten der Zahnmedizin, Bd. 3. Thieme, Stuttgart 1992.

Hohmann A., Hielscher W.: Lehrbuch der Zahntechnik. 5. Aufl. Quintessenz, Berlin 2012.

Jacobsen T.E., Krol A.J.: Rotational path removable partial denture design. J Prosthet Dent 1982;48:370-376.

Körber K.-H.: Zahnärztliche Prothetik. 4. Aufl. Thieme, Stuttgart 1995.

Marxkors R.: Lehrbuch der zahnärztlichen Prothetik. 5. Aufl. Deutscher Ärzteverlag, Köln 2009.

Öwall B., Budtz-Jörgensen E., Davenport J., Mushimoto E., Palmqvist S., Renner R., Sofon A., Wöstmann B.: Removable partial dentine design: a need to focus on hygiene principles? Int J Prosthodont 2002;15:371-378.

Steffel V.L.: Planning removable partial dentures. J Prosthet Dent 1962;12:524-535.

Walther W.: Plaquereduktion bei Patienten mit herausnehmbarem Zahnersatz und Pfeilerzähnen mit stark reduziertem Parodontium. Zahnärztl Welt 1990;99:258-261.

Wenz H.J., Hellwig E.: Zahnärztliche Propädeutik. 14. Aufl. Deutscher Ärzteverlag, Köln 2018.

# 33 Einführung in die Modellgussprothetik

## 33.1 Einleitung

Als Modellgussprothese werden Teilprothesen bezeichnet, die im Modellgussverfahren (auf einem feuerfesten Modell) hergestellt werden. Beim Modell- oder Einstückguss werden Basisanteile und Retentionselemente (Klammern) zusammenhängend gegossen. Das Modellgussverfahren findet auch Anwendung für die Herstellung der Basisanteile von mittels Geschieben oder Doppelkronen verankerten Teilprothesen. Inzwischen kann aber auch vollständig auf das Gussverfahren verzichtet werden; die Gerüste für Teilprothesen können digital konstruiert und mittels CAD/CAM-Verfahren hergestellt werden (siehe Kap. 34). Trotz anderer Herstellung werden auch solche Prothesen weiterhin als Modellgussprothesen oder Einstückgussprothesen bezeichnet.

Modellgussprothesen können als Therapiemittel verwendet werden, wenn Schaltlücken oder Freiendsituationen oder Kombinationen dieser Lücken mit Teilprothesen versorgt werden. In der Regel werden sie als dental oder dental-tegumental abgestützte partielle Prothese konstruiert. Daher sollten sie möglichst starr mit dem Restgebiss verbunden sein. Bei ein- oder beidseitiger Krafteinwirkung (z. B. im Zuge des Kauvorgangs) darf sie nicht abhebeln. Gleichzeitig sollen die Pfeilerzähne möglichst in ihrer Längsachse, also so gering wie möglich extraaxial belastet werden. Aufgrund der unvollständigen Pfeilerzahnumfassung sind diese Forderungen insbesondere bei ein- oder beidseitig freiendenden Modellgussprothesen häufig schwer zu erfüllen. Um die Konstruktionsziele aber so weit wie möglich umzusetzen, kommt einer genauen Planung, die die statischen Prinzipien berücksichtigt, eine entscheidende Rolle zu (siehe Kap. 32, Konstruktionshinweise).

Als Retentionselemente kommen bei der klammerverankerten Teilprothese Gussklammern zum Einsatz.

## 33.2 Bestandteile einer Gussklammer

(*Graber* 1992)

Gussklammern bestehen aus fünf Anteilen, die sich am besten an der „klassischen" Klammer, der E-Klammer, zeigen lassen (Abb. 33-1):

- Retentionsarm (Federarm, elastischer Klammerarm)
- Führungsarm (Stabilisierungsarm, starrer Klammerarm)
- Klammerschulter
- Klammerauflage
- kleiner Verbinder (Klammerstiel)

Der Retentionsarm liegt in der Endposition mit seinem elastischen Ende in den unter sich gehenden Bezirken des Zahns und wirkt auf diese Weise auftretenden Zugkräften entgegen. Die den Zahn in Bezug der Einschubrichtung (gemeinsame Einschubrichtung aller Pfeilerzähne der Modellgussprothese) in eine Supra- und eine Infrawölbung (unter sich gehender Bezirk) teilende Linie wird auch prothetischer Äquator (Klammerführungslinie) genannt (vgl. Kap. 34). Die bukkale und

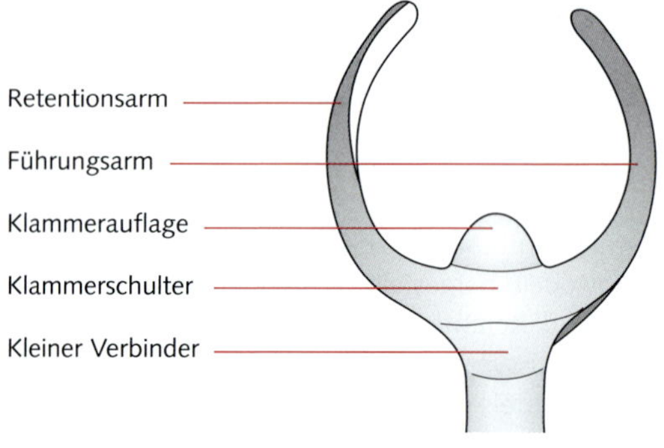


**Abb. 33-1** Bestandteile einer Gussklammer

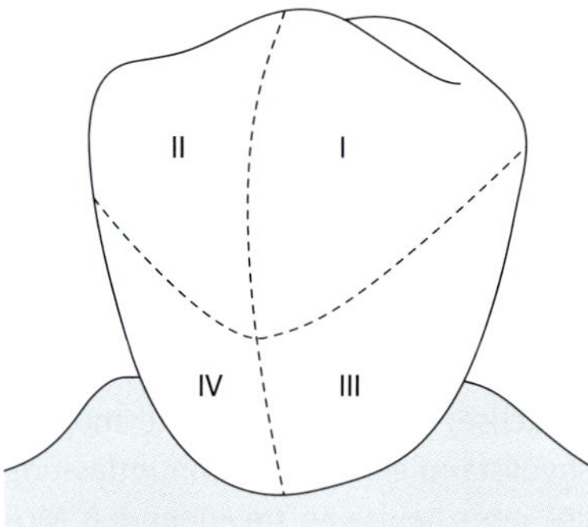


**Abb. 33-2** Einteilung eines Klammerzahns in vier Quadranten.

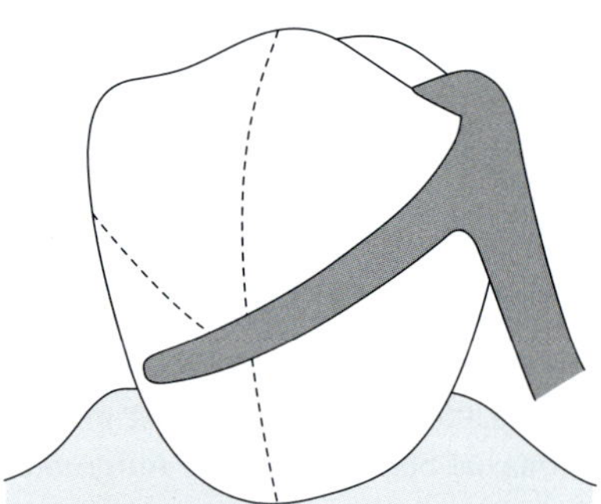

**Abb. 33-3** Verlauf des Retentionsarms einer E-Klammer.

linguale Fläche eines Klammerzahns wird anhand der beiden Äquatorlinien in vier Quadranten eingeteilt (Abb. 33-2). Der Retentionsarm einer Gussklammer verläuft vom I. direkt in den IV. Quadranten (Abb. 33-3). Der prothetische Äquator teilt die Klammer in einen Ober- und einen Unterarm. Darin unterscheidet sich der Klammerverlauf von dem einer handgebogenen Drahtklammer, die typischerweise durch den III. und IV. Quadranten verläuft (Abb. 33-4).

Wenn ausreichende Unterschnitte am Pfeilerzahn fehlen, müssen für den Retentionsarm ausreichende Retentionen geschaffen werden. Dazu eignen sich in Säureätztechnik befestigte konvex geformte Kompositantragungen.

Dem Retentionsarm gegenüber liegt der Führungsarm, der sich in seiner ganzen Länge immer oberhalb des prothetischen Äquators befindet. Er bildet gegenüber dem Retentionsarm ein Widerlager, wenn dieser beim Ein- und Ausgliedern der Prothese den Äquator passiert und dabei auf den Klammerzahn eine extraaxiale Kraft ausübt (reziproke Wirkung). Da der (starre) Führungsarm auch in der Endstellung der Klammer dem Zahn anliegen muss (Abb. 33-5), müssen koronal dieser Position eventuell vorhandene Konvexitäten des Zahnschmelzes mit einem feinen Diamanten beseitigt werden.

Retentions- und Führungsarm werden durch die Klammerschulter verbunden, die in die Klammerauflage übergeht. Schulter und Auflage wirken zusammen als funktionelle Einheit, indem sie (nach entsprechendem Einschleifen des Klammerbetts) in diesem Bereich für die parodontale Abstützung der Modellgussprothese

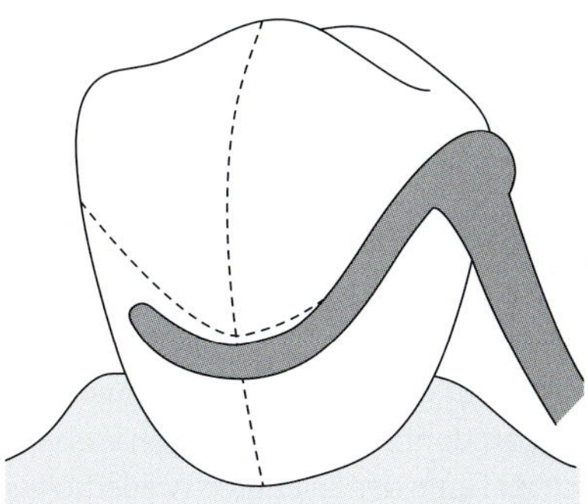

**Abb. 33-4** Verlauf des Ober- und Unterarms einer handgebogenen Drahtklammer.

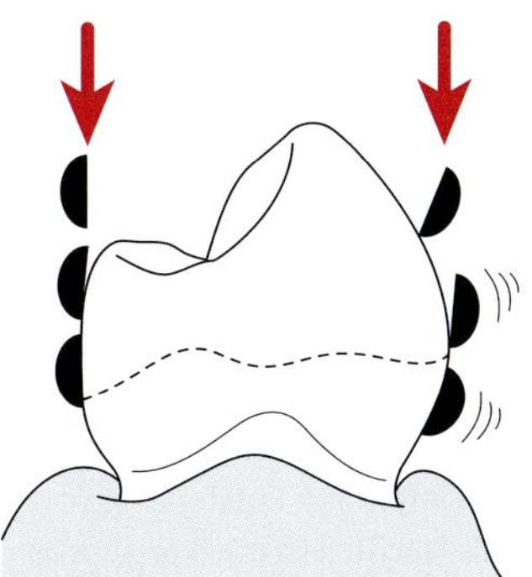

**Abb. 33-5** Lage der Führungs- und Retentionsarme einer Gussklammer beim Ein- und Ausgliedern einer Einstückgussprothese.

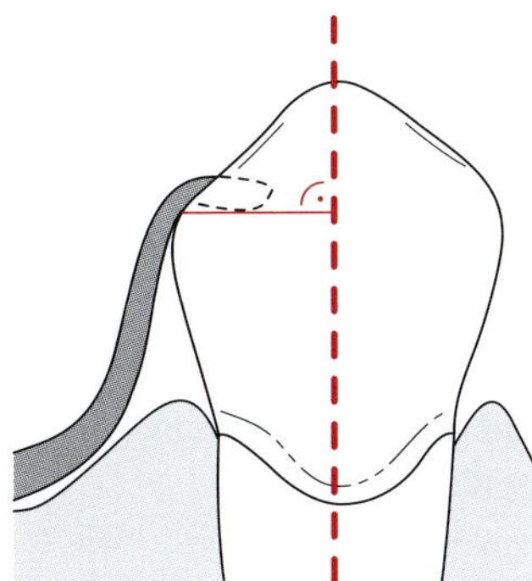

**Abb. 33-6** Präparation der Klammerauflage in einem leicht spitzen Winkel zur Zahnachse.

sorgen. Zum Zwecke einer idealen (axialen) Belastung des Zahns sollte die Klammerauflage in einem rechten oder leicht spitzen Winkel zur Zahnachse präpariert werden (Abb. 33-6). Sie soll allseits gerundet (löffelförmig) sein.

Retentionsarm, Klammerschulter und Führungsarm sollen den Zahn weit umfassen, um eine möglichst starre Verbindung zwischen Modellgussprothese und Zähnen zu erreichen und horizontal angreifende Schubkräfte weiterleiten zu können. Der kleine Verbinder, der bei Modellgussprothesen auch als Klammerstiel bezeichnet wird, verbindet die Klammer mit dem Prothesengerüst. Bei seiner Konstruktion ist auf eine parodontal offene Gestaltung zu achten. Es sollte ein solcher Abstand von Zahn und Gingiva eingehalten werden, dass bei eingesetzter Prothese die Reinigung mit einem Interdentalbürstchen möglich ist.

## 33.3 Aufgaben, Vor- und Nachteile von Gussklammern

Gussklammern haben in erster Linie eine Retentions- und Abstützungsfunktion. Dabei müssen sie aber so gestaltet sein, dass sie der Ausbreitung von Karies und Parodontalerkrankungen so wenig wie möglich Vorschub leisten. Im Vergleich zu handgebogenen Drahtklammern sind gegossene Klammern durch eine höhere Passgenauigkeit und Stabilität gekennzeichnet. Durch Vermessung lässt sich die beim Ein- und Ausgliedern der Modellgussprothese auftretende Kraft relativ genau bestimmten. Weitere Vorteile der Gussklammerverankerung sind das non-invasive Vorgehen aufgrund der nur in geringem Ausmaß notwendigen Pfeilerzahnpräparation, der geringere Aufwand bei der Herstellung und die verglichen mit kombiniertem Ersatz (Geschiebe, Doppelkronen) geringeren Kosten.

Nachteilig bei den Gussklammern im Vergleich zu Verankerungselementen wie Doppelkronen oder konfektionierten Geschieben ist die nur bedingt körperlichstarre Fassung des Zahnes. Wegen des flächenhaften Anliegens der Klammern und konstruktionsbedingter erschwerter Möglichkeit zur Mundhygiene ist immer eine latente Gefahr zur Entstehung von Karies und parodontalen Erkrankungen vorhanden. Als Nachteil ist auch anzusehen, dass sich im Laufe der Zeit durch wiederholtes Ein- und Ausgliedern ein Retentionsverlust der Prothese ergeben kann. Ferner kann es aufgrund einer Überlastung der Legierung zu Klammerfrakturen kommen.

Bei klammerverankerten Prothesen lässt es sich häufig nicht vermeiden, dass Anteile der Klammern beim Sprechen und Lachen sichtbar werden. Dieser die Ästhetik beeinträchtigende Faktor wird von Patienten bzw. deren Umfeld häufig negativ beurteilt.

## 33.4 Empfohlene Gussklammerformen

Aufgrund der im vorhergehenden Abschnitt dargelegten Nachteile von gegossenen Klammern sollten nur Klammerformen verwendet werden, die einerseits eine genügende Retention bieten und zum anderen eine Plaqueanlagerung nicht unnötig fördern.

Für jede Klammer ist ein Klammerbett einzuschleifen. Die früher benutzten fünf klassischen Ney-Klammern besitzen in ihrer Gesamtheit heute nur noch historische Bedeutung. Von ihnen kommen lediglich noch die Doppelarmklammer mit Auflage (Ney-Klammer 1) (Abb. 33-7) und, in leicht veränderter Form, die Ringklammer (Ney-Klammer 5) (Abb. 33-8) zur Anwendung.

Im Seitenzahnbereich sind die typischen Klammern die E-Klammer (Doppelarmklammer mit Auflage, Akers-Klammer) (Abb. 33-7) und die Bonwill-Klammer (Doppelklammer) (Abb. 33-10a), die aus zwei im Bereich der Klammerschultern verbundenen E-Klammern besteht.

E-Klammern können grundsätzlich so gestaltet werden, dass der Retentionsarm sattelwärts offen (Verlauf des Retentionsarms von mesial nach distal, Indikation bei Freiendprothesen) (Abb. 33-9) oder sattelwärts geschlossen verläuft (Verlauf von distal nach mesial, Indikation bei Schaltprothesen) (Abb. 33-9). Häufig weisen E-Klammern eine zusätzliche Auflage auf, durch die eine weitere okklusale Abstützung erreicht wird. Mit Hilfe von Bonwill-Klammern lässt sich eine besonders gute Retention erzielen. Sie sind im vollbezahnten Seitenzahnbereich (frontale Unterbrechung) und bei unilateraler Verkürzung der Zahnbögen indiziert (Abb. 33-10a).

Von der parodontalhygienischen und ästhetischen Seite her ist zur Verankerung von Freiendsätteln anstelle einer Bonwill-Klammer eine Verbindung aus einer E-Klammer und einer G-Klammer als günstiger anzusehen (modifizierte Bonwill-Klammer) (Abb. 33-10b).

Bei Freiendsituationen stellen G-Klammern oder Back-Action-Klammern eine Alternative zur E-Klammer dar. Eine G-Klammer gelangt von distal über einen sattelnahen Verbinder an die Distalfläche des endständigen Pfeilerzahnes, wo sie ihre Klammerschulter hat. Von dort verläuft der starre Klammerarm oralwärts nach

**Abb. 33-7** E-Klammer.

**Abb. 33-8** Ringklammer.

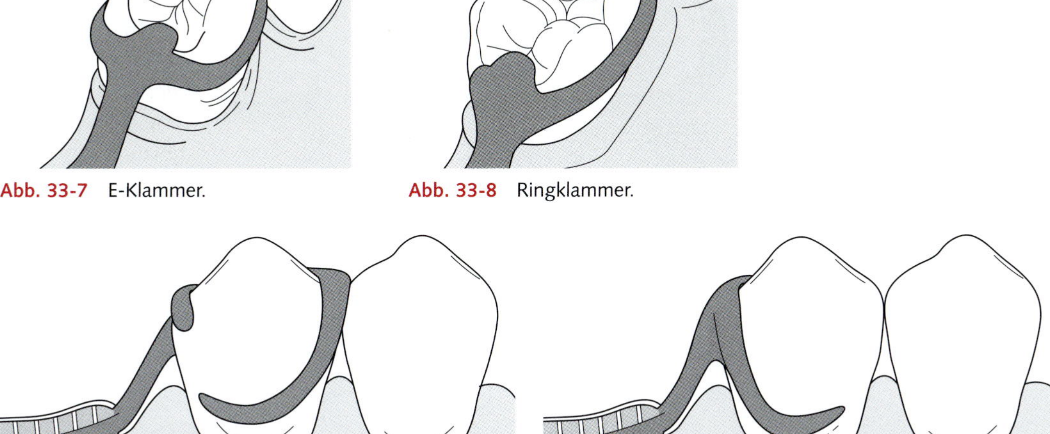


**Abb. 33-9** Verlaufsmöglichkeiten einer E-Klammer: **a** sattelwärts offen, **b** sattelwärts gechlossen.

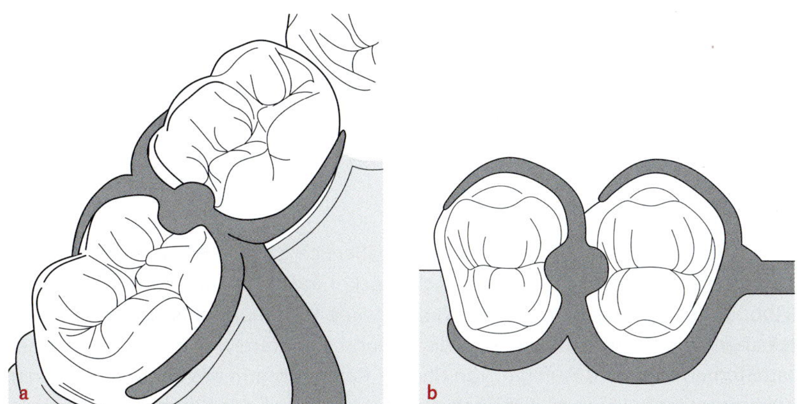


**Abb. 33-10** **a** Bonwill-Klammer. **b** Modifizierte Bonwill-Klammer: Verbindung einer E-Klammer mit einer G-Klammer, als Alternative zu einer klassischen Bonwill-Klammer (m = mesial, d = distal). Der linguale Klammerarm der distalen Klammer ist auch kleiner Verbinder der mesial gelegenen Klammer.

mesial; an diesem Führungsarm wird die mesial liegende Klammerauflage angebracht, die die sattelferne Abstützung gewährleistet. Der Retentionsarm verläuft von der Klammerschulter aus an der Vestibulärfläche, wobei die Klammerspitze dem Sattel abgewendet ist und in Richtung des mesialen Approximalraums zeigt (Abb. 33-11). Sie hat gegenüber der E-Klammer mit zwei Auflagen (distal und mesial) ästhetische Vorteile, da der bukkale Klammerverlauf weniger sichtbar ist, weist aber eine geringere Retentions- und Kippmeiderfunktion auf. Die Back-Action-Klammer unterscheidet sich von der G-Klammer durch den an der mesialen Auflage angebrachten sattelfernen kleinen Verbinder (Abb. 33-12).

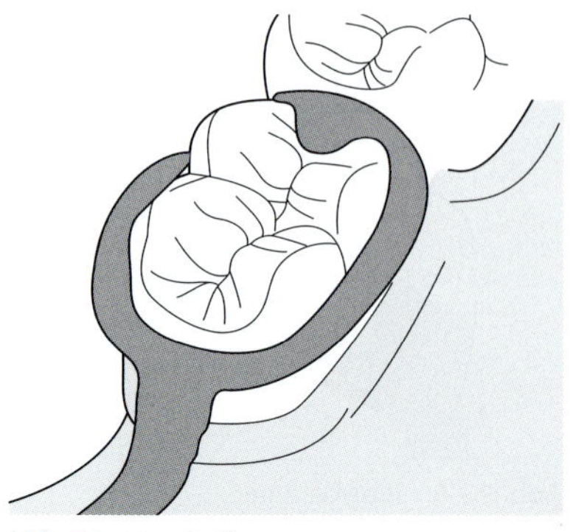
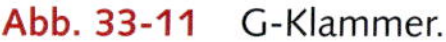

Abb. 33-11 G-Klammer.

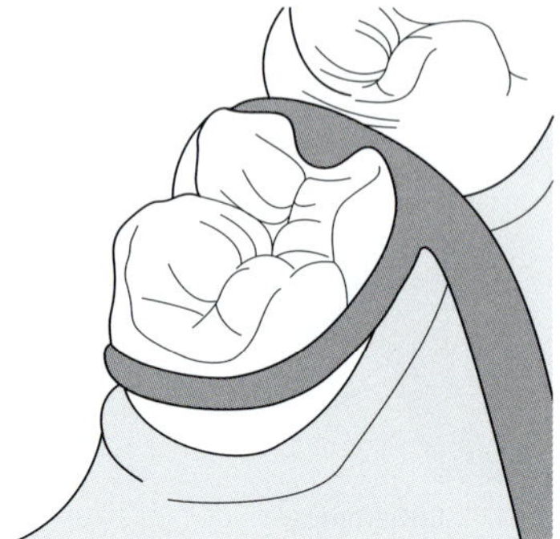

Abb. 33-12 Back-Action-Klammer.

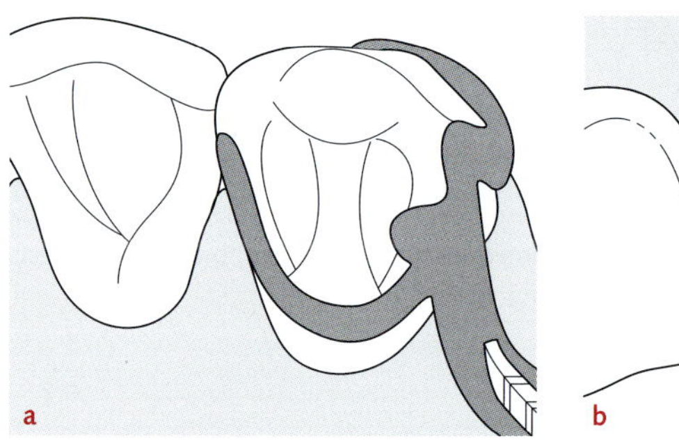
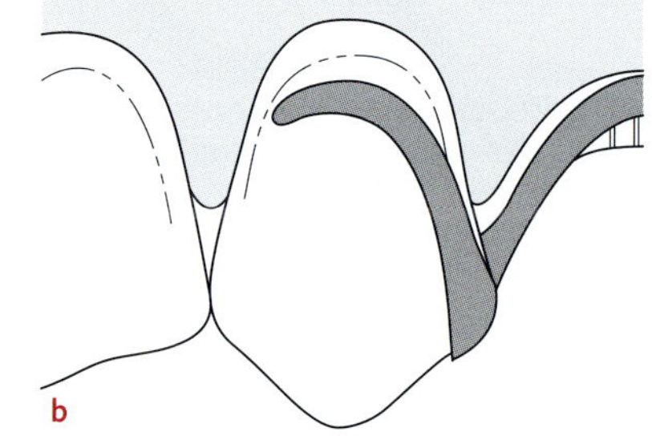

Abb. 33-13 E-Klammer im Frontzahnbereich. a von palatinal; b von frontal.

Ein weiterer Klammertyp im Seitenzahnbereich ist die bei einzelnstehenden, gekippten, endständigen Molaren (Schaltlücke) indizierte (offene) Ringklammer (Abb. 33-8). Der aus dem Sattel hervorgehende Klammerstiel endet in einer sattelnahen (mesialen) Auflage. Von dieser führt der starre Klammerarm zu einer sattelfernen (distalen) Auflage, von der der Retentionsarm abgeht, der mit seiner Klammerspitze wiederum sattelnah endet. Der Vorteil der Ringklammer liegt in einer körperlichen Fassung des Zahns. Ihr Retentionswert ist allerdings gering.

Im Frontzahnbereich ist die E-Klammer die Gussklammer der Wahl. Sie besitzt in der Regel eine mesiale und eine distale muldenförmige Inzisalauflage. Aus Gründen der Stabilität wird der Führungsarm häufig bis auf die Approximalfläche, die der (Haupt-) Auflage gegenüberliegt, geführt, wo sie ebenfalls aufliegt (Abb. 33-13). Diese zusätzliche Auflage wird auch als Anschlag oder Kralle bezeichnet. Will man aus ästhetischen Gründen auf die Kralle des Führungsarms verzichten, kann im Bereich des Tuberkulums oder des lingualen Kronenabhangs zusätzlich eine muldenförmige oder eine kerbenförmige bzw. balkonförmige Auflage eingeschliffen werden (Brunner und Kundert 1988) (Abb. 33-14).

Klammerformen wie Gabel- oder Greiferklammern (Abb. 33-15 und 33-16) oder die verschiedenen Typen der Roach-Klammern (Abb. 33-17) weisen gegenüber der E-Klammer entscheidende Nachteile auf (geringere Retention bzw. Stabilität; parodontal ungünstigerer Verlauf), so dass sie selten angewendet werden.

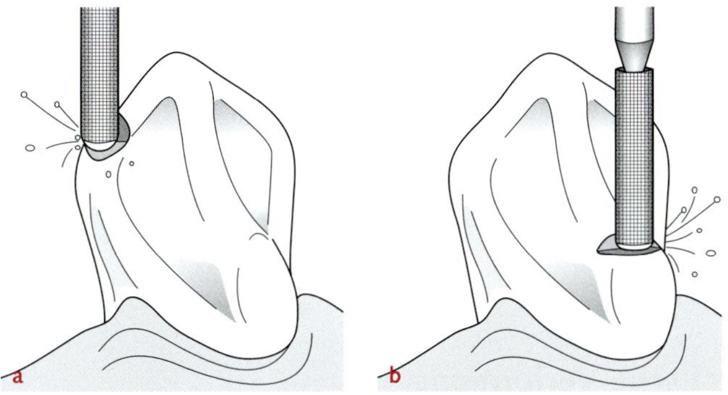


Abb. 33-14 Präparation von Auflagen für die Anlage von Gussklammern an Frontzähnen. a muldenförmige Auflagenpräparation; b kerben- oder balkonförmige Auflagepräparation.

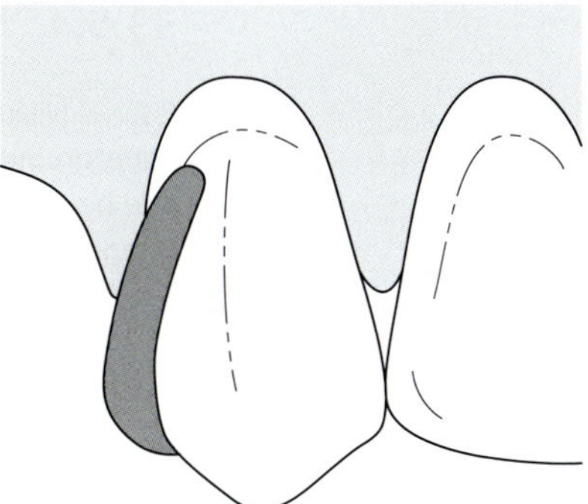

Abb. 33-15 Gabelklammer.

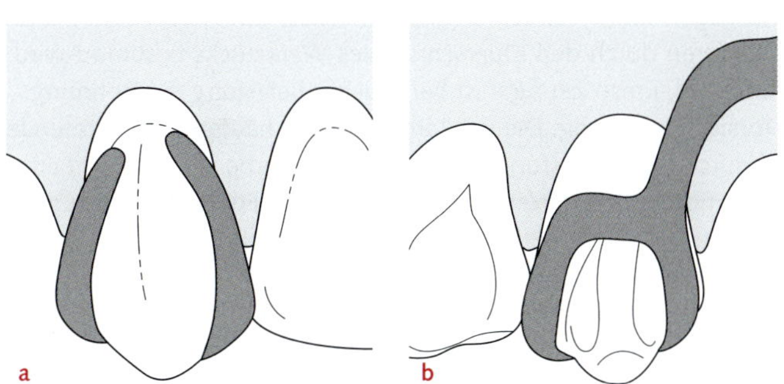


Abb. 33-16 Greiferklammer. a von labial; b von lingual.

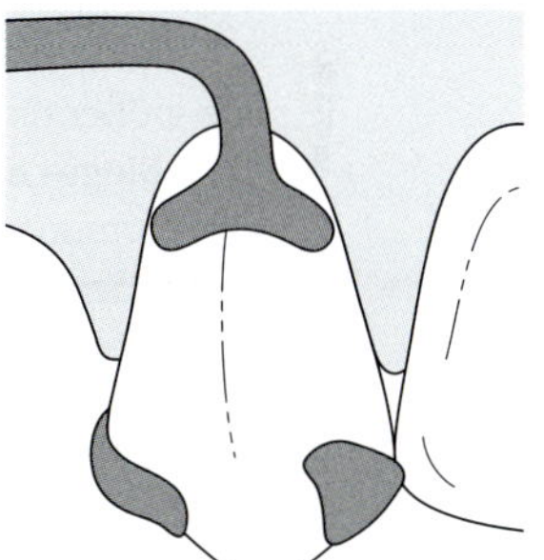

Abb. 33-17 *Roach*-Klammer.

## 33.5 Werkstoffkundliche Aspekte

Jens Fischer

Im Vergleich zu allen anderen metallischen Restaurationen, wie z. B. Füllungen oder festsitzende Brücken, ist eine Modellgussprothese in der Regel der Zahnersatz, der durch die große Kontaktfläche zur Schleimhaut und durch sein großes Volumen gekennzeichnet ist und darum für den Patienten als am meisten störend und irritierend empfunden wird. Es sind deshalb zwei wichtige Forderungen zu stellen: Der Modellguss muss

- möglichst grazil gestaltet
- möglichst biokompatibel sein

Für die dafür verwendeten Legierungen bedeutet das, dass sie einen außerordentlichen Widerstand gegen mechanische Belastungen und gegen Korrosion besitzen sollen. Diese Kombination von notwendigen Eigenschaften ist am besten bei den CoCr-Legierungen gegeben.

### 33.5.1 Elastizitätsmodul (Tab. 33-1)

Eisen-, Nickel- und Kobaltlegierungen haben einen Elastizitätsmodul in der Größenordnung von 200 GPa. Damit ist ihr Widerstand gegen elastische Verformung, also bei Zug-, Biege- oder Torsionsbelastungen, bei gleichen geometrischen Strukturen immer mindestens zweimal so groß wie der von Edelmetall-Legierungen oder auch von Titan, die alle Elastizitätsmodule in der Größenordnung von nur 100 GPa aufweisen.

### 33.5.2 Elastische Verformung

**Zugbelastung.** Bei jeder elastischen Verformung ist neben den Materialeigenschaften auch die geometrische Abmessung von Bedeutung. Die einfachste Verformung ist die Dehnung durch Zugbelastung. Hier ist unmittelbar einsichtig, dass der elastische Widerstand gegen diese Verformungsart einerseits durch den Elastizitätsmodul und zum anderen durch den Querschnitt des Werkstücks bestimmt wird. Je größer die Werte sind, umso geringer ist bei gleicher Belastung die Dehnung.

**Biege- und Torsionsbelastung.** Die bei Zahnersatz am häufigsten auftretende Verformung wird durch Biegebelastung hervorgerufen. Hierbei ist als Formfaktor das Flächenträgheitsmoment J des Werkstücks zu beachten. Für rechteckige Querschnitte (z. B. Platten) ist $J_r = (b \times h^3)/12$, wobei b die Breite und h die Höhe oder Dicke des Werkstücks in Biegerichtung bedeuten. Für runde Werkstücke (z. B. Klammern) ist das Flächenträgheitsmoment $J_o = (\pi \times d^4)/64$, wobei d der Durchmesser ist. Hierdurch wird beschrieben, dass der Widerstand gegen elastische Verformung durch Biegung (also die Biegesteifigkeit) mit der dritten Potenz der Dicke oder Stärke des Werkstücks in der Biegerichtung ansteigt. Platten, die sich in der Dicke um einen Faktor 2 unterscheiden, lassen sich nur mit der 8-fachen, Klammern mit rundem Querschnitt mit der 16-fachen Kraft in die gleiche Biegeauslenkung bringen. Geht also durch einen kleineren Elastizitätsmodul die Hälfte des Widerstandes verloren – z. B. bei Verwendung einer Goldlegierung oder Titan statt einer CoCr-Legierung –, so muss zur Erzielung des gleichen Biegewiderstands wie bei hohem Elastizitätsmodul eine Platte um $\sqrt[3]{2} = 1{,}26$-fach und eine Klammer um $\sqrt[4]{2} = 1{,}19$-fach dicker gestaltet werden.

### 33.5.3 Die 0,2-%-Dehngrenze (Tab. 33-1)

Die Grenze der elastischen Verformbarkeit wird bei Dentallegierungen grob durch die 0,2-%-Dehngrenze beschrieben. Die Mindestanforderung für Modellgusslegierungen liegt hier nach DIN EN ISO 22674 bei 550 MPa. Tatsächlich erreichen die meisten CoCr-Legierungen Werte bis zu 700 oder 800 MPa. Die Minimalanforderung für Edelmetall-Legierungen nach DIN EN ISO 22674 (Typ 4) liegt bei 450 MPa im ausgehärteten Zustand. Bei Titan liegt die 0,2-%-Dehngrenze bei etwa 500 MPa. Der hohe Widerstand gegen eine elastische Verformung (beschrieben durch den Elastizitätsmodul) wird also bei den CoCr-Legierungen günstig ergänzt durch eine hohe elastische Grenzbelastung (beschrieben durch die 0,2-%-Dehngrenze), bei deren Überschreitung die Verformung plastisch und damit bleibend wird. Um plastische Verformungen, wodurch die Passung und die Funktionalität einer Prothese vermindert oder sogar ganz zerstört werden, zu vermeiden, sollten

Tab. 33-1 Maßgebliche Materialeigenschaften für Modellgusswerkstoffe

| Werkstoff | E-Modul [GPa] | 0,2-%-Dehngrenze [MPa] | Dichte [g/cm³] | Wärmeleitfähigkeit [W/m·K] |
|---|---|---|---|---|
| CoCr | ca. 200 | 600–800 | 8,5 | 40–60 |
| Pd-Legierung | 90–150 | 400–700 | 11,5 | 75–120 |
| Au-Legierung | 80–110 | 400–700 | 14–18 | 120–300 |
| Ti | 100 | ca. 500 | 4,5 | 22 |

alle Elemente so gestaltet und dimensioniert sein, dass bei funktionellen Belastungen ein ausreichender Sicherheitsabstand (Faktor 2) zur 0,2-%-Dehngrenze eingehalten wird. Dem Wunsch nach einer grazilen Gestaltung von Prothesen kann also mit CoCr-Legierungen am besten entsprochen werden.

### 33.5.4 Korrosionsfestigkeit und Biokompatibilität

Die Korrosionsfestigkeit von CoCr-Legierungen beruht darauf, dass eine Passivschicht durch Chrom- und Molybdänoxide an der Oberfläche aufgebaut werden kann. Da das Gefüge von solchen Legierungen häufig grobkörnig, dendritisch, inhomogen und mehrphasig ist, kommt es darauf an, dass jede Legierungsphase noch ausreichend viel Chrom und Molybdän enthält. Korrosionsuntersuchungen und die Erfahrung zeigen, dass ein Chromgehalt von mindestens 25 % und ein Molybdängehalt von mindestens 4 % eine ausreichende Sicherheit bieten. Dies entspricht auch den Mindestanforderungen nach DIN EN ISO 22674. Gute CoCr-Legierungen können dadurch in ihrer Korrosionsfestigkeit vergleichbar mit Edelmetall-Legierungen werden.

Für die Bioverträglichkeit eines Zahnersatzes ist gute Korrosionsfestigkeit immer eine nützliche Forderung. Hier sollte das technisch Machbare so weit wie möglich ausgenutzt werden. Darüber hinaus ist natürlich die ionenspezifische Allergenität oder lokale Toxizität zu berücksichtigen. Es ist durchaus möglich, dass ein Patient Korrosionsraten von Kobalt oder Chrom besser toleriert als z. B. die korrosiv gelösten Ionen von Kupfer oder Indium aus einer Edelmetall-Legierung – oder umgekehrt. Die individuelle Empfindlichkeit eines Patienten, die beispielsweise in einem Allergiepass dokumentiert sein kann, muss hier immer Berücksichtigung finden.

### 33.5.5 Titan

Muss aus klinischen Gründen (z. B. Allergiepatienten) ein anderes Metall gewählt werden, so ist Titan nach einer guten CoCr-Legierung die beste Wahl. Hinsichtlich mechanischer Festigkeit und Korrosionsresistenz ist Titan den Edelmetall-Legierungen ebenbürtig, hinsichtlich Biokompatibilität wegen der ausgezeichneten Verträglichkeit sogar noch überlegen. Die gegenüber CoCr-Legierungen geringere Festigkeit kann durch eine etwas stärkere Dimensionierung wie beschrieben ausgeglichen werden. Da Titan eine sehr geringe Dichte von nur 4,5 g/cm³ besitzt (Tab. 33-1), fällt diese etwas massivere Gestaltung nicht ins Gewicht. Im Gegenteil:

Eine gleichwertige Modellgussprothese aus Titan wiegt etwa nur halb so viel wie die entsprechende Prothese aus einer Kobalt-Chrom-Molybdän-Legierung. Mit Edelmetall-Legierungen mit Dichten von mindestens 11,3 g/cm$^3$ für Pd-Legierungen bis hin zu 18,5 g/cm$^3$ für Hochgoldlegierungen könnte bei der notwendigen massiveren Gestaltung das zwei- bis dreifache Gewicht gegenüber einer gleichwertigen CoCr-Modellgussprothese auftreten. Die geringe Wärmeleitfähigkeit des Titans (Tab. 33-1), die noch weit unter der von CoCr-Legierungen liegt, ist ein weiterer Grund, diesem Metall den Vorzug gegenüber einer Edelmetall-Legierung zu geben. Gerade bei großflächigen Konstruktionen ist die Wärmedämpfung bei heißen und bei kalten Einflüssen für den Patienten angenehm.

Bei der Titanlegierung Ti6Al7Nb dagegen liegt die Dehngrenze noch höher als bei CoCr-Legierungen, so dass ein Retentionsverlust der Klammern weniger wahrscheinlich ist als bei CoCr-Legierungen. Der Elastizitätsmodul ist mit 115 GPa allerdings deutlich niedriger als bei CoCr-Legierungen, weshalb die Steifigkeit eines Gerüstes aus der Titanlegierung geringer ist als bei Verwendung einer CoCr-Legierung, was bei der Modellation der Gerüste berücksichtigt werden muss. Eine vergleichende klinische Studie mit CoCr- und Ti6Al7Nb-Gerüsten zeigte, dass die Titanlegierung Ti6Al7Nb als Gerüstmaterial einer Teilprothese von den Patienten wie den Behandlern als gleichwertig zur CoCr-Legierung angesehen wird. Objektiv wurden keine materialtechnischen Unterschiede beobachtet. Bei Patienten mit Allergien oder Materialunverträglichkeiten gegenüber einem oder mehreren Bestandteilen einer CoCr-Legierung kann die Titanlegierung bevorzugt eingesetzt werden (*Katsoulis* et al. 2008).

## 33.6 Langzeitresultate

*Moldovan* und Ko-Autoren haben im Jahr 2016 eine systematische Übersichtsarbeit zum Überleben von Teilprothesen vorgelegt. Bei klassischen Modellgussprothesen mit Klammerretention sind Verlustraten zwischen 33 und 50 % nach 5 Jahren zu erwarten (*Moldovan* et al. 2016). Eine weitere Studie zeigt eine Überlebensraten von 50 % nach 10 Jahren (*Vermeulen* 1996). In einer weiteren Studie wurden (eine relativ geringe Anzahl von Patienten) über 25 Jahre nachverfolgt. Auch in dieser Arbeit wurde von einer Überlebensrate von klammerverankerten Modellgussprothesen von 50 % nach dieser Beobachtungszeit berichtet (*Bergman* 1995). Dieselben Autoren berichteten in ihrer Arbeit zur 10-Jahres-Auswertung an 27 Patienten, die mit Modellguss-Teilprothesen versorgt worden waren, dass sich größere biologische und zum Teil auch technische Misserfolge vermeiden ließen, wenn eine sorgfältige prothetische Planung und Behandlung sowie regelmäßige jährliche Korrekturen, Reparaturen und Nachkontrollen (mit Remotivation, Reinstruktion und, falls erforderlich, Behandlung) durchgeführt wurden. Der durchschnittliche Tragezeitraum der Modellgussprothesen betrug in dieser Untersuchung 8 Jahre. Allerdings mussten in diesem Zeitraum fast 60 % der Zähne wegen Karies und erneuerungswürdiger Füllungen behandelt werden.

Für 309 Einstückgussprothesen bei 244 Patienten berichtete *Wöstmann* (1997) eine Überlebensrate von ca. 73 % nach 5 Jahren im überwachten Gebrauch. Diese Ergebnisse zeigen, dass selbst bei regelmäßiger Nachsorge in einem universitären Zentrum die Erfolgsraten nicht befriedigend sind. In einer weiteren randomisierten kontrollierten Studie zeigten *Jepson* et al. (2001), dass bei der Versorgung einer beidseitig verkürzten unteren Zahnreihe (*Kennedy*-Klasse I) Modellgussprothesen einflügeligen Freiendadhäsivbrücken hinsichtlich der Kariesindenz unterlegen sind: Zwei Jahre nach Eingliederung der jeweiligen Arbeit waren kariöse Läsionen in der Gruppe der Patienten mit Modellgussprothesen statistisch signifikant häufiger auftreten. Dass dies auch klinisch relevant war, zeigen die entsprechenden Zahlen: Karies war bei 7 von 27 Versorgungen mit Adhäsivbrücken festzustellen, gegenüber 14 von 23 Versorgungen mit klammerverankerten Teilprothesen.

Klinische Studien, in denen unterschiedliche Klammertypen evaluiert wurden, sind selten, und im klinischen Gebrauch wurde eine Überlegenheit bestimmter Klammertypen gegenüber anderen bisher nicht nachgewiesen. *Kerschbaum* und *Mühlenbein* (1987) fanden in einer Langzeitstudie über 8–9 Jahre bei einer Überlebensrate von 76 % (Gesamtzahl der Prothesen: n = 677) auch keine Unterschiede zwischen mit Gussklammern und mit Präzisionselementen verankertem Zahnersatz.

# Literatur

Bergman B., Hugoson A., Olsson C.-O.: Caries, periodontal and prosthetic findings in patients with removable partial dentures: A ten-year longitudinal study. J Prosthet Dent 1982;48:506-514.

Bergman B., Hugoson A., Olsson C.O.: A 25 year longitudinal study of patients treated with removable partial dentures. J Oral Rehabil 1995;22:595-599.

Brunner Th., Kundert M.: Gerüstprothetik. 2. Aufl. Karger, Basel-München 1988.

Graber G.: Partielle Prothetik. Farbatlanten der Zahnmedizin, Band 3. Thieme, Stuttgart 1992.

Isidor F., Budtz- Jørgensen E.: Periodontal conditions following treatment with distally extending cantilever bridges or removable partial dentures in elderly patients. A 5-year-study. J Periodontol 1990;61:21-26.

Jepson N.J., Moynihan P.J., Watson G.W., Thomason J.M.: Caries incidence following restoration of shortened lower dental arches in a randomized controlled trial. Br Dent J 2001;191:140-144.

Katsoulis J., Fischer J., Huber S., Balmer S., Mericske-Stern R.: Titanlegierung vs. CoCr-Legierung in der Teilprothetik. Eine klinische Studie. Schweiz Monatsschr Zahnmed 2008;118:1040-1046.

Kerschbaum Th., Mühlenbein F.: Longitudinale Analyse von herausnehmbarem Zahnersatz privatversicherter Patienten. Dtsch Zahnärztl Z 1987;42:352-357.

Moldovan O., Rudolph H., Luthardt R.G.: Clinical performance of removable dental prostheses in the moderately reduced dentition: a systematic literature review. Clin Oral Investig 2016;20:1435-1447.

Vermeulen A.H.B.M., Keltjens H.M.A.M., van't Hoff M.A., Kayser A.F.: Ten-year evaluation of removable partial dentures: Survival rates based on retreatment, not wearing and replacement. J Prosthet Dent 1996;76:267-272.

Wöstmann B.: Tragedauer von klammerverankerten Einstückgußprothesen im überwachten Gebrauch. Dtsch Zahnärztl Z 1997;52:100-104.

# 34 Modellgussprothetik: Klinischer und labortechnischer Ablauf

## 34.1 Einleitung

Modellgussprothesen stellen im Vergleich zu anderen Formen des herausnehmbaren Zahnersatzes eine Alternative dar, bei der der Behandlungsaufwand in der Regel geringer ist. Daher ist diese Methode auch kostengünstig. Dies bedeutet allerdings nicht, dass es sich hierbei um eine Art Schnellversorgung handelt, bei der das in Kapitel 3 dargestellte Behandlungskonzept nicht gilt. Das praktische Vorgehen bei der Versorgung mit Modellgussprothesen folgt daher dem stufenweisen Vorgehen innerhalb des synoptischen Konzeptes und kann in drei Behandlungsabschnitte untergliedert werden, die einen gleich hohen Stellenwert besitzen:

- adäquate Vorbehandlung des Restgebisses
- Planung, Herstellung und Eingliederung der Modellgussprothese
- Nachsorge

Nur wenn jedem dieser Abschnitte ausreichend Bedeutung zugemessen wird, wird es möglich sein, Schäden am Restgebiss möglichst gering zu halten und den partiellen Zahnersatz über einen langen Zeitraum hin funktionstüchtig zu erhalten.

Die prinzipielle Vorgehensweise unterscheidet sich nicht von der, die bei anderen Formen des Zahnersatzes gewählt wird; daher folgt auch hier auf Anamnese, Befundaufnahme, Situationsabformung, Modellanalyse, Diagnose und Planung die Hygienephase.

Von großer Bedeutung ist die Mundhygienemotivation des Patienten, weil durch Plaqueansammlung bedingte kariöse Läsionen und parodontale Entzündungen nicht selten vorkommende Gründe für einen Misserfolg in der Versorgung mit Modellgussprothesen darstellen.

## 34.2 Klinik: Vorbehandlung des Restgebisses

Nachdem der Patient die Hygienephase durchlaufen hat (oder parallel mit ihr), erfolgt, sofern notwendig, die präprothetische Vorbehandlung. Es ist wichtig, spätestens vor Beginn der prothetischen Phase den Patienten über die geplante Versorgung mit einer Modellgussprothese aufzuklären. Hierbei sollte, damit der Patient wirksam einwilligen kann, auch eine Aufklärung über mögliche Alternativen erfolgen.

### 34.2.1 Füllungstherapie

Aufgrund der guten Funktion der Schmelzätztechnik und der Dentinadhäsive ist es bei okklusalen und approximalen kariösen Läsionen bzw. Füllungen heute adäquat, eine adhäsiv befestigte Kompositfüllung (ohne Unterfüllung) defektorientiert zu legen und die Auflage darin zu präparieren. Wichtig ist allerdings, dass dabei kein Dentin freigelegt wird und eine minimale Kompositschicht am Kastenboden verbleibt. Werden Amalgamfüllungen auf prospektiven Klammerzähnen hergestellt, so ist darauf zu achten, dass im Bereich der späteren Lage der Klammerauflage die

Unterfüllung flach gestaltet wird. Die Amalgamfüllung muss so weit ausgedehnt werden, dass sich nach der Präparation der Auflage zwischen der präparierten Mulde und der unversehrten Zahnoberfläche eine Amalgamschicht von mindestens 1,5 bis 2 mm Breite befindet.

Non-invasive Zahnumformungen durch in Adhäsivtechnik angetragenen Kompositkunststoff können dazu dienen, an Pfeilerzähnen, die keine ausreichenden Unterschnitte in Bezug auf die geplante Einschubrichtung der Prothese aufweisen, retentive Bereiche aufzubauen. Durch das Aufbringen von Komposit wird eine entsprechende Infrawölbung verstärkt oder hergestellt. Übliche Hybridkomposite sind für diese Zwecke ausreichend verschleißfest (*Helal* et al. 2014).

### 34.2.2 Präprothetische Mukogingivalchirurgie

Im Unterkiefer kann, zum Beispiel bei zu geringer oder fehlender angewachsener Gingiva, zwecks Verbesserung des Lagers für den Lingualbügel das Legen eines freien Schleimhauttransplantats sinnvoll sein (vgl. Kap. 14).

### 34.2.3 Ästhetische Überlegungen

Empfehlenswert ist es, dem Patienten die spätere Sichtbarkeit der Gussklammern an seinen Zähnen zu demonstrieren. Hierzu eignet sich gut ein wasserfester schwarzer Filzstift, mit dem die vorgesehenen Klammerverläufe auf den sichtbaren Zahnanteilen angezeichnet werden. Die markierten Stellen können später leicht mit einem in Alkohol getränkten Wattepellet entfernt werden. Der Patient wird durch das Einzeichnen in die Lage versetzt, sich die Sichtbarkeit der Klammern realistisch vorzustellen. Dadurch wird einer späteren Enttäuschung vorgebeugt.

Insbesondere in der ästhetischen Zone (Frontzähne, Prämolaren) ist es, sofern konstruktiv möglich, unbedingt empfehlenswert, Klammerschultern immer distal an den Pfeilerzähnen zu platzieren. Damit wird auch der Klammeroberarm von distal geführt. Da die Klammerschulter und der Klammeroberarm immer oberhalb des prothetischen Äquators liegen, kommen sie zwangsläufig in koronale bzw. inzisale Anteile der klinischen Kronen. Durch die Führung von distal können diese Klammeranteile in weniger sichtbare, zum Teil von Lippe und Wange bedeckte Bereiche, den distalen Approximalraum verlegt werden. Sind bei sattelferner Abstützung dennoch mesiale Auflagen notwendig, bieten sich G-Klammern oder Back-Action-Klammern an.

## 34.3 Klinik/Labor: Planung der Modellgussprothese

Ist die Vorbehandlung abgeschlossen, sind oft erneute Situationsabformungen und die Herstellung von Studienmodellen, welche schädelbezüglich einartikuliert werden, und eine erneute Modellanalyse notwendig. Die Modellanalyse erfolgt sowohl im Artikulator (inter-, intramaxillär) als auch im Parallelometer (Bestimmung der Unterschnitte vgl. Kap. 34.10) (*Marinello* und *Flury* 1984a). Unter Beachtung der in Kapitel 32 dargelegten Konstruktionsprinzipien folgt durch den Behandler (!) die Auswahl der Pfeilerzähne sowie die Bestimmung

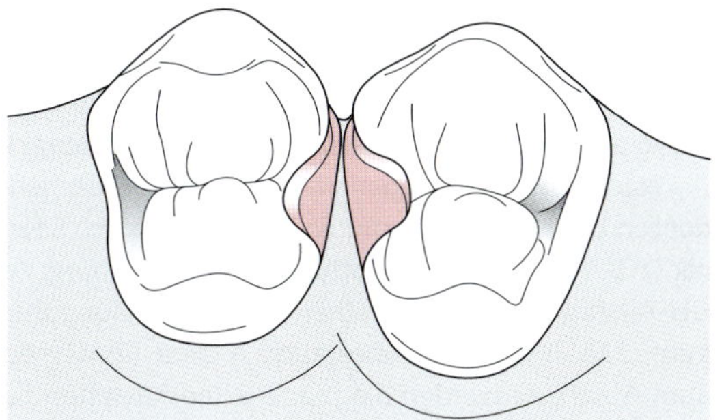

Abb. 34-1 Eingeschliffene Auflagen im Seitenzahnbereich.

der okklusalen Klammerauflagen, der Klammerformen und der Ausdehnung des Prothesengerüstes. Bei der Modellanalyse wird der prothetische Äquator mit Bezug zur Einschubrichtung der geplanten Prothese eingezeichnet. Jetzt kann auch überprüft und entschieden werden, ob an Pfeilerzähnen zusätzliche Retentionen für Klammern mit Hilfe von Zahnumformungen durch Komposit geschaffen werden müssen. Vor der diagnostischen Präparation an den Studienmodellen empfiehlt sich eine Fixierung der gewählten Protheseneinschubrichtung, z. B. mit Hilfe eines Rosenbohrerschafts, der, eingespannt im Parallelometer, mit Autopolymerisat oder lichthärtendem Löffelkunststoff auf benachbarten Zähnen okklusal und leicht approximal befestigt wird (*Marinello* und *Flury* 1984b). Mit Hilfe von rotierenden Instrumenten führt der Behandler dann eine Probepräparation der Pfeilerzähne durch. Es hat sich bewährt, wenn der Zahnarzt zum Abschluss das geplante Gerüstdesign (mit einem Stift) auf den Situationsmodellen anzeichnet. Dadurch kann auch abgeschätzt werden, in welchem Maße ästhetische Einbußen aufgrund sichtbarer Klammeranteile auftreten. Anschließend werden im Labor individuelle Löffel hergestellt.

## 34.4 Klinik: Präparation und Abformung

Der Zahnarzt führt am Patienten die Schleifmaßnahmen durch. Der am Kunststoff fixierte und die geplante Einschubrichtung anzeigende Rosenbohrerschaft wird hierzu intraoral eingesetzt. Mit seiner Hilfe können notwendige parallelisierende Schleifmaßnahmen, z. B. das Anlegen einer Führungsfläche für den Führungsarm (vgl. Abb. 33-5), gezielt auf den Pfeilerzahn übertragen werden. Hilfreich ist es, die Pfeilerzahnflächen zuvor mit wasserfester Farbe anzufärben, um das Ausmaß der angeschliffenen Schmelzoberfläche zu visualisieren (vgl. Kap. 30.5). Mit Hilfe eines Kugeldiamanten (Nr. 9a, 9b) werden die muldenförmig zu gestaltenden Okklusalauflagen an Molaren und Prämolaren präpariert (Abb. 34-1). Sie sollen in bukkolingualer und mesiodistaler Richtung ca. ein Drittel der Zahnbreite betragen (Richtwert: 2 bis 2,5 mm) und 1 bis 1,5 mm tief sein. Es soll möglichst nur im Schmelz oder innerhalb von Komposit- oder Amalgamfüllungen präpariert werden. Wird Dentin angeschliffen, sollte aus kariesprophylaktischen Gründen eine Fluoridierung erfolgen, die auch eventuell auftretende Empfindlichkeit verringern hilft. Das Legen einer Füllung ist in der Regel nicht notwendig. An Eck- und Schneidezähnen ist approximal eine muldenförmige Auflage und am Tuberkulum zusätzlich eine balkon- oder kerbenartige Auflage erwünscht. Hierfür eignet sich ein zylindrischer Finierdiamant (Walze) (Nr. 2b oder 3b). Schleifkorrekturen und das Einschleifen von Klammerschultern können vorteilhaft mit den zylindrischen Diamanten (Instrument-Nr. 2a und 2b bzw. 3a und 3b des Präparationssatzes Prothetik) ausgeführt werden. Bei jeglicher Präparationsmaßnahme sind scharfe Kanten zu vermeiden, da sie abformungs- und gusstechnisch zu Schwierigkeiten führen.

Nach Politur der präparierten Schmelzoberflächen erfolgt mit Hilfe eines individuellen Löffels die Abformung. Dazu eignen sich Silikone in der Doppelmischtechnik (z. B. Honigum light/putty, DMG, D-Hamburg; Affinis precious/tray, Coltène, CH-Altstätten) oder Polyethermassen als Monophasenabformung (z. B. Impregum, 3M, D-Seefeld), aber auch Alginat (in der Applikationsspritze appliziert). Zum Abschluss werden die präparierten Kavitäten fluoridiert und Zahnfarbe und -form ausgewählt.

## 34.5 Labor: Herstellung der Arbeitsmodelle und, sofern nötig, Herstellung von Registrierschablonen

Nach Herstellung der Arbeitsmodelle (Superhartgips) schließt sich bei Verlust der Abstützung im Seitenzahnbereich die Herstellung von Registrierschablonen (Kunststoffbasis und Wachswall) für ein zentrisches Wachsregistrat oder eine intraorale Stützstift-Registrierung an. (Registrierschablonen wurden früher auch als „Bissschablonen" bezeichnet.)

## 34.6 Klinik: Kieferrelationsbestimmung

Mit Hilfe der Registrierschablone erfolgen die Kieferrelationsbestimmung in zentrischer Kondylenposition (zentrisches Wachsregistrat oder intraorale Stützstift-Registrierung) und die Gesichtsbogenübertragung.

## 34.7 Labor: Aufstellen der Prothesenzähne in Wachs

Nach der schädelbezüglichen Übertragung der Arbeitsmodelle in den Artikulator ist in vielen Fällen ein Aufstellen der Prothesenzähne in Wachs sinnvoll, um auf diese Weise sich eventuell ergebende Probleme bezüglich Okklusion, Ästhetik und Gerüstgestaltung zu erkennen (*Marinello* 1983). Als Basis für die Aufstellung kann oftmals die Kunststoffplatte der Registrierschablone verwendet werden.

Das Okklusionskonzept richtet sich nach dem Ausmaß der Rest- und Gegenbezahnung. Bei Schaltprothesen oder tegumental-parodontal gelagerten Modellgussprothesen ist bei vorhandenen Eckzähnen in der Regel eine Front- bzw. reine Eckzahnführung möglich, bei unbezahntem Gegenkiefer (Totalprothese) hingegen ist eine sequentielle Führung (Front-Eckzahn/reduzierte Gruppenführung; siehe Kap. 40 Totalprothetik) oder eine bilateral balancierte Okklusion das Okklusionskonzept der Wahl.

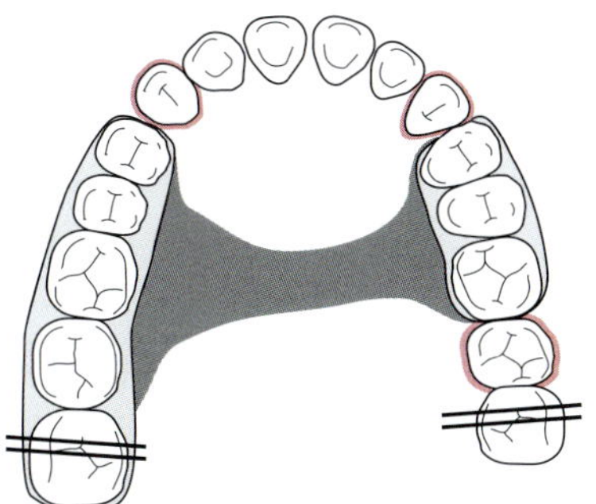

**Abb. 34-2** Arbeitszeichnung.

## 34.8 Klinik: Anprobe der Wachsaufstellung

Diese Wachsaufstellung wird anschließend am Patienten einprobiert. Dabei werden gleichzeitig die Kieferrelationsbestimmung und die Zahnaufstellung bezüglich Okklusion, Statik und Ästhetik (Zahnstellung, Zahnform, Zahnfarbe) überprüft.

## 34.9 Klinik: Komplettierung der Arbeitsunterlagen für das Labor

Zu den bereits vorhandenen vermessenen, diagnostisch präparierten und mit einer Gerüstzeichnung versehenen Studienmodellen und den einartikulierten Arbeitsmodellen sollte der Zahntechniker mit dem Arbeitsauftrag eine vom Zahnarzt angefertigte Skizze der geplanten Gerüstkonstruktion (Arbeitszeichnung) erhalten (Abb. 34-2).

## 34.10 Labor: Vermessung, Design und Gerüstherstellung

Nun folgt die endgültige Vermessung des Arbeitsmodells. Beim Vermessen geht es darum, im Verband der zu umklammernden Zähne die vorteilhaftesten retentiven Zonen festzustellen. Dazu werden durch Kippung des in den Parallelometer eingespannten Modells zunächst mit einem im Parallelometer eingespannten Suchstab Ausmaß und Lage der untersichgehenden und damit retentiven Bereiche (sog. Infrawölbungen) der Klammerzähne festgestellt (Abb. 34-3). Hat man im Parallelometer eine für diesen Zweck optimale Modellpositionierung gefunden, wird für jeden Zahn der prothetische Äquator (Klammerführungslinie) mit einer Farbmine markiert (Abb. 34-4). Dieser gibt die nur für diese spezielle Modell-Positionierung gültige Trennungslinie zwischen der zervikal des prothetischen Äquators liegenden Infrawölbung (negative Region) und der okklusal befindlichen nicht untersichgehenden und daher nicht retentiven negativen Suprawölbung an. Auf diese Weise wird für die später an der Prothese direkt befestigten Klammern eine gemeinsame Einschubrichtung festgelegt.

Anschließend erfolgt die Bestimmung des Federwegs (Unterschnittstiefe, Eindringtiefe), den die Spitze des elastischen Endteils des Retentionsarms der Klammer beim Ein- und Ausgliedern der Modellgussprothese zurücklegt (maximale Auslenkung). Bei dem am weitesten verbreiteten Messsystem nach Ney (Luka-

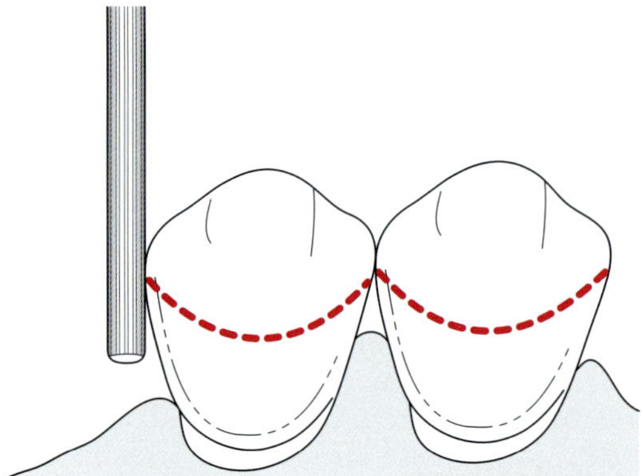
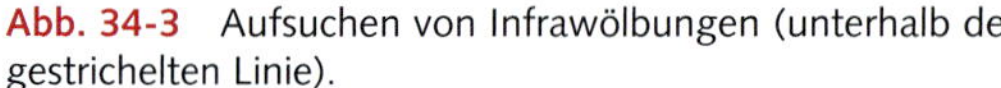

**Abb. 34-3** Aufsuchen von Infrawölbungen (unterhalb der gestrichelten Linie).

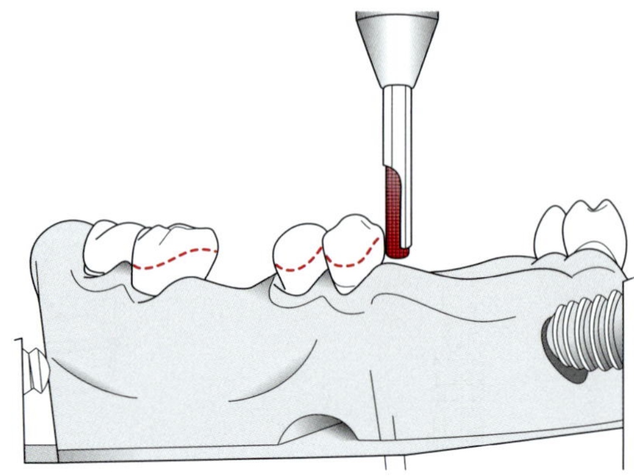

**Abb. 34-4** Einzeichnen des prothetischen Äquators mit einer im Parallelometerstab befindlichen Farbmine.

dent, D-Schieberdingen) stehen dafür Messstäbe mit Messtellern verschiedenen Durchmessers zur Verfügung. Je nach Entfernung des Messstab-Schafts zum Rand des Messtellers (0,25 mm, 0,5 mm, 0,75 mm) unterscheidet man im Grundset drei verschiedene Messstäbe (Nr. 10, 20, 30) (Abb. 34-5).

In speziellen Tabellen lassen sich die für die verschiedenen Zähne und Klammerformen gewünschten Unterschnittstiefen ablesen. Der Messstab wird derart an den Zahn angelegt, dass der prothetische Äquator vom Schaft berührt wird und der Messteller in einem bestimmten Abstand vom Äquator (der sog. Eindringdistanz) im ausgewählten Bereich des Klammerendpunkts am Zahn Kontakt hat (Abb. 34-6). Auf diese Weise wird ein definierter Federweg erzielt. Der Verlauf der Retentionsarme wird vom festgelegten Klammerendpunkt zur Klammerauflage eingezeichnet. Bei einer nur geringen Konvexität des Zahnes und einer dementsprechend geringen Unterschnittstiefe müssen retentive Bezirke in Form von non-invasiven Zahnumformungen (Kompositantragungen mit Schmelzätztechnik befestigt) geschaffen werden. Nur bei starker Zerstörung eines Pfeilerzahnes ist dessen Überkronung zur Schaffung von retentiven Bereichen angezeigt.

Die Retentionskraft einer Gussklammer hängt aber nicht nur vom Ausmaß des Federwegs (je größer, desto mehr Retention), sondern auch von der Klammerarmlänge ab (sehr kurze und sehr lange [zunehmende Elastizität] weisen eine geringere Retention auf – größeren Messteller wählen), ferner vom Klammerarmquerschnitt (je dicker, desto mehr Retention) und von dem materialspezifischen Widerstand gegen elastische Deformation (E-Modul, Einheit N/mm$^2$; je größer der E-Modul, desto höher der Widerstand und damit der Retentionswert). Aufgrund des vorgegebenen Klammerarmquerschnitts (fabrikmäßig vorgegebene Wachsprofile) und des bekannten E-Moduls der verwendeten Metall-Legierung (i. d. R. edelmetallfreie Legierung, CoCrMo) werden individuelle Variationen der Haltekraft über die Unterschnitttiefe und Klammerarmlänge vorgenommen. Im Ney-System ist jedoch die Länge des Retentionsarmes ein Faktor, der bei der Bestimmung der Haltekraft der Klammer nicht berücksichtigt wird. Dieser Mangel wurde beim Rapid-Flex-Klammersystem (Bios-System) (DeguDent, D-Hanau) dadurch behoben, dass für die Herstellung der Klammern ein vorgefertigtes Wachsprofil verwendet wird, welches auf seiner gesamten Länge ein konstantes Verhältnis von Höhe zu Breite (8:10) aufweist (*Kump* 1986, *Hohmann* und *Hielscher* 2012) (Abb. 34-7).

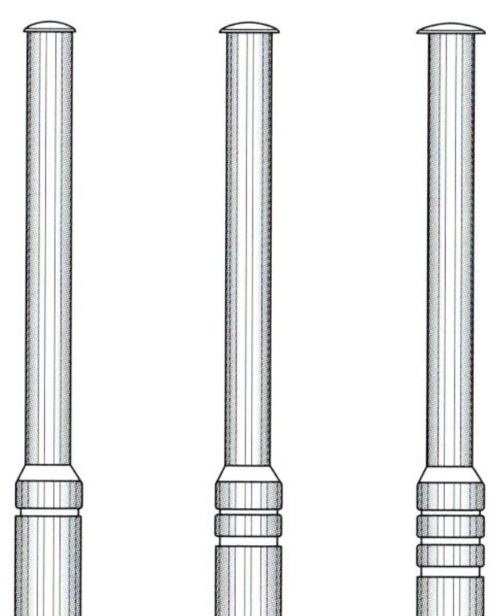

**Abb. 34-5** Messstäbe im Messsystem nach Ney.

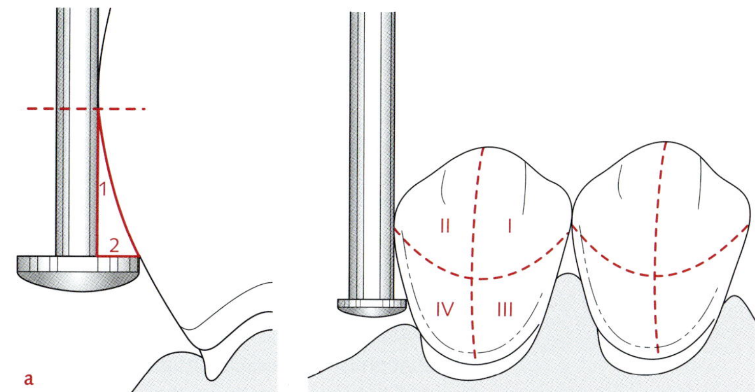


**Abb. 34-6** Bestimmung der Eindringdistanz. **a** Theorie: 1 Eindringdistanz, 2 Eindringtiefe; **b** Praxis. Der Retentionsarm einer E-Klammer verläuft vom I. direkt in den IV. Quadranten.

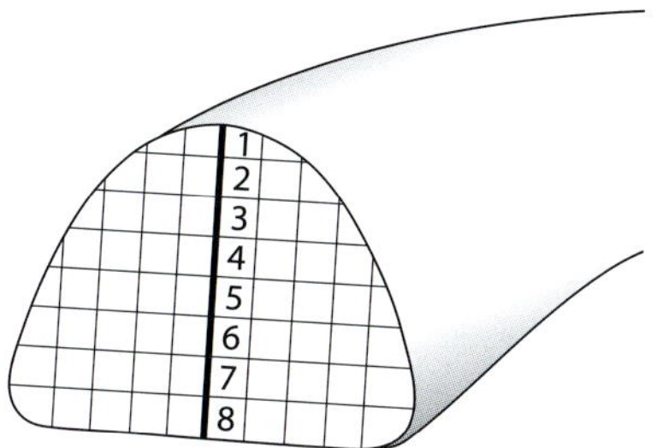


**Abb. 34-7** Wachsprofil des Bios-Systems.

Nach dem Vermessen des Meistermodells wird die vom Zahnarzt angefertigte Arbeitsskizze auf das Modell übertragen. Anschließend werden an den Zähnen alle untersichgehenden Stellen, an denen der Modellguss nicht retentiv wirken soll (z. B. in den Bereichen des kleinen Verbinders), mit Wachs ausgeblockt. Auf die zahnlosen Kieferkämme (Unterlegwachs 0,4 bis 0,6 mm) und entlang des geplanten Verlaufs des späteren Lingualbügels (Unterlegwachs 0,2 bis 0,7 mm) wird eine dünne Wachsschicht aufgetragen. Unter großen Verbindern im Oberkiefer (Palatinalbänder, Gaumenplatten) wird an den Rändern eine feine halbrunde Radierung (ca. 0,5 mm tief) auf dem Meistermodell vorgenommen. Diese Radierung wird später in Metall wiedergegeben und dient zur Verstärkung der Ränder und zum dichten Abschluss am Gaumen. Im Bereich der Sättel von Freiendprothesen werden kleine Sattelstopps im Unterlegwachs ausgespart. An diesen definierten Stellen liegt das Gerüst später dem Kieferkamm direkt auf, während der Hauptanteil des Gerüsts unterfütterbar und somit basal von Kunststoff bedeckt ist. Das veränderte Meistermodell wird mit Silikonen dubliert, um ein Duplikatmodell aus einer feuerfesten Einbettmasse herzustellen. Da CoCrMo-Legierungen erst bei ca. 1300 bis 1600 °C schmelzen, sich Gips aber bereits bei rund 1200 °C zersetzt, ist eine gipsfreie, cristobalitgebundene Einbettmasse zu verwenden. Auf diesem feuerfesten Arbeitsmodell wird mit Hilfe von fabrikmäßig vorgefertigten Wachsprofilen das Gerüst modelliert (*Marinello* und *Flury* 1984a, *Spiekermann* und *Gründler* 1983)

Um die Klammerposition des Wachsprofils am Zahn an die gleiche Position zu platzieren wie am vermessenen Meistermodell, ist die Einschubrichtung des Gipsmodells auf das Einbettmassenmodell zu übertragen. Dies geschieht mittels speziell dafür hergestellter Anschläge, die mit Hilfe des Parallelometers an das Meistermodell mit Wachs fixiert und später durch die Dubliermasse in das Einbettmassenmodell übertragen werden. Dieser geschaffene Anschlag im Einbettmassenmodell ermöglicht das Wiederausrichten des Einbettmassenmodells auf dem Modelltisch zum Zwecke der endgültigen Vermessung und Markierung der Klammerpositionen für die Wachsprofile am Duplikatmodell. Eine weitere Möglichkeit, die vermessene Klammerposition am Meistermodell auf das Einbettmassemodell zu übertragen, kann durch eine vor dem Dublieren angebrachte Markierung, z. B. mit Wachs in Form einer Stufe am Meistermodell, durchgeführt werden.

Die Stärke des großen Verbinders soll im Randbereich 0,3 bis 0,4 mm, an der Basismitte 0,7 bis 0,8 mm betragen. Ein anderer Gesichtspunkt für die Gerüstmodellation ist die Berücksichtigung des Gegenkiefers zum Einbettmassenmodell. Es gibt klinische Situationen, bei denen es wünschenswert ist, das Einbettmassenmodell im Artikulator einzustellen. Dies wird z. B. bei Metallkauflächen und Rückenschutzplatten nötig. Mit einem entsprechenden Mehraufwand erlauben einige Dubliersysteme (Neostar, Dentaurum, D-Bispringen), das Duplikatmodell einzuartikulieren und zum Einbetten mit der Wachsmodellation aus dem Artikulator zu entnehmen. Die fertige Wachsmodellation sollte vom Zahnarzt auf Übereinstimmung mit der Gerüstzeichnung und auf die Dimensionierung der Wachsteile kontrolliert werden.

Mit Hilfe des Meister- und des Einbettmassenmodells werden visuell folgende Punkte kontrolliert:

- Einschubrichtung
- Lage aller Teile

Bei der Modellation des Wachses wird überprüft:

- Klammerstärke
- Stärke des kleinen Verbinders
- Oberfläche des großen Verbinders (im Oberkiefer genarbt)
- Stärke der Retentionen für die Prothesenzähne (Netzretentionen mit ausreichend stabiler Verbindung zum großen Verbinder)
- Unterfütterbarkeit der Sättel (0,4 bis 0,6 mm durch Unterlegewachs auf dem Meistermodell)
- Übergang Metallgerüst-Kunststoffsättel (muss überall klar definiert sein; Kontrolle auch am Unterlegewachs auf dem Meistermodell)
- okklusale Auflagen
- Okklusion bei Kauflächengestaltung in Modellguss
- Stopps für das Gerüst bei der Freiendsituation im Unterkiefer
- Okklusion unter Berücksichtigung der Auflagen
- Frontzahnführung ohne Gerüstkontakte

Die letzten beiden Punkte können meistens nicht genau überprüft werden, da das Einbettmassenmodell in der Regel nicht montiert ist.

Nach Abschluss der Kontrollen wird die Wachsmodellation mit den Gusskanälen versehen und in ein ringloses Muffelsystem eingebettet. Dieses Vorgehen einer Wachsmodellation auf dem Einbettmassemodell wird auch als „Kerneinbettung" bezeichnet. Wie beim Goldguss erfolgen nun das Ausbrennen, das Vorwärmen der Muffel und schließlich der Metallguss. Nachdem das in der Muffel befindliche Gerüst auf Zimmertemperatur abgekühlt ist und ausgebettet wurde, wird das Gerüst mit einem Sandstrahlgerät von noch vorhandener Einbettmasse und seiner Oxidschicht befreit. Die Gusskanäle werden abgetrennt und ihre Ansätze am Gerüst verschliffen. Hierauf erfolgt erstmals die Feinaufpassung auf das Meistermodell. Die Politur des Gerüsts schließt sich mit den folgenden Schritten an: elektrogalvanisches Glanzbad, schrittweises Polieren mit Gummirädern, Bürstchen und Schwabbel (*Marinello* und *Flury* 1984a).

## 34.10.1 Labor: Vermessung, Design und Gerüstherstellung im digitalen Workflow

Die CAD/CAM-Technologie für das Design und die Herstellung von Klammerprothesen wurden bereits vorgestellt (*Setz* und *Klar* 2019). Hierbei werden alle Aspekte der Modellanalyse und des Designs mittels Softwareprogramm gelöst. Die einzelnen Arbeitsschritte werden am Bildschirm kontrolliert und ggf. korrigiert. Beim analogen, manuellen Vorgehen ist besonders bei der Klammerprothese das Ausblocken der Unterschnitte an den Klammerzähnen und das Hohllegen für die unterfütterbaren Kunststoffsättel eine zeitaufwendige Arbeit. Hierfür ist die Anwendung einer Software mit den Möglichkeiten einer reproduzierbaren Berechenbarkeit prädestiniert. Spezielle Software-Module stehen für diese spezielle Applikation zu Verfügung. Die Arbeitsabläufe sind eine Kombination aus digitalgestützten Prozessen und manuellen Abschnitten. Das Ausarbeiten der Klammerprothese, die Feinaufpassung, die Politur und die Auf- und Fertigstellung mit Ersatzzähnen und rosafarbenen Kunststoff sind weiterhin konventionelle Arbeitsschritte. Die möglichen Kombinationen von Verfahren müssen individuell nach ihren jeweiligen Vor- und Nachteilen sowie möglichen Risiken für den Patienten beurteilt werden. Ist das Design im CAD-Programm abgeschlossen, stehen drei unterschiedliche Möglichkeiten zur Umsetzung der 3D-Daten in eine Prothese zur Verfügung:

- Die virtuelle Modellation wird subtraktiv aus Materialrohlingen herausgefräst. Hierbei steht der Gebrauch von alternativen neuen Werkstoffen gegenüber den bewährten CoCrMo-Legierungen im Vordergrund. Der Einsatz von CoCrMo-Legierungen ist im Fräsverfahren ebenfalls technisch möglich.
- 3D-Umsetzung der virtuellen Modellation mittels selektivem Laserschmelz-Prozesses (engl. Selective Laser Melting, SLM) aus CoCrMo-Legierungspulver (vgl. Kap. 25.3.1.4).
- 3D-Umsetzung der virtuellen Modellation in eine ausbrennbare Gussvorlage (subtraktiv mittels Frästechnik oder additiv mittels 3D-Drucktechnik) und spätere Umsetzung in eine CoCrMo-Legierung in konventioneller Gusstechnik.

Während aus werkstoffkundlicher Sicht eine Klammerprothese auf Basis einer maschinell hergestellten Gussvorlage mit der aus dem konventionellen Vorgehen vergleichbar ist, sind mittels-SLM-Verfahren hergestellte Klammerprothesen als eine grundlegend neue Lösung zu bewerten. Insbesondere die Elastizität der Legierung und das Federverhalten der Klammer müssen durch ein geeignetes Legierungsgefüge dauerhaft sichergestellt sein. Dies gilt auch für gefräste Klammerprothesen aus neuen alternativen Werkstoffen wie Polyetheretherketon (PEEK) oder Polyetherketonketon (PEKK) (*Tannous* et al. 2012). Es darf zu keinem Ermüdungsbruch der Klammer bzw. der kleinen- oder großen Verbinder kommen. Bei der SLM-Herstellungstechnik steht eine Bewertung der klinischen Bewährung noch aus. Bisher wird nur in einzelnen Kasuistiken über das Vorgehen und erste positive klinische Ergebnisse berichtet (*Setz* und *Klar* 2019).

## 34.11 Klinik: Gerüstanprobe

Bei der Gerüstanprobe werden folgende Punkte überprüft:

- Einsetzbarkeit des Gerüstes
- richtige Endlage der okklusalen Auflagen und Klammerschultern
- in der Endlage spalt- und spannungsfreier Sitz der Klammerarme (Patienten befragen, ob er ein starkes Spannungsgefühl verspürt)
- im Unterkiefer: Lage des Lingualbügels; im Oberkiefer: Lage und Passung des großen Verbinders (Spaltfreiheit; Überprüfung mit Fließsilikon (Fit-Checker, GC, D-München; Xantopren VL, Kulzer, D-Hanau)
- ausreichende Retention
- parodontalfreundliche Gestaltung der kleinen Verbinder
- keine statischen oder dynamischen Okklusionskontakte auf Klammeranteilen
- Ausmaß der ästhetischen Einbußen aufgrund sichtbarer Klammeranteile
- im Sattelbereich scharfkantiger Übergang zum späteren Kunststoffteil

## 34.12 Labor/Klinik: Kompressionsabformung bei vorhandenen Freiendsätteln (Altered-Cast-Technik)

Bei *Kennedy*-Klasse I und II empfiehlt sich die Durchführung einer speziellen (Kompressions- oder Sekundär-)Abformung der Sättel (sog. Altered-Cast-Abformung; [„altered cast“: angepasstes Modell]). Dem vermehrten Arbeitsaufwand steht dabei eine bessere Passung der gingivagetragenen Prothesenteile gegenüber (*Graber* 1992, *Marinello* 1987, *Salenbauch* und *Langner* 2017).

Dabei wird wie folgt vorgegangen:

Auf dem Meistermodell legen Zahnarzt oder Zahntechniker die wahrscheinliche Ausdehnung der Prothesensättel fest. In diesem Bereich werden die Gerüstretentionen mit einer Kunststoffbasis aus lichthärtendem Löffelmaterial versehen. Die Randbereiche dieser Kunststoffbasis werden wie ein individueller Abformlöffel gestaltet. Dieser Schritt kann bereits mit dem Gerüst vor der Einprobe vorbereitet werden und es wird eine Kompressionsabformung mit den Sätteln durchgeführt. Dieses Vorgehen bietet sich besonders dann an, wenn nach der Erstabformung noch Unsicherheiten bezüglich der Sattelausdehnung bestehen.

Anschließend erfolgt die Entfernung der Gipsanteile der Freiendsättel am Meistermodell. Es muss sichergestellt sein, dass eine Reponierung des Gerüsts mit der neuen Kompressionsabformung auf dem Modell möglich ist.

Am Patienten erfolgen bei der Kompressionsabformung eine Kerr-Rand-Gestaltung und schließlich eine (Sekundär-)Abformung mit Silikonen (Coltex fine [niedrig viskös] im Ober-, Coltex medium [höher viskös] im Unterkiefer [Coltène, CH-Altstätten]) oder Zinkoxid-Eugenol-Paste (niedrigviskös im Oberkiefer: Kelly-Paste, Ubert, D-Berlin; höherviskös im Unterkiefer: SS-White, Ubert). Wichtig ist dabei, dass das Gerüst exakt platziert ist und dass der ausgeübte Druck auf die Auflagen und nicht auf den oder die Freiendsättel gerichtet wird.

Nach der Sekundärabformung wird das reduzierte Meistermodell der neuen Situation angepasst. Der Zahntechniker setzt die Abformung auf das Meistermodell zurück und bringt mit Ausnahme des dorsalen Bereichs zirkulär eine Wachsmanschette um den Sattelbereich an. Nun werden von dorsal her die Sättel mit

Gips unterfüttert. Um einen guten Verbund des Gipses mit dem Restmodell zu erreichen, werden Retentionskerben angelegt und das Modell wird vor dem Unterfüttern gewässert. Nachdem Abbinden des ergänzten Gipses werden Wachsmanschette und Gerüst mit Abformung entfernt. Ergebnis der Prozedur ist das sog. Altered-Cast-Modell, ein angepasstes, geändertes Sekundärmodell, das die Freiendsättel in leicht komprimiertem Zustand optimal wiedergibt. Die bereits im Vorfeld hergestellte und einprobierte Zahnaufstellung in Wachs kann nun auf das Gerüst übertragen werden. Wurde dieser Schritt bisher übersprungen, folgt die Zahnaufstellung in Wachs.

## 34.13 Klinik/Patient: Gesamteinprobe der Modellgussprothese

Nach Aufstellung der Zähne in Wachs wird diese am Patienten anprobiert (Überprüfung von statischer und dynamischer Okklusion, Ästhetik, Phonetik). Das Okklusionskonzept (Front- bzw. reine Eckzahnführung, bei unbezahntem Gegenkiefer [Totalprothese] sequentielle Führung [Gruppenführung] oder eine bilateral balancierte Okklusion) werden hierbei überprüft. Gemeinsam mit dem Patienten werden ästhetische Aspekte betrachtet, eine Sprechprobe und ggf. letzte Korrekturen durchgeführt.

## 34.14 Labor: Fertigstellung der Modellgussprothese

Diesem Schritt schließt sich die Fertigstellung der Prothese an. Insbesondere muss auf einen glatten Übergang zwischen Metall und Kunststoff geachtet werden. Um einen spaltfreien Verbund in diesem Übergangsbereich zu erreichen, sollte ein mechano-chemisches Verbundsystem (z. B. Silikatisierung/Silanisierung oder spezielle Metallprimer) eingesetzt werden (vgl. Kap. 29.3). Die Retentionsgitter werden mit rosafarbenem Opaker farblich abgedeckt. Die Fertigstellung in Kunststoff kann mit Hilfe der Vorwalltechnik und Autopolymerisat erfolgen. Es ist darauf zu achten, dass untersichgehende Bereiche vor dem Anfließenlassen des flüssigen Kunststoffs in den Vorwall mit Wachs ausgeblockt werden. Dadurch wird verhindert, dass die Modellzähne beim Abheben des ausgehärteten Kunststoffs abbrechen und dass ein Einschub der fertiggestellten Prothese im Mund ermöglicht wird. Der Zugang für Hygieneinstrumente darf ebenfalls nicht durch den Kunststoff behindert werden. Die Arbeit wird am Patienten anprobiert, wobei die korrekte Endlage der Gerüstteile und der Klammern, die Passung, ein spannungsfreier Sitz, ausreichende Retention, parodontalfreundliche Gestaltung der Gerüstelemente, statische und dynamische Okklusion, Phonetik und Ästhetik überprüft und gegebenenfalls angepasst werden.

## 34.15 Patienteninstruktion

Der Patient wird angewiesen, die Modellgussprothese mindestens zweimal täglich mit einer Bürste (spezielle Prothesenbürsten haben sich besonders bewährt) und einer nicht abrasiven Zahnpasta oder Geschirrspülmittel (gut abspülen) zu reinigen.

Spezielle Prothesenreinigungsmittel (Sprudeltabletten) setzen Sauerstoff frei und sind ebenfalls sehr effektiv. Die Anwendung von kleinen Ultraschallreinigungsgeräten (z. B. Sonorex TK 22, Bandelin, D-Berlin) ist für die tägliche Reinigung der Teilprothesen besonders zu empfehlen. Ultraschallreinigungsgeräte scheinen schon mit reinem Wasser den Prothesenkunststoff deutlich effizienter zu reinigen als die alleinige Verwendung von sprudelnden Prothesenreinigungsmitteln (*Abelson* 1981).

In die Endposition darf die Teilprothese ausschließlich durch Fingerdruck gelangen. Sollten sich dennoch Klammeranteile verbiegen, so sollte der Zahnarzt aufgesucht werden, genauso wie bei Irritationen am Zahnfleisch oder Kieferkamm, Retentionsverlust oder Passungenauigkeiten. Das vorhandene Restgebiss muss vom Patienten regelmäßig mit Zahnbürste, Zahnpasta und weiteren empfohlenen Mundhygienehilfsmitteln gereinigt werden. Zur Kariesprophylaxe ist ein regelmäßiges Spülen mit einer fluoridhaltigen Lösung zu empfehlen. Die erste Nachkontrolle erfolgt nach 1 oder 2 Tagen.

## 34.16 Nachsorge

Abhängig von dem Ausmaß der zu erwartenden Mitarbeit des Patienten wird dieser zwei- bis viermal pro Jahr zu Nachsorgeterminen einbestellt. Während dieser Nachkontrollen ist vor allem auf kariöse, tegumentale und parodontale Läsionen zu achten. Auch sind die Passung der Prothese, die statische und dynamische Okklusion und eine erhöhte Zahnbeweglichkeit zu überprüfen. Ziel ist es, dass die Modellgussprothese über einen langen Zeitraum hinweg funktionstüchtig bleibt und die oralen Gewebe durch sie nicht geschädigt werden.

Sollte es über eine längere Tragezeit durch Abnutzung zu einem Retentionsverlust einer Gussklammer kommen, sollte nicht versucht werden, die Klammerretention durch einen Aktivierungsversuch an der Klammer durch Verbiegen wiederherzustellen. Denn dabei besteht immer die Gefahr einer Klammerfraktur, die eine aufwendige Instandsetzung der Teilprothese verursachen würde. Stattdessen kann die Retention der Klammer durch eine minimale Zahnumformung mittels Kompositkunststoff vorhersagbar und non-invasiv erfolgen. Ohne eingesetzte Prothese wird hierzu der Zahn auf seiner Retentionsfläche mit Säure-Ätztechnik und Schmelzadhäsiv konditioniert, dann die Teilprothese eingesetzt und mit farblich passendem, dünnfließendem Kompositkunststoff direkt oberhalb des Retentionsarmes eine etwa 0,2-0,3 mm dünne Wölbung aufgetragen. Nach Lichthärtung kann die Klammerprothese leicht entfernt werden, da sich der Kompositkunststoff nicht mit der unkonditionierten Klammer verbindet. Bei zu starker Retention wird die Wölbung mit Polierscheiben leicht reduziert; bei zu geringer Retention kann die Wölbung weiter verstärkt werden.

Tabelle 34-1 fasst nochmals das klinische und labortechnische Vorgehen zusammen.

Tab. 34-1 Übersicht zum klinischen und labortechnischen Vorgehen

| Klinik | Labor |
|---|---|
| *Anamnese, Befundaufnahme,* OK-, UK-Röntgen (Panoramaschichtaufnahme, Einzelfilm-Status), Situationsabformung mit konfektioniertem Löffel, Gesichtsbogenübertragung, Kieferrelationsbestimmung | |
| | Herstellung von Studienmodellen, schädelbezügliche Montage der Modelle |
| Modellanalyse im Artikulator und Parallelometer, *Diagnose, Planung* | |
| *Hygienephase, präprothetische Vorbehandlung, Reevaluation der Vorbehandlung* [evtl. erneute Situationsabformung mit konfektioniertem Löffel, Gesichtsbogenübertragung, Kieferrelationsbestimmung] | |
| | [Herstellung von Studienmodellen, schädelbezügliche Montage der Modelle] |
| [Modellanalyse im Artikulator und Parallelometer], *[Diagnose; Planung der Modellgussprothese]* | |
| Diagnostische Präparation von Auflagen und Schleifkorrekturen am Studienmodell | |
| | Herstellung eines individuellen Löffels |
| *Prothetische Phase:* Präparation von Auflagen, retentive Füllungen und Schleifkorrekturen, Politur, definitive Abformung, Fluoridierung, Auswahl von Zahnfarbe und -form | |
| | Herstellung der Arbeitsmodelle, Herstellung von Registrierschablonen |
| Gesichtsbogenübertragung, Kieferrelationsbestimmung, schädelbezügliches Einartikulieren, Montage im Artikulator | |
| | Aufstellen der Prothesenzähne in Wachs |
| Anprobe der Wachsaufstellung; Komplettierung der Arbeitsunterlagen für das Labor | |
| | endgültige Vermessung; Gerüstherstellung |
| Gerüstanprobe | |
| | bei Kennedy-Klasse I und II*: Kunststoffsättel als individuelle Löffel anbringen |
| *Kompressionsabformung der Sättel | |
| | *Erstellung des Sekundärmodells (Altered-Cast-Modell) |
| | Übertragung/Zahnaufstellung in Wachs auf dem Gerüst |
| Anprobe der Wachsaufstellung auf dem Gerüst, Gesamteinprobe | |
| | Fertigstellung in Kunststoff |
| Anprobe der fertigen Arbeit auf dem Gerüst, Eingliederung der fertigen Arbeit | |
| Kontrolle | |
| *Nachsorge* | |

*Diese Schritte sind bei einer Altered-Cast-/Kompressions-Abformung zusätzlich durchzuführen.

# Literatur

Abelson D.C.: Denture plaque and denture cleansers. J Prosthet Dent 1981;45:376-379.

Graber G.: Partielle Prothetik. Farbatlanten der Zahnmedizin, Band 3. Thieme, Stuttgart 1992.

Helal M.A., Baraka O.A., Sanad M.E., Al-Khiary Y., Ludwig K., Kern M.: Effect of clasp design on retention at different intervals using different abutment materials and in a simulated oral condition. J Prosthodont 2014;23:140-145.

Hohmann A., Hielscher W.: Definierte Haltekraft bei Gussklammern. Lehrbuch der Zahntechnik. Band II. Quintessenz, Berlin 2012:196-207.

Kump U.: Neues Konstruktionssystem für optimale Klammergestaltung. Degussa-Informationsbrief, Frankfurt 1986.

Marinello C.P.: Die Altered-Cast-Methode. Schweiz Monatsschr Zahnmed 1987;97:465-472.

Marinello C.P.: Die orale Rehabilitation mittels einer Teilprothese (I, II). Quintessenz 1983; 34:2153-2163;2355-2367.

Marinello C.P., Flury M.M.: Die Teilprothesengerüstherstellung im zahntechnischen Laboratorium (I,II). Quintessenz Zahntech 1984a;10:23-33;173-180.

Marinello C.P., Flury M.M.: Die Modellanalyse in der Teilprothetik (I, II). Quintessenz 1984b;35:1857-1866;2061-2071.

Salenbauch N., Langner J.: Stable Base – Die Versorgung prothetischer Grenzfälle. Quintessenz, Berlin 2017.

Setz J., Klar A.: CAD/CAM-Fertigung von Klammerprothesen. Quintessenz Zahntech 2019;45:14-20.

Spiekermann H., Gründler H.: Die Modellguß-Prothese. 2. Aufl. Quintessenz, Berlin 1983.

Tannous F., Steiner M., Shahin R., Kern M.: Retentive forces and fatigue resistance of thermoplastic resin clasps. Dent Mater 2012;28:273-278.

# 35 Einführung in die Geschiebeprothetik (mit klinischem und labortechnischem Ablauf)

## 35.1 Einleitung

Geschiebe sind starre Halteelemente, die aus einer Matrize als äußeres, umschließendes Negativteil und einer Patrize als formanaloges, umschlossenes Innenteil (Positivteil) bestehen. Die Haltewirkung von Geschieben beruht primär auf Friktion, d. h. auf Haftreibung. Diese kommt durch die vorhandene Parallelität zwischen Matrize und Patrize zustande. Unter Umständen können auch zusätzlich eingebaute retentive Elemente (z. B. aktivierbare Stifte oder Lamellen, Riegel, Federmechanismen, klemmende Randwülste) wirksam werden.

Da ein Geschiebeteil direkt (z. B. Innenkonus) oder über eine Krone (sog. Primärteil des Geschiebes) mit dem Pfeilerzahn fest verbunden und der andere Teil (sog. Sekundärteil) im abnehmbaren Zahnersatz verankert ist, wird diese Art von Zahnersatz als kombiniert festsitzend-abnehmbarer Zahnersatz bezeichnet. Einen Sonderfall stellen Geschiebe dar, die über Adhäsivflügel verankert sind (sog. Adhäsivattachments), da hier die Adhäsivflügel zwar auch fest verankert sind, aber eigentlich nichts ersetzen, d. h. streng genommen kein Zahn-Ersatz sind.

Geschiebe werden entweder vom Zahntechniker individuell hergestellt (sog. Semipräzisionsgeschiebe) oder industriell vorgefertigt (sog. Präzisionsgeschiebe).

Folgende Geschiebearten lassen sich unterscheiden:

- Hülsengeschiebe (Doppelkronen) (siehe Kap. 36 und 37)
- Teilhülsengeschiebe (RS-, RSS-Geschiebe)
- Konfektionierte Geschiebe (semipräzisions- und präzisionsgefertigte Geschiebe)
- Steggeschiebe und Steggelenke
- Scharniergelenke, Resilienzgelenke
- Druckknopf-Systeme (Hülsenstiftgeschiebe) (siehe Kap. 38 und 39)

In Deutschland waren im Jahre 2003 etwa drei Viertel der über die gesetzlichen Krankenkassen abgerechneten knapp 1,65 Millionen Geschiebe (Präzisionsverbindungselemente) Doppelkronen, während das andere Viertel sich auf die übrigen Elemente verteilte, wobei nur etwa 0,43 Millionen Teilhülsengeschiebe und konfektionierte Geschiebe zur Anwendung kamen (Kassenzahnärztliche Bundesvereinigung 2004). Im Rahmen der Regelversorgung der gesetzlichen Krankenkassen gehören seit 2005 nur noch Doppelkronen auf Eckzähnen und den ersten Prämolaren zu den bezuschussten Präzisionsverbindungselementen für Teilprothesen. Allerdings werden über Teilhülsengeschiebe und konfektionierte Geschiebe verankerte Teilprothesen (bei Befestigung an Kronen) als gleichartige Versorgungen anerkannt und der Patient erhält den seinem Befund entsprechenden Festkostenzuschuss (z. B. für notwendige Kronen). Sind bei kariesfreien Pfeilerzähnen stattdessen Adhäsivattachments geplant, erhält der Patient hierfür keinen zusätzlichen Festkostenzuschuss, da hier Klammern die Regelversorgung darstellen und diese schon Bestandteil der bezuschussten Modellgussprothese sind.

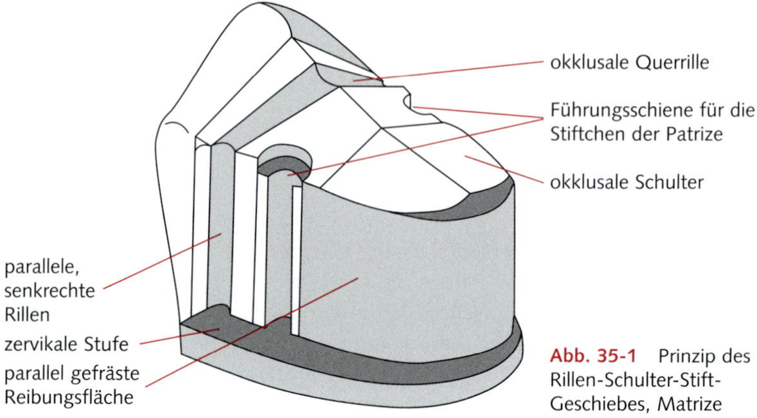


**Abb. 35-1** Prinzip des Rillen-Schulter-Stift-Geschiebes, Matrize

## 35.2 Teilhülsengeschiebe

Bei den mit Hilfe der Parallelfrästechnik individuell hergestellten Teilhülsengeschieben wird das auf den Zahn festzementierte hülsen- oder teilkronenartige Innenteil vom Außenteil nur teilweise umfasst. Eine zervikale Stufe und/oder okklusale Schulter sorgt für eine definitive Endlage des am abnehmbaren Zahnersatz befestigten Sekundärteils (Außenteil). Man unterscheidet:

- Rillen-Schulter-Geschiebe (RS-Geschiebe)
- Rillen-Schulter-Stift-Geschiebe (RSS-Geschiebe)

Die Rillen der Teilhülsengeschiebe bewirken eine Vergrößerung der Oberfläche und eine Verbesserung der Haftung. Ihnen kommt vor allem die Aufgabe zu, die auf dem Primärteil befindliche Matrize gegen horizontal angreifende Schub- und Torsionskräfte zu schützen. Ferner dienen sie dem Patienten als Orientierungshilfe beim Eingliedern des Zahnersatzes. Dies ist wichtig, weil es bei Teilhülsengeschieben – wie auch bei der Verwendung von industriell vorgefertigten Präzisionsfertiggeschieben – nur eine Einschubrichtung gibt.

Zusätzlich eingelötete oder eingelaserte (aktivierbare) Stiftchen (RSS-Geschiebe) erhöhen die Retention deutlich und bewirken zudem eine Sicherung gegen Zugkräfte (Abb. 35-1).

## 35.3 Semipräzisions- und Präzisionsgeschiebe

Diese Halteelemente werden nicht individuell vom Zahntechniker hergestellt, sondern sie werden fabrikmäßig konfektioniert angeliefert. Sie sind entweder angießbar (Präzisionsgeschiebe) oder werden als ausbrennbares Kunststoffteil (Semipräzisionsgeschiebe) zusammen mit der Primärrestauration gegossen.

Grundsätzlich können die Geschiebeteile auf verschiedene Arten in die zahntechnische Arbeit integriert werden. Je nach Geschiebefabrikat ist entweder die Matrize oder die Patrize am festsitzenden Primärteil (in der Regel Krone, aber auch Brückenglied oder Adhäsivflügel möglich) befestigt.

Für die Befestigung von Matrize bzw. Patrize lassen sich folgende Möglichkeiten unterscheiden:

- Vorgefertigte ausbrennbare Kunststoffteile werden zusammen mit der Krone in derselben gewählten Legierung gegossen (sowohl hochgoldhaltige als auch Nichtedelmetall-Legierungen sowie Titan können gewählt werden).
- Sind die Geschiebeteile aus einer angussfähigen Legierung (HSL = hochschmelzende Legierung) gefertigt, kann der Anguss an ein solches Geschiebe nur mit einer hochgoldhaltigen Legierung erfolgen. Dabei spielt es keine Rolle, ob es sich um eine Gelbgold- oder eine Aufbrennlegierung handelt. Der Einsatz von NEM-Legierungen ist aufgrund ihres viel höheren Schmelzintervalls nicht möglich.
- Ein Anlöten von Geschiebeteilen an die Primärkronen ist technisch zwar möglich, findet aufgrund der mangelnden Präzision bei der Platzierung des Geschiebes an die Krone aber kaum Anwendung. Das Anlöten von Geschiebeteilen (aus einer hochgoldhaltigen Legierung) an Kronenteile, die aus NEM-Legierungen gefertigt sind, ist darüber hinaus aufgrund der fehlenden Diffusion nicht empfehlenswert.
- Die Laserschweißtechnik ist eine anerkannte Technik, um einzelne Teile in der Zahntechnik miteinander zu fügen. Ähnlich wie beim Anlöten beschrieben, gibt es auch bei dieser Technik Probleme mit einer exakten Positionierung mehrerer Geschiebeteile in einer für alle Teile identischen Einschubrichtung. Deshalb ist das Laserschweißen für Geschiebeteile nicht verbreitet.

Je nach Geschiebefabrikat kann Patrize oder Matrize im Sekundärteil austauschbar oder nicht austauschbar befestigt sein. Die austauschbare Lösung wird durch eine Verschraubung (Retentionsschraube) ermöglicht. Die Verschraubung hält die aktivierbare Patrize an der Retentionshülse, welche mit drei Techniken am herausnehmbaren Sekundärteil befestigt werden kann:

- **Anlötung.** Voraussetzung für die Anlötung von Patrize bzw. Matrize an das Sekundärteil ist, dass das Element aus einer anlötbaren Legierung hergestellt ist. Da das Sekundärteil in den meisten Fällen aus CoCrMo-Legierungen (Modellgussbasis) besteht, findet bei verwendetem Goldlot keine Diffusion zum Modellguss statt, sondern lediglich eine mechanische Verbindung. Beim Lötvorgang kann es durch die thermische Behandlung zu einem Verzug der Metallteile (Modellguss und Patrize) und damit zu einer Beeinträchtigung der Gesamtpassung auf den Primärteilen kommen.
- **Einklebung.** Das Einkleben von Patrize bzw. Matrize in das Sekundärteil ist durch die Entwicklung geeigneter Klebematerialien möglich geworden. Voraussetzung für den erfolgreichen Einsatz dieser Kleber ist ein fester und stabiler Verbund zwischen Kleber und Metallgerüst. Der Verbund kann sowohl auf chemischem als auch auf mechanischem Weg erzielt werden. Für eine chemische Verbindung können Silikatisierung/Silanisierungssysteme oder nach Korundstrahlung auch Metall- oder Universalprimer zur Anwendung kommen (siehe Kap. 29.3).
- **Befestigung durch Sattelkunststoff.** Voraussetzung für die rein mechanische Befestigung von Patrize bzw. Matrize im Kunststoffsattel sind ausreichend große mechanische Retentionen an den zu befestigenden Teilen.

Die drei genannten Befestigungsmöglichkeiten gelten auch für nicht austauschbare Matrizen. Bei der nicht verschraubbaren Lösung bestehen Patrize und Retentionsteil aus einem nicht trennbaren Stück.

Da Matrize und Patrize konfektioniert sind, weisen sie immer etwas Spiel zueinander auf. Daher sind zusätzliche retentive und stabilisierende Elemente erforderlich. Die Retention ist in der Regel durch Aktivierung der Patrize einstellbar; dies geschieht entweder durch Anziehen einer Schraube oder Aufbiegen eines Schlitzes. Bei anderen Geschieben ist die Haftung durch Austausch eines Kunststoffgleiteinsatzes variierbar.

Im Hinblick auf die in der Regel kleine Dimensionierung der beiden Geschiebeteile ist eine Führungshilfe für das Einführen des Zahnersatzes durch den Patienten wünschenswert. Diese Forderung wird erfüllt, wenn in der mit dem Geschiebe verbundenen Krone eine Stabilisierungsfräsung (Führungsfräsung) mit zervikaler oder okklusaler Schulter angebracht wird (sog. Umlauf). Der Umlauf geht in eine in dem gegenüberliegenden Approximalraum befindliche Axialrille über, welche in okklusaler Richtung trichterförmig erweitert ist und auf diese Weise als Einschubhilfe fungiert (Interlock). Neben der Führungshilfe sorgen Umlauf und Interlock auch für eine körperliche Fassung des Pfeilerzahns und verhindern ein Abkippen des Prothesensattels von seiner Kammauflage (Kippmeiderfunktion).

Bei den konfektionierten Geschieben lassen sich intra- bzw. parakoronale Geschiebe (sog. Profilgeschiebe) von extrakoronalen Geschieben unterscheiden. Die erstgenannten liegen innerhalb (intrakoronal) bzw. dimensionsbedingt auch leicht außerhalb (parakoronal) der künstlichen Zahnkrone und leiten die Kaukraft daher weitgehend axial weiter. Aufgrund ihres relativ großen Platzbedarfs sind intrakoronale Geschiebe bei vitalen Pfeilerzähnen nicht indiziert.

Profilgeschiebe können verschiedene Querschnitte aufweisen, z. B. T-förmige, H-förmige oder ovoidförmige.

Extrakoronale Geschiebe werden demgegenüber deutlich außerhalb der Krone oder an Adhäsivflügeln angebracht. Dadurch muss bei einer Kronenpräparation weniger Zahnhartsubstanz abgetragen werden. Die extrakoronale Positionierung von Matritze/Patritze begünstigen allerdings ungünstige extraaxiale Krafteinwirkungen auf den Pfeilerzahn. Während beim Abnehmen der Teilprothese extraaxiale Kräfte nicht verhindert werden können, führen Umlauf und Interlock bei Kaubelastungen durch ihre starre körperliche Umfassung auch bei extrakoronalen Geschieben zu einer axialen Krafteinwirkung. Trotzdem sollten an Kronen befestigte extrakoronale Geschiebe wegen der ungünstigen Pfeilerzahnbelastungen in der Regel an zwei miteinander verblockten Zähnen angehängt werden. Die entsprechenden Pfeilerzähne sollten durch Vollkronen körperlich gefasst werden. Lediglich wenn es sich beim Pfeilerzahn um einen nicht erhöht beweglichen Eckzahn oder Molar handelt, kann aufgrund der parodontalen Wertigkeit bei ausreichender mechanischer Stabilität des betroffenen Zahnes auf eine Verblockung mit dem Nachbarzahn verzichtet werden.

Eine Ausnahme stellen auch Adhäsivattachments dar, bei denen aufgrund der fehlenden mechanischen Schwächung des Pfeilerzahnes durch eine Kronenpräparation in der Regel eine Verblockung mit dem Nachbarzahn unnötig ist. Eine auf dem Adhäsivattachment angelegte okklusale oder orale Auflage für den abnehmbaren Prothesenteil und die okklusale Entlastung der Patrize im Falle eines Stabgeschiebes gewährleisten eine axiale Belastung des Pfeilerzahnes bei Kaubelastung.

Bei allen konfektionierten Geschieben ist auf eine gute Reinigungsmöglichkeit im Bereich der Pfeilerzähne (Freiheit des Interdentalraums durch gingivaoffene Gestaltung) zu achten, um konstruktionsbedingte parodontale Probleme zu vermeiden. Aus diesem Grund ist die parakoronale Gestaltung von Geschieben in der Regel kontraindiziert. In Sonderfällen können Geschiebe auch zwischen zwei künstlichen Kronen (interkoronal) in Zwischengliedern in oder an Extensionsgliedern von Brücken angebracht werden (*Graber* 1992). Von den Hunderten

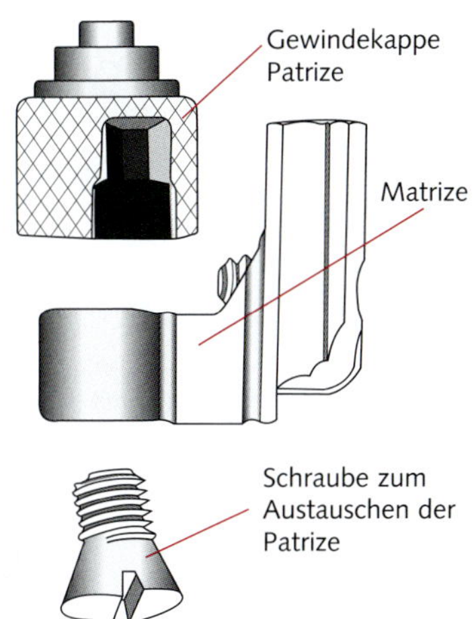


**Abb. 35-2** Duolock-Geschiebe, Einzelteile.

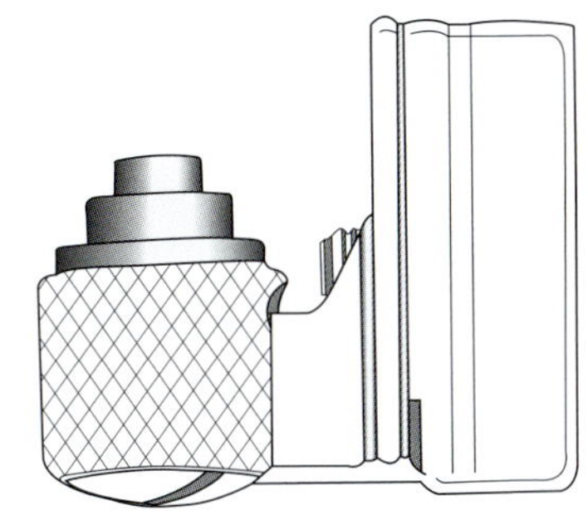

**Abb. 35-3** Duolock-Geschiebe, zusammengesetzt.

im Handel erhältlichen vorgefertigten Präzisionsgeschieben werden nachfolgend einige wenige beispielhaft besprochen.

- **Duolock-Geschiebe.** Auch das Duolock-Geschiebe (ZL Microdent-Attachment, D-Brekerfeld) ist ein starres intra- bzw. parakoronales T-Geschiebe (Abb. 35-2 und 35-3). Die Patrize befindet sich in der Prothese und kann durch eine Aktivierungsschraube in ihrer Haltekraft variiert werden. Mittels einer Verschraubung ist die Patrize aus der fest in der Prothese verankerten Gewindekappe herauslösbar. Das Austauschen der Patrize ist daher ohne Beschädigung des Kunststoffsattels möglich. Duolock-Geschiebe sind wahlweise mit einer Appendix-Abwinkelung von 30° bzw. 90° erhältlich. Diese Wahlmöglichkeit erlaubt eine Anpassung für unterschiedliche Kieferkammverhältnisse.
- **Conex-Geschiebe.** Das Conex-Geschiebe nach Spang (Cendres+Métaux, CH-Biel) ist in einer Version mit frikativem oder retentivem Konus verfügbar (Abb. 35-4 bis 35-7).
- **Preci-Vertix-Geschiebe.** Das Preci-Vertix-Standardgeschiebe (Alphadent NV, B-Waregem) ist ein Vertreter der Semi-Präzisionsgeschiebe. Die Patrize besteht aus einem ausbrennbaren, stabförmigen Teil, welches sich extrakoronal an der Ankerkrone oder einem Adhäsivflügel befindet und durch Gießen in jeder beliebigen Legierung zusammen mit der Krone bzw. dem Adhäsivflügel hergestellt wird. Die Matrize besteht aus einem elastischen Kunststoffteil (Kunststoffgleiteinsatz) und hält mit einer Klemmwirkung im herausnehmbaren Prothesenteil (Abb. 35-8 und 35-9). Diese Haltekammer für die Matrize wird passgenau mittels eines Platzhalters bei der Modellgussherstellung integriert. Der Kunststoffgleiteinsatz ist in drei Friktionswerten (gelb: normal, weiß: schwach, rot: stark) erhältlich und kann bei Bedarf ausgetauscht werden. Um ein Ausgleiten der Teilprothese (Matrize) aus der Patrize zu verhindern, wird das Geschiebe in Verbindung mit einem Schubverteilungsarm gestaltet (Abb. 35-10 und 35-11). Das Prinzip des Geschiebes besteht darin, dass durch den Einsatz einer elastischen Matrize eine gewisse Pufferwirkung zwischen Zahn und Teilprothese erzielt wird. Dies scheint sich günstig auf die Langlebigkeit auszuwirken und hilft, technische Misserfolge zu reduzieren (*Studer* et al. 1998).

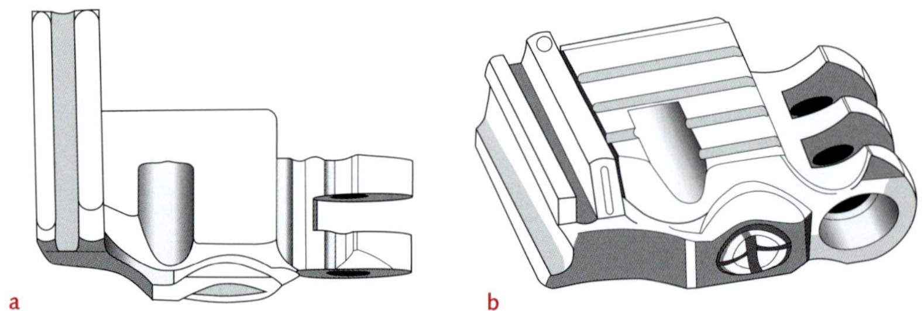


Abb. 35-4 a Matrize des Conex-Geschiebes nach *Spang*, b zusammengesetzt mit Patrize.

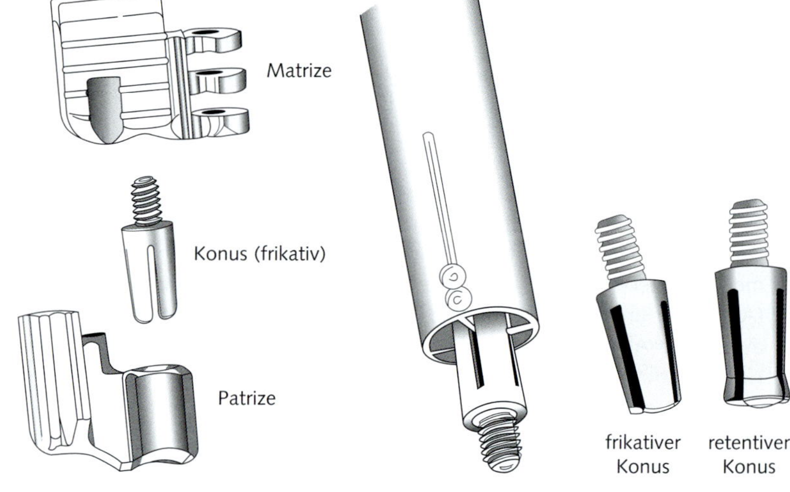


Abb. 35-5 Conex-Geschiebe.

Abb. 35-6 Conex-Geschiebe: Konus auf Eindrehinstrument.

Abb. 35-7 Zwei Variationen der konischen Patrize des Conex-Geschiebes.

- **Mini-SG-Geschiebe.** Das Mini-SG-Geschiebe (Cendres+Métaux, CH-Biel) ist ein konfektioniertes Stabgeschiebe, welches ebenfalls einen austauschbaren Kunststoffgleiteinsatz beinhaltet, über den die Haftkraft eingestellt werden kann (Abb. 35-12 und 35-13). Durch zwei integrierte Führungsrillen ist eine sehr gute Stabilität des Geschiebes gegeben und laut Firmenangaben kann auf eine Umlauffräsung verzichtet werden. Diese Angaben wurden in einer Labor-Untersuchung zum Verschleißverhalten von Geschieben mit exzentrischer Belastung bestätigt, in der das Mini-SG-Geschiebe mit frikativem Kunststoffeinsatz mit und ohne Umlauf über 100.000 Füge- und Lösezyklen eine adäquate Haftung aufwies, während bei dem im Vergleich getesteten Conex-Geschiebe mit frikativem Konus ein vorhandener oder fehlender Umlauf den Verschleiß und damit die Haftung beeinflusste (*Ludwig* et al. 2003). Klinische Langzeitstudien an Teilprothesen, die über das Mini-SG-Geschiebe, aber ohne Umlauf verankert waren, liegen allerdings nicht vor. Außer einer frikativen Matrizenversion des Mini-SG-Geschiebes existieren noch schraubaktivierbare frikative, retentive und verriegelbare Matrizenvarianten.

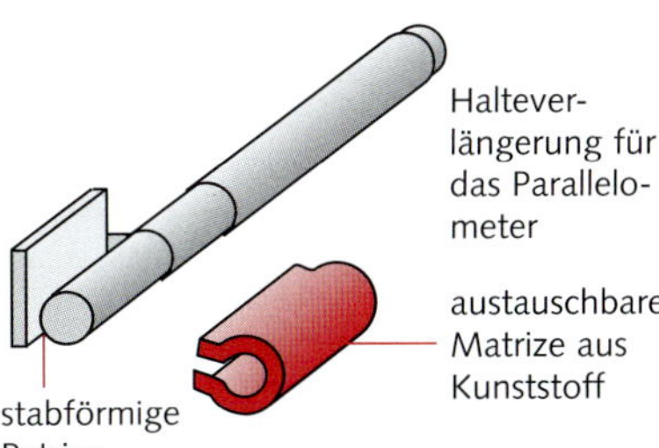


**Abb. 35-8** Die Patrize des Preci-Vertix-Geschiebes besteht aus einem ausbrennbaren Kunststoff.

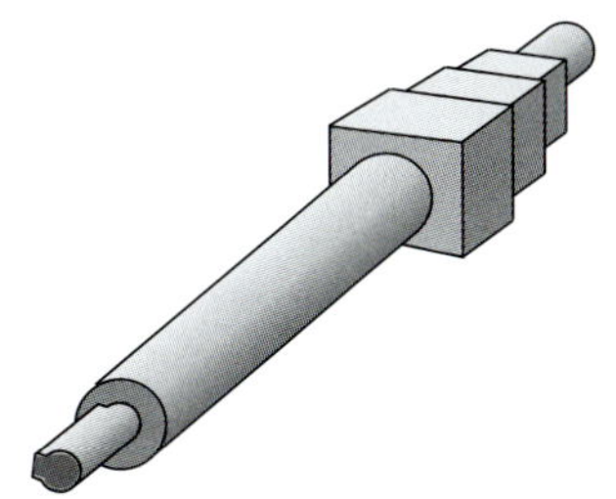

**Abb. 35-9** Das Hilfsteil, mit dem die Matrize in die Prothese eingesetzt wird.

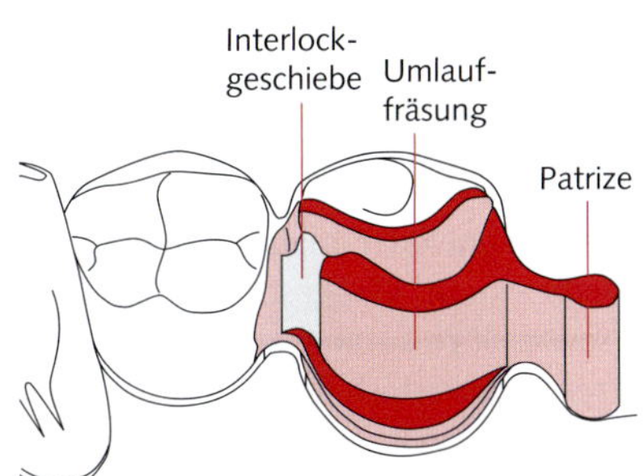


**Abb. 35-10** Preci-Vertix-Geschiebe, in eine Ankerkrone integriert.

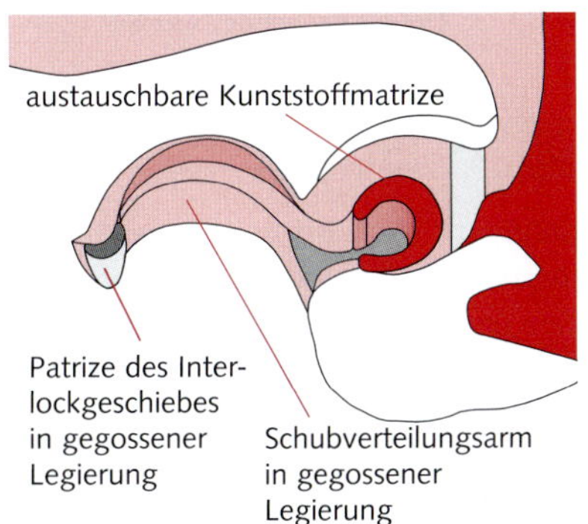


**Abb. 35-11** Ansicht des Sekundärteils (Modellgussprothese) von basal.

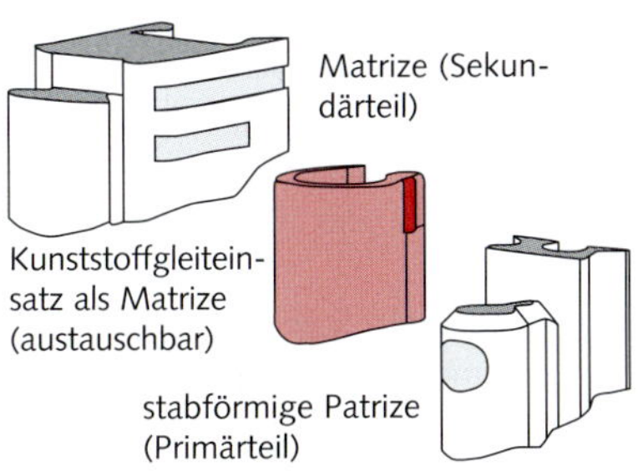


**Abb. 35-12** Einzelteile des Mini-SG-Geschiebes.

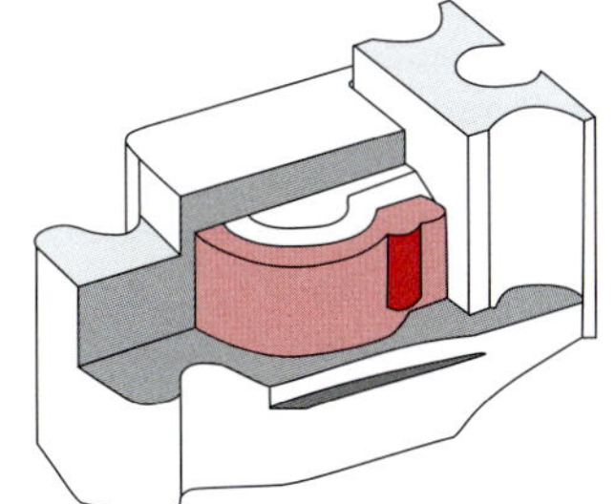

**Abb. 35-13** Zusammengesetztes Mini-SG-Geschiebe (aufgeschnitten).

Untersuchungen zum Verschleißverhalten von Geschieben zeigen, dass die beiden letztgenannten Geschiebe mit Kunststoffgleiteinsätzen ein deutlich günstigeres langfristiges Retentionsverhalten haben, als vorgefertigte Präzisionsgeschiebe, bei denen kein Kunststoffeinsatz vorhanden ist und Metall auf Metall gleitet (*Koeck* et al. 1993, *Wichmann* und *Kuntze* 1999). Bei den reinen Metallgeschieben kam es schon nach wenigen hundert Füge- und Lösezyklen zu einem deutlichen Retentionsverlust, der ein erneutes Aktivieren erforderlich machte, während die Retentionskraft der Geschiebe mit Gleiteinsatz über mehrere tausend Füge- und Lösezyklen nahezu konstant blieb.

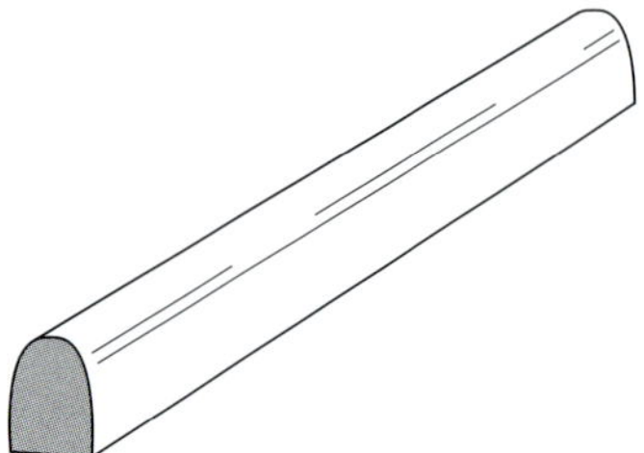

**Abb. 35-14** Steg-Geschiebe nach *Dolder* (parallelwandiger Steg).

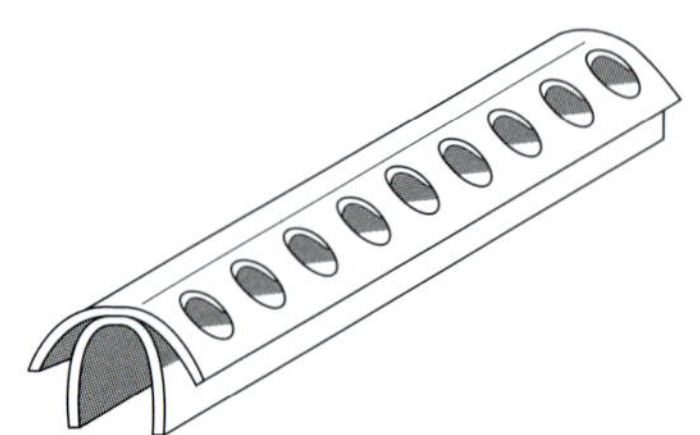

**Abb. 35-15** Steg-Geschiebe nach *Dolder*. Vorfabrizierte Hülse mit Retentionen zur Fixierung im Kunststoff. Dieselbe Hülse kann auch zur Herstellung einer Steggelenk-Prothese nach *Dolder* verwendet werden.

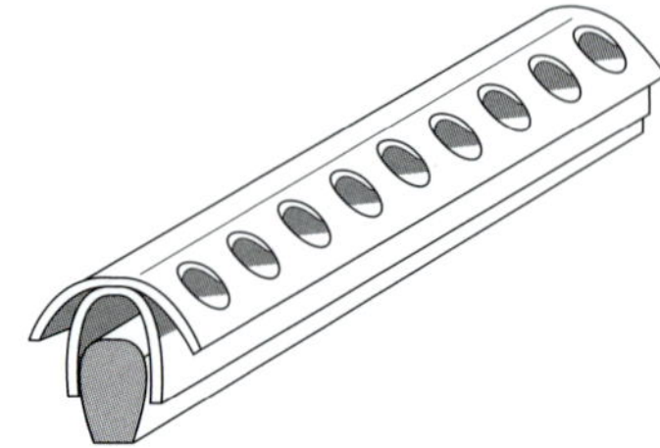

**Abb. 35-16** Steg-Gelenk nach *Dolder* und *Wirz*. Die Hülse beim Aufsetzen auf den Steg (eiförmiges Profil).

## 35.4 Steggeschiebe und Steggelenke

Steggeschiebe sind bei nur noch geringem Restzahnbestand oder Implantaten indiziert. Sie verbinden zwei oder mehrere Pfeilerzähne oder Implantate eines Kiefers und bewirken eine primäre (direkte) Verblockung. Steggeschiebe bestehen aus einem parallelwandigen Steg (Patrize) sowie einer auf ihm sitzenden Hülse, die im herausnehmbaren Teil des Zahnersatzes verankert ist. Sie können u. a. bei großen Kammdefekten (Knochen und Weichgewebe) indiziert sein, wenn ein Kieferkammaufbau nicht möglich ist, so z. B. nach Tumorresektion oder bei Patienten mit Lippen-Kiefer-Gaumenspalten. Eine weitere Indikation stellt die Verankerung von Deckprothesen (Hybridprothesen) auf Implantaten dar (vgl. Kap. 42.5.4).

Stege können fabrikmäßig hergestellt (konfektioniert) oder individuell gefräst sein. Sie sollten einen rechteckigen oder einen im okklusalen Bereich abgerundeten Querschnitt aufweisen. Aus parodontalhygienischen Gründen wird ein Abstand von ca. 2 mm vom Kieferkamm gefordert. Das bekannteste konfektionierte Steg-Geschiebe ist dasjenige nach *Dolder* (1974) (Abb. 35-14 und 35-15). Eine Modifikation stellt das Steggelenk nach *Dolder* und *Wirz* (1982) dar, das im Unterkiefer indiziert ist (Abb. 35-16).

Es ist durch einen im Querschnitt eiförmig gestalteten Steg gekennzeichnet, wobei die Spitze des Eiprofils gegen den Kieferkamm zeigt. Zwischen dem Steg und der Steghülse (Reiter) wird bei der Herstellung der Prothese ein halbrunder, 1 mm starker Draht als Platzhalter eingelegt, der (zumindest während der ersten Monate der Inkorporation der Prothese) in Ruhelage für einen Resilienzspielraum von etwa 1 mm sorgt. Bei vertikaler Belastung der Prothese wird dieser Spielraum aufgehoben, so dass es im Stegbereich zu einer dentalen resp. implantären Lagerung der Prothese kommt. Sofern nur ein Steg vorhanden ist (typische Lokalisation in der Unterkieferfront zwischen den Zähnen oder Implantaten 33 und 43), weisen Steg-Gelenk-Prothesen im Gegensatz zu Steg-Geschieben drei Bewegungsmöglichkeiten auf:

- Rotation um eine fronto-transversale Achse. Bei bilateraler Belastung der distalen Freiendsättel der Prothese sinken diese in die Mukosa ein, wodurch sich im anterioren Bereich der Reiter um den Steg dreht.
- Rotation um eine sagittale Achse. Bei unilateraler Belastung der distalen Prothesensättel senkt sich der Hülsenabschnitt der belasteten Seite von der Ruheposition ausgehend auf den Steg ab.

- Vertikale Translation. Bei bilateraler Belastung der Prothese im anterioren Bereich wird die Hülse nach kaudal Richtung Steg gedrückt.

Aufgrund dieser drei Bewegungsmöglichkeiten spricht man auch von der limitierten dreidimensionalen Bewegungsfreiheit einer Steg-Gelenk-Prothese. Sinkt die Prothese nach einigen Monaten Tragezeit ganz auf den Steg ab, so sind die beiden letzten Bewegungsmöglichkeiten nicht mehr vorhanden, während die Rotation um die fronto-transversale Achse weiter möglich ist.

## 35.5 Scharnier- und Resilienzgelenke

Diese gelenkigen Verbindungen gehören im Grunde nicht zu den Geschieben. Sie werden aber aus didaktischen Gründen zusammen mit ihnen abgehandelt.

**Scharniergelenke** sind starre Verbindungselemente, die eine Kippung (Rotation) des Prothesensattels um eine transversale Achse erlauben.

Bei **Resilienzgelenken** handelt es sich um bewegliche Verbindungselemente, die neben der Scharnierbewegung als zweiten Freiheitsgrad eine vertikale Translation ausführen können, die die im Vergleich zur Intrudierbarkeit von Pfeilerzähnen (nur ca. 20–50 µm) größere Resilienz der Kieferkammschleimhaut (300–500 µm) ausgleichen soll.

Allerdings zeigte eine klinisch-experimentelle Studie, dass die Gesamteinsenkung der Schleimhaut unter starr abgestützten Prothesensätteln viel geringer ist als eine punktuell gemessene Resilienz eines kleinen Schleimhautbezirks (*Körber* 1983). Daher werden diese Elemente der beweglichen Lagerung heute im Allgemeinen skeptisch beurteilt. Vor allem besteht die Gefahr, dass sie die zahnlosen Kieferkämme überstark belasten und diese daher in vermehrtem Maße einem Abbau unterworfen sind. Zudem kommt es nicht selten relativ rasch zu einer materialbedingten Minderfunktion dieser Gelenke.

## 35.6 Adhäsivattachments (extrakoronale Adhäsivverankerungen)

Adhäsiv befestigte, extrakoronale Attachments (Geschiebe) zur Befestigung abnehmbaren Zahnersatzes wurden erstmals 1986 von *Marinello* und *Schärer* beschrieben. Hierbei ist das Primärteil eines Geschiebes an dem Adhäsivflügel befestigt. Von Vorteil ist es, wenn ein ausbrennbares Semipräzisionsgeschiebe verwendet wird und so Adhäsivflügel und Geschiebeanteil aus derselben NEM-Legierung, vorzugsweise einer CoCr-Legierung, gegossen werden können.

### 35.6.1 Indikationen und Kontraindikationen von Adhäsivattachments

**Indikationen:**

- Uni- oder bilateral verkürzte und/oder unterbrochene Zahnreihen bei (weitgehend) karies- und füllungsfreien vitalen Pfeilerzähnen (*Kern* et al. 2019). Der Platz für einen ausreichend großen (30 mm$^2$) und starken (0,7 mm) Adhäsivflügel muss vorhanden sein oder geschaffen werden (vgl. Kap. 29).

- Die Kombination eines Adhäsivattachments (Attachment nach distal) mit einer Adhäsivbrücke (Extensionsglied nach mesial) ist möglich, wenn z. B. mesial eines Eckzahnpfeilers noch ein lateraler Schneidezahn zusätzlich zu ersetzen ist (*Puschmann* und *Kern* 2009).
- Adhäsivattachments eignen sich sehr gut zur Reparatur von vorhandenen Doppelkronenarbeiten, wenn bei Pfeilerzahnverlust eines Doppelkronenankers der daneben verbliebene Nachbarzahn kariesfrei ist (*Cretsi* et al. 2006). Nach Herstellung des Adhäsivattachments wird dessen Matrize in die entsprechend ausgeschliffene Außenkrone des verlorenen Zahnes geklebt.
- Leider gehören Adhäsivattachments nicht zum Leistungsumfang der gesetzlichen Krankenkassen in Deutschland (*Gemeinsamer Bundesausschuss* 2016). Allerdings erhält der Patient inzwischen von vielen gesetzlichen Krankenkassen einen befundorientierten Festkostenzuschuss für die Anfertigung einer Modellgussprothese, während die Adhäsivattachments immer über einen Privatplan mit dem Patienten abgerechnet werden müssen. Im Interesse der Patienten ist es nach Ansicht der Autoren aber anzustreben, dass zukünftig Adhäsivattachments zur Verankerung von Teilprothesen als andersartige Versorgung im Rahmen der Zahnersatzrichtlinien anerkannt werden und damit mittels Festkostenzuschuss bezuschusst werden können.

**Kontraindikationen wie bei Adhäsivbrücken** (siehe Kap. 29.4.2):

- Im Unterschied zu Adhäsivbrücken stellen Lücken mit größerer Spannweite bei Adhäsivattachments keine Kontraindikation dar. Weiterhin kann die Verwendung kariesfreier Pfeilerzähne mit keilförmigen Defekten im Zahnhalsbereich als eine relative Kontraindikation angesehen werden. Bei Zähnen mit Zahnhalsdefekten von mehr als 1 mm Tiefe wird von der Verwendung als Pfeilerzähne für extrakoronale Adhäsivattachments abgeraten.

## 35.6.2 Prinzipien bei Adhäsivattachments

Extrakoronale Adhäsivattachments aus einer CoCr-Legierung stellen – richtige Indikationsstellung und korrektes Vorgehen vorausgesetzt – eine echte Alternative bei der Versorgung des reduzierten Lückengebisses mit abnehmbaren Teilprothesen dar. Folgendes Vorgehen wird empfohlen (*Kern* und *Simons* 1999, *Kern* 2005):

1. Pfeilerzahnpräparation wie für einflügelige metallkeramische Adhäsivbrücken mit je einer konischen approximalen Retentionsrille (vgl. Kap. 29). Approximal wird die Präparation so weit wie möglich extendiert, d. h. im dem Geschiebe gegenüber liegenden Approximalbereich bis knapp vor den approximalen Kontaktpunkt. Die beiden vertikalen Retentionsrillen liegen innerhalb der Flügelpräparation.
2. Ein semipräzises Stabgeschiebe mit Kunststoffgleiteinsatz wird empfohlen, da auftretende Kräfte leicht abgepuffert werden (z. B. Preci Vertix, Alphadent NV, B-Waregem) (Abb. 35-17 und 35-18).
3. Eine Auflagemulde sollte im Klebeflügel eingearbeitet sein. Dies gewährleistet die axiale Übertragung der Kaukräfte direkt auf den Pfeilerzahn. Um exzentrische Belastungen des Stabgeschiebes zu vermeiden, sollte dieses okklusal leicht entlastet (= hohl gelegt) werden.
4. Wenn es die Platzverhältnisse erlauben, sollte eine Umlauffräsung angelegt werden. Diese darf aber den Adhäsivflügel nicht zu stark schwächen (Mindest-

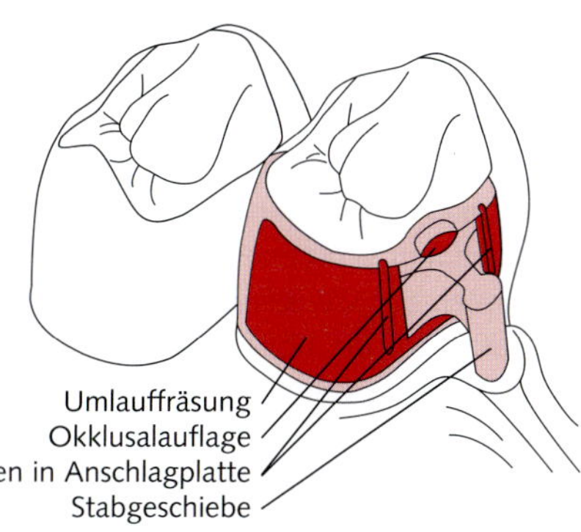


**Abb. 35-17** Schematische Darstellung eines Adhäsivattachments (Stabgeschiebe).

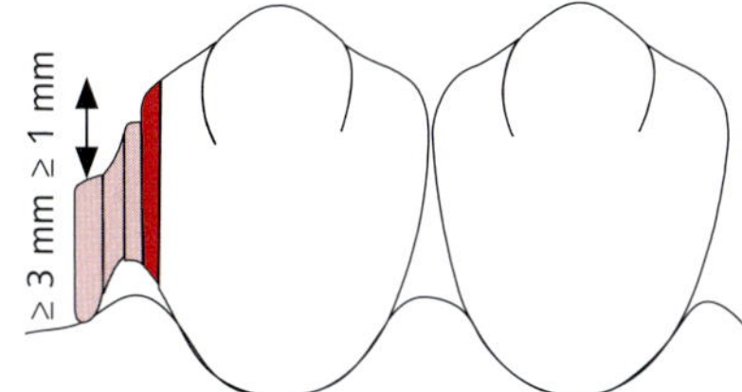


**Abb. 35-18** Das Adhäsivattachment bietet eine Führungsfläche für das Interdentalbürstchen. Das Stabgeschiebe kann bis auf 3 mm gekürzt werden. Okklusal werden mindestens 1 mm Platz für ein unverblendetes Sekundärgerüst (Kaufläche teilweise in Metall), besser aber 2 mm für ein verblendetes Gerüst benötigt.

stärke: 0,7 mm), weswegen auf eine zervikale Hohlkehle der Umlauffräsung verzichtet wird. Auch auf einen Interlock wird aus Platzgründen immer verzichtet.

5. Zwei zusätzliche parallele Rillenfräsungen an der als Führungsfläche gestalteten Approximalfläche des Adhäsivflügels haben Kippmeiderfunktion. Sie dürfen aber dort nur angelegt werden, wenn auch in der Rille die Mindeststärke des Adhäsivflügels von 0,7 mm nicht unterschritten wird, d. h. die approximale Anschlagplatte insgesamt muss um die Tiefe der Rille stärker als 0,7 mm gestaltet werden.
6. Das bis auf 3 mm Höhe kürzbare Stabgeschiebe wird mit direkter Auflage auf dem Kieferkamm modelliert und bietet so eine Führungsfläche für Interdentalbürstchen (Abb. 35-18). Das Modell sollte in dem Auflagebereich ca. 0,5–1 mm radiert werden, um eine spaltfreie Auflage zu gewährleisten. Bei der Gerüstanprobe kann die Stärke der Auflage durch Beschleifen ggf. leicht reduziert werden.
7. Auch der Verbinder zwischen Stabgeschiebe und Adhäsivflügel muss eine Mindesthöhe von 3 mm aufweisen, da bei geringerer Höhe eine Frakturgefahr besteht.
8. Der erste pfeilernahe Ersatzzahn des abnehmbaren Sekundärteils sollte als Pontic gestaltet werden.
9. Die Okklusion sollte auf Kunststoffzähnen sein.
10. Maximale Extension der Prothesensättel, reduzierte Aufstellung der künstlichen Zähne.

Die Herstellung von Adhäsivattachments aus Zirkonoxidkeramik folgt den Erfordernissen bei der Herstellung vollkeramischer Adhäsivbrücken (vgl. Kap. 29 und 30), erfordert aber stärkere Geschiebedimensionen als bei Verwendung von CoCr-Legierungen (*Jagodin* et al. 2019). Bisher existieren jedoch noch keine klinischen Studien zu vollkeramischen Adhäsivattachments.

## 35.7 Langzeitergebnisse mit geschiebeverankerten Teilprothesen

Generell fällt die durchschnittliche Funktionszeit von herausnehmbarem Zahnersatz mit 8 bis 10 Jahren (*Vermeulen* 1984) deutlich geringer aus als die von festsitzendem Brückenersatz, die bei etwa 20 Jahren liegt (*Kerschbaum* 2004). Langzeitergebnisse aus kontrollierten und randomisierten klinischen Studien zu Teilprothesen, die über Präzisionsgeschiebe (Attachments) und andere Verbindungselemente verankert sind, liegen bisher nicht vor. Eine systematische Übersichtsarbeit über klinische Studien mit Teilprothesen konnte keine Meta-Analyse der Ergebnisse mit den unterschiedlichen Verankerungsmitteln (extrakoronale Geschiebe, Doppelkronen, Gussklammern) durchführen, da die Datenlage dafür zu heterogen war (*Moldovan* et al. 2018). Vergleicht man allerdings die publizierten Überlebensraten von über extrakoronale Geschiebe verankerten Teilprothesen mit denen von über Gussklammern verankerten Prothesen, so ergeben sich bezüglich der Überlebensraten keine klinisch relevanten Unterschiede zwischen den Verbindungselementen.

So kamen *Vermeulen* (1984) und *Vermeulen* et al. (1996) in einer Nachuntersuchung an Patienten, die mit unterschiedlichen Formen von herausnehmbarem Zahnersatz versorgt waren, zu folgenden Ergebnissen: Im Oberkiefer mussten nach 5 Jahren bei 25 % und nach 10 Jahren bei 55 % restaurative Maßnahmen durchgeführt werden. Für den Unterkiefer lauteten die entsprechenden Zahlen 35 % bzw. 60 %. Nach 8 Jahren waren noch 50 % der geschiebeverankerten Teilprothesen in situ, wobei Freiendprothesen eine kürzere Halbwertszeit aufwiesen. Damit hatten präzisionsverankerte Teilprothesen eine kürzere Lebensdauer als gussklammerverankerte Teilprothesen, deren Halbwertszeit in dieser Studie erst nach 10 Jahren erreicht war. Frakturen und Korrekturen betrafen vor allem Freiendprothesen: Nach 5 Jahren wiesen 16 % der Prothesen Frakturen auf. Sättel mussten bei Freiendprothesen im Unterkiefer in 71 % (nach 5 Jahren) bzw. 90 % (nach 10 Jahren), im Oberkiefer in 64 % (nach 10 Jahren) korrigiert werden. In 5 % der Fälle wurden die angefertigten Prothesen nicht getragen, wobei zwischen Ober- und Unterkiefer keine Unterschiede bestanden. Hinsichtlich Knochenabbau und Zunahme der Beweglichkeit hatten Pfeilerzähne eine signifikant schlechtere Prognose als homologe, kontralaterale Nichtpfeilerzähne.

Auch in einer retrospektiven, longitudinalen Analyse fanden *Kerschbaum* und *Mühlenbein* (1987) bezüglich der Überlebensraten von herausnehmbaren Prothesen von privatversicherten Patienten keine Unterschiede zwischen mit Gussklammern und mit Geschieben verankertem Zahnersatz. Die Beobachtungszeit betrug 8 bis 9 Jahre.

In einer Nachuntersuchung von 53 über T-Geschiebe verankerte Teilprothesen (mittlere Beobachtungszeit 6,7 Jahre, Zeitspanne der Tragezeit 2 Monate bis 25 Jahre) betrug die Misserfolgsrate nach 5 Jahren 25,7 %, nach 10 Jahren 29,0 % und nach 15 Jahren Beobachtungszeit 53,3 % (*Öwall* 1991, 1995). Diese außergewöhnlich guten Ergebnisse lassen sich möglicherweise mit einem guten Nachsorgeprogramm und der doch relativ kleinen Fallzahl von Teilprothesen mit langer Beobachtungszeit erklären.

In einer retrospektiven Untersuchung an 112 Patienten mit 130 kombiniert festsitzend-herausnehmbaren Restaurationen (mittlerer Beobachtungszeitraum: 6 Jahre) lag die errechnete Erfolgsrate bei insgesamt 61,5 % (*Studer* et al. 1998). Biologische Misserfolge waren mehr als dreimal so häufig wie technische Fehler, dabei ragten Pfeilerzahnfrakturen als dominierender Einzelfaktor heraus (29 Fälle). Ein signifikanter Unterschied in den Überlebensraten bestand in der Art der verwendeten Geschiebe. In der Gruppe sehr starrer Geschiebe (n = 76) betrug die mit der *Kaplan-Meier*-Methode berechnete 8-Jahres-Überlebensrate nur 30,1 %, während sie bei Verwendung weniger starrer Geschiebe (n = 54, Geschiebe individuell gefräst oder mit Plastikeinsätzen) nach dieser Zeit 93,1 % betrug. Zu der Gruppe der weniger starren Geschiebe gehörten allerdings auch Adhäsivattachments, wodurch erklärbar ist, dass in dieser Gruppe deutlich weniger Pfeilerzahnfrakturen auftraten als in der starren Gruppe mit ausschließlich Kronenpfeilern. Leider wurde die Anzahl der Adhäsivattachments in dieser Studie in der Publikation nicht angegeben.

In einer multizentrischen Studie mit 152 behandelten Patienten, an der 14 prothetische Abteilungen deutscher Universitäten beteiligt waren (*Walter* et al. 2001), wurden über Mini-SG-Geschiebe (mit Umlauf und Interlock) verankerte Teilprothesen zur Versorgung beidseitig verkürzter Zahnreihen verglichen mit der Nichtversorgung bei fehlenden Molaren (Therapiekonzept der verkürzten Zahnreihe; *Käyser* 1994). Nach 10 Jahren Beobachtungszeit waren weder bezüglich der Extraktionsraten noch bezüglich der Lebensqualität signifikante Unterschiede zwischen diesen beiden Versorgungsformen nachweisbar (*Walter* et al. 2018, *Reissmann* et al. 2019).

Die Versorgung unilateraler Freiendsituationen mit einer einseitig über ein extrakoronales Geschiebe verankerten Teilprothese (kein transversaler Verbinder, sog. Monoreduktor) scheint mit einer erheblich erhöhten Misserfolgsrate einherzugehen. In einer klinischen Vergleichsstudie mit uni- und bilateral für ein extrakoronale Geschiebe verankerten Teilprothesen betrug nach 5 Jahren die Erfolgsrate der bilateral verankerten Teilprothesen 70 %, die der unilateral verankerten Prothesen aber nur 30 % (*Schmitt* et al. 2011), weshalb der Monoreduktor zur Versorgung einer unilateralen Freiendsituation nicht empfohlen werden kann.

Übersichtsarbeiten über Studien mit Adhäsivattachments liegen bisher nicht vor. Klinische Nachuntersuchungen von mit Adhäsivattachments versorgten Patienten ergaben jedoch ähnlich gute Erfolgsraten wie bei metallkeramischen Adhäsivbrücken (*Marinello* 1991). Daten einer multizentrischen Beobachtungsstudie der Arbeitsgruppe um *Kerschbaum* (persönliche Mitteilung 1999) wiesen nach 7,5 Jahren Beobachtungszeit für Adhäsivattachments eine primäre Erfolgsrate von 78,4 % auf (vgl. *Kern* und *Simons* 1999). Wiederbefestigungen und Neuanfertigungen führten dazu, dass nach dieser Zeit noch über 95 % der Fälle mittels Adhäsivattachment versorgt waren.

Auch verglichen mit anderen Formen des abnehmbaren Zahnersatzes erscheinen die Erfolgsraten von über Adhäsivattachments verankerten Teilprothesen vielversprechend. Diese Erfolgsraten sind nicht niedriger, sondern eher höher als die der herkömmlichen Formen des abnehmbaren Zahnersatzes, so dass dieser Behandlungsmethode – auch unter dem Gesichtspunkt der klinischen Bewährung – eine weitere Verbreitung zu wünschen ist. Leider wird diese minimalinvasive Behandlungsmethode an den deutschen Universitäten häufig nicht im Detail gelehrt (*Wolfart* und *Kern* 2004), was sich innerhalb eines guten Jahrzehnts leider auch nicht geändert hat (*Passia* und *Kern* 2017). Da diese Methode sowohl für Fehler im zahnärztlichen als auch im zahntechnischen Bereich anfälliger ist als konventionelle Verfahren, sollte vor ihrer klinischen Anwendung aber eine adäquate Aus- bzw. Weiterbildung auf diesem Gebiet stattgefunden haben (vgl. Kap. 29).

Zusammenfassend lässt sich feststellen, dass es bislang keinen Nachweis dafür gibt, dass präzisionsverankerter Zahnersatz hinsichtlich der Lebensdauer klammerverankertem Zahnersatz überlegen ist. Verglichen mit klammerverankerten Teilprothesen liegen die Vorteile von präzisionsverankertem Zahnersatz insbesondere in der besseren Ästhetik und in dem höheren Patientenkomfort.

## 35.8 Klinisches und labortechnisches Vorgehen bei konventionellen Geschieben

Nach Anamnese und Befundaufnahme sowie Anfertigung der notwendigen Röntgenaufnahmen (Panoramaschichtaufnahme, Zahnfilm-Status) erfolgt in Ober- und Unterkiefer mit Hilfe von konfektionierten Löffeln eine Situationsabformung mit Alginat. Eine Gesichtsbogenübertragung sowie eine Kieferrelationsbestimmung in zentrischer Kondylenposition schließen sich an. Der Herstellung von Studienmodellen im Labor folgt eine schädelbezügliche Montage dieser Modelle im Artikulator (vgl. Kap. 5). Dort und im Parallelometer findet eine Modellanalyse statt. Wenn die endgültige Diagnose und Planung des weiteren Vorgehens abgeschlossen ist, folgt zunächst die Vorbehandlung (Hygienephase und präprothetische Vorbehandlung), nach deren Abschluss eine Reevaluation der intraoralen Situation.

Die prothetische Phase der Behandlung wird durch ein diagnostisches Wax-up und ein diagnostisches Set-up am Studienmodell eingeleitet. Über das in der Regel additive diagnostische Wax-up wird bei angestrebten Veränderungen im Frontzahnbereich ein Silikonschlüssel gefertigt, der zur Herstellung eines Mock-up verwendet wird (vgl. Kap. 30.21). Set-up und ggf. Mock-up werden am Patienten anprobiert und – falls notwendig – modifiziert, und diese Modifikationen über einen Silikonschlüssel festgehalten. Im Labor schließt sich eine diagnostische Präparation der Pfeilerzähne an, die sich in ihrem Ausmaß am Wax-up bzw. anprobierten Mock-up orientiert. Zum Zwecke der provisorischen Versorgung des Patienten bis zur Eingliederung der neuen prothetischen Arbeit ist in vielen Fällen die Herstellung von Schalenprovisorien oder Drahtklammerprothesen notwendig. Diese werden entsprechend dem anprobierten Mock-up und Set-up gestaltet und dienen so schon zur Austestung aller in der definitiven Arbeit geplanten ästhetischen und funktionellen Veränderungen. Sind keine größeren Veränderungen geplant, kann oftmals aber auch eine bereits vorhandene Prothese nach leichten Modifikationen, wie z. B. dem Anbringen von handgebogenen Klammern oder lokaler Erweiterung nach Extraktionen einzelner Zähne, als Interimsersatz weitergetragen werden. Zusätzlich erfolgt im Labor die Herstellung individueller Löffel für die Abformung der präparierten Zähne und des Kieferkamms.

Die Präparation der Pfeilerzähne wird unter Zuhilfenahme des von Wax-up oder Mock-up erstellten Silikonschlüssels durchgeführt und es folgen Pfeilerzahnabformung, die Auswahl von Zahnfarbe und -form sowie die provisorische Versorgung. Im Labor erfolgt die Herstellung der Arbeitsmodelle und neuer Registrierschablonen. Am Patienten schließen sich dann eine Gesichtsbogenübertragung und eine Kieferrelationsbestimmung in zentrischer Kondylenposition an. Die schädelbezügliche Montage der Arbeitsmodelle (Sägemodell mit Splitcast) im Artikulator sollte durch den Behandler selbst erfolgen. Im Labor werden Wax-up und Zahnaufstellung in Wachs unter Zuhilfenahme der Silikonschlüssel von Set-up und Mock-up ausgeführt, und es werden die Primärteile, d. h. die Kronen mit den darin befindlichen Geschiebeteilen, hergestellt.

Bei der Anprobe der Primärteile am Patienten werden Passung, Randschluss, Konturierung sowie statische und dynamische Okklusion überprüft. Sollten miteinander verblockte Kronen (z. B. ein Frontzahnkronenblock) nicht spannungsfrei sitzen oder schaukeln, kann die Verblockung ggf. an einer geeigneten Stelle mit einer dünnen Trennscheibe getrennt und – sofern die Einzelteile gut passen – intraoral mit einem rückstandslos ausbrennbaren Kunststoff (z. B. Pattern Resin, GC, D-München) neu fixiert werden. Mit einem individuellen Löffel folgt über die Primärteile eine Fixationsabformung mit Polyether-Abformmasse.

Nach dieser Remontageabformung werden im Labor Remontagemodelle und neue Registrierschablonen hergestellt. Die Arbeitsmodelle sollten vorzugsweise mit einem Split-Cast-Sockelsystem ausgestattet sein, um eine spätere Dublierung der Modelle in feuerfestem Modellmaterial (Einbettmassenmodell) zu erleichtern. Wurde eine intraorale Trennung und Neufixierung verblockter Kronen vorgenommen, ist zu überprüfen, ob die parallelen Geschiebeanteile noch parallel sind oder durch Nachfräsung parallelisiert werden können. Ist das nicht möglich, ist die Neuanfertigung der Primärteile nach erneuter Pfeilerzahnabformung notwendig. Eine erneute Gesichtsbogenübertragung und Kieferrelationsbestimmung wird ausgeführt. Anschließend werden die Arbeitsmodelle in den Artikulator montiert.

Im Labor werden die Primärteile keramisch verblendet. Die verblendeten Primärteile werden im Rohbrand am Patienten anprobiert. Danach werden die Keramikverblendungen im Glanzbrand fertig gestellt und ggf. nochmals anprobiert. Die Herstellung des Sekundärteils (Modellgussgerüst) sollte erst erfolgen, wenn keine weiteren Keramikbrände mehr notwendig sind, da bei jedem Keramikbrand Oxidschichten auf dem Metall der Primärteile entstehen, die entfernt werden müssen. Wäre das Sekundärteil zu diesem Zeitpunkt schon hergestellt, würde die Präzision seines Sitzes auf dem Primärteil mit jedem Keramikbrand leiden.

Auf einem Duplikat-Einbettmassenmodell wird das Modellgussgerüst hergestellt und daran werden die Sekundärteile der Geschiebe befestigt.

Die keramisch verblendeten Primärteile und das Modellgussgerüst werden am Patienten anprobiert. Das Gerüst muss spannungs- und schaukelfrei einsetzbar sein. In der Regel sollten die das linke und rechte Geschiebe tragenden Kroneneinheiten nicht miteinander verblockt, sondern als zwei separate Einheiten gestaltet werden (z. B. 13-11 und 21-23 bei Fehlen der lateralen Schneidezähne). Es sollte dann überprüft werden, ob nach Abnehmen der Arbeit von dem Modell der Approximalkontakt zwischen den beiden Einheiten bzw. deren Abstand unverändert bleibt, wenn das Modellgussgerüst auf den Geschieben der Primärteile sitzt. Bei herstellungstechnisch bedingten Spannungen des Modellgussgerüstes verändert sich die Position der beiden Einheiten nach Abnahme der Arbeit vom Modell. In diesen Fällen muss die Arbeit an das Labor zur Korrektur zurückgegeben werden. Lage und Passung der großen Verbinder sowie das Ausmaß der Retention der Geschiebe werden überprüft. Bei kleinen Verbindern ist auf eine parodontal freundliche Gestaltung derselben zu achten. Beim großen Verbinder im Oberkiefer (Transversalband) ist sein spaltfreier Sitz zu überprüfen (Spiegel distal anlegen!), während beim großen Verbinder im Unterkiefer (Sublingualbügel) auf einen ausreichenden Abstand zum Alveolarkamm und dem marginalen Parodontium zu achten ist (vgl. Kap. 31.6). Im Sattelbereich des Modellgussgerüsts muss ein scharfkantiger Übergang zum späteren Sattelkunststoff vorhanden sein.

Sind Gestaltung und Passgenauigkeit von Primär- und Sekundärteilen befriedigend, sollte eine nochmalige Kontrolle der registrierten Kieferrelation und der Modellmontage vorgenommen werden (Registratkontrolle). Dies kann über einen auf den Sattelanteilen angebrachten Wall aus Kunststoff oder extra hartem Wachs geschehen, auf dem die Übereinstimmung der Okklusion im Patienten und im Artikulator überprüft wird. Ggf. muss erneut registriert werden und die Modelle müssen neu montiert werden.

Liegt eine ein- oder beidseitige Freiendprothese vor, so kann, nach entsprechender Vorbereitung der Sättel des Modellgussgerüsts, eine Altered-Cast-Abformung durchgeführt und ein entsprechendes Sekundärmodell hergestellt werden (siehe Kap. 34.12). Dann werden die Zähne in Wachs auf das Modellgussgerüst aufgestellt.

Nach der Wachsanprobe am Patienten, bei der statische und dynamische Okklusion, Ästhetik und Phonetik kontrolliert werden, erfolgt die Fertigstellung in Kunststoff. Bei der Anprobe der fertigen Arbeit werden neben den o. g. Punkten die Retention und die parodontalfreundliche Gestaltung der Gerüstteile überprüft und ggf. angepasst. Nach Zementierung der Primärteile wird der Patient entsprechend der bei Modellgussprothetik gegebenen Hinweise instruiert (Kap. 34.15) und in ein Nachsorgeprogramm aufgenommen (vgl. Kap. 46). Tabelle 35-1 fasst den Behandlungsablauf bei Teilprothesen, die über an Kronen befestigten konventionellen Geschieben verankert sind, nochmals zusammen.

Eine Besonderheit beinhaltet die Instruktion des Patienten zum Ein- und Ausgliedern der Teilprothese, da es aufgrund der extrakoronalen Lage der Geschiebe bei ungeschickter Handhabung zu extremen Hebelkräften kommen kann, die Retentionsverluste und Pfeilerzahnfrakturen zur Folge haben können. Beim Abnehmen der Teilprothese sollte der Patient daher die distalen Prothesensättel pfeilerzahnnah mit zwei Fingern beidseits gleichmäßig senkrecht abziehen und dabei gleichzeitig die Pfeilerzahnkronen mit zwei weiteren Fingern (evtl. den Daumen) okklusal bzw. inzisal gegen den Abzug sichern (Abb. 35-19).

Vor allem bei langen Freiendsätteln mit einem anterioren Kronenblock kann so die Gefahr eines Retentionsverlustes der endständigen Pfeilerzahnkrone vermindert werden. Beim Eingliedern der Arbeit sollte der Patient die Teilprothese direkt auf den Geschieben (und nicht auf den distalen Sätteln) bis in ihre Endposition fügen. Keinesfalls darf er die Teilprothese nur leicht aufsetzen und dann durch Zubeißen in ihre Endlage bringen. Nach entsprechender Instruktion sollte der Patient das Ein- und Ausgliedern vor einem Spiegel unter Anleitung üben.

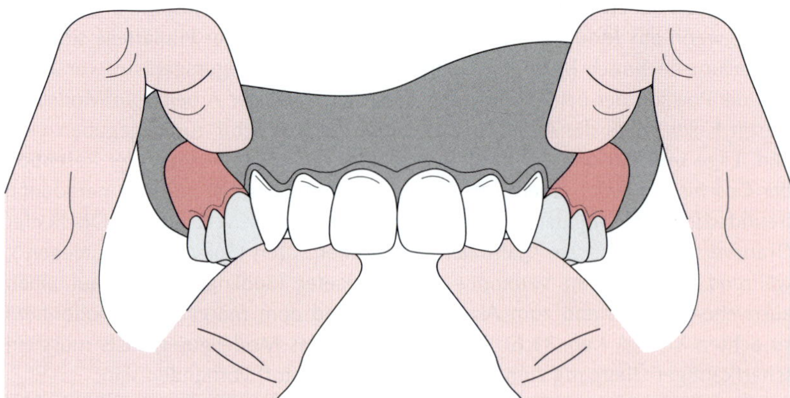

**Abb. 35-19** Beim Abnehmen einer über Präzisionsgeschiebe verankerten Teilprothese sollte der Patient die Pfeilerzahnkronen mit zwei Fingern (evtl. den Daumen) okklusal bzw. inzisal gegen den Abzug sichern.

**Tab. 35-1** Übersicht über das klinische und labortechnische Vorgehen bei konventionellen Geschiebearbeiten.

| Klinik | Labor |
|---|---|
| *Anamnese, Befundaufnahme,* Panoramaschichtaufnahme, Zahnfilm-Status, Situationsabformung mit konfektioniertem Löffel, Gesichtsbogenübertragung, Kieferrelationsbestimmung | |
| | Herstellung von Studienmodellen |
| schädelbezügliche Montage der Studienmodelle im Mittelwertartikulator | |
| Modellanalyse im Artikulator und Parallelometer, *Diagnose, Planung* | |
| *Hygienephase, präprothetische Vorbehandlung, Reevaluation der Vorbehandlung* | |
| | diagnostisches Wax-up und Set-up, ggf. Silikonschlüssel von Wax-up |
| Anprobe von Set-up, ggf. zusammen mit Mock-up auf natürlichen Zähnen, ggf. introrale Silikonschlüssel | |
| | diagnostische Präparation der Pfeilerzähne am Studienmodell, Herstellung von Schalenprovisorien und Drahtklammerprothesen, Herstellung individueller Löffel |
| *Prothetische Phase:* Präparation der Pfeilerzähne, Abformung mit individuellem Löffel, Auswahl von Zahnfarbe und -form, provisorische Versorgung der Pfeilerzähne | |
| | Herstellung des Arbeitsmodells (Sägemodell) und von Registrierschablonen |
| Gesichtsbogenübertragung, Kieferrelationsbestimmung, schädelbezügliches Einartikulieren, Montage im Artikulator | |
| | Wax-up, Set-up, Herstellung der Primärteile (Kronen mit daran befindlichen Geschiebeteilen), Herstellung eines individuellen Löffels über die Primärteile |
| Anprobe der Primärteile, Remontageabformung mit individuellem Löffel (= Fixationsabformung) | |
| | Modellherstellung, Herstellung neuer Registrierschablonen |
| Gesichtsbogenübertragung, Kieferrelationsbestimmung, Modellmontage im Artikulator | |
| | Ausführung der Verblendungen der Primärteile im Rohbrand |
| Anprobe der verblendeten Primärteile im Rohbrand | |
| | Fertigstellung der Verblendung, Duplikatmodell, Herstellung des Modellgussgerüsts (mit Sekundärteilen) |
| Anprobe des Modellgussgerüsts zusammen mit den verblendeten Primärteilen, Registratkontrolle | |
| | Zahnaufstellung in Wachs |
| Anprobe der Wachsaufstellung | |
| | Fertigstellung der Teilprothese in Kunststoff |
| Anprobe der fertigen Arbeit, Eingliederung der fertigen Arbeit | |
| Kontrolle | |
| *Nachsorge* | |

## 35.9 Klinisches und labortechnisches Vorgehen bei Adhäsivattachments

Hinsichtlich Präparation, Abformung, Anprobe und Eingliederung der Adhäsivattachments folgt das Vorgehen in Klinik und Labor prinzipiell dem für einflügelige metallkeramische Adhäsivbrücken beschriebenen Vorgehen (Kap. 29 und 30). Hinsichtlich der verwendeten Geschiebe und der Gestaltung der an Adhäsivattachments verankerten Teilprothesen sind die für konventionelle Geschiebe bzw. Teilprothesen geltenden Kriterien zu berücksichtigen. Im Folgenden werden daher nur wichtige Besonderheiten beschrieben.

Werden mehrere Pfeilerzähne für Adhäsivattachments präpariert, werden die beiden approximalen Retentionsrillen eines jeden Pfeilerzahns jeweils optimal auf diesen selbst ausgerichtet. Daher muss das intraorale Parallelometer in der Regel für jeden Pfeilerzahn neu eingestellt werden bzw. für jeden Pfeilerzahn wird ein Parallelisierungspin individuell ausgerichtet. Dadurch variiert die Einschubrichtung der Adhäsivattachments selbst von Zahn zu Zahn. Davon unabhängig wird die parallele Ausrichtung der Stabgeschiebe und die Festlegung der Einschubrichtung der Teilprothese erst später im zahntechnischen Labor auf dem Meistermodell vorgenommen.

Um eine Teilprothese mit Adhäsivattachments herzustellen, ist kein Sägeschnittmodell erforderlich. Deswegen können auf dem Meistermodell sowohl die Primärteile als auch die Teilprothese mit dem Gerüst und den Sekundärteilen hergestellt werden. Die Bereiche der präparierten Stümpfe müssen dabei mit einem Modellkunststoff (z. B. Picopoly, Picodent, D-Wipperführt) ausgegossen werden. Dies ist deshalb erforderlich, weil Gips keine ausreichende Härte zum Aufpassen der feinen Rillenstrukturen der gegossenen NEM-Adhäsivflügel aufweist.

In der Regel wird ein Duplikatmodell als feuerfestes Einbettmassemodell hergestellt (Blasenfreiheit im Bereich der Adhäsivflügel), dieses an Stelle des Meistermodells in den Artikulator montiert und darauf die Wachsmodellation der Adhäsivattachments erstellt. Dazu wird die ausbrennfähige Patritze des Stabgeschiebes im Bereich der späteren Prothesensättel mit Hilfe eines speziellen Halters des jeweiligen Herstellers im Parallelometer approximal an den jeweiligen Adhäsivflügel parallelisiert angewachst. Über der Patrize des Stabgeschiebes sollten mindestens 1 mm okklusaler Freiraum vorhanden sein, wenn die Kaufläche des Zahnes über dem Geschiebe unverblendet bleiben soll. Für ein verblendetes Gerüst werden mindestens 1,5 mm okklusaler Freiraum benötigt. Anschließend wird durch Setzen der Gusskanäle und Überbettung mit Einbettmasse eingebettet. Dadurch vermeidet man ein notwendiges Abheben der Modellation, was ein Verziehen verhindert und ein blasenfreies Ausfließen der feinen Retentionsrillen sicherstellt. Bevor das nach dem Guss gesäuberte Adhäsivattachment zum ersten Mal auf dem Meistermodell platziert wird, müssen ggf. auf den Flügelinnenseiten vorhandene Gussbläschen sorgfältig entfernt werden. Vorhandene Gussbläschen werden mit einem kleinen Rosenbohrer entfernt. Im Guss reproduzierte Rillen und Retentionsbohrungen, die nun als Positivform vorliegen, dürfen mit dem Bohrer nicht beschädigt oder abgerundet werden, sondern ihre Kontur muss zur Ausnutzung der vollen Retention erhalten bleiben.

Nach labortechnischer Fertigstellung der Adhäsivattachments werden diese am Patienten anprobiert, d. h. der saubere Sitz und die Passgenauigkeit überprüft. Das Stabgeschiebe sollte basal mit leichtem Druck auf der Gingiva aufliegen (vgl. Abb. 35-17 und 35-18). Bei zu starkem Druck (Ischämie der Gingiva verschwindet nicht innerhalb von 3 bis 5 Minuten oder bei Schmerzen des Patienten) muss die Stärke der Auflage entsprechend reduziert werden. Während dieses Behandlungstermins sollte auch mit den auf den Pfeilerzähnen provisorisch eingesetzten Adhäsivattachments die Zahnfarbe bestimmt werden, welche durch die Adhäsivflügel beeinträchtigt sein kann (vgl. Kap. 30).

Da kein Sägeschnittmodell benötigt wird, ist in der Regel keine Fixationsabformung erforderlich und die Teilprothese kann auf dem vorhandenen Meistermodell fertiggestellt werden. Hierzu wird das Meistermodell mitsamt den Adhäsivattachments und den darauf aufgeschobenen Kunststoffgleiteinsätzen in Einbettmasse dupliert und hierauf in üblicher Weise das Modellgussgerüst modelliert. Es empfiehlt sich, vor dem Duplieren über der Patrize des Stabgeschiebes einen Spacer von 0,2 mm aufzutragen, damit sich später das Prothesengerüst nicht auf der extrakoronal angebrachten stabförmigen Patrize exzentrisch abstützt, sondern damit die vertikale Belastung nur über die direkt auf dem Pfeilerzahn angelegte okklusale Auflage erfolgt. Alternativ kann nach der Fertigstellung des Gerüstes das Primärteil auch durch Beschleifen um 0,2 mm reduziert werden.

Ist über der entlasteten Patrize des Stabgeschiebes weniger als 1,5 mm okklusaler Freiraum vorhanden, sollte das Gerüst okklusal unverblendet gestaltet werden. Ist der Freiraum größer, kann das Gerüst so modelliert werden, dass eine okklusale Verblendung möglich ist. Die vestibuläre Fläche wird immer verblendet. Die Gerüstmodellation auf dem Einbettmassenmodell wird dann eingebettet und in CoCr-Legierung gegossen.

Bei der gemeinsamen Anprobe von Adhäsivattachments und Sekundärgerüst sollte eine nochmalige Kontrolle der registrierten Kieferrelation und der Modellmontage vorgenommen werden (Registratkontrolle). Ggf. muss erneut registriert werden und die Modelle müssen neu montiert werden. Nach der Anprobe der Wachsaufstellung am Patienten, bei der statische und dynamische Okklusion, Ästhetik und Phonetik kontrolliert werden, erfolgt die Fertigstellung der Teilprothese mit Prothesenzähnen und Prothesenkunststoff in üblicher Weise. Der erste pfeilernahe Ersatzzahn des abnehmbaren Sekundärteils sollte aus parodontalprophylaktischen Gründen in der Regel als Pontic, d. h. ohne rosa Sattelanteile, gestaltet werden.

Die fertiggestellte Teilprothese wird zusammen mit den Adhäsivattachments hinsichtlich Passgenauigkeit, Retention, Sitz der Teilprothese, statischer und dynamischer Okklusion, Ästhetik und Phonetik kontrolliert und ggf. angepasst. Die adhäsive Befestigung der Adhäsivattachments sollte einzeln unter Kofferdam und ohne aufgesetzte Teilprothese erfolgen. Aufgrund der Retentionsrillen an den Pfeilerzähnen sitzen die Adhäsivattachments so eindeutig und sicher, dass ein Einkleben in einer falschen Position ausgeschlossen erscheint. Bei Freiendsituation empfiehlt sich in der Regel, am endständigen Pfeilerzahn eine Butterfly-Klammer zu verwenden. Die korrekte Positionierung des Adhäsivattachments mit dem auf der Gingiva aufliegenden Stabgeschiebe gegen den Widerstand des ausgespannten Kofferdams sollte vor der Konditionierung der Klebeflächen „trocken", d. h. ohne aufgetragenen Kleber, ebenso geübt werden wie die Reinigung der Adhäsivflügelränder durch die Assistenz. Ist die Spannung des Kofferdams so groß, dass die sichere Positionierung des Adhäsivattachments nicht gewährleistet ist, sollte der Kofferdam mit einer Naht im Bereich des Freiendsattels fixiert werden, um die übermäßige Spannung des Kofferdams zu eliminieren (Achtung: vorherige Aufklärung des Patienten!). Idealerweise erfolgt erst nach dieser Überprüfung der Positionierbarkeit unter Kofferdam die Konditionierung der Klebeflächen der Adhäsivattachments, damit eine Kontamination dieser Flächen ausgeschlossen ist. Die adhäsive Befestigung der Adhäsivattachments folgt dann den in Kap. 29 und 30 für einflügelige Adhäsivbrücken beschriebenen Vorgehen.

Da autopolymerisierende Kleber initial mit jeder Stunde ihrer Aushärtung an Festigkeit gewinnen, sollte die Teilprothese in der Regel nicht am Tag des Einklebens der Adhäsivattachments eingegliedert werden, sondern erst am nächsten

**Tab. 35-2** Übersicht über das klinische und labortechnische Vorgehen bei extrakoronalen Adhäsivverankerungen.

| Klinik | Labor |
|---|---|
| *Anamnese, Befund,* Panoramaschichtaufnahme, Situationsabformung mit konfektioniertem Löffel, Gesichtsbogenübertragung, Kieferrelationsbestimmung, Diagnose, Planung | |
| | Herstellung von Studienmodellen, Modellanalyse<br>• im Artikulator<br>• im Parallelometer<br><br>Definition der Einschubrichtung<br>• der Halteelemente an den Pfeilerzähnen<br>• der Teilprothese, diagnostisches Set-up der fehlenden Zähne |
| Hygienephase, präprothetische Vorbehandlung, Reevaluation der Vorbehandlung | |
| | diagnostische Präparation, Herstellung individueller Löffel |
| *Prothetische Phase:* Präparation am Patienten, definitive Abformung, Gesichtsbogenübertragung, Kieferrelationsbestimmung | |
| | Modellherstellung, Modellmontage im Artikulator, evtl. Set-up (Aufstellung der Prothesenzähne in Wachs) |
| evtl. Einprobe des Set-ups | |
| | Modellation der Adhäsivattachments in Wachs, Ausrichten und Befestigen des Geschiebe-Primärteils, Einbetten, Gießen |
| Einprobe der Adhäsivattachments, Anprobe der Wachsaufstellung | |
| | Herstellung des Modellgusses mit Geschiebe-Sekundärteilen |
| Modellgusseinprobe, Registratkontrolle | |
| | Fertigstellung der Teilprothese in Kunststoff |
| Anprobe der fertigen Arbeit, Konditionierung der Klebeflügel, Einkleben der Adhäsivattachments | |
| am folgenden Tag: Kontrolle und definitives Ausarbeiten, Eingliederung der Teilprothese* | |
| Nachsorge | |

* Die Teilprothese sollte in der Regel erst am folgenden Tag, wenn die Polymerisation des Klebers vollständig erfolgt ist, eingegliedert werden, oder aber der Patient sollte instruiert werden, die Prothese nicht selbst herauszunehmen und sich am nächsten Tag zur Kontrolle und zum Üben des Einsetzens und Herausnehmens in der Praxis vorzustellen.

Tag, wenn der Kleber vollständig durchgehärtet ist. Als risikobehaftete Ausnahme und nur nach Aufklärung und auf Wunsch des Patienten kann die Teilprothese auch am Tag des Einklebens der Geschiebe eingegliedert werden. Dann aber darf der Patient die Prothese nicht selbst aus dem Mund entfernen, sondern soll am nächsten Tag zum Herausnehmen und Üben der Prothesenhandhabung erneut in die Praxis kommen. Initial sollte immer zuerst der schwächste Kunststoffgleiteinsatz (Farbe weiß) des Preci-Vertix-Geschiebes verwendet werden, um dem Patienten die Handhabung der Prothese in der Eingewöhnungsphase zu erleichtern. Nur wenn der Patient bei einem Nachsorgetermin berichtet, dass sich die Prothese unter Funktion löst, sollte der nächst stärkere Matrizeneinsatz (Farbe gelb) verwendet werden.

In Abhängigkeit von den individuellen Verhältnissen sollte jeder mit Adhäsivattachments versorgte Patient im Abstand von jeweils 3 bis 6 Monaten kontrolliert werden. Dabei ist vor allem auf Plaqueablagerungen und Karies im Bereich des Klebeflügelrands sowie auf die okklusalen Verhältnisse im Bereich der Prothesenzähne zu achten und die Passgenauigkeit der Sattelauflagen zu überprüfen. Zusätzlich sollte der okklusale Freiraum zwischen Patrize des Stabgeschiebes und seinem Sekundärteil mittels Disclosing Wax (KerrHawe SA, CH-Bioggio) überprüft werden. Ist dieser verlorengegangen und durch eine ggf. notwendige Unterfütterung nicht wiederherzustellen, sollte das Stabgeschiebe von okklusal leicht (0,2 mm) gekürzt werden, um eine exzentrische Überbelastung des Geschiebes zu verhindern.

Tabelle 35-2 fasst den Behandlungsablauf bei über Adhäsivattachments verankerten Teilprothesen nochmals zusammen.

# Literatur

Cretsi P., Wolfart M., Kern M.: Wiederherstellung von Teilprothesen mittels Adhäsivattachments nach Verlust von Doppelkronenpfeilern. Quintessenz 2006;57:297-305.

Dolder E.: Steg-Prothetik. 4. Aufl. Hüthig, Heidelberg 1974.

Dolder E., Wirz J.: Die Steg-Gelenk-Prothese. Quintessenz, Berlin 1982.

Gemeinsamer Bundesausschuss: Richtlinie des Gemeinsamen Bundesausschusses für eine ausreichende, zweckmäßige und wirtschaftliche vertragszahnärztliche Versorgung mit Zahnersatz und Zahnkronen (Zahnersatz-Richtlinie). Berlin 2016. Aktuelle Version abrufbar unter: http://www.kzbv.de.

Graber G.: Partielle Prothetik. Farbatlanten der Zahnmedizin. Band 3. 2. Aufl. Thieme, Stuttgart 1992.

Jagodin S., Sasse M., Freitag-Wolf S., Kern M.: Influence of attachment design and material on the retention of resin-bonded attachments. Clin Oral Investig 2019;23:1217-1223.

Kassenzahnärztliche Bundesvereinigung: KZBV Jahrbuch 2004. Statistische Basisdaten zur vertragszahnärztlichen Versorgung. KZBV, Köln 2004.

Käyser A.F.: Limited treatment goals – shortened dental arches. Periodontol 2000 1994;4: 7-14.

Kern M.: Einflügelige Adhäsivbrücken und Adhäsivattachments – Innovation mit Bewährung. Zahnärztl Mitt 2005;95:2878-2884.

Kern M., Simons K.: Adhäsivattachments zur Verankerung abnehmbarer Teilprothesen. Zahnärztl Mitt 1999;89:1232-1237.

Kern M., Chaar M.S., Passia N.: Frugale Methoden in der prothetischen Zahnmedizin. Zahnarztl Mitt 2019;109:2398-2404.

Kerschbaum Th., Mühlenbein F.: Longitudinale Analyse von herausnehmbarem Zahnersatz privatversicherter Patienten. Dtsch Zahnärztl Z 1987;42:352-357.

Kerschbaum Th.: Langzeitüberlebensdauer von Zahnersatz. Eine Übersicht. Quintessenz 2004;55:1113-1126.

Koeck B., Grüner M., Werner B.E.: Vergleichende Untersuchung einiger vorgefertigter Verbindungselemente bei paraxialer Belastung. Dtsch Zahnärztl Z 1993;48:622-624.

Körber K.H.: Dynamischer Mechanismus von Parodontium und Gewebsstrukturen unter herausnehmbarem Zahnersatz. Dtsch Zahnärztl Z 1983;38:975-985.

Ludwig K., Kresse T., Kern M.: In-vitro-Untersuchung zum Verschleißverhalten extrakoronaler Geschiebe mit und ohne Schubverteiler. Dtsch Zahnärztl Z 2003;58:597-600.

Moldovan O., Rudolph H., Luthardt R.G.: Biological complications of removable dental prostheses in the moderately reduced dentition: A systematic literature review. Clin Oral Investig 2018;22:2439-2461.

Öwall B.: Precision attachment-retained-removable partial dentures: Part I. Technical long-term study. Int J Prosthodont 1991;4:249-257.

Öwall B.: Precision attachment-retained-removable partial dentures: Part II. Technical long-term study of all attachments. Int J Prosthodont 1995;8:21-28.

Schmitt J., Wichmann M., Eitner S., Hamel J., Holst S.: Five-year clinical follow-up of prefabricated precision attachments: a comparison of uni- and bilateral removable dental prostheses. Quintessence Int 2011;42:413-418.

Studer S.P., Mäder C., Stahel W., Schärer P.: A retrospective study of combined fixed-removable reconstructions with their analysis of failures. J Oral Rehabil 1998;25:513-526.

Vermeulen A.H.: Een decennium evaluatie van partiële prothesen. Med. Habil., Nijmegen 1984.

Vermeulen A.H., Keltjens H.M., van't Hof M.A., Käyser A.F.: Ten-year evaluation of removable partial dentures: Survival rates based on retreatment, not wearing and replacement. J Prosthet Dent 1996;76:267-272.

Walter M., Böning K., Butz F., Hannak W., Kern M., Köpcke W., Luthard R.G., Marré B., Mundt T. et al.: The randomized multicenter study of prosthetic treatment options of the shortened dental arch. In: Merker N., Göpfert P., Kirch W. (Hrsg): Report of the Public Health Research Association Saxony 2000-2001. Roderer, Regensburg 2001.

Walter M.H., Dreyhaupt J., Hannak W., Wolfart S., Luthardt R.G., Stark H., Pospiech P., Mundt T., Kern M., Böning K.W., Wöstmann B., Scheller H., Jahn F., Reinhardt W. et al.: The randomized shortened dental arch study: tooth loss over 10 years. Int J Prosthodont 2018;31;77-84.

Wichmann M., Kuntze W.: Wear behavior of precision attachments. Int J Prosthodont 1999;12:409-414.

# 36 Geschiebeprothetik: Doppelkronensysteme – Einführung

## 36.1 Einleitung

Doppelkronen bestehen prinzipiell aus einer inneren Krone (auch Primärkrone oder Innenanker genannt), die auf dem Pfeilerzahn festzementiert wird, und einer Außenkrone (auch Sekundärkrone oder Außenanker genannt), an der der (in der Regel) abnehmbare Teil des Zahnersatzes verankert ist. Doppelkronen gelten schon seit langem als bewährte Verankerungselemente in der zahnärztlichen Prothetik. Sie werden in erster Linie zur Befestigung von abnehmbaren Teilprothesen und abnehmbaren Brücken verwendet, können aber in seltenen Fällen auch zum Ausgleich von Pfeilerzahndivergenzen bei festsitzenden Brücken indiziert sein (vgl. Kap. 24.4.2).

Doppelkronen erfreuen sich vor allem im deutschsprachigen Raum und in Japan großer Beliebtheit (*Öwall* et al. 1995). So waren im Jahre 2003 mehr als die Hälfte der in Deutschland eingegliederten Teilprothesen über Doppelkronen verankert und drei Viertel aller eingesetzten Präzisionsverankerungselemente waren Doppelkronen (*Kassenzahnärztliche Bundesvereinigung* 2004). Inzwischen gehören im Rahmen der gesetzlichen Krankenversicherung (GKV) jedoch nur noch Doppelkronen auf Eckzähnen und den ersten Prämolaren zu den bezuschussten Präzisionsverbindungselementen für Teilprothesen. Zusätzlich werden Doppelkronen bezuschusst, wenn nur noch ein Restzahnbestand von bis zu drei Zähnen besteht und entweder eine parodontal abgestützte Prothese mit einer Modellgussbasis oder eine Cover-Denture-Prothese (Hybridprothese mit geschlossener Gestaltung) angefertigt wird. Aufgrund dieser Beschränkungen in der Bezuschussung dürfte in den letzten Jahren die Anwendung von Doppelkronen deutlich zu Gunsten von Gussklammern zurückgegangen sein, da letztere für die anderen Fälle die Regelversorgung darstellen. Genauere Zahlen hierzu sind aber nicht mehr verfügbar, da seit 2005 in der GKV nur noch die Befunde nach dem befundkostenorientierten Festkostenzuschuss-System erfasst werden, nicht aber die tatsächlich eingegliederten prothetischen Therapiemittel (*Gemeinsamer Bundesausschuss* 2016).

In anderen Ländern, so z. B. auch in Nordamerika, stellen hingegen über Gussklammern verankerte Teilprothesen schon seit langem die Standardversorgung dar und Doppelkronen werden nur selten zur Verankerung von Teilprothesen herangezogen (*Burns* et al. 1989). Dies erklärt vielleicht, warum in aktuellen angloamerikanischen Prothetiklehrbüchern in der Regel Doppelkronen als Verankerungsmöglichkeit keine Erwähnung finden (*Carr* und *Brown* 2016, *Phoenix* et al. 2008, *Rosenstiel* et al. 2015). Nach *Körber* (1988) können Doppelkronen prinzipiell nach dem Kronenanteil, ihrer Form oder ihrem Haftmechanismus unterschieden werden (Abb. 36-1). Eine Besonderheit stellen sogenannte Ringteleskope dar, bei denen das Außentelekop ohne Okklusalfläche offen als Ring gestaltet ist und daher die Okklusalfläche zum Innenteleskop gehört. Ringteleskope werden in Ausnahmefällen bei endständigen Molaren und vertikalem Platzmangel angewendet. Doppelkronensysteme haben gegenüber anderen Verankerungselementen vor allem Vorteile hinsichtlich Funktionalität und Praktikabilität, während ihre ästhetische Wirkung oftmals unzureichend ist (*Freesmeyer* 1987).

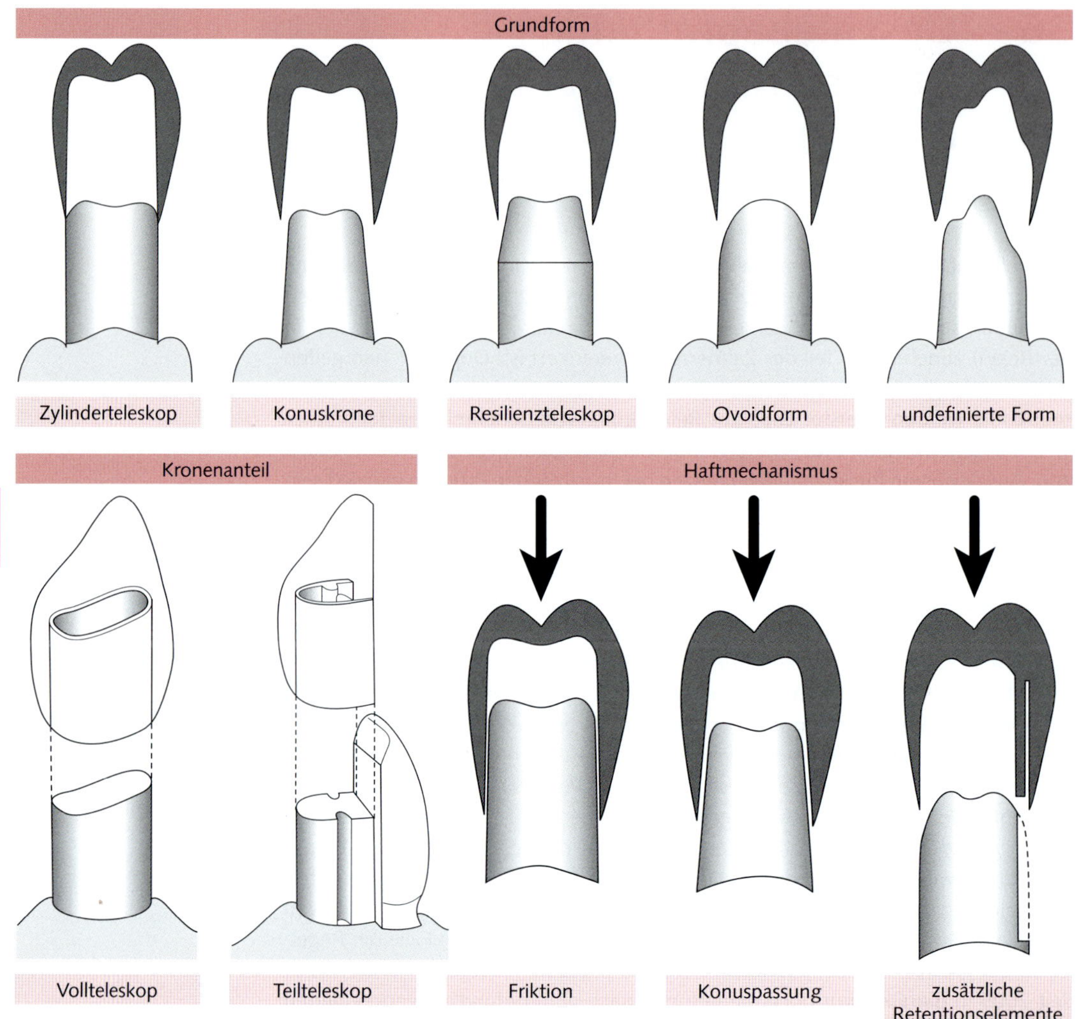


**Abb. 36-1** Einteilung der Doppelkronen nach *Körber* (1988).

## 36.2 Vor- und Nachteile von Doppelkronen

Hauptvorteile der Doppelkronen gegenüber Gussklammern und vielen vorgefertigten Präzisionsverankerungselementen sind die streng körperliche Fassung der Pfeilerzähne sowie die Integrierung von Stütz-, Halte-, Führungs-, Kippmeider- und Schubverteilungsfunktion in einem einzigen Konstruktionselement (*Freesmeyer* 1987, *Körber* 1988, *Kern* 1999). Dadurch, dass keine zusätzlichen Elemente diese Funktionen übernehmen müssen, sind sowohl Planung als auch Herstellung von mit Doppelkronen verankertem Zahnersatz im Vergleich zu anderen Arten des herausnehmbaren Zahnersatzes vereinfacht. Bei gussklammerverankertem Zahnersatz zum Beispiel müssen viele der o. g. Funktionen durch die richtige Planung und Ausführung der Klammern erzielt werden (vgl. Kap. 32 und 33); herkömmliche extrakoronale Geschiebe benötigen eine zusätzliche Umlauffräsung, um eine ausreichende Stütz- und Führungsfunktion zu gewährleisten (vgl. Kap. 35.3). Passgenaue Doppelkronen hingegen erfüllen diese Funktionen optimal.

Ein praktischer Vorteil von Doppelkronen besteht darin, dass durch die unbedingte Abnehmbarkeit des gesamten Zahnersatzes die häusliche Mund- und Prothesenhygiene erleichtert wird. Die erleichterte Hygiene kann vor allem bei behinderten oder älteren geriatrischen Patienten der entscheidende Aspekt für die Anwendung von Doppelkronen sein (*Stark* und *Kern* 2002).

Unter wirtschaftlichen Gesichtspunkten ist die gute Erweiterbarkeit bzw. Umarbeitbarkeit des Zahnersatzes nach Verlust eines oder mehrerer Pfeilerzähne zu erwähnen. Im Gegensatz zu gussklammer- oder geschiebeverankertem Zahnersatz kann nach der notwendigen Extraktion eines Pfeilerzahns die Außenkrone des abnehmbaren Teils direkt am Patientenstuhl mit Kunststoff aufgefüllt und die Arbeit anschließend wieder eingegliedert werden. Die anderen erwähnten Teilprothesen benötigen demgegenüber in der Regel eine aufwändigere Umarbeitung im zahntechnischen Labor.

Hauptnachteile von Doppelkronen sind die kaum vermeidbare Überkonturierung der Pfeilerzähne und ihre damit verbundene unbefriedigende ästhetische Wirkung (*Freesmeyer* 1987). Fertigungstechniken, die eine minimale Schichtstärke der Innenkronen und eine Vollverblendung der Außenkronen ohne breite Metallränder nutzen, haben zu einer ästhetischen Verbesserung von Doppelkronen beigetragen (*Kern* und *Woerner* 1991, *Körber* und *Johnke* 1992, *Kern* 1999).

Die unbedingte Abnehmbarkeit des gesamten Zahnersatzes für die Mundhygiene kann für den Patienten eine psychische Belastung darstellen. Der direkte Anblick der Innenkronen nach Abnahme der Prothese kann sowohl bei dem Patienten selbst als auch bei anderen Personen (z. B. Lebenspartner, Kinder) unangenehme Empfindungen auslösen.

## 36.3 Zylinderteleskope

Zylindrische parallelwandige Hülsenkronen wurden erstmals 1886 von *Starr* für abnehmbare Brücken beschrieben. Vor allem *Häupl* und *Reichborn-Kjennerud* (1929) und *Böttger* (1961) entwickelten diese Verankerungselemente für die Anwendung in der Teilprothetik entscheidend weiter.

Zylinderteleskope ermöglichen im Gegensatz zu Konuskronen eine resiliente Abstützung des Zahnersatzes. In Fällen, wo eine solche bei vitalen Pfeilerzähnen erwünscht ist, können daher sog. Resilienzteleskope verwendet werden (*Hofmann* und *Ludwig* 1973). Es handelt sich hierbei um modifizierte Zylinderteleskope mit Spielpassung und okklusalem Resilienzspielraum zwischen Innen- und Außenkrone (Abb. 36-2).

Die Indikation von resilient verankertem Zahnersatz ist heute umstritten. Es zeigte sich, dass der eingearbeitete Resilienzspielraum aufgrund der Einlagerung der Prothese in der Regel verloren geht, während der Retentionswert dieser Teleskope gering ist. Aus diesem Grunde werden Resilienzteleskope von den Autoren nicht angewendet. Es existieren jedoch keine randomisierten klinischen Studien, die die starre und resiliente Lagerung miteinander verglichen hätten. Daher steht der wissenschaftliche Beweis bis heute noch aus, ob die Art der Lagerung den klinischen Erfolg überhaupt beeinflusst.

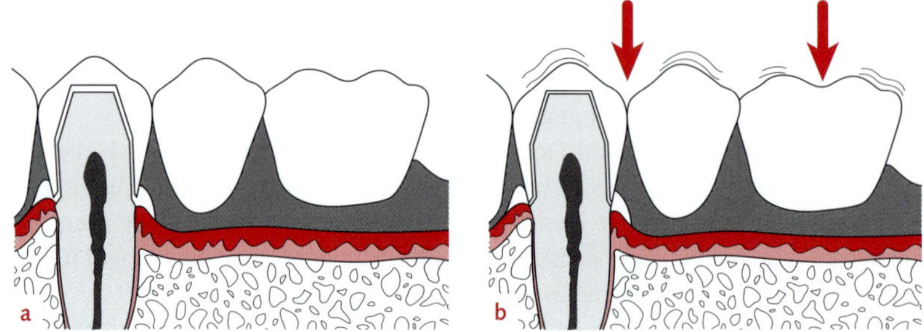


**Abb. 36-2** Resilienzteleskop als Sonderform des Zylinderteleskops. **a** unbelastet; **b** okklusal belastet.

Die hauptsächlichen Nachteile der Zylinderteleskope liegen in der schwierig einstellbaren Friktion, die bei kleinsten Ungenauigkeiten in der zahntechnischen Herstellung zwischen Spiel-, Press- oder Übergangspassung schwankt (*Körber* 1988). Technisch erscheint es unmöglich, dass ein Teleskop beim Einsetzen und Herausnehmen gut gleitet, in der Endlage aber gut haftet, um sich dann beim notwendigen Abnehmen wieder leicht lösen zu lassen. Die praktische Erfahrung zeigt aber, dass passgenaue, korrekt eingestellte Zylinderteleskope trotzdem klinisch langfristig funktionieren. Erklärt werden kann dies u. a. durch Verkantungsphänomene, die schon bei geringen Prothesenbewegungen auftreten und umso stärker sind, je mehr teleskopierende Anker vorhanden sind. Beim Abnehmen einer Teleskop-Prothese muss der Patient daher gefühlvoll alternierend im Bereich der verschiedenen Doppelkronen an der Prothese im Sinne einer „slide and slip"-Bewegung ziehen. Da diese Verkantungsphänomene auch beim Einsetzen der Teilprothesen auftreten, müssen die Patienten eine höhere manuelle Geschicklichkeit aufweisen als bei konisch gestalteten Doppelkronen (*Körber* 1968; *Körber* 1988). Durch den langen Führungsweg während der Ein- und Ausgliederung von Zylinderteleskopen ist zudem theoretisch mit einer höheren Materialabnutzung und damit einem höheren Haftkraftverlust zu rechnen als bei anderen Doppelkronenarten. Allerdings zeigen Laboruntersuchungen, dass Zylinderteleskope nicht in jedem Fall schneller ihre Haftkraft verlieren als z. B. Konuskronen (*Geginat* 1978, *Ohkawa* et al. 1990). Aufgrund der technischen Schwierigkeiten bei der exakten Einstellung der Haftkraft von Zylinderteleskopen scheint deren Funktionsfähigkeit stärker vom handwerklichen Geschick und der Erfahrung des jeweiligen Zahntechnikers abhängig zu sein als bei anderen Doppelkronensystemen.

Deutliche Fortschritte sind in den letzten Jahren bei der CAD/CAM-basierten Herstellung von Zylinderteleskopkronen erzielt worden. Da optische Scanner taktilen Scannern in ihrer Genauigkeit immer noch unterlegen sind, bietet ein sog. Hybridscanning-System, welches aus einem optischen Scanner für das Abscannen der Arbeitsmodelle und einem taktilen Scanner (Renishaw Scanner DS, Schütz Dental, D-Rosbach) für das mechanische Scannen der fertiggestellten hochglänzenden Innenteskope besteht, momentan die besten Ergebnisse, um dann mittels CAD-Frässystemen hochpräzise Zylinderteleskope aus Titan oder NEM-Legierungen zu fräsen.

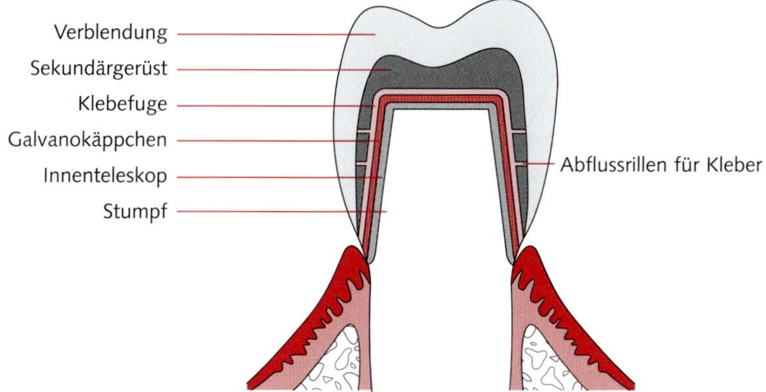


**Abb. 36-3** Galvanoteleskop. Die Außenkrone besteht aus einem in ein Sekundärgerüst eingeklebtes Galvanokäppchen.

## 36.4 Galvanoteleskope

Eine innovative Entwicklung stellen die sog. Galvanoteleskope dar, bei denen nach Herstellung des Innenteleskops ein Feingoldkäppchen mit Hilfe der Galvanotechnik direkt auf die Innenkrone aufgalvanisiert wird (*Diedrichs* und *Rosenhain* 1991, *Wirz* und *Hoffmann* 1999). Das dünne und relativ weiche Galvanokäppchen muss durch Einkleben in ein Sekundärgerüst aus NEM- oder extraharter EM-Legierung stabilisiert werden und stellt daher eine Art intermediäre Krone dar (Abb. 36-3). Wichtig ist, dass das Galvanokäppchen vollständig zirkulär und bis in den Randbereich vom Sekundärgerüst gefasst ist, da sich nicht gefasste Anteile des Käppchens unter den intraoralen Belastungen deformieren und zum Abplatzen von Verblendungen und zum Funktionsverlust des Galvanoteleskops führen können. Von einer von anderen Autoren empfohlenen labialen Fensterung des Sekundärgerüstes (*Weigl* 1999) wird daher ausdrücklich abgeraten. Als Abflussrillen für den Kleber werden lediglich dünne horizontale Schlitze in dem Sekundärgerüst angelegt.

Die Passgenauigkeit derartiger Galvanokäppchen ist deutlich besser als die von gegossenen Außenkronen. Dadurch entfällt das bei gusstechnisch hergestellten Zylinderteleskopen erforderliche schwierige und zeitaufwendige Einstellen der Haftung. Die mit weichem Feingold belegten Haftflächen der Galvano-Teleskope führen zu einem sanften Gleiten beim Lösen und Fügen der Teilprothesen.

Durch die Verklebung der Galvanokäppchen mit der Sekundärkonstruktion kann auf Gerüst-Lötungen verzichtet werden und herstellungsbedingte Spannungen zwischen den Doppelkronen werden vermieden. Besonders im Bereich der Implantatprothetik (vgl. Kap. 44.4) kann durch intraorale Verklebung der Galvanokäppchen ein spannungsfreier Sitz der gesamten Restauration erreicht werden (sog. „Passive Fit"). Im Gegensatz zu den Primärteilen für Zähne, die parallele Wände aufweisen können, müssen die Primärteile für Implantate mit 1–2° leicht konisch gestaltet werden, da auf dem Modell parallel gefräste Primärteile aufgrund von Abform- und Modellfehlern im Munde häufig leicht disparallel wären. Bei zahngetragenen Galvanoteleskopen führen solche kleinen Ungenauigkeiten – die im Übrigen auch bei anderen Doppelkronensystemen auftreten – zwar zu initialen Spannungen, die aber durch Adaptationsvorgänge im Parodontium (kieferorthopädische Wirkung) innerhalb weniger Tage ausgeglichen werden.

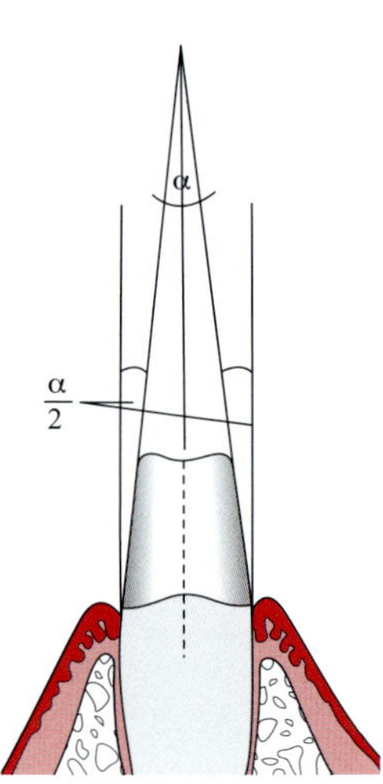


Abb. 36-4 Konuswinkel α/2 als Hälfte des Kegelwinkels.

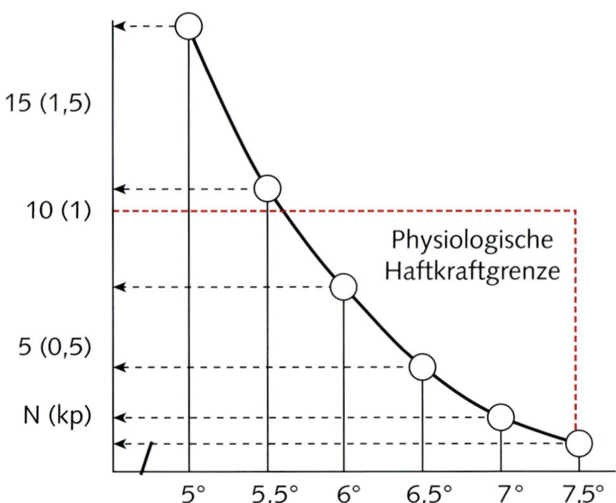


Abb. 36-5 Abhängigkeit der Haftkraft von Konuskronen vom Konuswinkel α/2 bei hochgoldhaltigen Legierungen (nach *Körber* 1988).

Galvanoteleskope werden in Kombination mit herkömmlichen metallischen Innenkronen verwendet, können aber auch mit vollkeramischen Primärkronen kombiniert werden; und auch eine konische Gestaltung der Innenkronen scheint möglich (*Weigl* et al. 1996). Für konische Primärkronen (s. u.) wurde die Kombination von Glaskeramik für den Innenkonus und Galvanofeingold für den Außenkonus als besonders geeignet angesehen (*Weigl* et al. 1996).

Der Nachteil der galvanischen Doppelkronen liegt in ihrem nochmals erhöhten Platzbedarf, der durch das 0,2 mm dicke intermediäre Galvanokäppchen und die zusätzliche Klebefuge bedingt ist.

## 36.5 Konuskronen

Aufgrund der vielfältigen praktischen und technischen Probleme mit parallelwandigen Zylinderteleskopen wurden von *K.-H. Körber* im Jahre 1968 konische Doppelkronen eingeführt. Ihre Hauptvorteile liegen in einer gut bestimmbaren Haftkraft der Anker, einer geringen Abnutzung der Haftflächen und einer leichten Handhabung für den Patienten (*Körber* 1988). Die Haftkraft von Konuskronen ist bei Verwendung einer bestimmten Legierung in erster Linie durch den Konuswinkel definiert. Unter dem Konuswinkel versteht man die Hälfte des Kegelwinkels, der sich aus den zwei einander gegenüber liegenden konischen Wänden ergibt (Abb. 36-4). Bei hochgoldhaltigen Legierungen wird der Sollwert der Haftkraft von ca. 5 bis 10 N bei einem Konuswinkel von ca. 5 bis 6° erreicht (*Lenz* 1983, *Körber* 1988) (Abb. 36-5).

Dadurch, dass sich Primär- und Sekundärkrone beim Lösen nahezu ohne Reibung voneinander trennen, sind die Reibungsphänomene der Kronen zwischeneinander sowie Verkantungseffekte minimiert. Das Verhältnis von Löse- zu Fügekraft (L/F) bei einem bestimmten Konuswinkel wird in erster Linie von dem dimensionslosen legierungsspezifischen Haftkoeffizienten $\mu 0$ und der Wandstärke der Außenkrone bestimmt, während die Größe der Kontaktfläche nur einen geringen Einfluss hat (*Stenzel* et al. 1980; *Lenz* 1982, 1983). Das Verhältnis L/F beträgt für Restaurationen von klinisch relevanter Dimensionierung etwa 1:3. Praktisch folgt hieraus, dass eine Konuskronenrekonstruktion nur dann ausreichend halten kann, wenn sie zuvor mit einer ausreichenden Fügekraft eingesetzt wurde. Diese Erkenntnis ist vor allem bei Konuskronen im Oberkieferfrontzahnbereich wichtig, bei denen nur durch ein festes Andrücken der Konuskronen-Prothese mit der Hand eine ausreichende Haftung gewährleistet ist, da die Kaukräfte hier in der Regel nicht axial wirken.

Ein weiterer Vorteil der Konuskrone besteht darin, dass bei einem geringen okklusalen Freiraum zwischen Primär- und Sekundärkrone die Haftkraft durch geringe herstellungsbedingte Ungenauigkeiten – im Gegensatz zum Zylinderteleskop – nicht beeinflusst wird. Dieser okklusale Freiraum beträgt bei richtiger Herstellungsweise 20–40 µm und ermöglicht eine Verkeilung der vertikalen Wände von Innen- und Außenkrone, ohne dass sich die horizontalen Flächen berühren. Durch die konische Gestaltung der vertikalen Wände findet die Verkeilung von Innen- und Außenkrone erst statt, wenn die Außenkrone ihre Endposition nahezu erreicht hat. Theoretisch ist die Materialabnutzung dadurch im Vergleich zum Zylinderteleskop verringert.

Trotzdem wurde gezeigt, dass auch die Haftkraft (= Lösekraft) von Konuskronen im Laufe einer längeren Tragezeit (bei gleicher Fügekraft) abnimmt (*Böttger* 1978, *Stenzel* et al. 1980). Wurde die Haftkraft aber anfänglich im oberen physiologischen Bereich eingestellt, dann ist diese Abnahme klinisch in der Regel unbedeutend.

Nachteile der Konuskronen sind, dass Langzeiterfahrungen nur mit hochgoldhaltigen Legierungen vorliegen und dass eine ästhetische Gestaltung der Kronenkontur und des zervikalen Abschlussrands schwierig ist.

## 36.6 Doppelkronen mit zusätzlichen Retentionselementen

Die Anwendung von Stiftchen zur Verbesserung der Friktion von parallelen Teleskopen ist schon seit längerer Zeit bekannt (*Böttger* 1961, *Böttger* und *Gründler* 1978). In Zusammenhang mit den Kostendämpfungsgesetzen in den 1980er Jahren und der damit häufigeren Verwendung von Nichtedelmetal-Legierungen (NEM) auch für Doppelkronen gewann der Einsatz von Friktionsstiften zum Erreichen einer exakt einstellbaren Haftkraft von NEM-Doppelkronen vermehrt an Bedeutung (*Weber* et al. 1988, *Weber* 1989), denn aufgrund der spezifischen gusstechnischen Probleme der NEM-Legierungen und der erschwerten Kaltbearbeitung war die Einstellung einer genauen Friktion erschwert und mehr zufallsbedingt (*Weber* et al. 1988, *Müller* 1990). Da die ausgeprägten Oxidschichten dieser Legierungen nach dem Guss entfernt werden müssen, war gusstechnisch die für den Halt von Konuskronen oder Zylinderteleskopen wichtige exakte Passung nur schwer erreichbar. Mittels der Funkenerosionstechnik ist es möglich, nach dem Aufpassen der Sekundärteile auf die Innenkronen ca. 0,7 bis 0,9 mm dicke parallele Kanäle in die Restauration zu erodieren, die als Rillen je zur Hälfte in der Außenwand der Innenkrone und der Innenwand der Außenkrone liegen. In die Rillen der Außenkronen werden dann entsprechend dimensionierte (evtl. geschlitzte) Friktionsstifte eingelötet (Abb. 36-6). Vorteile ergeben sich dadurch

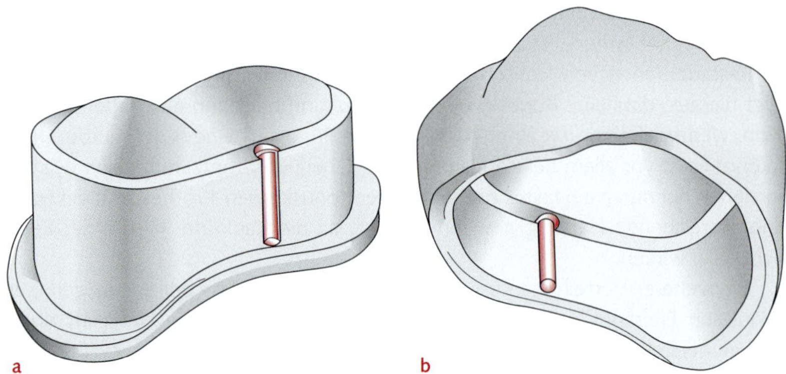


**Abb. 36-6** Doppelkronen mit Friktionsstiften. **a** Innenkrone mit Führungsrille; **b** Außenkrone mit geschlitztem Friktionsstift (Innenansicht).

für die Einstellbarkeit der Friktion und für die Dimensionierung der Innenkronen. Diese benötigen nur noch eine relativ kleine Fläche, die (im Approximalraum) parallel gestaltet werden muss. Dadurch können die übrigen Kronenanteile entsprechend der Form des Zahnstumpfs minimal dünn gestaltet werden.

Weitere Möglichkeiten zur Verbesserung der Retention von Doppelkronen bestehen in der Anwendung von Retentionselementen, die in Mulden an der Innenkrone einschnappen. Auch diese Methoden wurden schon früh für Zylinderteleskope (*Hofmann* und *Körber* 1961) und für Resilienzteleskope mit Spielpassung beschrieben (*Lehmann* 1971).

Ein modernes Beispiel hierfür stellen vorgefertigte Retentionselemente dar, bei denen z. B. federnd gelagerte Kügelchen in entsprechende Retentionskuhlen an den Innenkronen einschnappen (TK-Snap-System, Si-tec, D-Herdecke; Abb. 36-7). Da diese Elemente konstruktionsbedingt alleine eine gute Retention liefern, können die Doppelkronen mit Spielpassung hergestellt werden. Dadurch kann das Sekundärgerüst mit den Außenkronen und den Verbindungselementen aus einer Legierung im Einstückguss hergestellt werden (*Lehmann* et al. 1996). Bei diesen sog. „Marburger Doppelkronen" kann auf Lötungen oder andere Verbindungstechniken zum Modellgussgerüst ganz verzichtet werden. Durch Verwendung derselben Legierung für die Doppelkronen und das Modellgussgerüst werden unerwünschte elektrochemische Vorgänge, die durch die Verwendung verschiedener Legierungen in der Mundhöhle verstärkt ablaufen können, minimiert.

Bei dieser Technik ist auch eine resiliente Lagerung der Prothese möglich, indem die Retentionskuhlen in Einschubrichtung oval gestaltet werden. Der Einrasteffekt derartig retentiv verankerter Teilprothesen hat für die Patienten den positiven Nebeneffekt, dass sie beim Einsetzen der Teilprothese das Einschnappen der Elemente spüren, was als angenehm empfunden wird und in der Regel ein Gefühl der Sicherheit gibt. Solche Elemente können auch nachträglich eingebaut werden und so die Funktionstüchtigkeit von Doppelkronenprothesen mit verloren gegangener Retention wiederherstellen.

Die Entwicklung hochpräziser CAD/CAM-Technologien mit gefrästen Innen- und Außenkronen ermöglicht inzwischen die Herstellung präzise passender Doppelkronen und macht dadurch den zahntechnisch aufwendigen Einbau zusätzlicher Retentionselemente zunehmend verzichtbar (vgl. Kap. 36.3).

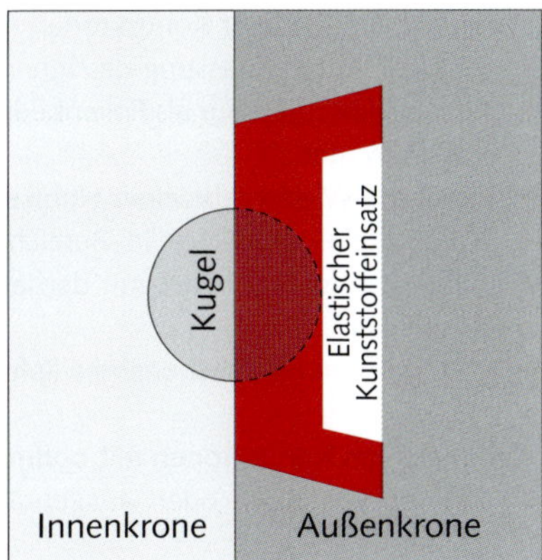


**Abb. 36-7** Funktionsprinzip der Retentionskügelchen.

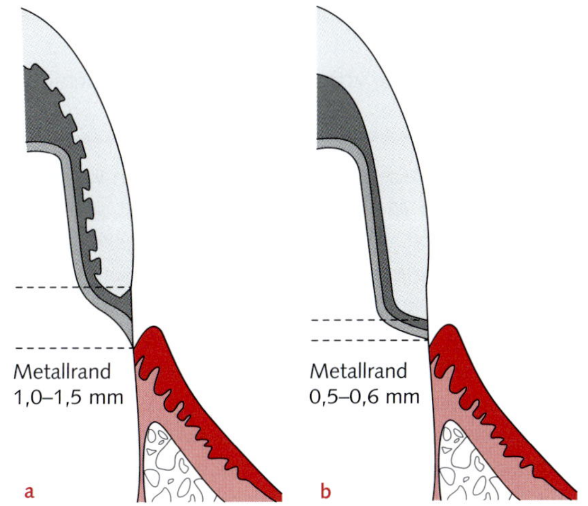


**Abb. 36-8** Verblendete Konuskronen. **a** nach *Körber;* **b** modifiziertes Design.

# 36.7 Verblendung von Doppelkronen

Generell ist die ästhetische Gestaltung von Doppelkronen aufgrund ihrer Gesamtschichtstärke durch das doppelte Kronengerüst und die zusätzliche Verblendung erschwert. *Körber* (1988) gab für die Gestaltung von verblendeten Konuskronen Empfehlungen, deren Hauptmerkmal die labiale Ausführung der Kronengerüste mit minimaler Schichtstärke ist (Abb. 36-8a). Durch die geforderte Metallumfassung des Innenkonus ergibt sich ein Metallrand von deutlich über 1 mm Gesamtbreite. Ein so breiter Metallrand wird sichtbar sein, wenn man die aus parodontalprophylaktischen Gründen erhobene Forderung erfüllen will, dass der Kronenrand im ästhetisch wichtigen Bereich maximal 0,5 bis 1 mm subgingival angelegt werden darf. Ein sichtbarer Metallrand z. B. in der Oberkieferfront kann nicht befriedigen. Daher sollten verblendete Doppelkronen in einem modifizierten Design (Abb. 36-8b) hergestellt werden (*Kern* und *Woerner* 1991), das in der nachfolgenden Aufzählung für Konuskronen zusammengefasst ist, aber auch für andere Doppelkronenarten entsprechend verwendet werden kann.

Merkmale verblendeter Konuskronen nach *Körber* (1988) (Abb. 36-8a):

- vertikale Randumfassung des Innenkonus von ca. 1,0 bis 1,5 mm
- labialer Abschnitt nur als Folienbedeckung des Stumpfes in Mindestgussstärke von 0,25 mm
- deutliche Wiedergabe einer Hohlkehlung im Innenkonus
- Konuswinkel verkleinert im Bereich 4–5° je nach Flächenverlust
- Orale Umfassung bildet mit der labialen Unterhälfte den vorgegebenen Konuswinkel.
- Den größten Haftflächenanteil liefern die Approximalflächen.

Merkmale von Konuskronen mit optimierter Ästhetik (Abb. 36-8b):

- Stufenpräparation oder ausgeprägte Hohlkehlpräparation (labial 1,0 bis 1,2 mm)
- Innenkonus labial mit nachgefräster Stufe ohne Randumfassung
- verkleinerter Konuswinkel im Bereich von 4°
- Anwendung mechano-chemischer Verbundsysteme für die Verblendung der Außenkrone (Verzicht auf Makroretentionen in ästhetisch wichtigen Bereichen)
- Vollverblendung von Front- und Seitenzähnen mit Komposit-Verblendkunststoffen

Die auf diese Weise gestalteten Konuskronen weisen einen insgesamt ca. 0,5 bis 0,6 mm breiten Metallrand auf. Dieser lässt sich in ästhetisch wichtigen Bereichen subgingival „verstecken". Es wurde gezeigt, dass der Randschluss solcher Innenkronen klinisch besser als 50 µm sein kann, obwohl es sich um gegossene Restaurationen auf einer Stufenpräparation handelt, für die im Allgemeinen eine Abschrägung der Stufe gefordert wird (*Kern* et al. 1993).

Somit scheint die klinische Passgenauigkeit dieser modifizierten Innenkonuskronen kein Problem darzustellen. Die Vollverblendung von Konuskronen, d. h. der Verzicht auf eine Schneidekantenumfassung zum Schutz des Kunststoffs und stattdessen eine Kauflächengestaltung in Kunststoff, erscheint durch die Entwicklung hochabrasionsfester Verblendungskunststoffe auf Kompositbasis möglich. Deren Abrasionswerte sind deutlich geringer als die der frühen PMMA-Verblendkunststoffe und liegen teilweise schon in der Größenordnung von Zahnschmelz (*Kern* et al. 1999, *Mehl* et al. 2007). Wie die Prothesenzähne aus Kunststoff, so erreichen aber die meisten Verblendkunststoffe noch nicht die Abrasionsfestigkeit von Zahnschmelz (*Ghazal* et al. 2008).

Die Verwendung mechano-chemischer Verbundsysteme lässt einen Verzicht auf ästhetisch nachteilige Retentionsperlen oder eine zervikale Randumfassung in Metall (Uhrglasfassung) möglich werden. Das gleiche Prinzip zur Gestaltung der Verblendungen kann auch für Doppelkronenverankerungen mit zusätzlichen Retentionselementen eingesetzt werden. Nach den Ergebnissen von Laboruntersuchungen (*Gilde* et al. 1988, *Lenz* et al. 1978, *Ludwig* und *Blum* 1992) wäre auch die keramische Verblendung von Konuskronen technisch möglich. Praktische Überlegungen, wie die erhöhte Bruchgefahr insbesondere nach dem Herausnehmen der Teilprothese zur Reinigung und schwierige Reparaturmöglichkeiten, sprechen jedoch gegen eine Anwendung in der täglichen Praxis.

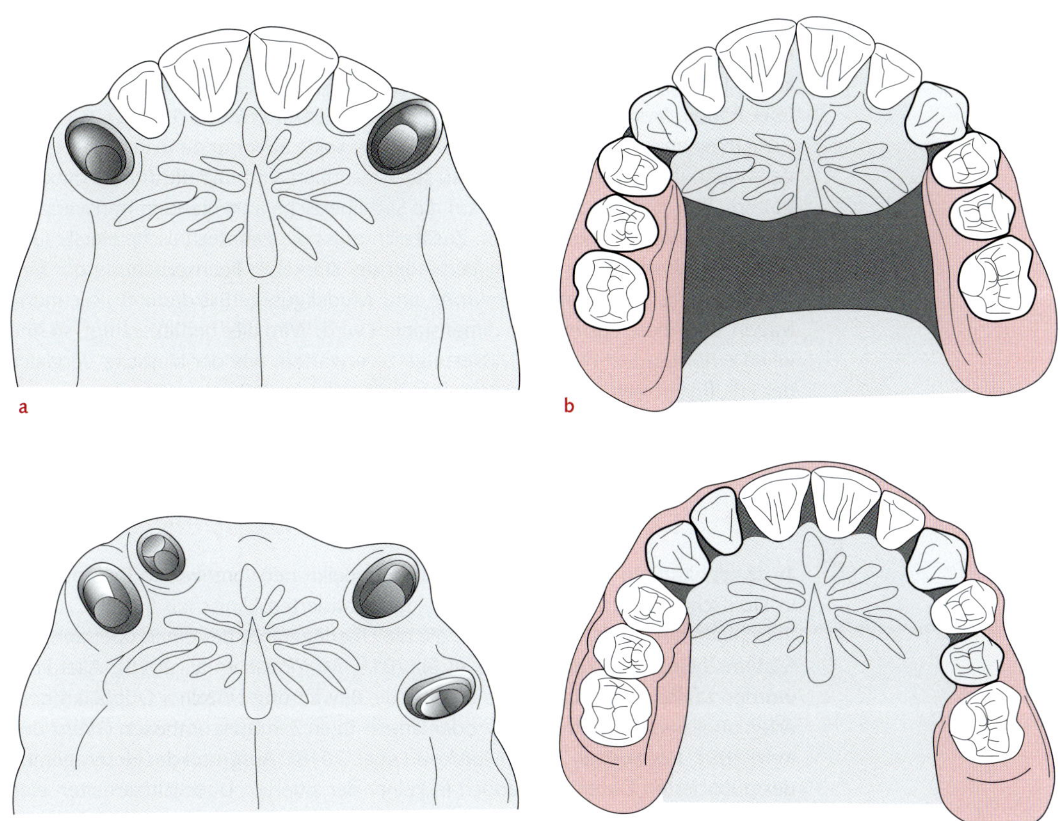


Abb. 36-9 Gestaltung des Modellgussgerüsts bei mit Doppelkronen verankertem Zahnersatz im Oberkiefer. **a** Ist bei Doppelkronen ein prothetisch nicht einbezogener Restzahnbestand vorhanden, **b** kann auf einen großen Verbinder nicht verzichtet werden. **c** Werden bei geringem Restzahnbestand alle Zähne mit Doppelkronen versorgt, **d** ist ein großer Verbinder oft nicht notwendig.

## 36.8 Gestaltung des Modellgussgerüsts bei Doppelkronen

Die großen Verbinder (Palatinalband, Sublingualbügel) haben bei mit Doppelkronen verankertem abnehmbarem Zahnersatz prinzipiell die gleiche Aufgabe wie bei den übrigen Formen des teilprothetischen Zahnersatzes, nämlich die verschiedenen Sattelanteile der Teilprothese miteinander zu verbinden. Im Oberkiefer erfüllt das Transversalband zudem die Funktion einer transversalen Versteifung. Die Ausführung der großen Verbinder bei mit Doppelkronen verankertem Zahnersatz folgt daher den in Kap. 32 dargestellten Prinzipien.

In bestimmten Fällen sind jedoch Ausnahmen möglich: Werden bei nur noch geringem Restzahnbestand alle Zähne, die die verschiedenen Sattelanteile voneinander abgrenzen, mit Doppelkronen versorgt, so kann auf große Verbinder verzichtet werden, da die mit den Doppelkronen verbundenen unterfütterbaren Gerüstretentionen diese Verbindung bereits herstellen (Abb. 36-9a bis d). Die denkbare Befürchtung, dass bei Verzicht auf ein transversales Palatinalband im Oberkiefer die transversale Versteifung des Zahnersatzes zu sehr verringert werde, wird dadurch entkräftet, dass im Unterkiefer aus anatomischen Gründen auf einen transversal verlaufenden Verbinder verzichtet werden muss, ohne dass Unterkiefer-Teilprothesen dadurch klinisch zu wenig Stabilität aufweisen oder Berichte über höhere Misserfolgsquoten vorlägen (*Walther* und *Heners* 1989).

Auf einen großen Verbinder im Oberkiefer sollte aber nur dann verzichtet werden, wenn die Kieferkämme nicht zu stark resorbiert sind und die Tubera maxillae gut erhalten sind, so dass sie die auf die Sattelbereiche auftretenden transversalen Schubkräfte aufnehmen können. Zusätzlich muss die zahntechnische Herstellung von Teilprothesen ohne großen Verbinder der stärkeren Beanspruchung der Verbindungsstelle zwischen Außenkrone und Modellgussgerüst dadurch Rechnung tragen, dass diese ausreichend dimensioniert wird. Wird dies berücksichtigt, so sind keine erhöhten technischen Misserfolge zu erwarten, wie der klinische Vergleich der Häufigkeit von Gerüstfrakturen bei Teilprothesen mit oder ohne Transversalbügel ergab (*Heners* 1990).

## 36.9 Langzeitergebnisse mit Doppelkronen

Trotz der häufigen Verwendung von über Doppelkronen verankerten Teilprothesen in Deutschland existieren bisher keine randomisierten klinischen Studien zu den verschiedenen Doppelkronenarten, die die Überlegenheit des einen oder anderen Systems belegen würden (*Koller* et al. 2011, *Moldovan* et al. 2018). Allerdings wurden zahlreiche klinische Studien über die Bewährung einzelner Doppelkronenarten publiziert, die einen mittel- oder langfristigen Zeitraum umfassen (*Wenz* und *Kern* 2007, *Koller* et al. 2011, *Moldovan* et al. 2018). Aufgrund der Heterogenität der publizierten Daten war jedoch in keiner der zitierten Übersichtsarbeiten eine quantitative statistische Auswertung im Sinne einer Meta-Analyse möglich.

Eine klinische Nachuntersuchung an Teleskop-Prothesen umfasste 85 Patienten mit 105 Teilprothesen, die fast ausschließlich über Zylinderteleskope verankert waren (*Nickenig* und *Kerschbaum* 1996). Nach 5-jähriger Tragezeit waren 2 % der Teilprothesen erneuert worden, nach 8 Jahren bereits 15 %. Der Pfeilerzahnverlust betrug nach 5 Jahren 5 %, nach 8 Jahren aber schon 18,6 %. Nach 8 Jahren waren 38 % der Teilprothesen bzw. 45 % der Patienten von mindestens einem Pfeilerzahnverlust betroffen. Innerhalb von 8 Jahren Tragezeit lösten sich 14 % der Teleskopkronen und mussten rezementiert werden.

Auch in einer prospektiven klinischen Langzeitstudie über bis zu 10 Jahren mit 92 Patienten wurde die Bewährung von 105 Teleskop-Prothesen, die an 299 Pfeilerzähnen verankert waren, untersucht (*Mock* et al. 2005). Die nach der *Kaplan-Meier*-Methode errechnete Überlebenswahrscheinlichkeit für den Erhalt aller Zähne lag nach 5 Jahren bei 86,3 % und nach 10 Jahren bei 72,4 %. Signifikant geringere Überlebensraten lagen bei Deckprothesen, Unterkieferprothesen sowie bei weniger als vier Pfeilerzähnen vor.

In einer weiteren klinischen Nachuntersuchung an Teleskop-Prothesen wurden 463 Patienten mit 554 Teilprothesen erfasst, die zu 94,6 % ausschließlich über Zylinderteleskope und zu 5,4 % mit Zylinderteleskopen und Gussklammern verankert waren (*Wöstmann* et al. 2007). Die nach der *Kaplan-Meier*-Methode errechnete Überlebenswahrscheinlichkeit der Teilprothesen bzw. Pfeilerzähne betrug 95,1 % bzw. 95,3 % nach 5-jähriger Tragezeit, aber nur noch etwa 50 % bzw. 78 % nach 10-jähriger Tragezeit. Insgesamt benötigten 26,9 % der Teilprothesen Verblendungsreparaturen und bei 20,6 % mussten gelöste Teleskopkronen rezementiert werden. Das Risiko des Funktionsverlustes einer Teleskop-Prothese nahm mit der Anzahl der Pfeilerzähne ab.

Die einzige bisher publizierte randomisierte Studie zum Vergleich unterschiedlicher Doppelkronensysteme verglich gegossene EM-Konuskronen und Galvanoteleskope auf zylindrischen EM-Innenkronen (*Stober* et al. 2014). Nach 6 Jahren waren keine statistisch signifikanten Unterschiede hinsichtlich der Überlebensraten der Teilprothesen (87 %) und der Pfeilerzähne (85–91 %) nachweisbar.

Aus einer Reihe von Folgepublikationen über die klinische Bewährung von Konuskronen, die seit 1988 von *Heners* und *Walther* verfasst worden sind, werden im Folgenden die längerfristigen Ergebnisse mit mehr als 700 Teilprothesen, die mit Konuskronen verankert worden waren und sich zwischen 1,5 und 7,5 Jahren in situ befanden, dargestellt. Fortgeschrittene pathologische parodontologische Ausgangsbefunde der Pfeilerzähne ergaben längerfristig gegenüber Fällen ohne fortgeschrittene Befunde eine signifikant erhöhte Wahrscheinlichkeit für einen Pfeilerzahnverlust (*Walther* und *Heners* 1992). In dieser Studie wurden erhöhte Zahnlockerung (Grad 2 und höher) und fortgeschrittener röntgenologischer Knochenverlust (Knochenverlust im mittleren Wurzeldrittel und höher) als fortgeschrittene pathologische Befunde bewertet. Nach 5 Jahren Tragezeit betrug bei Teilprothesen ohne Transversalbügel die statistische Wahrscheinlichkeit, noch alle Pfeilerzähne zu besitzen, für Fälle ohne fortgeschrittene Befunde 86–90 %, aber nur 64–67 % für Fälle mit fortgeschrittenen pathologischen Initialbefunden. Pfeilerverluste aus parodontalen Gründen waren dreimal so häufig wie die nächsthäufigste Ursache, die Pfeilerzahnfraktur.

Eine gesonderte Auswertung von Pfeilerzahnfrakturen bei 209 Konuskronen-Rekonstruktionen ergab in den ersten 3 Jahren nach Eingliederung der Teilprothesen eine Frakturquote von 3,5 %. Weder die Anzahl der Pfeilerzähne noch ihre Lokalisation hatten einen nachweisbaren Einfluss auf das Frakturrisiko (*Walther* 1990).

In der längsten Untersuchung derselben Arbeitsgruppe wurden bei 659 Patienten 803 Konuskronen-Rekonstruktionen mit 2.714 Pfeilern nach einer Tragedauer von bis zu 17 Jahren evaluiert (*Walther* et al. 2000). Bei physiologischer Zahnbeweglichkeit gingen innerhalb von 5 Jahren bei Rekonstruktionen mit einem Pfeilerzahn in 44 %, bei zwei Pfeilerzähnen in 12 %, bei 3 Pfeilerzähnen in 8 % und bei mehr als 3 Pfeilerzähnen noch in 3 % der Fälle alle Pfeilerzähne verloren. War die Zahnbeweglichkeit erhöht, gingen in der gleichen Zeit bei Rekonstruktionen mit einem Pfeilerzahn sogar in 53 %, bei zwei Pfeilerzähnen in 32 %, bei 3 Pfeilerzähnen in 12 % und bei mehr als 3 Pfeilerzähnen noch in 2 % der Fälle alle Pfeilerzähne verloren. Teilprothesen mit 2 Konuskronen zeigten in der Gruppe mit beweglichen Pfeilern eine signifikant höhere Verlustrate als in der Gruppe ohne Lockerung. Bei mehr als 3 Konuskronen war die Verlustrate hingegen nur in Fällen mit devitalen Pfeilerzähnen erhöht.

In einer skandinavischen Langzeitstudie an 26 Konuskronen-Teilprothesen ergaben sich innerhalb der ersten 6 bis 7,5 Jahre nach Eingliederung nur geringe Veränderungen der parodontalen Parameter an den mit Konuskronen versorgten Pfeilerzähnen (*Bergman* et al. 1996). Die Überlebensrate der Teilprothesen betrug nach dieser Zeit 78,3 %. Der Prothesenhalt war nach dieser Tragezeit in 72 % der Teilprothesen gut oder sehr gut, in 22 % nur noch schwach und in 6 % verloren gegangen.

In einer klinischen Nachuntersuchung an der Abteilung für Zahnärztliche Prothetik in Freiburg wurden 147 Patienten, denen 10 Jahre zuvor 194 Teilprothesen eingegliedert worden waren, zu einer Nachuntersuchung einbestellt (*Wagner* und *Kern* 2000). Die Teilprothesen waren über Gussklammern, Konuskronen oder eine Kombination beider Verbindungselemente verankert. Aus diesem Kollektiv konnten 74 Patienten mit 101 Prothesen nachuntersucht werden. In dem seit ihrer Eingliederung unveränderten Originalzustand lagen 42,6 % der nachuntersuchten Teilprothesen vor, 28,7 % waren durch Erweiterungen verändert und 28,7 % durch Neuanfertigungen ersetzt worden. Teilprothesen mit der Kombination von Konuskronen und Gussklammern als Verankerungselemente wiesen in dieser Studie ähnlich hohe Erfolgsquoten auf wie die Teilprothesen, die einzig über Konuskronen verankert waren. Daraus lässt sich schließen, dass Doppelkronen problemlos mit Gussklammern kombiniert werden können. Während des Beobachtungszeitraumes waren 82 von 311 Pfeilerzähnen (26,4 %) durch Extraktionen verloren gegangen, während nur 42 von 295 Nichtpfeilerzähnen (14,2 %) extrahiert worden waren. Die Patientenbeurteilung der Teilprothesen hinsichtlich Ästhetik, Halt und Funktion war trotz objektiv feststellbarer Mängel überwiegend positiv.

Eine klinische Nachuntersuchung von Doppelkronen mit zusätzlichen Retentionselementen umfasste 125 Teilprothesen mit 460 Pfeilerzähnen, die mit NEM-Doppelkronen mit Spielpassung und SiTec-Retentionselementen (vgl. Abb. 36-6) verankert waren (*Wenz* et al. 2001). Eine starre Lagerung wurde bei vier und mehr Pfeilerzähnen durchgeführt, während bei 1–3 Pfeilerzähnen die Lagerung resilient ausgeführt wurde. Die nach der *Kaplan-Meier*-Methode berechneten Überlebensraten der Pfeilerzähne betrugen bei starrer Lagerung nach 5 Jahren 97 % und nach 10 Jahren 85 %. Bei resilienter Lagerung betrugen sie nach 5 Jahren 89 % und nach 10 Jahren 76 %. Statistisch war kein Unterschied zwischen den Lagerungsarten nachweisbar.

Tabelle 36-1 fasst längerfristige Nachuntersuchungen zu unterschiedlichen Doppelkronenarten mit starrer und resilienter Abstützung zusammen. Auch wenn unterschiedliche Studien aufgrund unterschiedlicher Voraussetzungen bezüglich ihrer Ergebnisse nur eingeschränkt vergleichbar sind, kann man der Tabelle entnehmen, dass offensichtlich die Art der Abstützung keine eindeutige Auswirkung auf die Überlebensrate der Pfeilerzähne zu haben scheint.

Aufgrund der vorliegenden Studien ist anzunehmen, dass die Pfeilerselektion und/oder parodontale Vorbehandlung der Pfeilerzähne in Bezug auf die Überlebenswahrscheinlichkeit einen größeren Einfluss hat als die Wahl des Doppelkronen-Systems. Ein Indiz hierfür stellen die Ergebnisse einer Studie dar, in der Patienten mit bzw. ohne Kieferdefekt versorgt wurden (*Wenz* et al. 1999). Trotz prognostisch eher ungünstiger Faktoren, wie z. B. mit Obturatoren versorgte Kieferdefekte und bestrahlungsbedingter Mundtrockenheit, war die Überlebensrate der Pfeilerzähne in dieser Gruppe höher als in der „gesunden" Patientengruppe. Die Autoren führten dies darauf zurück, dass bei diesen Patienten, auch bedingt durch die meist vor der prothetischen Versorgung durchgeführte Radiatio, potentiell fragwürdige Pfeilerzähne eher extrahiert und nicht miteinbezogen wurden, als dies bei „gesunden" Patienten der Fall war.

Leider liegen in den meisten Studien keine genauen Informationen zu den Kriterien vor, die für die Auswahl der Pfeilerzähne vor Anfertigung der Teilprothese herangezogen wurden. Wurden parodontal stark vorgeschädigte Zähne als Pfeiler verwendet, hatten diese eine signifikant geringere Überlebenswahrscheinlichkeit (*Walther* und *Heners* 1992). Ein weiterer Faktor mit offensichtlich erheblichem Einfluss, der nicht oder nur ungenügend in den Studien erfasst bzw. standardisiert wird, ist die Qualität der Ausführung dieser zahntechnisch anspruchsvollen Konstruktionen.

**Tab. 36-1** Überlebensrate von Pfeilerzähnen (Doppelkronen) bei starrer und resilienter Abstützung (modifiziert nach *Hertrampf* et al. 2002; k. A.= keine Angabe).

| Autor(en) | Verbindungselemente | N | 5 Jahre überleben | 10 Jahre überleben | Lagerungsart Anzahl der Pfeiler |
|---|---|---|---|---|---|
| *Heners & Walter* 1990 | Konuskronen | 894 | 91 % | – | starr<br>> 3 Pfeiler |
| *Mock* et al. 2005 | Zylinderteleskope | k. A. | 95 % | 92 % | starr<br>> 3 Pfeiler |
| *Wenz* et al. 2001 | Doppelkronen mit Spielpassung | 316 | 97 % | 85 % | starr<br>> 3 Pfeiler |
| *Heners & Walter* 1990 | Konuskronen | 545 | 78 % | – | starr<br>1–3 Pfeiler |
| *Kern & Wagner* 2001 | Konuskronen und Gussklammern | 593 | k. A. | 74 % | starr<br>1–5 Pfeiler |
| *Mock* et al. 2005 | Zylinderteleskope | k. A. | 82 % | 61 % | starr<br>1–3 Pfeiler |
| *Pöggeler* 1995 | Doppelkronen mit Spielpassung | 236 | 90 % | 71 % (7 Jahre) | resilient<br>1–5 Pfeiler |
| *Wenz* et al. 2001 | Doppelkronen mit Spielpassung | 144 | 89 % | 76 % | resilient<br>1–3 Pfeiler |

Neben der Pfeilerzahnselektion lassen sich aus der Literatur jedoch folgende Faktoren identifizieren, die sich systemübergreifend positiv auf die Überlebenswahrscheinlichkeit der mit Doppelkronen versorgten Pfeilerzähne auswirken (*Wenz* und *Kern* 2007, *Moldovan* et al. 2018):

- parodontalhygienische Gestaltung des Prothesenkörpers
- Vitalität des Pfeilerzahnes
- funktionierendes Recall-System
- höhere Pfeileranzahl der Prothese
- biomechanisch günstige Verteilung der Pfeilerzähne

Insgesamt sind die Misserfolgsraten von mit Doppelkronen verankertem abnehmbaren Zahnersatz – über die angegebenen Zeiträume – vergleichbar bzw. eher geringer als die Misserfolgsraten von gussklammer- oder geschiebeverankertem Zahnersatz (*Kerschbaum* 1987, *Studer* et al. 1998, *Wenz* und *Kern* 2007, *Moldovan* et al. 2018). Käme allerdings eine festsitzende Versorgung – ggf. nach Pfeilerzahnvermehrung mit Implantaten – in Frage und könnte man festsitzenden Brückenersatz eingliedern, wäre mit einer deutlich besseren Prognose zu rechnen, da festsitzende Brücken nur etwa 10–15 % Funktionsverlust nach 10 Jahren aufweisen (*Kerschbaum* 2004).

Die Pfeilervermehrung mit Implantaten ist aber auch unter Beibehaltung der abnehmbaren Doppelkronenversorgung eine effektive Möglichkeit, die Belastung der Doppelkronenanker und deren Frakturrisiko zu verringern und damit ihre Überlebensrate langfristig zu verbessern (*Rammelsberg* et al. 2014, *Kern* et al. 2019, *Marotti* et al. 2019). Die zusätzlichen Implantate können sowohl über Doppelkronenanker als auch über einfache Druckknopfelemente mit der Teilprothese verbunden werden (vgl. Kap. 42). Um ggf. später einen einfachen nachträglichen Einbau derartiger Retentionselemente in eine Teilprothese zu ermöglichen, sollten die Gerüste im Bereich von Prothesensätteln in der Regel breit und netzförmig gestaltet werden.

## Literatur


Bergman B., Ericson Å., Molin M.: Long-term clinical results after treatment with conical crownretained dentures. Int J Prosthodont 1996;9:533-538.

Böttger H.: Das Teleskopsystem in der zahnärztlichen Prothetik. Barth, Leipzig 1961.

Böttger H.: Zur Frage der Friktion teleskopierender Anker. Zahnärztl Prax 1978;29:347-352.

Böttger H., Gründler H.: Die Praxis des Teleskopsystems. Neuer Merkur, München 1978.

Burns D.R., Ward J.E., Nance G.L.: Removable partial denture design and fabrication survey of the prosthodontic specialist. J Prosthet Dent 1989;62:303-307.

Carr A.B., Brown D.T.: McCracken's Removable Partial Prosthodontics, 13. Aufl. Elsevier, St. Louis 2016.

Diedrichs G., Rosenhain P.: Galvano-Außenteleskope in der direkten Technik. Quintessenz 1991;42:49-55.

Freesmeyer W.B.: Konstruktionselemente in der zahnärztlichen Prothetik. Hanser, München 1987.

Geginat K.: Untersuchungen der Abzugskräfte an teleskopierenden Ankern. Med. Diss., Düsseldorf 1978.

Gemeinsamer Bundesausschuss: Richtlinie des Gemeinsamen Bundesausschusses für eine ausreichende, zweckmäßige und wirtschaftliche vertragszahnärztliche Versorgung mit Zahnersatz und Zahnkronen (Zahnersatz-Richtlinie). Berlin 2016. Aktuelle Version abrufbar unter: http://www.kzbv.de.

Ghazal M., Yang B., Ludwig K., Kern M.: Two-body wear of resin and ceramic denture teeth in comparison to human enamel. Dent Mater 2008;24:502-507.

Gilde H., Lenz P., Fuchs N.: Dauerversuche an keramisch verblendeten Konuskronen. Dtsch Zahnärztl Z 1988;43:504-506.

Häupl K., Reichborn-Kjennerud J.: Moderne Kronen- und Brückenarbeiten. Meusser, Berlin 1929.

Heners M.: Zahnerhaltende Prothetik durch gewebeintegrierende Konstruktionsweise. Zahnärztl Mitt 1990;21:2340-2344.

Heners M., Walther W.: Anwendung dichotomer Befundvariablen zur Objektivierung klinischer Langzeitstudien. Dtsch Zahnärztl Z 1992;47:539-541.

Hertrampf K., Wenz H.J., Lehmann K.M.: Hat die resiliente Lagerung von doppelkronenverankerten Teilprothesen eine Indikation? Zahnärztl Welt 2002;111:63-167.

Hofmann M., Körber E.: Die Halteelemente der abnehmbaren Brücke. Dtsch Zahnärztebl 1961;15:9-12.

Hofmann M., Ludwig P.: Die teleskopierende Totalprothese im stark reduziertem Lückengebiß. Dtsch Zahnärztl Z 1973;28:2-17.

Kassenzahnärztliche Bundesvereinigung: KZBV Jahrbuch 2004. Statistische Basisdaten zur vertragszahnärztlichen Versorgung. KZBV, Köln 2004.

Kern J.S., Hanisch O., Hammächer C., Yildirim M., Wolfart S.: Telescopic crowns on implants and teeth: Evaluation of a clinical study after 8 to 12 years. The International Journal of Oral & Maxillofacial Implants 2019;34:977-986.

Kern M.: Doppelkronensysteme. In Freesmeyer W.B. (Hrg.): Klinische Prothetik. Band 2. Herausnehmbarer Zahnersatz. Hüthig, Heidelberg 1999:100-146.

Kern M., Wagner B.: Periodontal findings in patients 10 years after insertion of removable partial dentures. J Oral Rehabil 2001;28:991-997.

Kern M., Woerner W.: Versorgung des Lückengebisses mit Doppelkronen: Modifizierte vollverblendete Konuskronen. Parodontologie 1991;2:61-73.

Kern M., Schaller H.-G., Strub J.R.: Marginal fit of restorations before and after cementation in vivo. Int J Prosthodont 1993;6:585-591.

Kern M., Strub J.R., Lü X.-Y.: Wear of composite resin veneering materials in a dual-axis chewing simulator. J Oral Rehabil 1999;26:372-378.

Kerschbaum Th.: Herausnehmbarer Zahnersatz. In Voß R., Meiners H.. (Hrsg.): Fortschritte der Zahnärztlichen Prothetik und Werkstoffkunde. Hanser, München 1987:147-166.

Koller B., Att W., Strub J.R.: Survival rates of teeth, implants, and double crown-retained removable dental prostheses: a systematic literature review. Int J Prosthodont 2011;24:109-117.

Körber K.-H.: Konuskronen – ein physikalisch definiertes Teleskopsystem. Dtsch Zahnärztl Z 1968;23:619-630.

Körber K.-H.: Konuskronen: Das rationelle Teleskopsystem. Einführung in Klinik und Technik. Hüthig, Heidelberg 1988.

Lehmann K.M.: Die Anwendung des „Resilienzteleskops" bei der parodontal-gingival getragenen Teilprothese. Zahnärztl Welt 1971;80:565-569.

Lehmann K.M., Gente M., Wenz H. J.: Konzept zur Versorgung des Lückengebisses mit „doppelkronenverankerten" Teilprothesen. Teil I und II. Zahnärztl Welt 1996;105:257-260, 325-328.

Lenz P., Gilde H., Süßmann K.: VMK-Konuskronen im Dauerverschleißversuch. Dtsch Zahnärztl Z 1978;33:453-455.

Lenz J.: Ein mathematisches Modell zur Berechnung des Haft- und Festigkeitsverhaltens von konischen Teleskopkronen. Dtsch Zahnärztl Z 1982;37:7-15.

Lenz J.: Zum Haftmechanismus von konischen Teleskopkronen. Quintessenz Zahntech 1983;9:569-583.

Ludwig K., Blum M.: Untersuchungen zur Haftkraft und Bruchfestigkeit von keramisch verblendeten Konuskronen. Quintessenz Zahntech 1992;18:789-804.

Marotti J., Gatzweiler B., Wolfart M., Sasse M., Kern M., Wolfart S.: Implant placement under existing removable dental prostheses and the effect on follow-up and prosthetic maintenance. J Prosthodont 2019;28:e752-e763.

Mehl C., Scheibner S., Ludwig K., Kern M.: Wear of composite resin veneering materials and enamel in a chewing simulator. Dent Mater 2007;23:1382-1389.

Mock F.R., Stark H., Schrenker H.: Eine klinische Langzeitstudie zur Bewährung von Teleskopprothesen. Dtsch Zahnärztl Z 2005;60:148-153.

Moldovan O., Rudolph H., Luthardt R.G.: Biological complications of removable dental prostheses in the moderately reduced dentition: A systematic literature review. Clin Oral Investig 2018;22:2439-2461.

Müller H.: Kombinierte Arbeiten in NEM. Teil I. Der kombiniert festsitzend-herausnehmbare Zahnersatz. ZWR 1990;99:572-573.

Nickenig A., Kerschbaum T.: Langzeitbewährung von Teleskop-Prothesen. Dtsch Zahnärztl Z 1995;50:753-755.

Ohkawa S., Okane S., Nagasawa T., Tsuru H.: Changes in retention of various telescope crown assemblies over long-term use. J Prosthet Dent 1990;64:153-158.

Öwall B., Bieniek K.W., Spiekermann H.: Removable partial denture production in western Germany. Quintessence Int 1995;26:621-627.

Phoenix R.D., Cagna D.R., DeFreest C.F.: Stewart's Clinical Removable Partial Prosthodontics. 4. Aufl, Quintessence, Chicago 2008.

Rammelsberg P., Bernhart G., Lorenzo Bermejo J., Schmitter M., Schwarz S.: Prognosis of implants and abutment teeth under combined tooth-implant-supported and solely implant-supported double-crown-retained removable dental prostheses. Clin Oral Implants Res 2014;25:813-818.

Rosenstiel S.F., Land M.F., Fujimoto J.: Contemporary Fixed Prosthodontics, 5. Aufl. Elsevier, St. Louis 2015.

Stark H., Kern M.: Die prothetische Versorgung des alten Menschen. Quintessenz 2002;53:359-371.

Starr R.W.: Removable bridge-work - porcelain cap-crowns. Dent Cosmos 1886;28:17-19.

Stenzel K., Gilde H., Lenz P.: Untersuchungen der Einflußgrößen zur Haftkraft von Konuskronen. Dtsch Zahnärztl Z 1980;35:920-922.

Stober T., Bermejo J.L., Séché A.C., Lehmann F., Rammelsberg P., Bömicke W.: Electroplated and cast double crown-retained removable dental prostheses: 6-year results from a randomized clinical trial. Clin Oral Investig 2015;19:1129-1236.

Studer S.P., Mäder C., Stahel W., Schärer P.: A retrospective study of combined fixed-removable reconstructions with their analysis of failures. J Oral Rehabil 1998;25:513-526.

Wagner B., Kern M.: Clinical evaluation of removable partial dentures 10 years after insertion. Success rates, hygienic problems and technical failures. Clin Oral Invest 2000;4:-74-80.

Walther W., Heners M.: Transversalbügelfreie Gerüstkonstruktion. Eine Langzeitstudie. Dent Labor 1989;37:169-172.

Walther W.: Kronenfrakturen bei herausnehmbarem Zahnersatz. Eine Fallkontrollstudie durch bsubsequente Dokumentation. Dtsch Zahnärztl Z 1990;45:542-544.

Walther W., Heners M.: Parodontaler Befund und Verlust von Pfeilerzähnen bei herausnehmbarem Zahnersatz. Dtsch Zahnärztl Z 1992;47:603-605.

Walther W., Heners M., Surkau P.: Initialbefund und Tragedauer der transversalbügelfreien, gewebeintegrierten Konus-Konstruktion. Eine 17-Jahres-Studie. Dtsch Zahnärztl Z 2000;55:780-784.

Weber H., Frank G., Diehl J., Geis-Gerstorfer J.: Kombiniert festsitzend/herausnehmbarer Zahnersatz aus Nichtedelmetall. Zahnärztl Mitt 1988;78:1879-1884.

Weber H.: Neue Technologien in der zahnärztlichen Prothetik. Dtsch Zahnärztl Z 1989;44: 817-821.

Weigl P.: Primärkronen aus Keramik mit direkt aufgalvanisierten Matrizen. Ein innovatives Halteelement mit neuen Eigenschaften. In: Wirz J., Hoffmann A. (Hrsg). Galvanoprothetik. Neue Wege zum biologischen Zahnersatz. Quintessenz, Berlin 1999.

Weigl P., Hauptmann J., Lauer H.-C.: Vorteile und Wirkungsweise eines biokompatiblen neuen Halteelements: Vollkeramische Primärkrone, kombiniert mit metallischer Sekundärkrone. Quintessenz Zahntech 1996;22:507-525.

Wenz H.-J., Hertrampf K., Lehmann K.M.: Clinical longevity of removable partial dentures retained by telescopic crowns: Outcome of the double crown with clearance fit. Int J Prosthodont 2001;14:207-213.

Wenz H.-J., Kern M.: Langzeitbewährung von Doppelkronen. Quintessenz Zahntech 2007;33:1432-1494.

Wirz J., Hoffmann A. (Hrsg.): Galvanoprothetik. Neue Wege zum biologischen Zahnersatz. Quintessenz, Berlin 1999.

Wöstmann B., Balkenhol M., Weber A., Ferger P., Rehmann P.: Long-term analysis of telescopic crown retained removable partial dentures: survival and need for maintenance. J Dent 2007;35:939-945.

# 37 Geschiebeprothetik: Doppelkronensysteme – Klinischer und labortechnischer Ablauf

## 37.1 Einleitung

Im Folgenden werden der Behandlungsablauf und die zahntechnische Herstellung von Zahnersatz beschrieben, der über Doppelkronen verankert ist, wobei auf wesentliche Besonderheiten bei der Verwendung von Konuskronen, zylindrischen Teleskopkronen und Doppelkronen mit zusätzlichen Retentionselementen eingegangen wird.

Früher wurde empfohlen, bei devitalen Pfeilerzähnen von Doppelkronen generell Wurzelstifte einzusetzen, weil ältere Studien (retrospektiv und nicht kontrolliert) gezeigt hatten, dass wurzelbehandelte Pfeilerzähne von abnehmbarem Zahnersatz eine bessere Prognose hatten, wenn sie mit einem metallischen Wurzelstift oder Goldkernstiftaufbau versorgt worden waren (z. B. *Sorensen* und *Martinoff* 1985). Neuere Studien zeigten aber, dass Wurzelstifte devitale Zähne nicht verstärken (*Edelhoff* et al. 2003), sondern durch die Stiftsetzung zusätzlich schwächen und dass devitale Doppelkronenpfeiler trotz (oder wegen?) der Verwendung von Wurzelstiften ein deutlich erhöhtes Verlustrisiko aufweisen als vitale Pfeilerzähne (*Walther* et al. 2000, *Wegner* et al. 2006).

Im Rahmen der präprothetischen Vorbehandlung werden daher auch devitale Pfeiler von Doppelkronen bei ausreichender Restzahnhartsubstanz nur mit einer adhäsiv verankerten Komposit-Aufbaufüllung versorgt. Wurzelkanalstifte mit Kompositaufbauten oder metallische Stiftkernaufbauten sollten nur noch dann zum Einsatz kommen, wenn die verbliebene koronale Zahnhartsubstanz des Pfeilerzahnes für die adhäsive Verankerung eines plastischen Kompositaufbaus ungenügend erscheint (siehe Kap. 9.2.6).

## 37.2 Planung

Die konstruktive Planung von Teilprothesen mit Doppelkronenverankerung ist im Vergleich zur Planung von gussklammer- oder geschiebeverankertem Teilersatz einfach: Prinzipiell ist im reduzierten Lückengebiss jeder während der Vorbehandlungsphase als erhaltungswürdig eingestufte Zahn auch zur Aufnahme einer Doppelkrone geeignet. Ist das Restgebiss noch nicht so stark reduziert, dass sämtliche verbliebenen Zähne mit Doppelkronen versehen werden müssen oder sollen, werden in aller Regel die den späteren Prothesensätteln benachbarten Zähne als Pfeiler gewählt (Abb. 37-1). Dadurch können die Sattelretentionen direkt an die Außenkronen herangeführt werden, und auf kleine Verbinder kann verzichtet werden. Wenn zwei benachbarte Zähne mit Doppelkronen versehen werden, werden diese miteinander verbunden, ohne dass angrenzende Sattelanteile zusätzlich durch kleine Verbinder miteinander verbunden werden.

Werden alle Zähne, die die verschiedenen Sattelanteile voneinander abgrenzen, mit Doppelkronen versorgt, so sind große Verbinder im Sinne eines Trans-

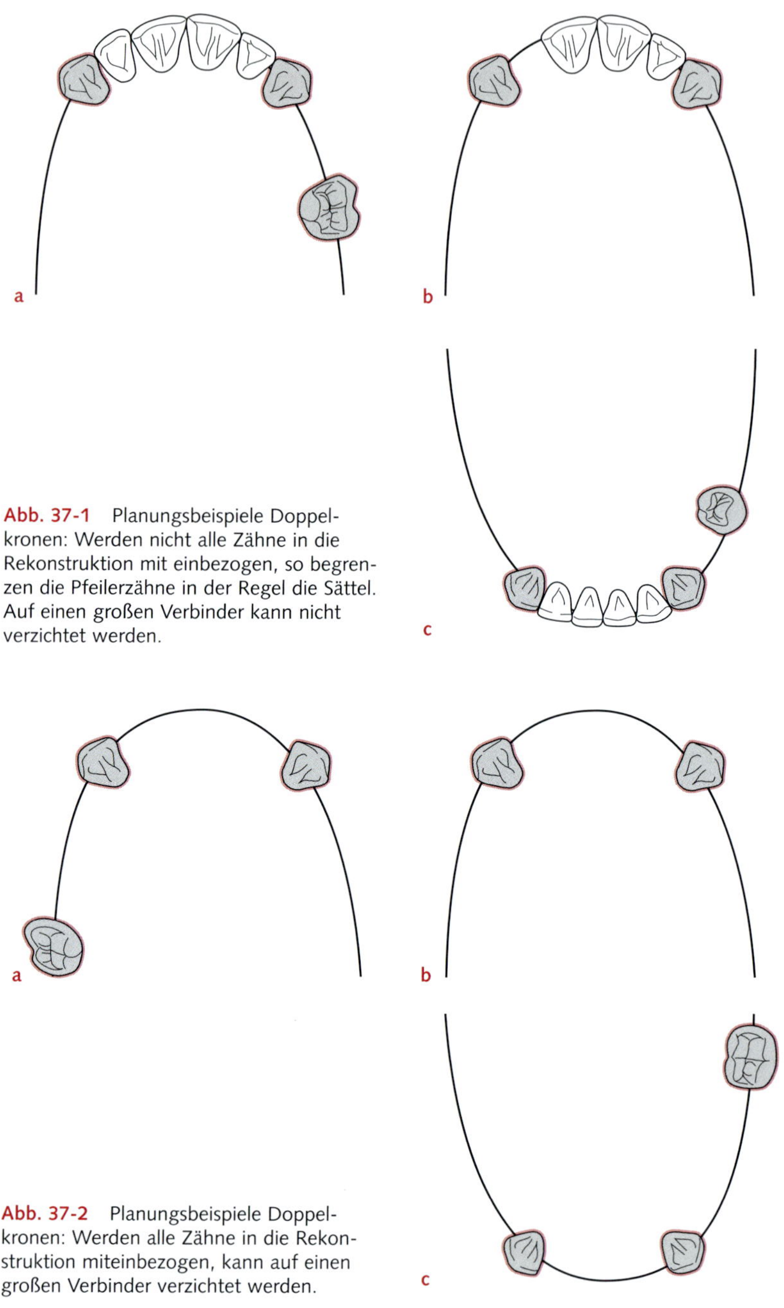


Abb. 37-1 Planungsbeispiele Doppelkronen: Werden nicht alle Zähne in die Rekonstruktion mit einbezogen, so begrenzen die Pfeilerzähne in der Regel die Sättel. Auf einen großen Verbinder kann nicht verzichtet werden.

Abb. 37-2 Planungsbeispiele Doppelkronen: Werden alle Zähne in die Rekonstruktion miteinbezogen, kann auf einen großen Verbinder verzichtet werden.

versalbandes oder Sublingualbügels in der Regel unnötig (Abb. 37-2). Wird auf ein transversales Palatinalband im Oberkiefer verzichtet, so wird der Tragekomfort für den Patienten deutlich erhöht. Sind allerdings die Tubera maxillae besonders flach ausgebildet, ist in der Regel trotzdem ein Palatinalband zur transversalen Versteifung indiziert.

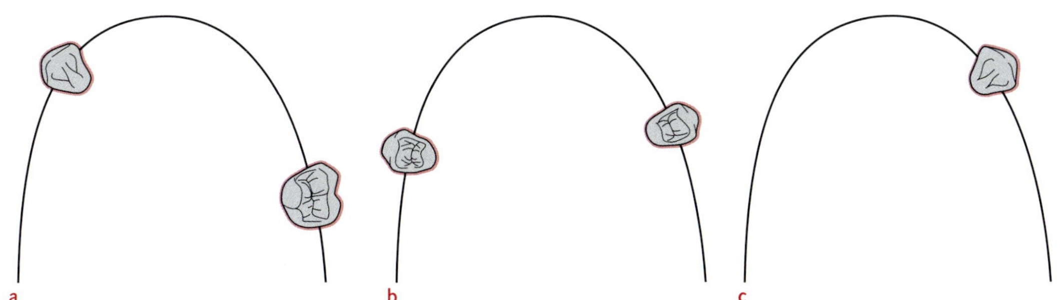


**Abb. 37-3** Beispiele für eine ungünstige Pfeilerzahnverteilung. **a** diagonal verteilte Pfeiler; **b** diametral verteilte Pfeiler; **c** unilateral vorhandener Pfeiler.

Früher wurde die Auffassung vertreten, dass eine diametrale und diagonale Verteilung der Restzähne als Kontraindikation für die starre Abstützung mittels Doppelkronen anzusehen ist (Abb. 37-3) (*Körber* 1985, 1988). Klinische Ergebnisse haben allerdings gezeigt, dass auch in Fällen mit ungünstiger Pfeilerverteilung ein über Doppelkronen (Konuskronen) verankerter Zahnersatz ohne erhöhte Misserfolgsraten eingesetzt werden kann (*Heners* 1990).

Daher ist nach Ansicht der Autoren eine diametrale oder diagonale Verteilung des Restzahnbestands heute nicht mehr als Kontraindikation für die starre Abstützung mittels Doppelkronen anzusehen. Allerdings ist in diesen Fällen mit stark reduziertem Restzahnbestand und ungünstiger Pfeileranordnung die Anwendung von Hybridprothesen als alternatives Behandlungsmittel in Erwägung zu ziehen (vgl. Kap. 38). Sind die als Pfeilerzähne in Frage kommenden Zähne noch vital und können vital erhalten werden, sind doppelkronenverankerte Teilprothesen vorzuziehen. Bei devitalen Pfeilerzähnen sowie bei stark reduziertem und ungünstig verteiltem Restzahnbestand ist eher die Indikation für Hybridprothesen mit Verankerungselementen auf Wurzelkappen gegeben.

## 37.3 Klinik: Präparation und Abformung der Pfeilerzähne

Ist die Präparation aller noch verbliebenen Zähne des Patienten geplant, so empfiehlt es sich, vor deren Präparation die natürliche Zahnfarbe zu bestimmen und in der Karteikarte festzuhalten.

Die definitive Pfeilerzahnpräparation wird für Doppelkronen mit zirkulärer Stufe oder ausgeprägter Hohlkehle ausgeführt. Sie erfolgt gemäß den in Kap. 20 und 28 (Präparationstechnik; Kronen-Brücken-Prothetik: Klinischer und labortechnischer Ablauf) dargestellten Prinzipien. In der ästhetischen Zone wird angestrebt, durch die Pfeilerzahnpräparation labial einen Platz von ca. 1 bis 1,2 mm für die Restauration zu schaffen (*Kern* und *Woerner* 1991).

Bei zierlichen Zähnen, wie z. B. Unterkieferfrontzähnen, ist diese Präparationstiefe ohne eine Gefährdung von Pulpavitalität und mechanischer Stabilität des Zahnes nicht möglich, so dass hier in der Regel deutliche ästhetische Kompromisse eingegangen werden müssen. Bei kariesfreien unteren Frontzähnen sollte die Verwendung von Adhäsivattachments in Erwägung gezogen werden (vgl. Kap. 35.6).

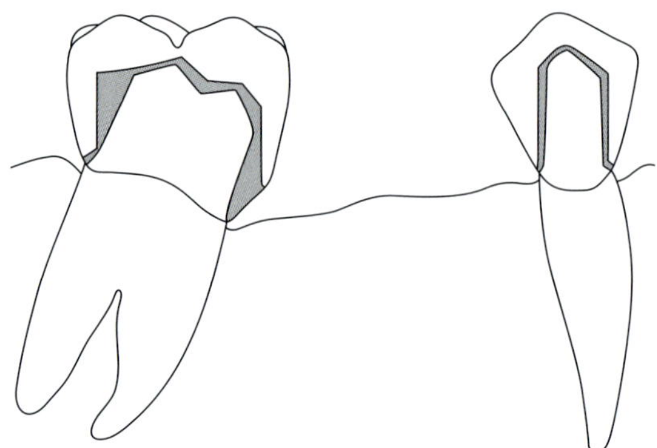

Abb. 37-4 Der Ausgleich der Einschubrichtung bei gekippten Pfeilerzähnen mittels Innenkronen führt zu ungünstigen zervikalen Überhängen (Negativwinkel) auf der Seite der Kippung.

Obwohl bei der Herstellung der Innenkronen Pfeilerzahndivergenzen in gewissen Grenzen ausgeglichen werden können, ist anzustreben, dass alle Pfeiler die gleiche Einschubrichtung aufweisen, da nur so die Innenkronen in minimaler Schichtstärke und ohne zervikale Überhänge gestaltet werden können. Dies darf aber nicht dadurch erreicht werden, dass die Präparation konischer als üblich gestaltet wird, da eine gute Retention der Innenkrone auf ihrem Stumpf für die Funktionsfähigkeit des Zahnersatzes Voraussetzung ist.

Um die gemeinsame Einschubrichtung von mehreren Pfeilerzähnen in verschiedenen Kieferbereichen zu überprüfen, ist es oft sinnvoll, eine Alginat-Kontrollabformung durchzuführen. Diese wird mit schnellabbindendem Abformgips ausgegossen und kann extraoral z. B. mit einem Parallelometer überprüft werden. Werden Pfeilerzahndivergenzen mit Hilfe der Innenkronen ausgeglichen, führt dies in der Regel zu einer ungünstigen Kontur der Doppelkronen mit Nachteilen vor allem für Hygiene und Ästhetik. Dabei entstehende zervikale Überhänge werden als Negativwinkel bezeichnet (Abb. 37-4).

Wenn die Präparationsgrenzen in nichtsichtbaren Bereichen supragingival angelegt werden, kann die Abformung in derselben Behandlungssitzung durchgeführt werden. In ästhetisch wichtigen Bereichen wird die Präparation knapp einen Millimeter subgingival gelegt. In diesen Fällen erfolgt die Pfeilerzahnabformung vorteilhaft erst in einer späteren Sitzung. Dies erlaubt, die Reaktion der Gingiva auf die subgingivale Präparation abzuwarten; außerdem wird die Abformung dadurch erleichtert. Die Abformung wird mit Hilfe eines auf den Situationsmodellen hergestellten individuellen Löffels und elastomerer Abformmassen im Sinne der Doppelmischtechnik durchgeführt. Der individuelle Löffel soll in seiner Ausdehnung das gesamte Prothesenlager und die Pfeilerzähne umfassen und muss im Bereich der Pfeilerzähne ausreichend ausgeblockt sein, so dass ein Durchdrücken bis auf die Zähne sicher vermieden werden kann. Ggf. ist dies durch zusätzliches Anbringen von Stopps (Kerr) in zahnlosen Bereichen sowie im Bereich des harten Gaumens (Oberkiefer) oder im Bereich der Trigona retromolaria (Unterkiefer) sicherzustellen.

Wird eine digitale Pfeilerzahnabformung mittels Intraoralscanner vorgenommen, ist darauf zu achten, dass auch die zahnlosen Kieferkammbereiche und die sublingualen Funktionsbereiche ausreichend erfasst werden, so dass die CAD/CAM-Herstellung eines passgenauen individuellen Löffels für die analoge Fixationsabformung möglich ist.

Eine provisorische Kieferrelationsbestimmung zur Modellmontage vor Herstellung der Innenkronen ist häufig dann sinnvoll, wenn die Inzisalkanten und Okklusalflächen der Pfeilerzähne größere vertikale Niveauunterschiede aufweisen, d. h. nicht auf einer Ebene mit vergleichbaren Abständen zur Kauebene liegen. Je nach Anzahl der Pfeilerzähne und ggf. vorhandener restlicher Abstützung kann eine solche provisorische Kieferrelationsbestimmung unterschiedlich erfolgen:

1. Wenn eine Abstützung auf restlichen Zähnen vorhanden ist:
   - Registriersilikon oder Registrierkunststoff auf die Gegenbezahnung auftragen und den Kiefer schließen lassen.
2. Wenn eine Abstützung auf restlichen Zähnen fehlt:
   - Dicke Knetsilikonrolle auf den Pfeilerzähnen adaptieren und den Patienten entsprechend der zuvor mit dem bisherigen Zahnersatz bestimmten Kieferrelation (Punkte anzeichnen und mit Zirkel dann abgreifen!) schließen lassen. Dabei muss der Patient langsam schließen und dann auf Anweisung des Behandlers die Schließbewegung stoppen. Dieses Vorgehen erfordert einen gut kooperierenden Patienten und ist weniger präzise, wie die nachfolgend dargestellte Alternative.
   - Nachdem das Präparationsmodell hergestellt ist, wird im zahntechnischen Labor eine provisorische Registrierschablone auf dem Modell hergestellt und dann in einer weiteren Behandlungssitzung die provisorische Kieferrelationsbestimmung durchgeführt.

## 37.4 Labor: Herstellung von Präparationsmodell (Sägemodell) und Innenkronen

Das Präparationsmodell (Arbeitsmodell 1) für die Herstellung der Innenkronen wird in üblicher Weise aus Superhartgips (Klasse IV) hergestellt (vgl. Kap. 26.2). Bei unklarer Okklusionsebene oder unterschiedlich hoch stehenden Pfeilerzähnen können eine Gesichtsbogenübertragung und eine Kieferrelationsbestimmung in zentrischer Kondylenposition zur Montage des Präparationsmodells und des Studienmodells (Gegenkiefer) vor Herstellung der Innenkronen sinnvoll sein. In diesem Fall werden erst eine Registrierschablone auf dem Präparationsmodell hergestellt und dann vom Behandler eine Kieferrelationsbestimmung und Montage von Präparationsmodell und Gegenkiefermodell durchgeführt. Für die weiteren Arbeitsschritte ist es notwendig, dass das Sägemodell abnehmbar mit einem Split-Cast-System montiert wird.

Bei regelmäßig stehenden Pfeilerzähnen und lege artis durchgeführter Präparation können die Innenkronen auf dem nichtmontierten Modell in ihrer Mindestkonstruktionsstärke hergestellt werden.

Für Konuskronen aus hochgoldhaltiger Legierung wird bei der Herstellung der Innenkronen folgendermaßen vorgegangen:

Wie in der konventionellen Kronen- und Brückentechnik werden die einzelnen Gipsstümpfe des Sägemodells mit Stumpflack (Platzhalterlack für den Zement) versehen. Die Präparationsgrenze wird mit einem feinen Rotstift eingezeichnet. Nach diesen Vorarbeiten ist das Sägemodell für das Ausrichten des Modells und die Konstruktion der Innenkronen bereit. Das Modell wird in einem individuell verstellbaren Frästisch montiert, wo die Einschubrichtung des Zahnersatzes festgelegt wird. Je nach Neigungswinkel der Zahnachse der einzelnen präparierten Zahnstümpfe entstehen an den Innenkronen kleinere oder größere Metallränder. Diese sind durch die Einschubrichtung und den gewählten Konuswinkel bedingt. Beim Standardfall wird für Innenkonusse ein Konuswinkel von 4 bis 5° gewählt.

Mit einem entsprechenden Vermessungsgerät wird das Modell mit Hilfe des Parallelometers in die günstigste Stellung geneigt. Beim Ausrichten des Modells in der Horizontalebene dürfen die Innenkronen an ihren Labialflächen keinen zu dicken Metallrand aufweisen. Dies gilt insbesondere für den Frontzahnbereich. Bedingt durch spätere Ausarbeitungsvorgänge sollte der in Wachs modellierte Metallrand 0,3 bis 0,4 mm betragen. Beim Nachfräsen in Metall wird dieser dann weiter ausgedünnt. Ein weiterer wichtiger Aspekt beim Ausrichten des Sägemodells ist die Berücksichtigung der Mindestschichtstärke der Innenkronen, die in Wachs 0,4 mm nicht unterschreiten sollte.

Nach Festlegung der Einschubrichtung werden für die einzelnen Stümpfe durch Tauchen Wachskäppchen angefertigt. Wie in der konventionellen Kronen-Brückentechnik wird der Überschuss entfernt und die Ränder werden nach der Modellation individuell mit bleitotem Wachs angeschwemmt. Über die Wachskäppchen wird eine Schicht Fräswachs aufgetragen, das danach mit einer 4- bis 5°-Fräse in eine gleichmäßige konische Form gebracht wird. Das Nachfräsen in Wachs erfolgt im Frässgerät mit niedriger Drehzahl. Es ist wichtig, dass die verwendete Fräse an ihrer Spitze eine runde Form aufweist, die der entstandenen Hohlkehle des Innenkonus entspricht. Je sauberer in Wachs gearbeitet wird, desto weniger Arbeit wird in Metall nötig sein.

Die Haftflächen von Teleskopkronen werden mit einer 0°-Fräse parallel in Wachs gefräst und sollten eine Höhe von 3 bis 4 mm aufweisen. Zur Erleichterung der Eingliederung einer Teleskopkronen-Versorgung werden die Primärkronen nach dem Fräsvorgang koronal leicht angeschrägt. Um Platz für die Außenkrone und deren Verblendung zu gewinnen, können zudem Stufenfräsungen angelegt werden.

Vor dem Einbetten wird jeweils labial und oral an der gefrästen Außenfläche der Innenkrone ein Retentionskügelchen aufgewachst. Dieses wird der Innenkrone später ausreichend Halt in der Fixationsabformung geben. Die Wachsmodellationen werden, wie für einen Goldguss üblich, mit poliertem Randbereich eingebettet, in Metall gegossen und ausgebettet. Die Feinaufpassung der Metallkäppchen auf den Sägemodellstümpfen erfolgt nach gründlicher Untersuchung der Kroneninnenseite auf Gussperlen (Verwendung eines Stereomikroskops) und deren sorgfältiger Entfernung. Die gegossenen Innenkronen werden für die Anprobe im Mund nicht weiter ausgearbeitet, da eine saubere Wachsmodellation erfolgte.

Für Doppelkronen mit zusätzlichen Retentionselementen aus Nichtedelmetall-Legierungen wird die Herstellung der Innenkronen folgendermaßen modifiziert:

Für das geplante Retentionselement werden approximal parallele Flächen angelegt. Diese müssen eine Mindestschichtstärke aufweisen, die eine Aufnahme des geplanten Retentionselements (z. B. Stift oder Mulde für Retentionskugel) ermöglicht. Die verbleibenden Außenflächen der Innenkrone werden der Zahnstumpfform folgend konturiert. Hierbei ist es nicht relevant, welche Gradneigung entsteht. Diese Flächen dürfen lediglich nicht untersichgehend sein.

Die technische Herstellung von Doppelkronensystemen aus einer NEM-Legierung erfolgt in den Grundarbeitsschritten wie bei Verwendung einer hochgoldhaltigen Legierung. Allerdings wird durch die verarbeitungsspezifischen Charakteristiken der NEM-Legierungen der Arbeitsaufwand erhöht und ein größerer Zeitaufwand nötig. In dieser Behandlungsphase muss ein individueller Löffel angefertigt und dieser zusammen mit den Innenkronen auf dem Modell an den Behandler zur Anprobe gegeben werden.

### 37.4.1 Herstellung der Innenkronen mit CAD/CAM-Verfahren

Wie in anderen Bereichen der Zahntechnik bietet sich der Einsatz eines digitalen Workflows zur Herstellung der Innen- und Außenkronen im Labor an. Wie beim konventionellen Vorgehen benötigt man die einartikulierten Sägemodelle und die Zahnaufstellung der zu ersetzenden Zähne. Diese Aufstellung muss verbindlich die Mittellinie, die Länge der Schneidekanten und die Kauebene wiedergeben. Diese Informationen fließen im Sinne einer Rückwärtsplanung (Backward-Planning), beginnend mit der angestrebten Endsituation, in die Innen-, Außen- und Verbindergestaltung ein. Die Modelle und die Aufstellung werden jeweils mit einem Desktop-Scanner digitalisiert und in einem speziellen Software-Doppelkronenmodul weiterverarbeitet. Die Grundanforderungen zur Gestaltung von Doppelkronen lassen sich digital schrittweise umsetzen. Wichtigster Aspekt ist hier die gemeinsame Einschubrichtung aller Außenflächen der Innenkronen für die verblockte Sekundärkonstruktion. Auf Basis der angestrebten äußeren Zahnform (eingescanntes Wax-up und Zahnaufstellung) wird das Primärteil errechnet und dabei die Mindeststärke der Außenwände (parallelwandig oder Konuswinkel) exakt definiert. Die Innenteile werden mittels CAM-Frästechnik aus einem Materialrohling herausgearbeitet. Für Primär- und Sekundärteil sowie den Verbinder werden bevorzugt CoCr-Legierungen verwendet. Im Mund des Patienten erfolgt eine konventionelle Überabformung mit eingesetzten Innenkronen (Fixationsabformung, siehe Kap. 37.5) für die anschließende konventionelle Herstellung des Remontagemodels, das einartikuliert wird. Die Innenkronen werden auf einem individuell angefertigtem Fräsmodell manuell nachgefräst. Hierdurch können noch leichte Pfeilerdivergenzen ausgeglichen werden und es entsteht eine perfekte Oberfläche der Innenkronen, um eine adäquate Haftkraft des Sekundärteils zu ermöglichen.

## 37.5 Klinik: Anprobe der Innenkronen und Fixationsabformung

Nach Abnahme der Provisorien und sorgfältiger Reinigung der Pfeilerzähne von Zementresten werden die Innenkronen auf ihre Passgenauigkeit hin überprüft. Wie in der Kronen- und Brückenprothetik wird hierzu ein Fließsilikon (Fit-Checker, GC Germany, D-München) verwendet, welches nach dem Anmischen dünn in die Innenkronen gestrichen wird. Die Innenkronen werden dann mit mittlerem Druck auf die Pfeilerzähne aufgesetzt und bis zum Abbinden des Silikons in Position gehalten. Durchgedrückte Stellen an den Innenflächen der Kronen werden mit einem Stift markiert und nach Entfernen des Silikonfilms mit einer kleinen Fräse vorsichtig entfernt. Dies wird so lange wiederholt, bis folgende drei Kriterien zutreffen:

- dünne und gleichmäßige Stärke des Silikonindikators
- kein mit feiner Häkchensonde tastbarer Spalt am Kronenrand
- definierter, rotationssicherer, aber nicht klemmender Sitz

Passen alle Innenkronen klinisch akzeptabel, sollte nochmals überprüft werden, ob der okklusale Freiraum über den Innenkronen für die Herstellung der Außenkronen ausreichend ist. Hierzu kann eine kleine Menge frisch angemischten Kunststoffs (z. B. Luxabite, DMG, D-Hamburg) auf die Innenkronen aufgetragen werden. Dann lässt man den Patienten den Kiefer schließen. Nach Aushärtung des Kunst-

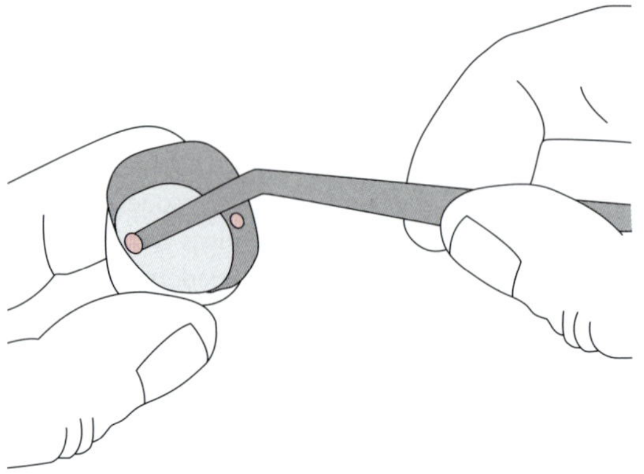

**Abb. 37-5** Auftragen von zwei kleinen Tropfen provisorischen Zements, um die Innenkronen für die Fixationsabformung sicher auf ihren Stümpfen zu befestigen.

stoffs kann dessen Stärke mit dem Tasterzirkel ausgemessen werden. Wird die für eine verblendete Außenkrone notwendige Stärke von 1,5 mm nicht erreicht, muss auf eine okklusale Verblendung verzichtet werden.

Erst jetzt wird die Fixationsabformung vorbereitet. Die Fixationsabformung dient dazu, den klinischen Sitz der Innenkronen auf den Pfeilerzähnen exakt auf das Konstruktionsmodell für die Sekundärkonstruktion zu übertragen. Hierdurch wird die Präzision der Gesamtkonstruktion erhöht, da auch bei gutem klinischem Sitz der Innenkronen gewisse Abweichungen zwischen Mund- und Modellsituation zu erwarten sind.

Nach Trocknung der Pfeilerzähne werden die Innenkronen mit zwei winzigen Tropfen provisorischen Zements (Stärke einer Sondenspitze!), die auf zwei einander gegenüberliegende Innenflächen (in der Regel: mesial/distal im Zervikalbereich) aufgetragen werden, eingesetzt (Abb. 37-5). Da die Innenkronen spannungsfrei auf ihren Pfeilerzähnen sitzen sollen, ist nur durch die Verwendung von etwas provisorischem Zement zu ihrer Befestigung gewährleistet, dass sich die Innenkronen während der Fixationsabformung nicht von ihren Pfeilern lösen (Abb. 37-6a). Unbemerktes Lösen würde zur Herstellung eines nichtpassenden Modellgussgerüsts führen. Von der Verwendung von Fließsilikon für diesen Zweck ist abzuraten, da die elastischen Eigenschaften des Silikons ein Verrutschen der Innenkronen während der Abformung geradezu fördern.

Der im Labor hergestellte Abformlöffel wird nun am Patienten anprobiert. Die richtige Anpassung der Ränder des individuellen Löffels hat große Bedeutung für die richtige Gestaltung des Modellgussgerüsts und der Prothesenränder. Besonders hervorzuheben ist bei vorhandener anteriorer Restbezahnung der Sublingualraum im Unterkiefer: Wird hier der individuelle Löffel zu weit extendiert, so wird auch die Abformung überextendiert sein. Dies hat zur Folge, dass der Sublingualbügel zu tief gelegt wird und die Zunge in ihrer Funktion behindert. Daher ist dieser Löffelbereich ähnlich wie bei der Abformung in der Totalprothetik (vgl. Kap. 41.4) auf seine richtige Länge hin zu überprüfen und mit thermoplastischer Masse (Kerr) vor der eigentlichen Fixationsabformung anzupassen. Alle übrigen Randbereiche des Abformlöffels werden gleichfalls auf ihre Länge und Passgenauigkeit hin überprüft und durch Kürzen und Adaptation mit thermoplastischer Masse angepasst. Im Bereich der Zähne müssen die Löffelwände einen Abstand von 2 bis 3 mm aufweisen, damit hier ein ausreichender Raum für das Abformmaterial vorhanden

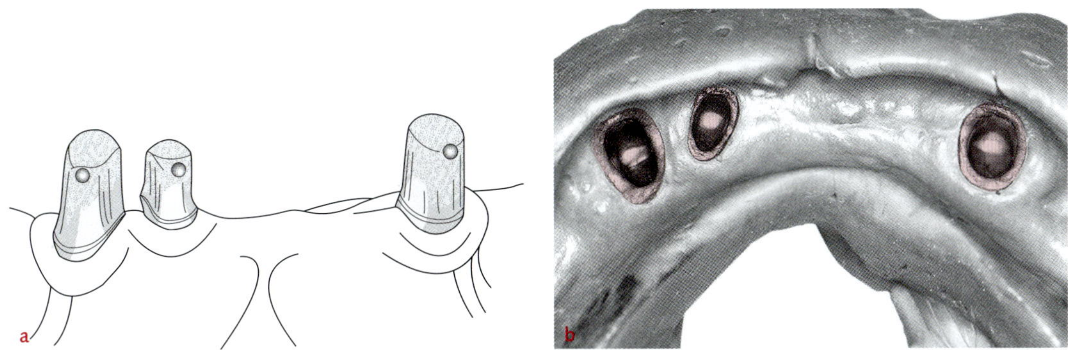


**Abb. 37-6** Fixationsabformung. **a** Innenkronen (Konusse) mit wenig provisorischem Zement im Mund eingesetzt; **b** entfernte Abformung (Aufsicht auf Abformung mit sichtbaren Rändern und Innenflächen der Innenkronen).

ist. Nach Adaptation des individuellen Löffels werden die Innenflächen und die Randbereiche mit dem der Abformmasse entsprechenden Adhäsiv bestrichen und die vorgeschriebene Trocknungszeit eingehalten.

Die Fixationsabformung wird vorzugsweise mit einphasiger Polyether-Abformmasse (Impregum Penta, 3M, D-Seefeld) durchgeführt, obwohl auch die Verwendung von Abformgips gute Resultate liefert (*Körber* 1988). Nach relativer Trockenlegung des abzuformenden Kiefers werden zuvor offene Interdentalräume zwischen unbeschliffenen Zähnen mit Wachs oder provisorischem Kunststoff (z. B. Telio CS Inlay/Onlay, Ivoclar Vivadent, FL-Schaan) ausgeblockt. Die nach Herstellervorschrift angemischte Abformmasse wird in Abformmaterialspritze und individuellen Löffel eingefüllt. Die Innenkronen und vorhandene unbeschliffene Zähne werden zügig mit Abformmasse umspritzt, dann wird der mäßig gefüllte Löffel eingebracht.

Das Umspritzen der Innenkronen und Zähne mittels Abformmasse minimiert in wichtigen Bereichen die Gefahr von Blasenbildung. Nach dem Ende der Abbindezeit werden Lippen, Mukosa und Vestibulum mit Wasser befeuchtet und die Fixationsabformung ohne große Hebelkräfte mit kräftigem vertikalem Ruck entfernt. Waren auf den Außenflächen der Innenkronen kleine Retentionsperlen angebracht (vgl. Abb. 37-6a), befinden sich nun alle Innenkronen in der Abformung. Nach Abspülen der Abformung mit Leitungswasser zwecks Entfernung von Speichelresten wird die anschließend getrocknete Abformung genauestens inspiziert. Sie soll folgende Kriterien erfüllen (Abb. 37-6b):

- Kein Abformmaterial auf der Innenfläche der zervikalen Stufe oder Hohlkehle. Befindet sich hier Abformmaterial, so ist dieses zwischen Innenkrone und Pfeilerzahn gelaufen und deutet auf ein Ablösen der Innenkrone vom Pfeilerzahn während der Abformung oder auf eine schlechte marginale Passgenauigkeit der Innenkrone hin.
- Kein sichtbarer Spalt zwischen Innenkrone und Abformmaterial. Ist hier ein Spalt sichtbar, wurde die Innenkrone während der Entfernung der Abformung aus ihrer Position im Abformmaterial herausgezogen.
- Blasenfreie Wiedergabe von Prothesenlager und Randbereichen.

Anschließend werden die in den Innenkronen befindlichen Reste des provisorischen Zements vorsichtig entfernt (mit Reinigungslösung [z. B. Orange Solvent,

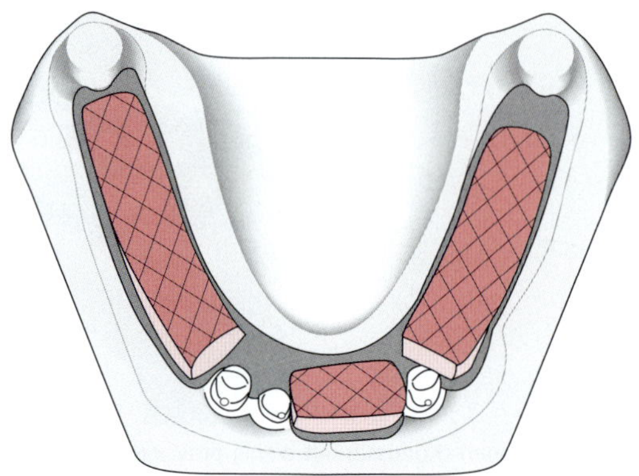

**Abb. 37-7** Registrierungsschablone, im Labor hergestellt.

Hager & Werken, D-Duisburg] getränktes Wattepellet), die Abformung nochmals unter fließendem Wasser abgespült und mit einem geeigneten Desinfektionsmittel desinfiziert (siehe Kap. 19).

Ein Ersatz der analogen Fixationsabformung durch digitale Abformmethoden ist noch nicht möglich.

## 37.6 Labor: Herstellung von Konstruktionsmodell und Registrierschablone

Im Labor wird das Konstruktionsmodell (Arbeitsmodell 2, Meistermodell, Remontagemodell) hergestellt. Da das Konstruktionsmodell zur Herstellung des Modellgussgerüsts dient, darf dieses nicht als Sägemodell angefertigt werden. Wie in der Kronen- und Brückentechnik wird ein Arbeitsmodell mit Magnet-Split-Cast hergestellt (vgl. Kap. 5.4.1). Die Arbeitsschritte umfassen das Isolieren der Innenkronen mit Vaseline, das Ausgießen der Innenkronen mit Kunststoff und das Einsetzen konischer Metallpins als reponierbare Retentionen, das Ausgießen mit Superhartgips und das Sockeln mit einem Split-Cast-System. Es ist wichtig, dass diese nicht auf den herausnehmbar gestalteten Kunststoffstümpfen rotieren oder schaukeln. Der Sitz der Innenkronen muss eindeutig sein. Die Art der Kieferrelationsbestimmung hängt stark von der Verteilung der Pfeilerzähne und der vorhandenen Gegenbezahnung ab. Da die Indikation von Doppelkronen-Teilprothesen vor allem im stärker reduzierten Lückengebiss gegeben ist, wird für die Kieferrelationsbestimmung in der Regel eine Registrierschablone mit Basisplatte und darauf befindlichem Hartwachswall hergestellt. Die Registrierschablone wird in der für Totalprothesen üblichen Weise auf dem Konstruktionsmodell hergestellt (Kap. 41.5), mit dem Unterschied, dass das Basismaterial immer inzisal bzw. okklusal auf den Innenkronen abgestützt ist und diese oral und approximal so umfasst, dass ein eindeutiger Sitz ohne Retention erzielt wird (Abb. 37-7).

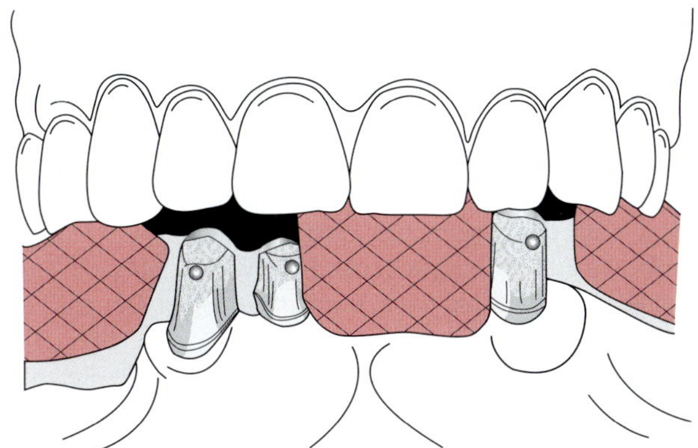

**Abb. 37-8** Auf den Innenkronen abgestützte Registrierschablone.

## 37.7 Klinik: Gesichtsbogenübertragung, Kieferrelationsbestimmung und Modellmontage

Nach Abnahme der Provisorien und sorgfältiger Reinigung der Pfeilerzähne von Zementresten werden die Innenkronen auf die Pfeilerzähne aufgesetzt. Weisen die Pfeilerzähne eine gemeinsame Einschubrichtung auf, ist es vorteilhaft, wenn die direkt auf den Innenkronen abgestützte Registrierschablone bereits im Labor mittels Sekundenkleber an den Innenkronen fixiert wurde. Dadurch ist ein eindeutiger Sitz der Schablone im Mund gewährleistet. Weisen einzelne Pfeilerzähne eine abweichende Einschubrichtung auf, so muss auf diese Fixierung verzichtet werden. Die Abstützung der Registrierschablone auf den Innenkronen erhöht die Genauigkeit der Kieferrelationsbestimmung gegenüber einem Vorgehen mit nicht parodontal abgestützter Schablone, ohne eine okklusale Sperrung des Bisses zu verursachen. Durch die Abstützung der Registrierschablone auf den Innenkronen wird ihre Lage eindeutig gesichert und ihr Einlagerungsverhalten entspricht dem der späteren Teilprothese (Abb. 37-8). Entsprechend dem in der Teilprothetik üblichen Vorgehen werden die extraorale Gesichtsbogenübertragung des Oberkiefers und die anschließende Kieferrelationsbestimmung in zentrischer Kondylenposition vorgenommen. Das zentrische Wachsbissregistrat wird mehrmals intraoral auf seine Reproduzierbarkeit hin überprüft und dann mit einem zinkoxid-eugenolhaltigen provisorischen Zement (Temp Bond, KerrHawe SA, CH-Bioggio) verfeinert. Da bei jedem Wachsregistrat die Gefahr des Verziehens gegeben ist, ist es von Vorteil, wenn der Behandler die Modelle sofort selbst in den Artikulator montiert.

Die Auswahl von Zahnform und Zahnfarbe der Ersatzzähne geschieht in Anlehnung an noch vorhandene eigene Zähne oder anhand der vor der Präparation festgehaltenen ehemaligen Zahnfarbe der Pfeilerzähne unter Berücksichtigung der Situationsabformung, die die Zahnform dokumentiert. Sind hierzu keine Angaben vorhanden, weil die Zähne bereits überkront waren, gelten die in der Totalprothetik üblichen Richtlinien zur Auswahl der Frontzähne (vgl. Kap. 40.6). Bezüglich der Bestimmung bzw. Auswahl von Zahnform und Zahnfarbe wird eine direkte Beteiligung des Zahntechnikers angestrebt.

## 37.8 Labor: Zahnaufstellung in Wachs

Im zahntechnischen Labor erfolgt das Nachfräsen der vorgefertigten zirkulären Stufen an den Innenkronen. Dies kann auf dem Konstruktionsmodell oder auf einem individuell hergestellten Frässockel durchgeführt werden.

Bei Konuskronen aus hochgoldhaltiger Legierung werden die vertikalen Wände auf die gewünschte Minimalstärke von 0,3 mm gefräst und mit einem konischen Fräser nachgearbeitet. Es ist wichtig, dass die angelegte Hohlkehle der Metallkappe glatt und ohne Fräsmarken an der Oberfläche vorgefräst und dann poliert wird.

Bei EM- und NEM-Teleskopkronen werden die Retentionsflächen mit einer 0°-Fräse nachgefräst. Bei NEM-Doppelkronen mit zusätzlichen Retentionselementen werden die jeweiligen Flächen ebenfalls poliert.

Es ist in der Regel sinnvoll, eine Anprobe der Zahnaufstellung in Wachs am Patienten vorzunehmen, bevor die Außenkronen und das Modellgussgerüst hergestellt werden. Vor allem beim Ersatz von Frontzähnen ist die Anprobe der Wachsaufstellung notwendig, da sich die Stellung der Ersatzzähne und die Modellation der Außenkronen gegenseitig beeinflussen. Im Bereich von Schaltlücken, und hier wiederum besonders im Frontzahnbereich, kann die Gestaltung des Gerüsts in Form einer abnehmbaren Brücke sinnvoll sein. In diesem Fall wird auf die Verwendung von rosafarbenem Basiskunststoff verzichtet und das Gerüst wie eine festsitzende Brücke verblendet. Die Gestaltung der Gerüstunterseite wird in der Regel sattelförmig unterfütterbar vorgenommen. Bei kleinen Schaltlücken mit geradem Verlauf, bei denen es durch den eingesetzten Zahnersatz zu keiner Belastung des Kieferkamms kommt, kann das Gerüst in diesem Bereich auch als Tangentialauflage (ponticförmig) gestaltet werden.

Die Zahnaufstellung der zu ersetzenden Zähne wird ganz bewusst vor der Gerüstherstellung durchgeführt, um durch eine Anprobe im Mund überprüft und ggf. korrigiert werden zu können. Durch dieses Vorgehen ist es möglich, den Modellguss (herausnehmbarer Teil) individuell den Zähnen und ihrer Stellung anzupassen. So lassen sich die mechanischen Retentionen günstig unter bzw. hinter die Prothesenzähne platzieren. Des Weiteren ist es möglich, bei geringen Platzverhältnissen (Befestigung mit rosa Sattelkunststoff nicht möglich) eine Rückenschutzplatte anzulegen. Bei Rückenschutzplatten ist der linguale bzw. palatinale Anteil der Ersatzzähne aus Metall gestaltet. Am Metall selbst befinden sich Retentionen für die Verblendung mit Kunststoff oder für einen vorgefertigten Prothesenzahn aus Kunststoff oder Keramik. Rückenschutzplatten sind häufig bei Oberkiefer-Frontzähnen mit Tiefbiss notwendig. Durch die korrekte und individuelle Anlage einer Rückenschutzplatte lassen sich die Zähne dauerhaft stabil befestigen.

Wird die Wachsaufstellung der Prothesenzähne für Situationen angefertigt, bei denen die definitive Versorgung einen großen Verbinder aufweist, kann die notwendige Stabilisierung durch eine Kunststoffbasis aus lichthärtendem Löffelmaterial erreicht werden. Bei der Basisherstellung ist darauf zu achten, dass diese zur Aufnahme der Zähne nicht zu dick gestaltet wird. Die Basis der Registrierschablone kann zu diesem Zweck modifiziert werden. Um die Platzaufteilung der Verblendung der Außenkronen im Verhältnis zu den Prothesenzähnen ästhetisch gestalten zu können, können über die Innenkronen Verblendkronen aufgewachst werden. Um der finalen Situation möglichst nahe zu kommen, wird für das Wax-up vorzugsweise zahnfarbenes Wachs verwendet.

## 37.9 Klinik: Anprobe der Zahnaufstellung in Wachs

Nach Abnahme der Provisorien und sorgfältiger Reinigung der Pfeilerzähne von Zementresten werden die Innenkronen mitsamt dem Wax-up der Außenkronen auf die Pfeilerzähne aufgesetzt und die Zahnaufstellung wird in Wachs anprobiert. Zunächst werden die eingestellten horizontalen und vertikalen Kieferrelationen sowie die ästhetische Wirkung überprüft. Es gelten die in Kapitel 17 (Ästhetik in der Zahnmedizin) und 41 (Totalprothetik: Klinischer und labortechnischer Ablauf) dargestellten Prinzipien.

Im Seitenzahnbereich wird die Statik der Zahnaufstellung nach folgenden Kriterien getestet: Die Seitenzähne müssen über der Mittellinie des Kieferkamms aufgestellt sein. Bei okklusaler Belastung der einzelnen Ersatzzähne darf die Basisplatte nicht von der Unterlage abkippen. Voraussetzung für diese Überprüfung ist natürlich ein passgenauer Sitz der Basisplatte. Notwendige Änderungen der Zahnaufstellung werden direkt am Patienten vorgenommen.

## 37.10 Labor: Herstellung der Außenkronen und des Modellgussgerüsts

Nachdem die Wachsaufstellung (und ggf. das Wax-up der Kronen) im Mund überprüft wurde, wird diese Situation mit Hilfe eines Vorwalls verschlüsselt und bleibt so abrufbar für weitere Arbeitsgänge. Für die Herstellung der Außenkronen und des Modellgussteils kann die Reihenfolge, ob erst die Krone und dann der Modellguss angefertigt wird oder umgekehrt, frei gewählt werden. Wichtig für die Reihenfolge ist, dass der Verbindungsbereich von Krone und Modellguss richtig geplant wird. Zum Fügen dieser Teile kann entweder eine Hartlötung oder die Klebetechnik gewählt werden. Seit einigen Jahren hat sich die Klebetechnik durchgesetzt, da dies für die Passgenauigkeit Vorteile bringt. Die mechanische Verbindung für die Klebung wird mit einer Matrizen- und Patrizenverbindung durchgeführt. Wahlweise können die Teile vor dem Verkleben auch verbolzt werden (Bredent, D-Senn).

Zur Herstellung der Außenkronen (Sekundärkronen) werden die Innenkronen sorgfältig gereinigt. Die Modellation erfolgt mit ausbrennbarem Modellierkunststoff (z. B. Pattern Resin, GC, D-München), der der modellierten Kappe die nötige Stabilität für den Abhebevorgang gibt. Eine dünne Schicht Kunststoff wird über die Innenkrone gebracht, und der restliche Anteil der Krone wird mit Wachs ergänzt. Bei Verblendkronen wird der labiale bzw. bukkale sowie der okklusale Anteil für die Aufnahme einer Verblendung gestaltet. Bei Außenkronen ohne Verblendung erfolgt die Gestaltung der gesamten Krone als Vollgusskrone. Die approximalen Flächen der Außenkronen müssen so gestaltet werden, dass eine genügend große Kontaktfläche (Lötfläche) zwischen Krone und Modellguss entsteht. Das bedeutet, dass die Verblendungen der labialen Flächen nicht zu weit nach approximal gezogen werden dürfen. Die Lötflächen liegen approximal und werden für eine Vergrößerung nach palatinal bzw. lingual an der Außenkrone erweitert. Gerade bei wenigen Pfeilerzähnen ist auf eine ausreichend stabile Lötfläche zu achten.

Wichtig hierbei ist, dass der Interdentalraum zweckmäßig offen gestaltet wird. Die Herstellung des Modellgussteils erfolgt mittels Einbettmassenmodell (siehe Kap. 34.10). An diesem Modell kann während der Modellierphase der Vorwall mit den Zähnen an das Einbettmassenmodell angelegt und dadurch eine optimale Modellgussgestaltung erzielt werden.

Um nachträglich im Bereich von Freiendsätteln eine Pfeilervermehrung mit Implantaten und den einfachen Einbau darauf befestigter Retentionselemente in die Teilprothese zu ermöglichen, sollte das Modellgussgerüst im Bereich von frei endenden Prothesensätteln in der Regel breit und netzförmig gestaltet werden. Bei Bedarf kann dann das Gerüst im Bereich später inserierter Implantate ausgeschliffen werden, ohne es zu zerstören. Liegt schon eine konkrete Implantatdiagnostik und -planung vor, kann der Platz für die geplanten Retentionselemente direkt in dem Modellgussgerüst ausgespart werden. Die Verwendung produktspezifischer Platzhalter erleichtert das Vorgehen.

Je nachdem, ob die Pfeilerzahnverteilung es erlaubt, wird das Gerüst entsprechend der zahnärztlichen Planung mit oder ohne großen Verbinder gestaltet. Wird auf ein transversales Palatinalband verzichtet, erfordert dies, dass labortechnisch auf eine ausreichende Stabilität der Außenkronen und der Verbindungsstellen zum Modellguss geachtet wird.

Für die Anfertigung der Außenkronen aus einer NEM-Legierung gelten bezüglich des Ablaufs die gleichen Grundsätze. Für die zusätzlichen Retentionselemente, wie z. B. Friktionsstifte in den Außenkronen, werden nach dem Fügevorgang von Krone und Modellgussteil Rillen mittels Funkenerosion oder konventionellem Bohren in die Primär- bzw. Sekundärteile versenkt. Die Friktionslöcher befinden sich in ihrem halben Durchmesser im Sekundärteil und in der anderen Hälfte im Primärteil. Anschließend werden Stifte in der Gesamttiefe der Löcher eingelassen und diese am Sekundärteil durch Lötung befestigt. Durch Aktivieren (leichtes Biegen) der Friktionsstifte kann der Halteeffekt der Sekundärteile erhöht werden. Auch kann nach dem Fügen ein geplantes TK-Snap-System (Sitec, D-Herdecke) in die Außenkrone integriert werden. Nachdem die Haftelemente fest angelegt wurden, muss die richtige Friktion eingestellt werden. Dies geschieht vorsichtig durch Reduzieren von Schleifspuren an den Innenseiten des Sekundärteils mit rotierenden Gummispitzen.

Ist der Behandler wenig erfahren, empfiehlt sich eine Anprobe der Sekundärkonstruktion zusammen mit einer Registratkontrolle über auf den Sätteln befestigte Wachswälle, bevor die Außenkronen verblendet werden und die Zahnaufstellung auf den Modellguss übertragen wird. Der erfahrenere Behandler wird diese Anprobe zusammen mit der Kontrolle von Verblendung und Zahnaufstellung in Wachs vornehmen oder gar erst nach Fertigstellung. Wurde die Fixationsabformung mit funktioneller Gestaltung der Sattelränder vorgenommen, erübrigt sich in der Regel eine Unterfütterungsabformung der Sattelbereiche (Altered-Cast-Methode; siehe Kap. 34.12). Ist jedoch eine Unterfütterungsabformung der freiendenden Sattelbereiche notwendig, wird diese jetzt zusammen mit einer Gerüstanprobe durchgeführt. Vor der Verblendung der Sekundärkronen mit Verblendkomposit muss zusätzlich zu den angelegten mechanischen Retentionen ein chemisches Verbundsystem angewendet werden. Die Verblendung erfolgt anschließend durch Auftragen des Opakers und der Verblendmasse, wie in Kapitel 28 beschrieben. Für die Anprobe der Außenkronen mit der Kunststoffverblendung und des Modellgussgerüstes werden die Prothesenzähne mit Hilfe des Vorwalls in Wachs auf dem Gerüst befestigt.

### 37.10.1 Herstellung der Außenkronen und des Verbinders im CAD/CAM-Verfahren

Die nachgefrästen Innenkronen werden mit einem Desktop-Scanner auf dem einartikulierten Remontagemodell digitalisiert. Das digitalisierte Wax-up und die Zahnaufstellung der Endsituation sowie die Gegenbezahnung stehen hier wiederum in der Software zur Verfügung und bieten eine wichtige Referenz zur Gestaltung der äußeren Formen. Zur Herstellung der Außenkronen und des großen Verbinders können drei Konstruktionswege verfolgt werden:

1. Die separat gefertigten Außenkronen (CAM-Frästechnik) werden über eine Fügeverbindung mit dem großen Verbinder (konventionelle Gusstechnik) verbunden. Diese Vorgehensweise stellt die gebräuchlichste Lösung dar.
2. Die separat gefertigten Außenkronen (CAM-Frästechnik) werden nach Herstellung durch Einkleben in eine Ringretention (Tertiärkonstruktion) mit dem großen Verbinder (SLM-Verfahren mit manueller Nachbearbeitung) vereint.
3. Die Außenkronen werden gemeinsam mit dem großen Verbinder in einem Stück hergestellt (SLM-Verfahren) und in Fräs-Nachbearbeitung bis zum Hochglanz feinbearbeitet. Dieses Vorgehen stellt im digitalen Workflow bezüglich der Soft- und Hardware eine große Herausforderung dar (*Leimbach* et al. 2018). Die Kombination aus SLM-Fertigung und automatisierter Fräs-Nachbearbeitung wird als Hybridfertigung bezeichnet.

Die drei Vorgehensweisen stehen für einen unterschiedlichen Grad der digitalen Umsetzung. Alle drei Vorgehensweisen beinhalten die Herstellung der Außenkrone mittels CAD und CAM. Sie unterscheiden sich jedoch bei der Herstellung des großen Verbinders und der dazugehörigen Retentionsanteile für die Aufnahme der Prothesenzähne: Während der Verbinder im 1. Weg über die konventionelle Einstückgusstechnik hergestellt wird, wird dieser im 2. und 3. Vorgehen bereits mittels generativer SLM-Technologie hergestellt.

## 37.11 Klinik: Anprobe des Modellgussgerüsts zusammen mit der definitiven Zahnaufstellung in Wachs

Nach Abnahme der Provisorien und sorgfältiger Reinigung der Pfeilerzähne von Zementresten werden die Innenkronen auf die Pfeilerzähne aufgesetzt. Anschließend wird die Sekundärkonstruktion, bestehend aus Modellgussgerüst mit Außenkronen und Wachsaufstellung, eingesetzt. Die Sekundärkonstruktion sollte ohne große Spannung auf den Innenkronen und ihren Pfeilerzähnen sitzen, und die Außenkronen müssen klinisch passgenau an der Hohlkehle der Innenkronen abschließen. Ein geringer zervikaler Spalt zwischen Innen- und Außenkrone, der mittels Lupenbrille oder Mikroskop sichtbar gemacht werden kann, lässt sich bei herkömmlicher Fertigungstechnik nicht vermeiden. Dieser Spalt sollte eine Breite von weniger als 50 µm aufweisen, er ist damit ohne optische Hilfsmittel kaum oder nicht sichtbar und daher auch nicht ästhetisch störend. Bei Konuskronen hat der zervikale Spalt zwischen Außenkonus und Innenkonus eine ähnliche Größe wie der okklusale Spalt und ist Voraussetzung für die Funktion der Konushaftung, da es nur zu einem Verkeilen der konischen Kronenflächen kommen kann, wenn zwischen den horizontalen Flächen von Innen- und Außenkrone ein gewisser Freiraum (Abstand) vorhanden ist (vgl. Kap. 36). Unter funktionellen Gesichtspunkten könnte man bei allen anderen Doppelkronensystemen theoretisch Außenkronen herstellen, die spaltfrei auf der Hohlkehle der Innenkrone abschließen. Praktisch-technisch gelingt dies am ehesten mit der Galvanotechnik, bei der die intermediäre Galvanokrone direkt auf die Innenkrone aufgalvanisiert wird.

Anschließend wird jede Außenkrone einzeln von okklusal mit Fingerdruck belastet. Dabei darf sich der belastete Anker nicht weiter setzen lassen; kein anderer Anker darf sich von seinem Pfeilerzahn ablösen. Erkennt man bei dieser Prüfung ein Schaukeln in der Gerüstkonstruktion, liegen entweder ein Verzug des Gerüsts (kein spannungsfreier Sitz auf dem Modell), ein größerer Abform- oder Modellfehler oder (leider am häufigsten!) Zahnwanderungen (z. B. bei mangelhaften Provisorien) vor. Sind ein nicht spannungsfreier Sitz der Arbeit auf dem Modell oder eine schlechte Passung von Innen- und Außenkrone für das Schaukeln verantwortlich, wird die Arbeit zur Korrektur an das Labor zurückgeschickt.

Sitzt die Sekundärkonstruktion auf dem Modell passgenau und spannungsfrei, schaukelt aber intraoral, werden der oder die schuldigen Anker durch das Entfernen einzelner Innenkronen ausfindig gemacht. Nach dem Ausschluss möglicher anderer Ursachen (z. B. Zementreste auf Pfeilerzähnen) kann bei Konuskronenarbeiten und Doppelkronen mit zusätzlichen Retentionselementen die betreffende Außenkrone vom Gerüst abgetrennt und mit Kaltpolymerisat (z. B. GC Pattern Resin, GC Germany, D-München) direkt im Mund wieder am Gerüst in ihrer richtigen Lage fixiert werden. In diesem Fall ist zuvor die Wachsaufstellung vom Gerüst zu entfernen und später zusammen mit dem korrigierten Sekundärteil erneut anzuprobieren.

Bei Zylinderteleskopen oder parallel gestalteten Galvanoteleskopen ist die Trennung und Neufixierung einer oder mehrerer Außenkronen nicht indiziert, da durch ihre Fixierung in einer anderen Position die vorhandene Parallelität zu den anderen Teleskopen verloren geht. Bei parallel gestalteten Doppelkronen muss daher die Fixationsabformung wiederholt werden. Die schuldige Innenkrone muss im Labor in ihrer veränderten Position nachgefräst oder ggf. neu angefertigt werden. Für nachgefräste Innenkronen müssen neue Außenkronen hergestellt werden.

Ist die Passung der Sekundärkonstruktion klinisch akzeptabel, werden die Außenkronen, ihre Verblendungen und die Zahnaufstellung in Wachs klinisch hinsichtlich vertikaler und horizontaler Kieferrelation, Okklusion, Statik der Aufstellung und Ästhetik überprüft (vgl. Kap. 40 und 41). Geringe Diskrepanzen zwischen der Mund- und Artikulator-Situation lassen eine erneute Kieferrelationsbestimmung und Remontage notwendig werden. Dies lässt sich relativ einfach durchführen, indem etwas erwärmtes Alu-Wachs auf Zahnaufstellung und Außenkronen aufgetragen und so ein korrigiertes Registrat mit minimaler Sperrung genommen wird. Die Korrektur auch geringster Diskrepanzen in diesem Stadium minimiert notwendige Einschleifmaßnahmen am fertigen Zahnersatz.

## 37.12 Labor: Fertigstellung der Doppelkronenkonstruktion

Zur Fertigstellung der Arbeit gehört auch das Befestigen der Prothesenzähne auf dem Modellgussteil. Dies wird mit einem rosafarbenen Kunststoff bei Sattelsituationen und mit zahnfarbenem Material bei Pontic-Situationen (mit oder ohne Rückenschutzplatte) durchgeführt. Da bereits ein Vorwall vorhanden ist, wird dieser in Verbindung mit Autopolymerisat verwendet. Grundsätzlich besteht aber auch die Möglichkeit einer Fertigstellung mit Hilfe der Küvettentechnik. Allerdings muss in diesem Fall die Verblendung der Außenkronen nach dem Kunststoffpressen durchgeführt werden. In jedem Fall werden die Retentionen am Modellguss mit einem chemischen Verbundsystem vorbehandelt und mit rosafarbenem Opaker abgedeckt. Bei Situationen, in denen der Prothesenzahn nur als Facette vor dem Gerüst sitzt (z. B. bei einer Rückenschutzplatte) und zahnfarbener Kunststoff verwendet wird, muss hier zahnfarbener Opaker das Gerüst abdecken. Bei Verwendung der Vorwalltechnik müssen vor dem Anlaufenlassen des Kunststoffs Bereiche, an denen kein Kunststoff erwünscht ist, mit Wachs oder Vaseline ausgeblockt werden. Diese Bereiche sind:

- Kompositverblendungen, die nicht durch den Vorwall abgedeckt sind
- Ränder der Innen- und Außenkronen
- Rückenschutzplatte
- linguale und palatinale Bereiche der Krone
- Restgebiss auf dem Modell
- Retentionselemente bei NEM-Doppelkronen

Wichtig ist, dass in die Wachsmodellation der Prothese Führungsflächen für Mundhygienehilfsmittel eingearbeitet werden. Dadurch wird die Reinigung der approximalen Pfeilerzahnflächen mit eingesetzter Prothese erleichtert oder gar erst ermöglicht.

Bei ästhetischen Problemen am zervikalen Kronenrand und/oder mit weit offenen Interdentalräumen zwischen Doppelkronen (z. B. bei langen klinischen Kronen nach vorangegangener Parodontalbehandlung) können diese Bereiche ebenso wie in der Hybridprothetik mit zahnfleischfarbenem Kunststoff verblendet oder mit Basiskunststoff vollständig abgedeckt werden.

Das Gipsmodell wird gewässert und gegen Kunststoff isoliert. Es ist auf ein exaktes Anliegen des Vorwalls am Modell sowie auf die genaue Platzierung der Zähne im Vorwall zu achten. Die Verarbeitung erfolgt nach den Angaben des Herstellers.

Anschließend folgen das Ausarbeiten, die Politur und die Reinigung der Arbeit. Dabei wird darauf geachtet, dass Führungsflächen für dünne Interdentalbürstchen zwischen Außenkronen und den Prothesensätteln entstehen. Diese Führungsflächen führen das Interdentalbürstchen zervikal an den Innenkronenrand und erleichtern und verbessern so bei über Doppelkronen verankerten Teilprothesen die Reinigung der sonst schwerer zugänglichen approximalen Restaurationsränder (*Walther* 1990). Können die Interdentalräume einer Doppelkronenarbeit für Interdentalbürstchen nicht genügend weit geöffnet werden (z. B. in den engen Interdentalräumen unterer Frontzähne), kann eine separat auf den Innenkronen hergestellte abnehmbare Kunststoffschiene mit Führungsflächen (sog. Putzschiene) die Reinigung erleichtern (*Kern* 2012). Vor allem (älteren) Patienten, die in ihrer Sehkraft und manuellen Geschicklichkeit eingeschränkt sind, hilft eine solche Putzschiene, die approximalen Restaurationsränder mit Interdentalbürstchen besser zu reinigen.

In Doppelkronen mit austauschbaren Retentionselementen wird nun das vorgesehene Element eingesetzt und die Kontrolle der Haftkraft vorgenommen. Bei Konuskronen, aber auch bei Doppelkronen mit zusätzlichen Retentionselementen kann die Kontrolle der Haftkraft mit einem speziellen Messinstrument (Konimeter, Obodent, D-Bohmte) vorgenommen werden (Abb. 37-9). Hierzu

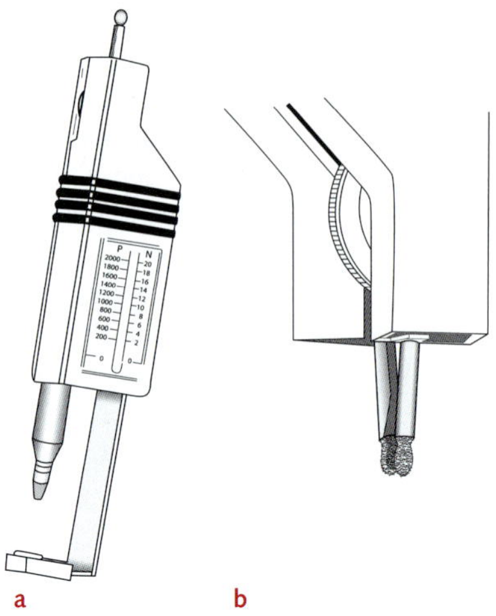


**Abb. 37-9** Konimeter. **a** Kunststoffstempel zum Fügen von Innen- und Außenkrone mit definierter Kraft; **b** diamantierte Spannbacken zum Herausziehen der Innenkrone.

wird die Primärkrone von innen mit den diamantierten Spannbacken des Messinstrumentes gefasst und in Achsrichtung aus der Sekundärkrone herausgezogen, wobei darauf zu achten ist, dass die Ränder der Innenkrone nicht beschädigt werden. Auf der Messskala des Konimeters kann die Haftkraft im Bereich von 0 bis 21 N abgelesen werden. Zu beachten ist, dass Konuskronen vor Bestimmung ihrer Haftkraft mit einer ausreichenden Kraft gefügt werden müssen, da die Lösekraft mit der Fügekraft korreliert (vgl. Kap 36.5). Hierzu eignet sich der Kunststoffstempel des Konimeters, mit dem Konuskronen bei einer definierten Kraft von 40 bis 60 N zusammengefügt werden können, wobei der Ring oder Zwischenbereich, der deckungsgleich mit der Unterkante der Messzylinderführung ist, die angewendete Fügekraft anzeigt. Die Ringe sind farbkodiert: 40 N: gelber Ring, 50 N: grüner Ring, 60 N: roter Ring.

Für die Haftkraftbestimmung von parallelwandigen Teleskopkronen ist das Konimeter nicht geeignet, da hier eine Übergangspassung eingestellt wird und die Haftung klinisch durch Verformungs- und Verkantungsmechanismen mitgeprägt ist. Eine parallelwandige Innenkrone darf also nicht von selbst aus der Außenkrone herausfallen, muss sich aber mit einer Teleskopzange (z. B. Telegrip, Renfert, D-Hilzingen) leicht aus der Außenkrone herausziehen lassen.

Eine Verminderung der Haftkraft kann erreicht werden, indem Schleifspuren an den Innenflächen der Außenkrone mittels Gummispitzen vorsichtig reduziert werden. Eine zu hohe Haftkraft von Konuskronen kann ggf. auch dadurch begrenzt werden, dass nach vorheriger Konditionierung des Metalls ein kleiner Komposit-Stopp auf den Innendeckel der Außenkrone aufpolymerisiert wird (*Wolfart* und *Kern* 2000). Dieser Komposit-Stopp sollte aushärten, nachdem die Konuskrone mit Hilfe einer Federwaage mit einer Kraft von 50 N gefügt wurde. Der Vorteil dieses Verfahren liegt in seiner Reversibilität und der Möglichkeit, die Haftkraft später durch Reduzieren oder Entfernen des Komposit-Stopps wieder zu erhöhen. Sollte die Haftkraft einer Konuskrone zu gering sein (unter 5 N), kann hierfür das Aufeinandertreffen horizontaler Flächen von Innen- und Außenkrone verantwortlich sein (z. B. Zervikalrand des Außenkonus steht auf der Hohlkehle des Innenkonus auf). Nach Beseitigung derartiger Kontakte entsteht bei korrekt angelegtem Konuswinkel und guter Passgenauigkeit eine akzeptable Haftkraft zwischen Innen- und Außenkonus. Kann durch Markierung und Beseitigung vorhandener Kontakte keine ausreichende Haftkraft erreicht werden, ist die Neuanfertigung des Sekundärteils notwendig. Bei Doppelkronen mit zusätzlichen Retentionselementen kann die Haftkraft in der Regel durch Aktivieren des Elements, durch Auswahl eines schwächeren oder stärkeren Elements oder durch leichtes Beschleifen angepasst werden.

## 37.13 Klinik: Anprobe der fertigen Arbeit und Zementieren

Die Anprobe der fertig gestellten Arbeit beinhaltet im Prinzip das gleiche Vorgehen, wie es bei der Anprobe der Sekundärkonstruktion mit der Zahnaufstellung üblich ist. Eventuell notwendige Korrekturen werden durchgeführt.

Hinzu kommt eine Überprüfung des Sitzes der Prothesensättel, welche mit und ohne Innenkronen durchgeführt wird. Ohne eingesetzte Innenkronen lässt sich die primäre Passgenauigkeit aller Sattel- und Prothesenrandbereiche überprüfen, indem Fließsilikon (Fit-Checker, GC Germany, D-München) auf die Sattelinnenflächen aufgetragen wird. Es sollte kein Unterschied zu dem später überprüften Sitz mit eingefügten Innenkonen vorhanden sein. Ohne eingefügte Innenkronen lässt sich die primäre Statik der Zahnaufstellung sehr gut überprüfen, indem jeder einzelne Seitenzahn okklusal belastet wird, wobei die Prothesenbasis nicht von der Unterlage abkippen darf.

Bevor die Rekonstruktion zum definitiven Zementieren vorbereitet wird, empfiehlt es sich, dass der Behandler selbst die Haftkraft jeder einzelnen Doppelkrone überprüft. Für Konuskronen und Doppelkronen mit zusätzlichen Retentionselementen eignet sich das schon beschriebene Konimeter (Abb. 37-9a und b). Nach Zusammenfügen von Innen- und Außenkrone mit definierter Fügekraft werden diese mit Hilfe des Konimeters wieder voneinander getrennt und die benötigte Kraft gemessen. Die Haftkraft der einzelnen Konuskrone sollte zwischen 5 und 10 N liegen (*Körber* 1988), was wir auch als Richtwert für NEM-Doppelkronen mit zusätzlichen Retentionselementen ansehen. Weisen nicht alle Doppelkronen eine Haftkraft im geforderten Bereich auf, sollte die Arbeit zur Korrektur an das zahntechnische Labor zurückgegeben werden.

Bei Zylinderteleskopen und parallelwandigen Galvanoteleskopen darf die Innenkrone nicht von selbst aus ihrer Außenkrone herausfallen, muss sich aber mit einer Teleskopzange leicht gängig entfernen lassen. Diese nochmalige Kontrolle direkt vor dem Einsetzen verhindert, dass der Behandler einen zu stark oder nicht haltenden Zahnersatz eingliedert.

Ein provisorisches Einsetzen (Probetragen) der Restauration beinhaltet immer die Gefahr, dass sich einzelne Innenkronen von ihrem Pfeilerstumpf lösen und beschädigt oder gar verloren werden. Werden die Innenkronen jedoch „provisorisch" so gut befestigt, dass diese Gefahr gebannt ist, so ist ein beschädigungsfreies Abnehmen der Innenkronen von ihrem Pfeiler klinisch schwierig oder unmöglich. Aus diesem Grund wird in der Regel auf ein Probetragen des Zahnersatzes verzichtet. Eventuell notwendige Korrekturen am abnehmbaren Prothesenteil lassen sich auch nach Zementierung der Innenkronen relativ einfach durchführen.

Nach nochmaliger Kontrolle der Passgenauigkeit der Innenkronen auf ihren Pfeilerzähnen werden die Innenkronen mit 50 µm Aluminiumoxid bei 1,5 bis 2,0 bar an ihren Innenflächen abgestrahlt und für 3 Minuten in Ultraschall von Strahlungsrückständen gereinigt (Einmalbecher mit frischem 99%igem

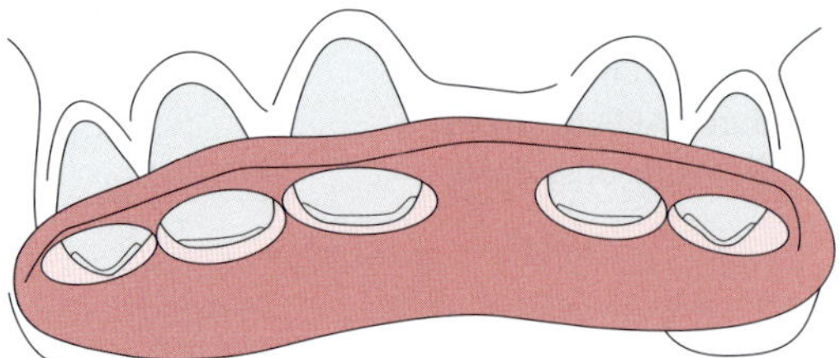
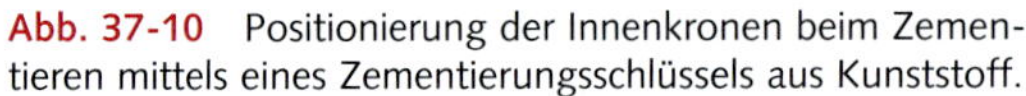

Abb. 37-10 Positionierung der Innenkronen beim Zementieren mittels eines Zementierungsschlüssels aus Kunststoff.

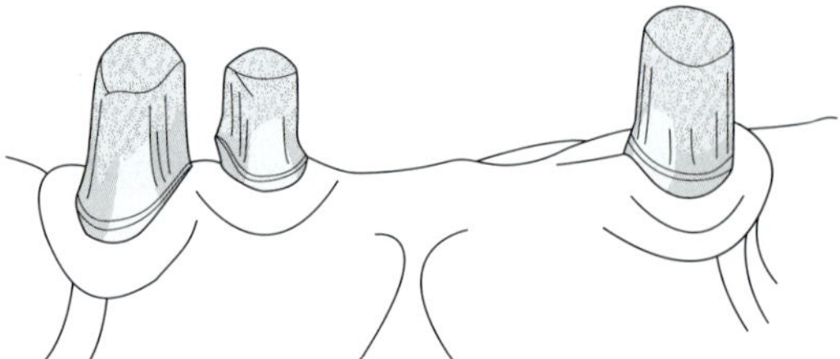

Abb. 37-11 Innenkronen nach Entfernen der Zementreste.

Isopropylalkohol). Dieser Schritt ist vor der Zementierung jeder gegossenen Restauration durchzuführen, bei Doppelkronen allerdings besonders wichtig, damit die zementierte Innenkrone den bei täglichem Abnehmen auftretenden Kräften dauerhaft standhalten kann.

Das Zementieren entspricht dem üblichen Vorgehen in der Kronen- und Brückenprothetik (vgl. Kap. 28.12), mit folgenden Besonderheiten: Die Innenkronen werden einzeln mit kräftigem Fingerdruck in Position gebracht und mit einem Kronenandrücker unter schaukelnder Bewegung vollends gesetzt. Bei Konuskronen und Doppelkronen mit zusätzlichen Retentionselementen wird überschüssiger Zement zügig mit Watterollen und Wattepellets entfernt, dann wird die an ihren Innen- und Außenflächen mit Vaseline isolierte Sekundärkonstruktion aufgeschoben. Der Patient wird angewiesen, kräftig auf seine Backenzähne zu beißen. Anschließend wird die Okklusion mit Okklusionsfolie überprüft. Nun werden Watterollen zwischen die Seitenzahnreihen gelegt und der Patient beißt bis zur Zementaushärtung zusammen. Bei Schneidezahnkonuskronen im Oberkiefer ist es aufgrund der dort in habitueller Interkuspidation auftretenden nichtaxialen Belastung der Zähne sinnvoll, wenn der Behandler die Restauration bis zur Zementaushärtung in situ hält.

Nach Aushärtung des Zementes wird die Sekundärkonstruktion mit eingesetztem Hirtenstab und leichtem Hammerschlag axial gelockert und entfernt. Anstelle des Hirtenstabs hat sich auch der Kronenabnehmer nach *Miller* (Carl Martin, D-Solingen) bewährt.

Bei parallelwandigen Doppelkronen besteht die Gefahr, dass schon geringfügige Zementreste, die zwischen Innen- und Außenteleskop gelangen können, das Abnehmen der Sekundärkonstruktion nach der Zementaushärtung sehr erschweren oder zu einer Lösung der gerade zementierten Innenkrone führen. Daher empfiehlt es sich, für das Zementieren von parallelwandigen Doppelkronen einen Zementierungsschlüssel aus Kunststoff zu verwenden, der auf dem Meistermodell hergestellt wird. Damit der Zementierungsschlüssel spannungsfrei sitzt, wird er aus lichthärtendem Löffelkunststoff hergestellt, dann aber im Bereich der Innenkronen ausgeschliffen mit Autopolymerisat (z. B. Pattern Resin) unterfüttert. So werden die Primärkronen während der Zementierung in ihrer korrekten Lage spannungsfrei fixiert, der Zementierungsschlüssel kann aber aufgrund seiner okklusal offenen Gestaltung anschließend leicht entfernt werden (Abb. 37-10). Nach Aushärtung des Zementes wird der Zementierungsschlüssel von den Innenkronen abgezogen (Innenkrone dabei durch die okklusale Öffnung sichern!). Die Zementüberschüsse können nun einfach abgesprengt werden. Nach sorgfältiger Entfernung der Zementreste an den Innenkronenrändern (Abb. 37-11) und Säuberung des Sekun-

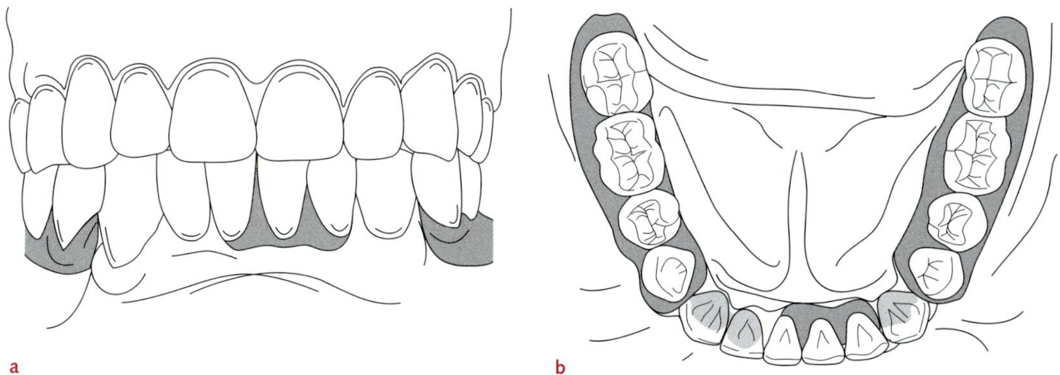


**Abb. 37-12** Sekundärkonstruktion in situ. a von frontal; b von okklusal: Auf einen Sublingualbügel kann verzichtet werden, da alle Zähne in die Rekonstruktion einbezogen wurden.

därteils wird dieses wieder eingesetzt (Abb. 37-12) und es erfolgt eine abschließende Funktionskontrolle. Hieran schließt sich das Üben von Ein- und Ausgliedern der Arbeit durch den Patienten und eine kurze Mundhygieneeinweisung an.

## 37.14 Nachsorge

Möglichst direkt am Tag nach der Zementierung wird eine Kontrolle des Behandlungsergebnisses vorgenommen, die eine Kontrolle der Gesamtfunktion der Teilprothese beinhaltet. Zusätzlich wird nochmals kontrolliert, ob eventuell Zementreste übersehen wurden. Der Patient wird nun ausführlich in einer für ihn adäquaten Form der Mund- und Prothesenhygiene unterwiesen. Er wird instruiert, nach Abnahme der Teilprothese diese mit einer Zahn- oder Prothesenbürste unter fließendem Wasser zu reinigen und das Restgebiss in herkömmlicher Weise zu putzen (vgl. Kap. 7.3). Danach sollte er die saubere Doppelkronenarbeit wieder einsetzen und zusätzlich Interdentalbürstchen zur Reinigung der approximalen Restaurationsränder benutzen (*Walther* 1990). Daher wird jetzt überprüft, ob die Führungsflächen zwischen Außenkronen und den Prothesensätteln das Interdentalbürstchen zervikal an den Restaurationsrand führen, ohne zu klemmen. Ggf. müssen die Führungsöffnungen erweitert oder ein kleineres Bürstchen gewählt werden. Um eine optimale Reinigung zu erreichen, wird der Patient angewiesen, das Interdentalbürstchen nicht einfach gerade durch die Führungsöffnung zu schieben, sondern es alternierend von links und rechts zu bewegen. Wurde wegen zu enger Interdentalräume eine sog. Putzschiene hergestellt (vgl. Kap. 37.12), wird der Patient jetzt in analoger Weise in deren Handhabung unterwiesen (*Kern* 2012).

Eine weitere Kontrolle innerhalb der ersten Wochen nach Eingliederung der Rekonstruktion ist angezeigt, um eventuell auftretende Adaptationsprobleme frühzeitig zu erkennen. Weiterhin erlaubt eine Kontrolle nach dieser Zeit die Beurteilung, ob der Patient in der Lage ist, die instruierte Mund- und Prothesenhygiene durchzuführen. Abschließend wird mit dem Patienten ein auf ihn abgestimmtes individuelles Nachsorgeintervall vereinbart.

Tabelle 37-1 fasst den Behandlungsablauf bei der Versorgung mit Doppelkronen nochmals zusammen.

Tab. 37-1 Behandlungsablauf bei über Doppelkronen verankerten Teilprothesen.

| Klinik | Labor |
|---|---|
| *Anamnese, Befundaufnahme,* Panoramaschichtaufnahme, Zahnfilm-Status, Situationsabformung, Gesichtsbogenübertragung, Kieferrelationsbestimmung | |
| | Herstellung von Studienmodellen, schädelbezügliche Montage der Modelle im Artikulator |
| Modellanalyse im Artikulator und im Parallelometer, *Diagnose, Planung* | |
| *Hygienephase, präprothetische Vorbehandlung, Reevaluation der Vorbehandlung* | |
| | evtl. diagnostisches Wax-up, Set-up, Herstellung individueller Löffel |
| *Prothetische Phase:* Farbauswahl, Präparation, evtl. Abformung der Pfeilerzähne, Provisorien | |
| Abformung der Pfeilerzähne, ggf. provisorische Kieferrelationsbestimmung | |
| | Herstellung von Präparationsmodell (Sägemodell), ggf. provisorische Modellmontage und Herstellung der Innenkronen |
| Anprobe der Innenkronen, Fixationsabformung | |
| | Herstellung von Konstruktionsmodell und Registrierschablone |
| Gesichtsbogenübertragung, Kieferrelationsbestimmung, Modellmontage | |
| | Zahnaufstellung in Wachs, Wax-up der Außenkronen |
| Anprobe von Außenkronen-Wax-up und Zahnaufstellung in Wachs | |
| | Herstellung der Außenkronen und des Modellgussgerüsts, Verkleben oder Verlöten der Außenkronen mit dem Modellgussgerüst, Verblendung der Außenkronen, Übertragung der Wachsaufstellung auf die Gerüstkonstruktion |
| Anprobe der Sekundärteile mit Modellgussgerüst, zusammen mit der definitiven Zahnaufstellung in Wachs | |
| | Fertigstellung der Doppelkronenkonstruktion, Herstellung Zementierungsschlüssel bei parallelwandigen Doppelkronen |
| Anprobe der fertigen Arbeit und Zementieren | |
| Kontrolle | |
| *Nachsorge* | |

### 37.14.1 Haftkraft bei Doppelkronen nach Eingliederung korrigieren

Klinisch sollten nur Doppelkronenarbeiten eingegliedert werden, bei denen jede einzelne Doppelkrone eine adäquate Haftkraft aufweist, die weder zu hoch noch zu niedrig ist (siehe Kap. 36). Trotzdem kann es vorkommen, dass die Gesamtretention einer Doppelkronenarbeit initial zu hoch ist und reduziert werden muss, damit der Patient die Arbeit zur häuslichen Mundhygiene einfach entfernen kann. Nach langfristigem klinischem Gebrauch einer Doppelkronenarbeit kann es auch durch Verschleiß zu einem Haftkraftverlust kommen, der die Funktion der gesamten Prothese gefährden kann. Im Folgenden werden verschiedene Möglichkeiten zur Reduktion einer zu hohen Haftkraft und zur Erhöhung einer zu geringen Haftkraft bei Doppelkronen in Abhängigkeit von Haftmechanismus beschrieben. Wissenschaftliche Untersuchungen zur langfristigen Bewährung der verschiedenen Methoden fehlen weitgehend.

In den ersten Tagen nach Zementierung der Innenkronen, ist die Haftung von Doppelkronenprothesen aufgrund minimaler Diskrepanzen zwischen der Modellposition der Innenkronen und der intraoralen Position nach Zementierung häufig stärker als erwartet und gewünscht. Statt die Haftkraft dann direkt durch irreversible Schleifmaßnahmen zu reduzieren, sollten die Innenflächen der Außenkronen nach jeder Prothesenreinigung leicht mit Vaseline beschickt werden, um initial eine leichte Schmierung zu erreichen. In der Regel stellen sich die Pfeilerzähne durch minimale orthodontische Zahnbewegungen ein, wodurch schon nach wenigen Tagen die ursprünglich zu starke Haftung der Doppelkronenprothesen verringert wird. Nur bei auch nach 10 Tagen noch bestehender zu starker Haftung sollten aufwendigere bzw. irreversible Schleifmaßnahmen ergriffen werden. Bei Galvanoteleskopen ist eine Reduktion der Haftkraft in Regel nicht erforderlich.

**Reduktion der Haftkraft:**

- Teleskopkronen: Bei andauernd bestehender zu starker Haftung werden Störstellen in den Außenkronen markiert (z. B. durch Auftragen von angelöstem Guttapercha) und mittels Gummipolierer reduziert.
- Konuskronen: Bei andauernd bestehender zu starker Haftung können an den Innenflächen des Außenkronendeckels kleine okklusale Stopps aus Kompositmaterial unter definierter Fügekraft adhäsiv befestigt werden (*Wolfart* und *Kern* 2000). Diese Stopps verhindern ein stärkeres Verkeilen von Innen- und Außenkonus, das aufgrund des okklusalen Spalts im Mikrometerbereich stattfindet, ohne aber den Biss zu erhöhen.
- Doppelkronen mit zusätzlichen Haftelementen: Je nach Element können die Retentionselemente entweder deaktiviert werden (z. B. Friktionsstifte) bzw. einfach weggelassen werden oder durch einen nicht retentiven Platzhalter ersetzt werden (z. B. TK-Snap-System, Sitec, D-Herdecke).

**Erhöhung der Haftkraft**

- Teleskopkronen: Bei zu geringer Haftkraft kann im zahntechnischen Labor durch das Aufbringen von zwei bis vier Laserpunkten im Innenlumen der Sekundärkrone zur punktuellen Verkleinerung des Fügespaltes die Haftung erhöht werden. Neben dem Auftragen von Material erfährt das Außenteleskop auch eine geringfügige Deformierung, weshalb behutsam und schrittweise vorgegangen werden sollte.

- Konuskronen: Ist das Aufeinandertreffen horizontaler Flächen von Innen- und Außenkrone für die limitierte Haftkraft verantwortlich (z. B. Zervikalrand des Außenkonus steht auf der Hohlkehle des Innenkonus auf), entsteht bei korrekt angelegtem Konuswinkel und guter Passgenauigkeit nach Beseitigung derartiger Kontakte wieder eine akzeptable Haftkraft.
- Doppelkronen mit zusätzlichen Haftelementen: Je nach Element können die Retentionselemente entweder aktiviert werden (z. B. Friktionsstifte) bzw. das Retentionselement durch ein neues oder stärkeres Element ersetzt werden.

Sind die genannten Maßnahmen nicht ausreichend, kann bei allen Doppelkronenarten nach Fensterung der Sekundärkrone und nach Einfräsen einer Mulde in die Primärkrone ein Retentionselement eingebracht werden, welches mit seinem Retentionsteil in die Mulde ragt (z. B. Quick-tec Plus Friktionselement, Sitec, D-Herdecke). Wird das Retentionselement im Bereich einer Verblendung eingebaut, muss die Verblendung anschließend dort wieder mit Kunststoff ergänzt werden.

## Literatur

Edelhoff D., Heidemann D., Kern M., Weigl P.: Aufbau endodontisch behandelter Zähne. Gemeinsame Stellungnahme der DGZMK, DGZPW und DGZ. Dtsch Zahnärztl Z 2003;58:199-201.

Heners M.: Zahnerhaltende Prothetik durch gewebeintegrierende Konstruktionsweise. Zahnärztl Mitt 1990;21:2340-2344.

Kern M.: Doppelkronensysteme. In: Freesmeyer W. B. (Hrg.): Klinische Prothetik. Band 2. Herausnehmbarer Zahnersatz. Hüthig, Heidelberg 1999:100-146.

Kern M.: Die Putzschiene – ein effizientes Mundhygienehilfsmittel bei Teil- und Deckprothesen. Quintessenz 2012;63:1405-1414.

Kern M., Woerner W.: Versorgung des Lückengebisses mit Doppelkronen: Modifizierte vollverblendete Konuskronen. Parodont 1991;2:61-73.

Körber K.-H.: Zahnärztliche Prothetik. 4. Aufl. Georg Thieme, Stuttgart 1995.

Körber K.-H.: Konuskronen: Das rationelle Teleskopsystem. Einführung in Klinik und Technik. Hüthig, Heidelberg 1988.

Leimbach A., Stanger H.-U., Nowak M.: Teleskopkronen aus der Hybridfertigung-Melting meets Milling. Quintessenz Zahntech 2018;44:480-492.

Sorensen J.A., Martinoff J.T.: Endodontically treated teeth as abutments. J Prosthet Dent 1985;53:631-636.

Walther W.: Plaquereduktion bei Patienten mit herausnehmbarem Zahnersatz und Pfeilerzähnen mit stark reduziertem Parodontium. Zahnärztl Welt 1990;99:258-261.

Walther W., Heners M., Surkau P.: Initialbefund und Tragedauer der transversalbügelfreien, gewebeintegrierten Konus-Konstruktion. Eine 17-Jahres-Studie. Dtsch Zahnärztl Z 2000;55:780-784.

Wegner P.K., Freitag S., Kern M.: Survival rate of endodontically treated teeth with posts after prosthetic restoration. J Endod 2006;32:928-931.

Wolfart S., Kern M.: Optimale Einstellung der Konushaftung durch Einbringen eines okklusalen Stopps. Ein einfaches klinisches Verfahren bei zu stark haftenden Teilprothesen. Quintessenz 2000;51:127-136.

# 38 Einführung in die Hybridprothetik

## 38.1 Einleitung

Unter dem Begriff „Hybridprothese" oder „Deckprothese" (engl. „Overdenture") versteht man die Rekonstruktion von Front- und Seitenzähnen eines Lückengebisses mit Hilfe einer an verdeckten Halteelementen verankerten Totalprothese (*Brill* 1955). Diese Art der prothetischen Versorgung kann über Jahre den ästhetischen und funktionellen Anforderungen der Patienten genügen (*Brunner* und *Meyer* 1989, *Ettinger* und *Qian* 2004, *Toolson* und *Smith* 1989, *Toolson* und *Taylor* 1983). Aus diesem Grunde sollte die Hybridprothese bei richtiger Indikationsstellung, sorgfältiger Therapie, optimaler Mundhygiene und regelmäßigen Nachkontrollen nicht mehr nur als Übergangslösung zur Totalprothese verstanden werden.

Die hybridprothetische Versorgung des stark reduzierten Lückengebisses zeichnet sich gegenüber einer Totalprothese durch viele biologische und funktionelle Vorteile aus. *Crum* und *Rooney* (1978) konnten zeigen, dass die Resorptionsvorgänge im Unterkiefer bei Hybridprothesenträgern um mehr als das Achtfache geringer waren als bei Totalprothesenträgern. Die Erhaltung speziell von Unterkieferfront- oder Eckzähnen ist deshalb von besonderer Bedeutung, weil die Resorption im frontalen Abschnitt des Unterkiefers viel ausgeprägter ist als im Oberkiefer. 6 Monate nach der Extraktion beträgt sie im Unterkiefer das Zweifache, nach 7 Jahren sogar das Vierfache von der im Oberkiefer (*Tallgren* 1967). Neben der kammprophylaktischen Funktion der Hybridprothese dürfen ihre funktionellen Vorteile nicht vergessen werden: Der Erhalt von Zahnwurzeln zur Verankerung von Retentionselementen erlaubt es, den Halt des Zahnersatzes im Vergleich zu einer Totalprothese wesentlich zu steigern und dadurch den funktionellen Komfort für den Patienten zu erhöhen. Erhöhte Kaukräfte und größere Aktivität der Kaumuskulatur der Arbeitsseite (*Sposetti* et al. 1986) sowie eine verbesserte Kaueffizienz (*Kay* und *Abes* 1976) gegenüber Totalprothesenträgern wurde dem Erhalt von Parodontalrezeptoren im Desmodont der verbliebenen Zahnwurzeln zugeschrieben (*Nagasawa* et al. 1979).

Bei vollständigem Zahnverlust können Deckprothesen auch mit Implantaten verankert werden (siehe Kap. 42). Interessanterweise scheint aber das Kauvermögen von Patienten mit implantatverankerten Hybridprothesen nicht besser, sondern etwas schlechter zu sein als bei auf zwei Zähnen verankerten Hybridprothesen (*Fontijn-Tekamp* et al. 2000). Dieses Ergebnis spricht dafür, zahngetragene Hybridprothesen zu bevorzugen und erst dann Zahnwurzeln durch Implantate zu ersetzen, wenn dies tatsächlich notwendig ist.

## 38.2 Indikationsstellung und Voraussetzungen

Die Indikation für eine hybride Prothese ist bei Vorhandensein eines stark reduzierten Lückengebisses gegeben. Der noch vorhandene Zahnhalteapparat der Restzähne spielt eine Schlüsselrolle bezüglich der Entscheidung, ob diese Zähne noch als Pfeilerzähne in Frage kommen. Als potentielle Pfeilerzähne kommen die Zähne mit dem besten Kronen-Wurzel-Verhältnis in Betracht (*Becker* und *Kahldahl* 1984); nach der endodontischen Behandlung und dem Kürzen des Pfeilerzahns bis ca. 1 bis 2 mm über der Gingiva sollte das Kronen-Wurzel-Verhältnis wenigstens 1:2 betragen. Falls das Kronen-Wurzel-Verhältnis 1:3 beträgt oder sogar noch besser zugunsten der Wurzel ausgeprägt ist und der Zahn vital erhalten werden kann, sollte anstelle eines Hybridelements einer Doppelkrone der Vorzug gegeben werden.

Der Nachteil der Hybridelemente liegt darin, dass der Zahn devitalisiert werden muss und dass es sich um sehr feine Retentions- oder Frikationselemente handelt, die relativ frakturanfällig und wartungsintensiv sind.

Zähne mit geringerer Beweglichkeit sollten als Pfeilerzähne bevorzugt werden. Da die Sondierungstiefe um Pfeilerzähne nicht größer als 3 mm sein sollte (*Toolson* et al. 1982), ist oft vorgängig ein parodontalchirurgischer Eingriff sinnvoll, um auf diese Weise die Taschentiefe auf maximal 3 mm zu reduzieren (Taschenreduktion durch apikalen Verschiebelappen). Eine akzeptable Kooperationsfähigkeit und -bereitschaft des Patienten sollten gegeben sein, damit dem hybriden Zahnersatz eine gute Langzeitprognose gestellt werden kann.

## 38.3 Verankerungselemente

Für die Verankerung von hybridem Zahnersatz an den Pfeilerzähnen stehen eine Vielzahl von Halte- und Verbindungselementen zur Verfügung. Vorzugsweise sollte eine starre Verankerung zur Anwendung kommen, sofern durch günstige Restzahnverteilung eine flächenhafte Abstützung oder eine breite parodontale Auflageachse gesichert ist. Starre Verankerungen haben eine geringere Belastung der zahnlosen Kieferabschnitte zur Folge (*Geering* und *Kundert* 1992). Dabei sind vor allem konfektionierte Hülsen-Stift-Systeme (wie z. B. der Gerber-Retentionszylinder) (Abb. 38-1) auf Wurzelstiftkappen empfehlenswert. Der klassische Gerber-Retentionszylinder wurde während Drucklegung durch den miniaturisierten Mini-Gerber Plus herstellerseitig abgelöst.

Kugelkopfanker sind ebenfalls weit verbreitete hybride Elemente, die vor allem in der Implantatprothetik häufig zur Anwendung kommen (vgl. Kap. 44), die aber auch bei weniger belastbaren natürlichen Zahnwurzeln ihr Einsatzgebiet haben. Ein empfehlenswertes Element stellt der Kugelkopfanker Dalbo Plus (Cendres+Métaux, CH-Biel) dar, bei dem die Haftkraft durch Ein- oder Herausdrehen des haubenförmigen Retentionseinsatzes in der Matrize gezielt eingestellt werden kann. Tritt nach längerer Tragezeit der Hybridprothese ein Verschleiß des Retentionseinsatzes mit einem Verlust der Haftkraft auf, kann der geschraubte Retentionseinsatz besonders einfach und schnell ausgetauscht werden.

Beide beschriebenen Halteelemente haben eine höhere Haltekraft und sind langlebiger als die frikativ-klemmenden Halteelemente (wie z. B. Conod-Anker oder Bona-Zylinderanker). Mittlerweile wird auch das aus der Implantat-Hybridprothetik bekannte Locator-Attachment (Locator root) für die Versorgung von natürlichen Pfeilern angeboten (*Teubner* et al 2009).

Als Alternative können in Einzelfällen auch konfektionierte Kugelanker verwendet werden, die mit dem Wurzelstift in einem Stück verbunden sind (Dalbo Rotex, Cendres+Métaux, CH-Biel). Diese können im direkten Verfahren in den als Pfeiler vorgesehenen Zahn (nach der Wurzelfüllung) eingebracht werden. Wird eine Abdeckung der Wurzel angestrebt, können konfektionierte Wurzelstiftkappen mit Deckplatten (Ticap, Unor AG, CH-Schlieren) verwendet werden, die anstelle einer laborgefertigten Wurzelstiftkappe zum Einsatz kommen (*Teubner* und *Marinello* 2005). Beide Typen von konfektionierten Wurzelstiftankern bzw.

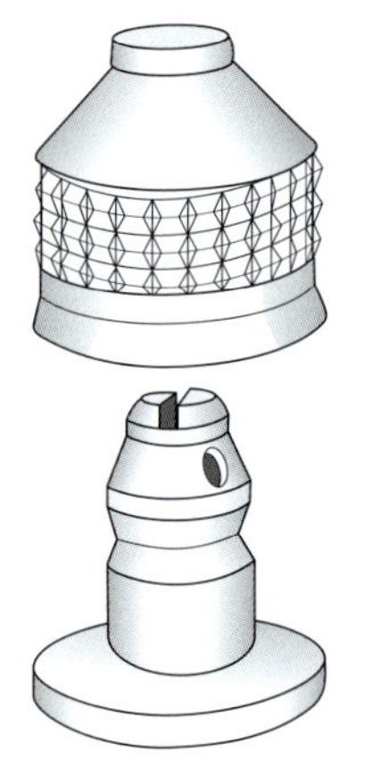

**Abb. 38-1** Gerber-Retentionszylinder.

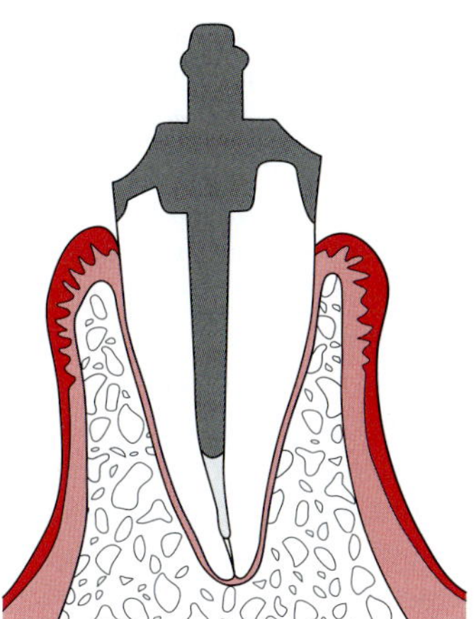

**Abb. 38-2** Durch eine leichte Hohlkehle wird eine Überkonturierung der Wurzelkappe vermieden. Darüber hinaus wird eine körperliche Fassung durch das Gerüst gewährleistet.

-kappen werden im direkten Verfahren eingebracht, wodurch Laborkosten für die Herstellung von Wurzelstiftkappen entfallen (*Teubner* et al. 2005).

## 38.4 Gestaltung der Wurzelstiftkappe

Die Gestaltung der Wurzelstiftkappe ist aus parodontaler und funktioneller Sicht für den therapeutischen Langzeiterfolg von Hybridprothesen von äußerster Wichtigkeit (*Kundert* und *Geering* 1989). Die Wurzelkappe soll so konstruiert werden, dass eine optimale Hygiene der Pfeilerzähne ermöglicht, die Plaqueakkumulation nicht begünstigt, die marginale Gingiva durch die Wurzelkappe nicht mechanisch irritiert und die Ästhetik nicht beeinträchtigt wird. Gleichzeitig sollte die Kappe eine größtmögliche Retention des und körperliche Fassung durch den abnehmbaren Zahnersatz erlauben (*Kundert* und *Geering* 1989). Um diese Forderungen zu erfüllen, müssen Kappenrand, Außenflächen, Oberfläche und Innenfläche entsprechend gestaltet werden.

Der Kappenrand sollte leicht supra- der epigingival zu liegen kommen. Bei offener Gestaltung der Hybridprothese kann im sichtbaren Bereich in der Oberkieferfront ein 0,5 mm subgingival verlaufender Kronenrand toleriert werden. Eine zirkuläre seichte Hohlkehlpräparation der Wurzel ermöglicht die Gestaltung einer Kappenaußenfläche, die der ursprünglichen Wurzelkontur folgt (Abb. 38-2). Sie ist auch erforderlich, um die Wurzel stabilisierend zu umfassen. Eine Überkonturierung aus materialtechnischen Gründen sollte auf jeden Fall vermieden werden, da dies zur Förderung der Plaqueansammlung führt. Die Kappenoberfläche sollte möglichst plan gestaltet und scharfkantig gegen die Kappenaußenfläche abgesetzt sein. Zirkulär um die Wurzelkappe sollte eine leichte Hohlkehle eingearbeitet werden, damit das Gerüst der Hybridprothese die Wurzelkappe körperlich umfassen kann und dadurch an der Konstruktion angreifende horizontale Schubkräfte direkt auf die Pfeilerwurzel übertragen werden sowie ein Abbrechen der Verankerungspatrize verhindert wird. Zudem vermeidet eine Hohlkehle spitzwinklig und dünn auslaufende frakturgefährdete Facetten, da genügend Platz für das Gerüst und die Facette vorhanden ist. Aus materialtechnischen Gründen soll eine Facette auf keinen Fall überkonturiert werden, weil dies zu einer Förderung der Plaqueakkumulation führt. Die Wurzelkappeninnenfläche bestimmt die Retention der Kappe auf der Wurzel und ihre Stabilität. In der Regel ergibt sich die intraradikuläre Retention bereits durch die konisch-ovale Präparation des Wurzelkanals. Ein weiterer Zahnhartsubstanzverlust sollte darüber hinaus vermieden werden. Ein okklusales Inlay mit nur leicht divergierenden, möglichst parallel zur Wurzelstiftachse und zu den Außenflächen der Präparation verlaufenden Wänden kann in Ausnahmefällen die Retention erhöhen. Bei der Präparation des okklusalen Kastens muss unbedingt darauf geachtet werden, dass eine Restwanddicke der Wurzel von 1 mm nicht unterschritten wird.

Eine zu dicke Gestaltung der Wurzelkappe (< 1 mm) muss vermieden werden, weil dies zur Einschränkung des vertikalen Platzangebots führt und das Anlegen eines adäquaten Verankerungselementes verhindert. Die empfohlene Art der Wurzelstiftkappenform erlaubt eine kronenförmige Gestaltung und Verblendung des Gerüsts ohne parodontal ungünstige Überkonturierung. Wie bei den Hülsengeschieben ist aus parodontaler Sicht darauf zu achten, dass die Grenzlinie zwischen Primärteil und Sekundärteil supragingival zu liegen kommt (*Graber* 1992).

## 38.5 Gerüstgestaltung

Die Gestaltung einer Hybridprothese richtet sich mit Ausnahme des Pfeilerbereichs grundsätzlich nach den Prinzipien der Totalprothetik. Um eine Hybridprothese bukkal und oral der Pfeilerzähne nicht zu ausladend zu gestalten, muss die Prothesenbasis in diesem Bereich zurückgeschliffen werden, weil der Alveolarfortsatz im Bereich der Pfeilerzähne nicht resorbiert ist.

Da dadurch die Kunststoffbasis der Hybridprothese im Bereich der Pfeilerzähne geschwächt würde, was zu materialtechnischen Problemen und Brüchen der Prothese führen kann, sollte eine Hybridprothese *immer mit einem Gerüst verstärkt* werden. Das individuell herzustellende Gerüst wird aus einer edelmetallfreien CoCr-Basislegierung gegossen.

Je nach Verteilung der Pfeilerzähne kann das Gerüst offen (Abb. 38-3) oder geschlossen (Abb. 38-4) gestaltet werden. Bei nur einem Pfeilerzahn im Unterkiefer oder nur zwei oder drei Pfeilerzähnen im Oberkiefer empfiehlt es sich, das Gerüst vollständig in die Prothese einzuarbeiten (geschlossene Gestaltung). Falls mehr Pfeilerzähne vorhanden sind, sollte versucht werden, die Hybridprothese offen zu gestalten. Auf diese Weise kann eine direkte Traumatisierung der marginalen Gingiva durch den Prothesenkörper vermieden werden. Eine Sogwirkung auf das marginale Parodont, die insbesondere bei ungenügender Mundhygiene Schleimhauthyperplasien zur Folge haben kann, wird so weitgehend ausgeschlossen. In den offenen Spülräumen wird die Speichelzirkulation begünstigt und ein gewisses Maß an Selbstreinigung gewährleistet. Dadurch ist die Plaqueretention an den Pfeilerzähnen vermindert. Da an den verbleibenden Zähnen keine wesentlichen Kammresorptionen stattfinden, muss in diesem Bereich durch die Prothesenbasis kein Gewebeverlust ausgeglichen werden. Eine normale Lippen-, Wangen- und Zungenfunktion bleibt zudem nur erhalten, wenn der Prothesenkörper den Alveolarfortsatz an den Restzähnen nicht überdeckt (*Geering* und *Kundert* 1992, *Graber* 1992, *Körber* 1978).

Die offene Gestaltung der Hybridprothese gewährleistet bei größtmöglicher Stabilität und Verwindungssteifheit der Prothesenbasis eine normale Weichteilfunktion. Prinzipiell erfolgt die Gerüstherstellung immer nach der definitiven Einprobe der Wachsaufstellung. Erst zu diesem Zeitpunkt kann mit Hilfe von

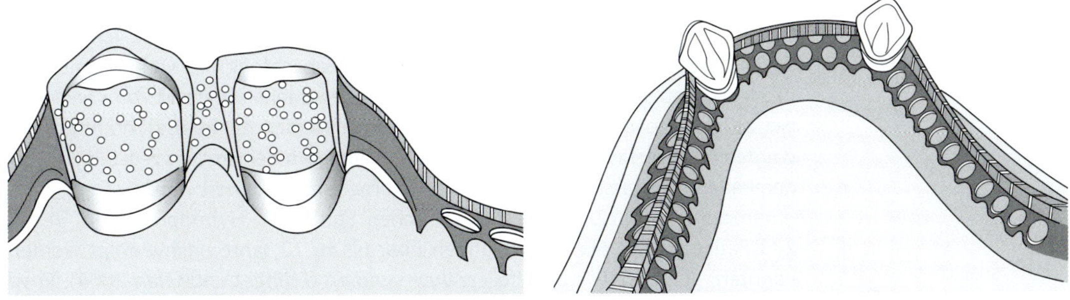

**Abb. 38-3** Offene Gerüstgestaltung.

**Abb. 38-4** Geschlossene Gerüstgestaltung.

Gips- oder Silikonschlüsseln die genaue Lage der Verankerungselemente und Ersatzzähne bzw. die definitive Ausdehnung der Prothesenbasis beurteilt und der Verlauf des Verstärkungsgerüsts ohne Veränderung der einprobierten Prothesenform geplant werden (*Geering* und *Kundert* 1992).

Die Herstellung gegossener Verstärkungsgerüste erfordert einen gewissen technischen Mehraufwand, der allerdings langfristig gesehen durch geringere Reparaturkosten wettgemacht wird.

## 38.6 Okklusionskonzept

In der Regel entspricht die hybridprothetische Okklusionsgestaltung derjenigen der Totalprothetik. Daher kommen primär eine sequentielle Gruppenführung mit Frontzahn-/Eckzahndominanz oder eine bilateral balancierte Okklusion in Frage.

## 38.7 Langzeitprognose

*Pacer* und *Bowman* (1975) zeigten, welch wichtige Bedeutung die über die Propriorezeptoren des Parodonts gelieferten sensorischen Informationen auf die Kraftentfaltung der Kaumuskulatur haben. Sie wiesen nach, dass bei Totalprothesenträgern die Fähigkeit der Unterscheidung verschieden großer, auf die künstlichen Zähne einwirkender Kräfte deutlich geringer ist als bei mit Hybridprothesen versorgten Patienten oder Normalbezahnten. Dies unterstreicht, dass es sinnvoll ist, wenn möglich zumindest die Zahnwurzeln zu erhalten, weil dadurch Parodontalrezeptoren vorhanden sind und auf diese Weise das Kraftunterscheidungsvermögen und damit die Kaueffizienz näher an die von Eigenbezahnten heranreicht, als es bei Totalprothesenträgern der Fall ist.

Zahnwurzeln besitzen daneben – vor allem im Unterkiefer – eine wichtige Funktion zur Verlangsamung des Knochenabbaus (Kammprophylaxe). *Crum* und *Rooney* (1978) untersuchten den vertikalen Knochenabbau des Alveolarkamms bei Hybrid- und Totalprothesenträgern und stellten nach einer Beobachtungszeit von 5 Jahren fest, dass – bei vorhandener Totalprothese im Oberkiefer und Hybridprothesen im Unterkiefer – der anteriore Kieferkamm vertikal um 0,6 mm, im Falle von Unterkiefer-Totalprothesen aber um 5,2 mm abgebaut wurde.

Aber auch bei intensiver Nachsorge kann es zur Verschlechterung des parodontalen Zustandes kommen. *Ettinger* et al. (1984) berichteten, dass von 135 Pfeilerzähnen 94 % über eine Zeitperiode von 5 Jahren eine parodontale Therapie benötigten. Karies trat in 13,6 % der hybridprothetisch versorgten Pfeilerzähne auf. *Toolson* und *Taylor* (1989) fanden nach einer zehnjährigen Beobachtungszeit von Patienten mit 77 hybridprothetischen Pfeilerzähnen, dass sieben Zähne aufgrund von Karies und vier aufgrund parodontaler Probleme extrahiert werden mussten, d. h., insgesamt wurden elf Pfeilerzähne (14 %) extrahiert. Mit diesen beiden Langzeitstudien wurden Patienten erfasst, die in ein Nachsorgeprogramm integriert waren.

In der größten und längsten klinischen Studie mit Hybridprothesen, in der 273 Patienten mit 666 Pfeilerzähnen über bis zu 22 Jahre nachverfolgt werden konnten, gingen 20 % der Pfeilerzähne verloren (*Ettinger* und *Qian* 2004). Etwa 39 % der Zahnverluste traten aus parodontalen Gründen auf, während periapikale Läsionen für 25 %, Karies und Wurzelfrakturen jeweils für 22 % der Zahnverluste verantwortlich waren.

Für die Versorgung mit direkten Wurzelstiftankern können Überlebensraten von 96,3 % nach 2 Jahren erwartet werden. Bei 18 von 114 nachuntersuchten Pfeilern (15,8 %) trat im Untersuchungszeitraum Sekundärkaries auf. Dieser Nachbeobachtungszeitraum ist zwar relativ kurz. Für diese auf Kosteneffektivität ausgelegte Behandlungsoption erscheint dieser Erfolg jedoch ermutigend (*Staub* et al. 2018).

Falls kein Recall angeboten wird, sieht die Langzeitprognose für hybridprothetische Pfeiler wesentlich schlechter aus. Eine Untersuchung von *Reitz* et al. (1981) zeigte, dass von 95 hybridprothetisch versorgten Pfeilerzähnen, die nicht regelmäßig nachkontrolliert wurden, schon in den ersten 5 Jahren 13 (d. h. 14 %) verloren gingen.

Regelmäßige Nachsorge und Mundhygienereinstruktionen haben bei hybridprothetisch versorgten Patienten eine entscheidende Bedeutung für deren parodontale Gesundheit und Langzeitprognose (*Ettinger* 1988). Bei falscher Gestaltung des Hybridprothesenkörpers können sogar bei guter Mundhygiene gingival entzündliche Reaktionen um die Pfeilerzähne auftreten (*Becker* und *Kahldahl* 1984). *Toolson* und *Smith* (1978) konnten zeigen, dass tägliche lokale Fluoridapplikation an hybridprothetischen Pfeilerzähnen deren Risiko, von Wurzelkaries befallen zu werden, erheblich vermindert. In einer anderen Untersuchung fanden *Derkson* und *MacEntee* (1984), dass die tägliche Anwendung von 0,4%igem Zinnfluorid-Gel auch die gingivale Entzündung hemmt. Sie schlossen daraus, dass Fluorid-Gel nicht nur die Wurzelkaries hemmt, sondern auch Gingivitis um hybridprothetische Pfeiler reduzieren kann. Deutlich effektiver als alleinige Fluoridapplikation war in einer randomisierten klinischen Studie die tägliche Applikation von Chlorhexidin-Fluoridgel (*Keltjens* et al. 1990). Bei Anwendung der 1%igen Chlorhexidin-Konzentration trat über 18 Monate keine Karies an den Pfeilerzähnen auf, während in der Gruppe mit alleiniger Fluoridgel-Applikation in einem Drittel der Fälle Karies auftrat. Eine weitere Studie belegte die Überlegenheit der täglichen 1%igen Chlorhexidingel-Anwendung gegenüber einer einmaligen 40%igen Chlorhexidinlack-Applikation in der Kariesprävention, weshalb dies heute bei hybridprothetisch versorgten Patienten empfohlen wird (*Keltjens* et al. 1992).

Zusammenfassend kann man festhalten, dass die Langzeitstudien (*Reitz* et al. 1981, *Toolson* und *Taylor* 1989, *Ettinger* und *Qian* 2004) belegen, dass eine gute Nachsorge die Prognose von hybridprothetischen Pfeilern erheblich verbessert. Der Grund für die deutlich besseren Resultate bei regelmäßigen Nachkontrollen liegt nicht nur in der eigentlichen parodontalen Therapie (wie z. B. Scaling und Root Planing), sondern zu einem wichtigen Anteil in der wiederholenden Reinstruktion und Remotivation der Patienten in Mundhyienemaßnahmen. Unter der Voraussetzung einer regelmäßigen Nachsorge und guten Mundhygiene des Patienten stellen Hybridprothesen mit konventionellen Wurzelkappen eine vorhersagbare Behandlungsoption mit guter Langzeitprognose dar (*Ettinger* und *Qian* 2004).

# Literatur


Becker C.M., Kahldahl W.B.: An overdenture technique designed to protect the periodontium. Int J Periodontics Restaurative Dent 1984;4:28.41.

Brill N.: Adaptation and the hybrid-prosthesis. J Prosthet Dent 1955;5:811-824.

Brunner T., Meyer T.: Spätergebnisse mit Hybridprothesen bei Patienten mit niedrigem Einkommen. Schweiz Monatsschr Zahnmedizin 1989;99:166-173.

Crum R.J., Rooney G.E.: Alveolar bone loss in overdentures: A 5-year study. J Prosthet Dent 1978;40:610-613.

Derkson G.D., Mac Entee M.M.: Effect of 0.4% stannous fluoride gel on the gingival health of overdenture abutments. J Prosthet Dent 1982;48:23-26.

Ettinger R.L., Taylor T.D., Scandrett F.R.: Treatment needs of overdenture patients in a longitudinal study: Five-years result. J Prosthet Dent 1984;52:532-537.

Ettinger R.L.: Tooth loss in an overdenture population. J Prosthet Dent 1988;60:459-462.

Ettinger R.L., Qian F.: Abutment tooth loss in patients with overdentures. J Am Dent Assoc 2004;135:739-746.

Fontijn-Tekamp F.A., Slagter A.P., Van der Bilt A., van't Hof M.A., Witter D.J., Kalk W., Jansen J.A.: Biting and chewing in overdentures, full dentures, and natural dentitions. J Dent Res 2000;79:1519-1524.

Geering A.H., Kundert M.: Total- und Hybridprothetik. In: Rateitschak K.H. (Hrsg.): Farbatlanten der Zahnmedizin. Bd. 2. 2. Aufl., Thieme, Stuttgart 1992.

Graber G.: Partielle Prothetik. Farbatlanten der Zahnmedizin. Bd. 3. 2. Aufl., Thieme, Stuttgart 1992.

Kay W.D., Abes M.S.: Sensory perception in overdenture patients. J Prosthet Dent 1976;35:615-619.

Keltjens H.M., Schaeken M.J., van der Hoeven J.S., Hendriks J.C.: Caries control in overdenture patients: 18-month evaluation on fluoride and chlorhexidine therapies. Caries Res 1990;24:371-375.

Keltjens H.M., Creugers T.J., Schaeken M.J., Van der Hoeven J.S.: Effects of chlorhexidine-containing gel and varnish on abutment teeth in patients with overdentures. J Dent Res 1992;71:1582-1586.

Körber E.: Die zahnärztlich-prothetische Versorgung des älteren Menschen. Hanser, München 1978.

Kundert M., Geeering A.: Wurzelkappen in der Hybridprothetik. Vorschläge zur Konstruktion und Gestaltung der Wurzelkappe für hybride Prothesen. Schweiz Monatsschr Zahnmedizin 1989;99:1284-1289.

Nagasawa T., Okane H., Tsuru H.: The role of periodontal ligament in overdednture treatment. J Prosthet Dent 1979;42:12-16.

Pacer F.J., Bowman D.C.: Occlusal force discrimination by denture patients. J Prosthet Dent 1975;33:602-609.

Reitz P.V., Weiner M.G., Levin B.: An overdenture survey. Second report. J Prosthet Dent 1980;43:457-462.

Sposetti V.J., Gibbs C.H., Alderson T.H., Jaggers J.H., Richmond A., Coulon M., Nickerson D.M.: Bite force and muscle activity in overdenture wearers before and after attachment placement. J Prosthet Dent 1986;55:265-273.

Staub S.L., Teubner E., Zitzmann N.U.: Clinical follow-up evaluation of Dalbo®-Rotex® retention elements in the private practice. Swiss Dent J 2018;128:210-216.

Tallgren A.: The effect of denture wearing on facial morphology. A 7-year longitudinal study. Acta Odont Scand 1967;25:563-592.

Teubner E., Marinello C.P.: Der altbewährte Dalbo-Rotex-Wurzelanker und das neu entwickelte Ticap-System. Kostengünstige Verankerungsmöglichkeiten in der abnehmbaren Prothetik. Schweiz Monatsschr Zahnmed 2005;115:800-814.

Teubner E., Galindo M.L., Arnold D., Marinello C.P.: Kostengünstige, einfache Retentionsmöglichkeiten in der abnehmbaren Hybridprothetik. Locator Root Attachment und Würzburger Stift. Schweiz Monatsschr Zahnmed 2009;119:593-610.

Toolson L.B., Smith D.E.: A 2-year longitudinal study of overdenture patients. Part I: Incidence and control of caries on overdenture abutments. J Prosthet Dent 1978;40: 486-491.

Toolson L.B., Smith D.E., Phillips C.: A 2-year longitudinal study of overdenture patients. Part II: Assessement of the periodontal health of overdenture abutments. J Prosthet Dent 1982;47:4-10.

Toolson L.B., Smith D.E.: A five year longitudinal study of patients treated with overdentures. J Prosthet Dent 1983;49:749-756.

Toolson L.B., Taylor T.D.: A 10-year report of a longitudinal recall of overdenture patients. J Prosthet Dent 1989;62:179-181.

# 39 Hybridprothetik: Klinisches und labortechnisches Vorgehen

## 39.1 Klinik: Präparation der Pfeilerzähne und Abformung der Wurzelkappen

Nach der parodontalen und endodontischen Vorbehandlung und der Auswahl von Zahnfarbe und -form werden Stifte in die auf rund 4 mm über das Zahnfleischniveau gekürzten Pfeilerzähne gesetzt. Diese Stifte geben eine Orientierung für die Präparationsrichtung. Nach Entfernung der Stifte werden die Pfeilerzähne endgültig bis ungefähr 1 bis 2 mm über den Gingivalsaum gekürzt. Für das Kürzen der Pfeilerzähne eignen sich zylindrische Diamanten (z. B. Instrumenten-Nr. 2a und 2b des Präparationssatzes Prothetik). Die zwecks Parodontal- und Kariesprophylaxe supra-, maximal epigingival zu liegen kommende zirkuläre Pfeilerpräparation (leichte Hohlkehle) wird mit konischen Torpedodiamanten (Nr. 6a und b; Durchmesser an der Spitze 1,0 mm) durchgeführt.

In den meisten Fällen wird nach Entfernung der Wurzelfüllung eine ovale Kavität, die sich durch die Wurzelkanalanatomie sowie die Aufbereitung ergibt, verbleiben. Da ein weiterer Zahnhartsubstanzverlust die Wurzel schwächt und die Frakturgefahr erhöht, sollte nur in Ausnahmefällen ein Inlay, das eine Rotation der Wurzelkappe verhindert, präpariert werden. Dazu werden zylindrische Diamanten verwendet (Nr. 2a und 2b). Zu beachten ist eine Inlaytiefe von 2 mm bei einer verbleibenden minimalen Zahnwandstärke von 1 mm. Die zirkuläre Hohlkehle (und ggfs. das okklusale Inlay) sollen möglichst parallel zur Stiftachse präpariert werden. Anschließend erfolgt die Abformung der präparierten Wurzelstümpfe mit kleinen individuellen Löffeln (Abb. 39-1). Es ist unbedingt notwendig, den Wurzelkanal bakteriendicht zu verschließen. Dazu wird in das Kanallumen Calciumhydroxid eingebracht und ein okklusaler Verschluss mit Cavit hergestellt. Die seichte zirkumferente Präparation muss mit einem Provisorium geschützt werden. Dazu kann entweder mit Hilfe der Pinseltechnik PMMA-Kunststoff portionsweise in das Kanalinlay und auf den präparierten Stumpf aufgetragen werden oder Provisorienkunststoff (Luxatemp, DMG, D-Hamburg) direkt verwendet werden. Nach der initialen Aushärtung des Kunststoffs kann das Provisorium entfernt werden. Nach der kompletten Aushärtung wird es, fein ausgearbeitet und mit einem eugenolfreien provisorischen Zement eingesetzt.

Werden konfektionierte Wurzelstifte mit integriertem Retentionskopf verwendet, werden diese zu diesem Zeitpunkt eingebracht. Dazu wird das benötigte Kanallumen mit dem zugehörigen Formbohrer vorbereitet. Nach der Einprobe des Wurzelankers wird dieser gekürzt oder anderweitig in seiner Form angepasst. Die Befestigung wird bei konfektionierten Ankern bereits in der ersten Sitzung vorgenommen. Die Befestigung ist unter 39.12 beschrieben.

## 39.2 Labor: Herstellung der Wurzelstiftkappen und eines individuellen Löffels

Von der erstellten Abformung wird ein Superhartgipsmodell angefertigt, auf dem die Wurzelstiftkappe modelliert werden kann. Vor der Wachsmodellation wird das Modell isoliert und der Stift wird in den Kanal gesteckt. Bei nicht angussfähigen

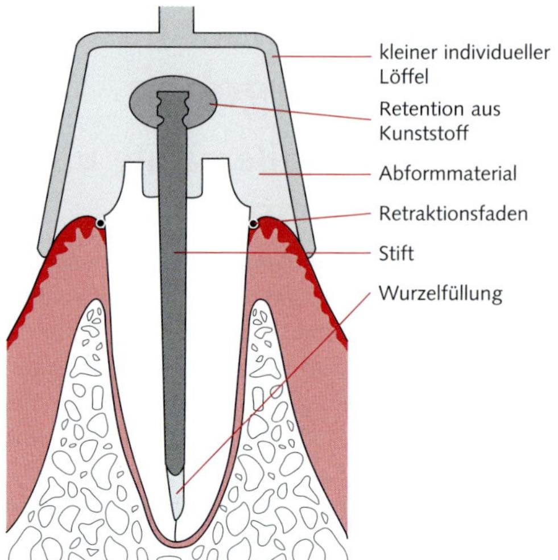


**Abb. 39-1** Abformung des präparierten Wurzelstumpfs mit kleinem individuellem Löffel.

Retentionselementen (z. B. Gerber-Retentionszylinder oder Mini-Gerber Plus) wird der Stift okklusal in seiner Länge nicht gekürzt, da er später bei der Übertragungsabformung als Retention für die Abformmasse dient. Bei angussfähigen Retentionselementen (z. B. Kugelkopfanker Dalbo Plus) wird der Wurzelstift gekürzt und mit Wachs überdeckt. Hierauf wird dann das angussfähige Retentionselement festgewachst. Bei der Modellation der Wachskappe ist unbedingt darauf zu achten, dass die Kontur der Wurzel übernommen wird. Eine Über- oder Unterkontur der Wurzelstiftkappen kann zu hyperplastischen Veränderungen der Gingiva führen.

Die aufgewachste Wurzelstiftkappe wird vorsichtig vom Modell abgezogen, eingebettet und mit einer hochgoldhaltigen Legierung gegossen. Gleichzeitig mit der/den Wurzelstiftkappe(n) wird auf dem Situationsmodell ein individueller Löffel hergestellt. Der individuelle Löffel muss im Bereich der Wurzelkappe(n) einen bzw. mehrere Abformkamine aufweisen. Die Abformkamine sollen nach mesial zeigen, weil dadurch ihr Auffüllen mit Abformmaterial erleichtert wird.

## 39.3 Klinik: Anprobe der Wurzelstiftkappen und Abformung

Nach Fertigstellung der Wurzelstiftkappe(n) werden diese mit einem Fließsilikon (z. B. Fit-Checker; GC Germany, D-München) im Mund des Patienten einprobiert. Anschließend werden die angrenzenden Weichteile wie in der Totalprothetik entweder mit Silikonmassen (finale Abformung: Coltex medium/fine [Coltène, CH-Altstätten]) oder einer Zinkoxid-Eugenol-Paste (Oberkiefer: Kelly's Impression Paste (Water Pik Inc., USA-Fort Collins); Unterkiefer: SSWhite Impression Paste [S.S. White Group, GB-Gloucester]) mit dem individuellen Löffel abgeformt. Der Rand des individuellen Löffels muss vorgängig mit einem standfähigen Silikon Coltex compact [Coltène, CH-Altstätten] oder thermoplastischer Abformmasse (Kerr-Masse (Kerr, D-Karlsruhe) adaptiert werden (vgl. Kap. 41.4.1). Zur Übertragung der Wurzelstiftkappen wird in einem zweiten Schritt ein Silikon (z. B. Honigum mono oder heavy, DMG, D-Hamburg) oder Polyether-Abformmasse (z. B. Impregum, 3M, D-Seefeld) mit Hilfe einer Spritze unter Druck in die Kamine eingebracht. Diese sind vorher mit Adhäsiv bestrichen worden.

## 39.4 Labor: Herstellen der Meistermodelle und der Registrierschablonen

Anschließend werden die Meistermodelle hergestellt, auf diesen Basisplatten und Wachswälle modelliert, diese im Munde des Patienten getrimmt und zur Bestimmung der vertikalen und horizontalen Kieferrelation verwendet (vgl. Kap. 41.7 bzw. 41.8).

## 39.5 Klinik: Gesichtsbogenübertragung und intraorale Registrierung

Nach Anpassen der Wachswälle am Patienten folgt die extra- und intraorale Registrierung (vgl. Kap. 41.7 bzw. 41.8).

## 39.6 Labor: Einartikulieren der Meistermodelle und Zahnaufstellung in Wachs

Die Meistermodelle werden nach erfolgter Kieferrelationsbestimmung mit Hilfe eines Gesichtsbogens in einen Mittelwertartikulator montiert und die Zähne entsprechend den aus der Totalprothetik bekannten Prinzipien aufgestellt (vgl. Kap. 40.5 und 41.10).

## 39.7 Klinik: Anprobe(n) der Zähne in Wachs/ Labor: eventuelle Korrekturen

Es erfolgen Anproben der Wachsaufstellung, bis der Patient und der Behandler mit der Funktion und Ästhetik zufrieden sind (vgl. Kap. 41.11 und 41.13).

## 39.8 Labor: Verschlüsselung der Situation, Auswahl der Verankerungselemente, Erstellung eines Einbettmassenmodells, Anfertigung der Wachsmodellation des Gerüsts

Die Zahnaufstellung in Wachs wird mit Gips oder einem Silikonmaterial verschlüsselt und entsprechend dem Platzangebot werden die Verankerungselemente ausgewählt. Das Gerüst, das zur Verstärkung der Hybridprothese dient, wird auf einem Duplikatmodell, das aus einer feuerfesten Einbettmasse hergestellt wurde, aufgewachst. Bei Platzmangel im Bereich der Pfeilerzähne kann das Gerüst als Rückenschutzplatte gestaltet und der vestibuläre Teil später mit Kunststoff verblendet werden. Bevor das Gerüst mit einer Nichtedelmetall-Legierung (CoCrMo) gegossen wird, muss die Konstruktion vom Behandler überprüft werden. Dabei sollte darauf geachtet werden, dass das Gerüst parodontalfreundlich gestaltet wurde und genügend Platz für die Aufnahme der Matrize vorhanden ist.

## 39.9 Klinik: Anprobe der Wurzelstiftkappen und des Gerüsts

Das Gerüst wird zusammen mit den Wurzelstiftkappen im Patientenmund einprobiert und auf Passgenauigkeit und einen passiven Sitz hin überprüft.

## 39.10 Labor: Zahnaufstellung in Wachs

Die Zähne werden nun mit Hilfe des Gips- oder Silikonschlüssels auf das gegossene Gerüst gewachst. Die Gingivaanteile werden ausmodelliert und die Prothesen in Wachs für eine letzte Einprobe am Patienten fertig gestellt.

## 39.11 Klinik: Wachsanprobe der Aufstellung/ Labor: Fertigstellung in Kunststoff

Nach der letzten Wachsanprobe der Aufstellung werden die Hybridprothesen fertiggestellt. Bei nicht angussfähigen Gerber-Retentionszylindern wird der Retentionszylinder (Patrize) nun auf die Wurzelstiftkappe gelötet. Die Wurzelkappe wird in Löteinbettmasse eingebettet und die Patrize wird mit einer Löthilfe in Position gebracht. Die Lötung erfolgt mit einem Goldlot nach entsprechendem Vorwärmen des Lötblocks. Auf das Metallgerüst des Modellgusses werden nun die Zähne mit Kunststoff fixiert.

## 39.12 Klinik: Anprobe der fertigen Arbeit, Einkleben der Matrizen, Eingliederung der fertigen Arbeit

Am Patienten wird/werden die Wurzelstiftkappe(n) zuerst einzeln ohne Prothese einzementiert. Dies betrifft Wurzelstiftkappen, die im indirekten Verfahren im Dentallabor hergestellt worden sind. Nach deren Anprobe sowie ggfs. der gesamten Arbeit erfolgt ein Abstrahlen der Stiftanteile und der Innenseiten der Wurzelstiftkappe(n) mit Aluminiumoxid; danach ist eine weitere Kontamination mit Speichel unbedingt zu vermeiden. Der bzw. die Wurzelkanäle werden gereinigt: Dazu wird zuerst das provisorische Füllmaterial entfernt, der Wurzelkanal wird angeraut (diamantiertes ER-Anrauinstrument, Komet, D-Lemgo), mit Chlorhexidinlösung gespült und mit Papierspitzen getrocknet. Der bzw. die Pfeilerzähne werden trockengelegt.

Die Zementierung der Wurzelstiftkappen kann konventionell mit Phosphat- oder Glasionomerzement oder adhäsiv mit einem selbsthärtenden Befestigungskomposit erfolgen (Details siehe Kap. 9, Befestigung von Wurzelstiften und Stiftkernaufbauten). Bei adhäsiver Befestigung wird der Wurzelkanal mit einem Dentinprimer (ED-Primer, Kuraray bzw. Luxabond, DMG) konditioniert. Wurzelstiftkappen aus Nichtedelmetall-Legierungen oder Titan können direkt mit einem MDP-haltigen Befestigungskomposit verklebt werden. Sofern der Wurzelstift aus einer Edelmetall-Legierung hergestellt worden ist, wird dieser mit einem MDP/VBATDT-haltigen Primer (AlloyPrimer, Kuraray) beschickt (siehe Kap. 29.3.2). Das Befestigungskomposit wird angemischt, auf die Stiftanteile und die Innenseiten der Wurzelstiftkappe(n)

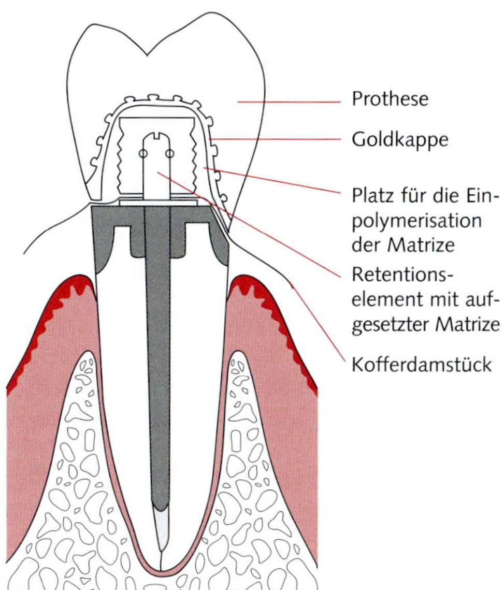


**Abb. 39-2** Retentionselement mit aufgesetzter Prothese im Schnitt.

aufgebracht und die Kappen(n) werden vorsichtig eingesetzt. Der Sitz der Kappe(n) wird mit einer feinen spitzen Sonde geprüft, bevor sie der Behandler 2 Minuten fest auf den Pfeilerzahn drückt und dabei die Überschüsse entfernt. Ein Sauerstoffabschlussgel (z. B. Oxyguard, Kuraray) wird auf die Ränder aufgebracht. Nach einer Abbindezeit von 7 Minuten werden die Zementreste entfernt.

Je ein kleines Kofferdamstück (1 x 1 cm; dünnen Kofferdam verwenden!) wird über die Patrize(n) gestülpt, und die Matrize(n) wird/werden aufgesetzt. Die Prothese wird noch einmal eingesetzt, um sicher zu sein, dass genügend Platz für das bzw. die Retentionselement(e) vorhanden ist (Abb. 39-2). An denjenigen Stellen, wo die Prothese Platz für das Retentionselement aufweist, wird die Klebefläche konditioniert (Prothesenkunststoff mit Glaze&Bond, DMG, ein Metallgerüst mittels Silikatisierung und Silanisierung) und etwas chemisch härtendes Kompositmaterial (LuxaPick-up, DMG, auf keinen Fall ganz auffüllen!) eingebracht.

Nun wird die Prothese in situ gebracht und vom Behandler positioniert und gehalten, bis das Komposit ausreichend ausgehärtet ist. Die Hybridprothese wird dann entfernt; um die Matrize(n) befindliche Hohlräume werden mit dem Kompositkleber aufgefüllt. Es sollten nie mehr als zwei Matrizen gleichzeitig einpolymerisiert werden. Alternativ zum Einpolymerisieren am Patienten kann/können die Matrize(n) auch bereits im Labor eingeklebt werden.

## 39.13 Klinik: Kontrolle, Nachregistrierung

An einem der folgenden Tage findet eine Kontrolle der Arbeit statt. Zwei Wochen nach Eingliedern der Prothesen wird nachregistriert, bevor der Patient in ein regelmäßiges Nachsorgeprogramm aufgenommen wird (vgl. Kap. 41.16 bis 41.18).

In Tabelle 39-1 sind die klinischen und labortechnischen Schritte nochmals zusammengefasst.

Tab. 39-1 Klinischer und labortechnischer Behandlungsablauf bei der Anfertigung von Hybridprothesen.

| Klinik | Labor |
|---|---|
| *Anamnese, Befundaufnahme*, Röntgen (Panoramaschichtaufnahme, Rinn-Status), Situationsabformung mit konfektioniertem Löffel | |
| | Herstellung von Studienmodellen |
| *Diagnose, Planung* | |
| *Hygienephase, präprothetische Vorbehandlung, Reevaluation der Vorbehandlung* (evtl. erneute Situationsabformung mit konfektioniertem oder individuellem Löffel) | |
| | Herstellung eines kleinen/kleiner individueller(n) Löffel(s) für die Wurzelkappe(n) und individueller Löffel mit Abformkaminen im Wurzelkappenbereich für die Gesamtabformung |
| *Prothetische Phase:* Auswahl von Zahnfarbe und -form, Präparation der Pfeilerzähne, Abformung der Pfeilerzähne mit kleinen individuellen Löffeln, Stiftprovisorien | |
| | Herstellung der Wurzelstiftkappe(n) |
| Anprobe der Wurzelstiftkappen, Abformung der Weichgewebe mit Fixationsabformung der Wurzelstiftkappen | |
| | Herstellen der Meistermodelle, Herstellung der Registrierschablonen |
| Gesichtsbogenübertragung, intraorale Registrierung | |
| | schädelbezügliches Einartikulieren der Arbeitsmodelle, Aufstellen der Zähne in Wachs |
| erste Anprobe der Zähne in Wachs | |
| | Korrekturen |
| weitere Einproben | |
| | Verschlüsseln der Zahnaufstellung in Wachs mit Gips oder Silikon, Auswahl der Verankerungselemente, Erstellung eines Einbettmassenmodells, Anfertigung der Wachsmodellation des Gerüsts |
| | Wachsmodellation des Gerüsts zur Kontrolle |
| | Gießen des Gerüsts, Ausarbeiten und Aufpassen auf das Meistermodell |
| Gerüstanprobe mit den Wurzelstiftkappen | |
| | Zahnaufstellung in Wachs (entsprechend Schlüssel) |
| Wachsanprobe der Aufstellung | |
| | Fertigstellung in Kunststoff |
| Anprobe der fertigen Arbeit, Zementieren der Wurzelkappen, Einkleben der Matrize(n), Eingliedern der fertigen Arbeit | |
| Kontrolle nach 2 Wochen: Nachregistrierung | |
| *Nachsorge* | |

# 40 Einführung in die Totalprothetik

## 40.1 Epidemiologie

Die Indikation von Totalprothesen ist, wie man vom Namen her ableiten kann, der zahnlose Kiefer. Totale Zahnlosigkeit ist vor allem ein Problem des älteren Menschen. Nach einer Erhebung des Instituts der Deutschen Zahnärzte (*Jordan* und *Micheelis* 2016) waren im Jahre 2014 in Deutschland rund 33,5 % der 65- bis 74-Jährigen in mindestens einem Kiefer, 12,4 % in beiden Kiefern zahnlos. Karies und Parodontopathien werden als Hauptursache für den Zahnverlust angesehen. Im europäischen Vergleich weisen Schweden (20 %) und die Schweiz (rund 25 %) geringere Werte auf. In vielen Ländern, so in Großbritannien, den Niederlanden oder Kanada liegen die entsprechenden Zahlen bei den 65-Jährigen und älteren oberhalb der 50-%-Marke (Tab. 40-1). Bei den Erwachsenen (35–44 Jahre) sind in Deutschland aber nur 0,8 % zahnlos in beiden Kiefern.

Aufgrund von präventiven und rechtzeitig eingeleiteten zahnärztlich-therapeutischen Maßnahmen ist bereits heute das durchschnittliche Alter der Patienten, die erstmals mit einer Totalprothese versorgt werden, merkbar höher als noch vor wenigen Jahrzehnten. In der Zukunft ist aber nur mit einer langsamen Abnahme der Zahnlosigkeit in der Gesamtbevölkerung zu rechnen (*DGZPW* 2001). Durch die ansteigende Lebenserwartung kommt es zu einer Morbiditätskompression im höheren Lebensalter, was auch die Mundgesundheit und den Gebisszustand betrifft. So liegt die komplette Zahnlosigkeit im Alter zwischen 75 und 100 Jahren bei 32,8 % (*Jordan* und *Micheelis* 2016); in dieser Altersgruppe sind sogar 47,1 % im Oberkiefer und 34,4 % im Unterkiefer zahnlos. Aus diesen Gründen sind gute Kenntnisse der Herstellung von Totalprothesen weiterhin von hoher Relevanz für die Versorgung älterer Menschen.

Die intensive Auseinandersetzung mit der Herstellung von Totalprothesen mag in einer Zeit, in der die Implantologie verfügbar ist, anachronistisch erscheinen. Tatsächlich ist aber die Verbreitung von implantatgestützten Prothesen mit einem oder zwei Implantaten selbst in den Industrienationen noch gering (*Jordan* und *Micheelis* 2016). Für Entwicklungs- und Schwellenländer mit einem entsprechend geringeren Ressourcenniveau, das für (zahn-)medizinische Versorgung zur Verfügung steht, wird die Totalprothese als Basisversorgung auf längere Sicht die Standardversorgung bleiben (*Carlsson* und *Omar* 2010).

**Tab. 40-1** Prävalenz der Zahnlosigkeit.

| Land | Altersgruppe | Prävalenz Zahnlosigkeit | Quelle |
|---|---|---|---|
| D | 65–74 | 12,4 % | DMS V 2016 |
| D | 75–100 | 32,8 % | DMS V 2016 |
| GB | 65–74 | 46 % | ADHS, ONS UK 1998 |
| F | 65–74 | 16,3 % | Bull. WHO 1998 |
| NL | 65–74 | 61 % | CDO NL 1998 |
| S | 65–74 | 15,7 % | Statistics Sweden 1998 |
| US | 65–70 | 26 % | *Marcus*, JDR 1996 |
| CAN | 65–74 | 58 % | *Brodeur*, JCDA 1998 |

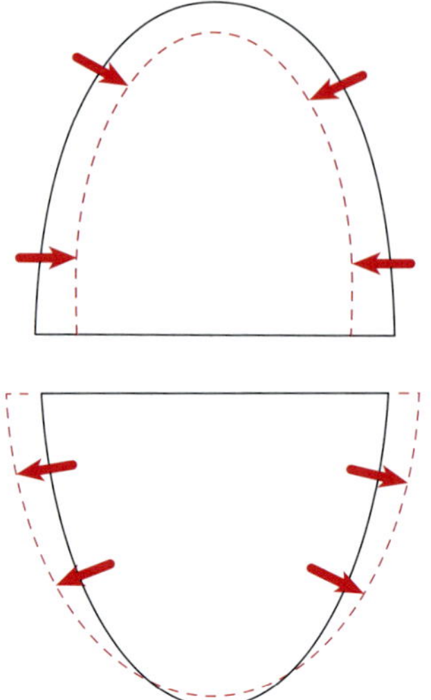

Abb. 40-1 Knochenresorption nach totalem Zahnverlust: Der Kieferkammbogen im OK wird in transversaler Richtung schmaler, im UK nimmt er an Breite zu.

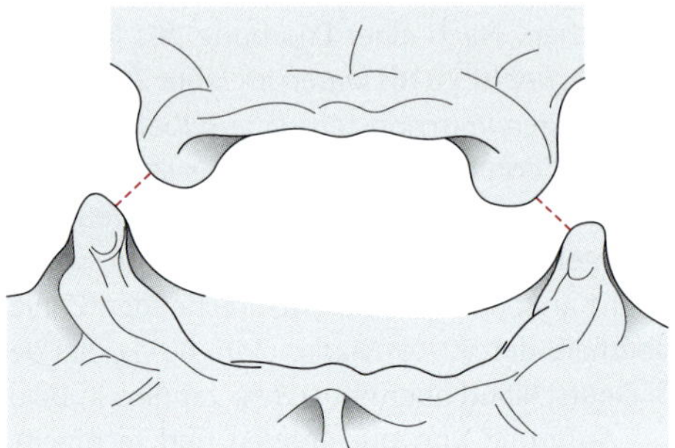

Abb. 40-2 Beim Zahnlosen laufen die Verbindungslinien zwischen den Kieferkämmen des Ober- und Unterkiefers nach kranial konisch zu.

## 40.2 Folgen des totalen Zahnverlusts

Zahnlosigkeit hat im Kieferbereich morphologische Veränderungen zur Folge; sie führt zu einer Resorption und damit zu einer Atrophie des Alveolarkammes. Der Knochenabbau ist in den ersten Monaten nach Extraktion von Zähnen besonders stark ausgeprägt, ist aber auch weiterhin progredient und kommt nie zum Stillstand (*Tallgren* 1972).

Die Richtung der resorptiven Vorgänge verlagert den Alveolarfortsatz im Oberkiefer relativ gesehen in orale, im Unterkiefer dagegen in vestibuläre Richtung. Dies bewirkt, dass der Kieferkammbogen im Oberkiefer in transversaler Richtung schmaler wird, im Unterkiefer dagegen an Breite zunimmt (Abb. 40-1). Aufgrund dieser Umbauvorgänge beträgt bei zahnlosen Kiefern der Winkel zwischen der Okklusionsebene einerseits und der Verbindungslinie der (ehemaligen) Alveolen bzw. der Kieferkämme im Ober- und Unterkiefer andererseits weniger als 90° (Abb. 40-2). Zu diesen „physiologischerseits" ablaufenden Abbauvorgängen gesellt sich bei Totalprothesenträgern ein weiterer Knochenverlust, der durch den Druck der Prothese auf den Kamm bedingt ist. Man geht davon aus, dass diese Resorption so lange relativ gering bleibt, wie sich die Prothesenbasis auf einer möglichst großen Fläche gleichmäßig abstützen kann und die Prothese selbst auch bei unilateraler Belastung relativ lagestabil bleibt. Sind die letztgenannten Voraussetzungen hingegen nicht gegeben, so ist mit einem verstärkten „pathologisch bedingten", d. h. auf übermäßige Druckbelastung zurückzuführenden Knochenabbau zu rechnen. Studien, die diese Auffassungen untermauern, sind bislang allerdings nicht bekannt.

Zahnverlust hat auch auf die Physiognomie direkte Auswirkungen. So fallen die Wangen und Lippen ein, weil die Abstützung durch die Zähne fehlt. Zusätzlich kommt es zu einer vermehrten Faltenbildung. Der Abstand Kinn-Nase ist verkürzt, so dass das untere Gesichtsdrittel verkleinert ist. Mit den häufig bei Zahnverlust anzutreffenden psychologischen Faktoren beschäftigt sich Kapitel 48.

Die Inkorporation einer Totalprothese bewirkt neben Verbesserungen der Ästhetik und Phonetik auch eine Wiederherstellung der Mastikation. Dass die Kaueffizienz bei Totalprothesenträgern allerdings geringer ist als bei Eigenbezahnten oder mit Hybridprothesen Versorgten, wurde durch *Rissin* et al. (1978) bewiesen. Sie zeigten, dass natürlich Bezahnte eine Kauleistung von 90 % [d. h. 90 % der zugeführten Nahrung (Möhren) ging nach 40 Kauakten durch ein Sieb einer speziellen Größe hindurch], Hybridprothesenträger von 79 % und Totalprothesenträger von 59 % aufwiesen. Zugleich war die Kauzeit bei den Vollprothesenträgern verkürzt. *Haraldson* et al. (1979) bestätigten, dass Totalprothesenträger, die sie als „orale Invaliden" bezeichneten, in ihrer Kauleistung gegenüber natürlich Bezahnten – deren maximale Kaukraft fünf- bis sechsmal höher ist – deutlich eingeschränkt sind. Trotzdem lässt sich mit einem solchen Zahnersatz aber in den meisten Fällen eine für den von Zahnlosigkeit Betroffenen zufriedenstellende Kaufunktion erreichen.

Die wichtigsten Faktoren für den Erfolg einer Totalprothese aus Patientensicht sind in Tabelle 40-2 aufgeführt (Tab. 40-2 nach *Awad* und *Feine* 1998).

**Tab. 40-2** Faktoren, die die Zufriedenheit mit totalem Zahnersatz beeinflussen (nach *Awad* und *Feine*).

| Faktor | Personen | % |
|---|---|---|
| (Trage-) Komfort | 36 | 30 |
| Kaufunktion | 34 | 28,3 |
| Stabilität | 30 | 25 |
| Andere | 20 | 16,7 |

## 40.3 Geschichte der Totalprothetik

Kurt W. Alt

Totale Prothesen wurden bis zur Mitte des 19. Jahrhunderts im Wesentlichen aus Flusspferd-, Walross- oder Elfenbein geschnitzt, in das teilweise menschliche Zähne oder Porzellanzähne eingesetzt wurden (Abb. 40-3). Da diese Prothesen aus organischem Material bestanden, wiesen sie keine lange Lebensdauer auf. Seltener waren die seit *Bourdet* (1757) bekannten Metallbasen aus Gold oder Platin in Gebrauch, deren Platten in einer Stanze geprägt wurden, oder die nach der Methode von *Chémant* (1804) hergestellten Porzellanbasen. Gemeinsam war diesen Zahnersatzmaterialien, dass die zu ihrer Herstellung notwendigen Grundstoffe sehr teuer waren, weshalb sich nur Wohlhabende Zahnersatz leisten konnten. Prothesenbasen aus Zinn, wie sie seit 1820 von *E. Hudson* aus Philadelphia auf den Markt gebracht wurden, konnten wegen ihres hohen Gewichts nur im Unterkiefer eingesetzt werden.

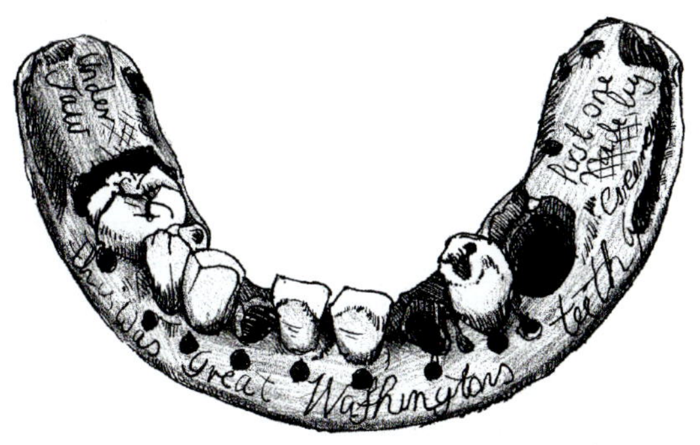


**Abb. 40-3** George Washingtons Zahnersatz, geschnitzt aus Flusspferdbein, mit menschlichen Zähnen (1789).

Zum Halt von Vollprothesen ohne Gaumenbedeckung wurden unterschiedliche Federkonstruktionen benutzt, da man noch keine individuelle Abformung kannte und deshalb keine saugenden Prothesen herstellen konnte. Eine entscheidende Erfindung für das Gebiet der Totalprothetik bedeutete 1851 die Einführung des vulkanisierten Kautschuks durch *C. Goodyear*. Das von *A. Delabarre* schon 1848 als Prothesenmaterial empfohlene Guttapercha konnte sich dagegen als Werkstoff nicht durchsetzen, da es aus statischen Gründen ein Metallgerüst voraussetzte. Die Anfertigung von Kautschukprothesen wurde durch die Übernahme eines Abformverfahrens begünstigt, das für die Herstellung einer leichten Metallbasis für Kautschukprothesen entwickelt worden war. Nach der Gipseinbettung eines Wachsmodells erfolgte das Vulkanisieren der Kautschukprothesen. Der neuartige Werkstoff erlaubte eine Prothesengestaltung, die den Gaumen einbezog, wobei die Bemühungen auf einen Saugeffekt der Platte am Oberkiefer zielten. Die vermehrte Herstellung von gaumengeschlossenen Prothesen ging Hand in Hand mit Verbesserungen auf dem Gebiet der Abformmethoden und der dafür verwendeten Materialien. Ein erster Schritt war die Einführung von Abformlöffeln, deren Benutzung schon *Delabarre* vorgeschlagen hatte. *C. Stent* hatte 1857 in London eine Zusammensetzung verschiedener bei Mundtemperatur erhärtender Wachse erprobt, die seither als Stentmasse auf dem Markt ist. Auch das bereits länger bekannte Guttapercha kam als Abformmaterial wieder in Mode. Die Methode, Gips als Abformmaterial zu benutzen, wurde in den vierziger Jahren des 19. Jahrhunderts in den USA entwickelt. Der nächste wichtige Schritt auf dem Weg, den Halt von Totalprothesen zu verbessern, war die Erfindung der Funktionsabformung mit individuellen Löffeln, die auf den Elsässer *J. J. Schrott* zurückgeht, der sie 1864 auf einer Tagung deutscher Zahnärzte demonstrierte. Kautschuk blieb bis zur Einführung der Kunststoffe das Mittel der Wahl für Prothesenbasen. Obwohl seit 1869 die Herstellung von Zelluloid möglich war, dessen Nutzung in der Zahntechnik aber an der mangelnden Mundbeständigkeit scheiterte, dauerten die Versuche, einen geeigneten Kunststoff zu entwickeln, bis in die dreißiger Jahre des 20. Jahrhunderts. Erst 1936 stand mit dem sogenannten „Nassverfahren" unter Verwendung von Polymer (Pulver) und Monomer (Flüssigkeit) ein heißpolymerisierender Kunststoff (PMMA) zur Verfügung, der alle anderen Werkstoffe für die Prothesenherstellung verdrängte. Autopolymerisierende Kunststoffe (Kaltpolymerisate) für schnelle Reparaturen waren bald darauf im Handel.

## 40.4 Anamnese, Befund, Vorbehandlung in der Totalprothetik

Der ersten Sitzung, bei der sich der zahnlose Patient zwecks einer (Neu-)Versorgung beim Zahnarzt vorstellt, kommt ein außerordentlich hoher Stellenwert zu, weil sich der Zahnarzt hier ein Bild von den medizinischen (Erkrankungen), psychischen (Persönlichkeitsstruktur) sowie sozialen (Umfeld) Voraussetzungen machen kann, die im Umgang mit dem Patienten während des Verlaufs der Behandlung eine Rolle spielen können. Ebenso gilt es abzuklären, inwieweit sich die Wünsche und Erwartungshaltungen des Patienten mit dem im Einzelfall Realisierbaren decken. Dabei ist zu differenzieren, ob der Patient bereits vorher eine Totalprothese trug, die nun durch eine neue Prothese ersetzt werden soll, oder ob seine letzten Zähne zur Extraktion anstehen bzw. soeben extrahiert wurden. Im erstgenannten Fall ist der Patient aus eigener Erfahrung bereits mit den Kompromissen vertraut, die man als Träger einer Totalprothese eingehen muss, im letzteren Falle nicht. Neben rein technischen Aspekten wird der Erfolg einer Totalprothese bei der Herstellung von verschiedenen weiteren Faktoren beeinflusst, wie z. B. den anatomischen Voraussetzungen, dem individuellen Adaptationsvermögen des Patienten, seinen psychischen Voraussetzungen und nicht zuletzt von der persönlichen Motivation und Bereitschaft, den neuen Zahnersatz zu inkorporieren (vgl. Kap. 48).

Um einen Eindruck bezüglich der Einstellung des den Zahnarzt aufsuchenden Patienten zu bekommen, sollten vor Beginn der eigentlichen Anamnese und Befundaufnahme in Form eines Gesprächs Fragen zur Identifikation und psychischen Verfassung des Patienten gestellt werden:

- Warum kommen Sie zu mir?
- Welche aktuellen Probleme haben Sie (generell, und speziell mit ihren Prothesen)?
- Was ist Ihr Hauptanliegen?

Auf diese Weise lassen sich bereits sehr früh Erwartungen, Wünsche, Sorgen und Befürchtungen des Patienten im Hinblick auf die prothetische Versorgung eruieren. Ziel ist es, zwischen Behandler und Patient möglichst früh ein Vertrauensverhältnis zu schaffen und den Patienten für eine aktive und konstruktive Mitarbeit zu gewinnen. Unabhängig von der individuellen Vorgeschichte stehen für den Patienten selbst zwei Faktoren bei seiner oralen Rehabilitierung im Vordergrund, nämlich die Wiederherstellung der Kaufähigkeit und der Ästhetik (Zähne, Gesichtsbereich). Eng mit der Kaufähigkeit verbunden ist der Aspekt des Prothesenhalts, dem v. a. beim Kauen eine entscheidende Bedeutung zukommt. Während der Prothesenhalt noch einigermaßen objektiv bestimmt werden kann, ist die Beurteilung der Ästhetik stark subjektiv geprägt. Oft gehen die Meinungen von Zahnarzt und Patient hinsichtlich der Ästhetik deutlich auseinander (vgl. Kap. 17). Auch hier muss zusammen mit dem Patienten häufig ein Konsens erzielt werden. Dem Patienten sollte verständlich gemacht werden, dass für den Halt einer Totalprothese verschiedene Faktoren – nämlich anatomische, prothetische und physikalische – eine Rolle spielen und dass die Konstruktion der Prothese den Tragekomfort und sicheren Halt nur zum Teil beeinflusst.

## 40.4.1 Faktoren, die den Halt einer Totalprothese beeinflussen

### 40.4.1.1 Anatomische Faktoren

- anatomische Gestaltung des Prothesenlagers (Kieferkamm, Schleimhaut)
- Menge und Viskosität (Zähflüssigkeit) des Speichels
- Anlagerung der akzessorischen Kaumuskulatur (Wangen, Lippen, Zunge) an die (möglichst muskelgriffig gestaltete) Prothese

### 40.4.1.2 Prothetische Faktoren

- Ausdehnung der Prothese bzw. der Prothesenbasis
- Kongruenz zwischen Prothesenbasis und Prothesenlager („Reliefgriffigkeit“ nach *Gerber*)
- Gestaltung des Ventilrands
- Aufstellung (Okklusion) der Ersatzzähne
- Gestaltung der Prothesenaußenfläche (muskelgriffige Gestaltung [*Gerber*])

#### 40.4.1.3 Physikalische Faktoren

- durch den (möglichst dünnen) Speichelfilm bedingte Adhäsion der Prothesenbasis am Prothesenlager
- Druckunterschied zwischen Innenventilraum unter der Prothesenbasis und Mundhöhle

Ferner kommt dem neuen Zahnersatz – neben den nicht zu unterschätzenden positiven psychologischen Aspekten, die er für den Patienten haben kann (vgl. Kap. 48) – auch für die Ermöglichung einer korrekten Aussprache (Phonetik) große Bedeutung zu.

Erst nach einem einleitenden Gespräch, das die o. g. Punkte beinhaltet, folgt die allgemeinmedizinische Anamnese (Gesundheitsfragebogen). Die auf Seite 1 des Befund- und Planungsbogens (siehe Kap. 5.2) enthaltene zahnärztliche Anamnese kann im Falle der geplanten Anfertigung von Totalprothesen noch durch spezielle Fragen erweitert werden, wie:

- Welche Art von Zahnersatz trugen Sie bereits vorher?
- Wie kamen Sie damit zurecht?

Diese Fragen dienen dazu, festzustellen, ob der Patient einen eventuell früher oder derzeit noch vorhandenen herausnehmbaren Zahnersatz gut toleriert hat. Ist dies nicht der Fall, so sollte versucht werden, die Gründe dafür herauszuarbeiten. Möglicherweise spielten eine mangelhafte Prothesenkonstruktion, schlechte anatomische Gegebenheiten oder auch eine mangelnde Kooperationsbereitschaft des Patienten eine Rolle. In bestimmten Situationen (vor allem bei alten Patienten mit verringerter Adaptationsfähigkeit an neuen Zahnersatz) stellt sich die Frage, ob die (Neu-)Anfertigung einer Totalprothese überhaupt sinnvoll ist oder ob es statt dessen prognostisch günstiger erscheint, vorhandenen Zahnersatz den neuen intraoralen Verhältnissen entsprechend umzuarbeiten.

An die Anamnese schließt sich die Befundaufnahme an. Beim extraoralen Befund können auf Seite 2 des Behandlungsbogens (vgl. Kap. 4.2) unter „Sonstiges" Auffälligkeiten wie beispielsweise ein verstärkter Muskeltonus der perioralen und bukkalen mimischenMuskulatur oder besonders auffallende Faltenbildungen im Gesicht notiert werden.

Beim intraoralen Befund kommt neben den im Befundbogen genannten Aspekten (v. a. auch Speichelmenge und -qualität) der Beschaffenheit des Prothesenlagers eine besondere Bedeutung zu, d. h. der Ausprägung und dem Verlauf der Kieferkämme (Alveolarkämme), der Beschaffenheit des harten Gaumens, dem Ausmaß der Schleimhautresilienzen (vorhandene Schlotterkämme?) sowie einstrahlenden Lippen- und Wangenbändern und der Schleimhautbeweglichkeit im Bereich des Mundvorhofs. Im Oberkiefer wird darüber hinaus insbesondere die Lage und Ausprägung der für den Halt der Totalprothese wichtigen Tubera maxillae überprüft, im Unterkiefer die Lage und Beweglichkeit des Mundbodens (schlucken lassen). Auch muss kontrolliert werden, ob intraoral prothesenbedingte Infekte (z. B. Pilzbefall) oder Irritationen (z. B. Irritationsfibrom) vorhanden sind.

Ist alter herausnehmbarer Zahnersatz vorhanden, so wird dieser auf Passgenauigkeit, Funktion und Ästhetik überprüft.

Auch eine Einschätzung der Beziehung der beiden Kieferkämme zueinander (sog. intermaxilläre Beziehung) in der Frontal- (u. U. Aufstellung im Kreuzbiss notwendig?) und Sagittalebene wird vorgenommen. Eine Aufstellung im umgekehrten Frontzahnüberbiss sollte immer vermieden werden. Bei Progenie sollte zumindest eine Kopfbisssituation in der Front erreicht werden. Die Befundaufnahme wird abgeschlossen mit der Anfertigung und Interpretation einer Panoramaschichtaufnahme (Orthopantomogramm).

Am Ende der Befunderhebung sollte der Patient über die Möglichkeiten und Grenzen aufgeklärt werden, die in seinem speziellen Fall bei Neuanfertigung einer Totalprothese bestehen. Auch zur Disposition stehende notwendige oralchirurgische Maßnahmen wie beispielsweise die Entfernung eines impaktierten Weisheitzahns oder eines noch vorhandenen Wurzelrests, die Exzision eines vorhandenen Schlotterkamms oder eines hoch ansetzenden Bändchens oder die Ausführung einer Vestibulumplastik bei kaum mehr vorhandener befestigter Gingiva müssen erörtert werden. Bei Verdacht auf einen Pilzbefall der Mundhöhle (z. B. Candida albicans) ist ein Abstrich vorzunehmen. Dazu sollte ein geeignetes Abstrichinstrument und ein Transportmedium mit dem zu beauftragenden mikrobiologischen Labor abgestimmt werden. Bei positivem Befund ist die Einleitung einer Therapie mit Antimykotika angezeigt. Diese können im Bereich der Mundhöhle in Form von Lösungen (zum Spülen oder Touchieren) oder als Gel angewendet werden. Häufig verwendete Antimykotika gegen Candida albicans sind Nystatin (Nystatin Suspension oder Gel, als Generika) oder Amphotericin B (Ampho-Moronal, als Lutschtabletten). Wichtig für einen Therapieerfolg ist die regelmäßige Anwendung und eine ausreichend lange Behandlungsdauer. Damit keine anhaltende Reinfektion über die Prothesenbasis stattfindet, sollte die Prothese gründlich in einem Ultraschallgerät gereinigt und desinfiziert werden. Zusätzlich können die Unterfütterung der Prothesenbasis mit neuem Kunststoff und die nächtliche Prothesenkarenz mit trockener Lagerung der Prothesen den Therapieerfolg begünstigen.

Generell sollte auch über die Möglichkeit der Insertion von Implantaten gesprochen werden, evtl. verbunden mit einem Knochenaufbau, was bei ausgeprägter Kieferkammresorption indiziert ist (vgl. Kap. 42). Vorteilhaft ist, wenn der Patient zu einem der darauffolgenden Behandlungstermine ältere Fotos, auf denen seine natürlichen Frontzähne und sein früheres Lachen zu erkennen sind, mitbringen kann. Solche Fotos können bei der späteren Herstellung der Totalprothese (Auswahl und Aufstellung der Frontzähne) eine Orientierungshilfe sein.

Auf jeden Fall muss der Patient mit allen vom Zahnarzt vorgeschlagenen Therapiemaßnahmen einverstanden und über das jeweils mögliche und angestrebte Behandlungsergebnis informiert sein. Erst danach erfolgt die definitive Planung.

## 40.5 Abformmethoden in der Totalprothetik

Allgemein werden die funktionellen Abformungen nach der Belastung in drucklose und Belastungsabformungen eingeteilt, wobei je nach der funktionellen Kontaktlage zwischen Prothesenrand und Weichgewebe funktionelle, extendierende und funktionell-extendierende Abformungen unterschieden werden können. Daneben wird, abhängig vom Einfluss der unbewegten oder bewegten Schleimhautbegrenzungen auf die Randgestaltung, in mukostatische und mukodynamische (oder myostatische und myodynamische) Abformmethoden unterteilt. Je nach Durchführung lassen sich zwei verschiedene Arten der Belastung des Prothesenlagers während der Abformung unterscheiden (*Utz* und *Koeck* 2005):

- Einzelabformung eines Kiefers, wobei die Belastung des Prothesenlagers während der Abformung durch den Behandler erfolgt. Die Bewegungen der angrenzenden mobilen Gewebe können aktiv und passiv durchgeführt werden (mundoffene Abformung).

- Abformung beider Kiefer gleichzeitig (mundgeschlossene Abformung). Diese kann ohne Belastung, jedoch unter Festlegung der räumlichen Beziehung zwischen Ober- und Unterkiefer während der Erstabformung, oder unter Mitbeteiligung des Patienten durchgeführt werden.

Als Abformmaterialien stehen zur Verfügung:

- Abformgips
- Kompositionsmassen
- Alginate
- Silikone
- Zinkoxid-Eugenol-Pasten
- Autoplastische Akrylate mit verzögerter Polymerisation
- Wachsharze
- Guttapercha
- weichbleibende Unterfütterungsmaterialien („Tissue conditioner")

Gebräuchliche Abformmaterialien sind heute vor allem Alginate (Erstabformung und provisorische Prothesen), sowie Silikone und Zinkoxid-Eugenol-Pasten.

Generell kann zwischen einer **anatomischen Abformung** (Erstabformung, Situationsabformung) und einer **individuellen Abformung** (definitive Abformung) unterschieden werden.

Die Erstabformung dient der Gewinnung eines Studienmodells, auf dem sich ein individueller Löffel anfertigen lässt. Für die Erstabformung stehen zur Verfügung:

- halbindividuelle Abformlöffel nach *Schreinemakers* (mundoffene Methode)
- Si-Plast-Träger nach *Hofmann* (mundoffene und mundgeschlossene Methode)
- HM-Situationsabformlöffel nach *Meist* (mundoffene Methode)
- Ivotray-Abformlöffel nach *Schwarzkopf* (mundgeschlossene Methode)

Nach der Herstellung individueller Löffel auf den Studienmodellen und deren Anpassung und Konditionierung im Mund erfolgt die definitive Abformung.

Bei der mundoffenen Belastungsabformung werden Kompositionsmassen benutzt, wobei Überschichtungsabformungen hergestellt werden und dabei die Basis belastet und die Randgestaltung nachträglich durchgeführt wird.

Bei der mundgeschlossenen Belastungsabformung werden unterschiedliche visköse Silikonmassen benutzt, um einen Rahmen für die belastungsfähigen Kieferabschnitte zu erhalten und diese durch entsprechende Korrekturen zu komplettieren.

Bei der drucklosen mukostatischen Abformung wird der individuelle Löffel mittels Kompositionsmasse (z. B. Kerr) individualisiert und die Basis mit leichtfließenden Silikonmassen oder Zinkoxid-Eugenol-Pasten abgeformt. Notwendige Entlastungen werden am Arbeitsmodell durch Unterlegen von Zinnfolie durchgeführt. Für die drucklose mukodynamische Abformung wird der individuelle Löffel kontinuierlich mit Abformmasse bedeckt. Bei zu starkem Kontakt wird diese wieder ausgeschliffen. Auf die von uns empfohlene Methode der modifizierten mukostatischen Abformung wird in Kapitel 41.4 eingegangen.

## 40.6 Klinische Konzepte für Totalprothesen

Es existieren mehrere verschiedene klinische Konzepte für die Herstellung von Totalprothesen. Sie unterscheiden sich vor allem

- in der Technik der Abformung (siehe vorhergegangener Abschnitt)
- im dynamischen Okklusionskonzept, und hier besonders in der Organisation der Disklusion bei Funktion. Dazu zählen
  - sequenzielle Führung (mit Eckzahn-Dominanz)
  - bilateral balancierte Okklusion (Aufstellung nach *Gysi, Gerber*)
  - zentrikorientierte Aufstellkonzepte
  - monoplane Okklusion (mit höckerlosen Zähnen)
- in der Berücksichtigung von Ästhetik und Phonetik bei der Zahnaufstellung

Die Totalprothetik der vergangenen Jahrzehnte war besonders geprägt von der Fokussierung auf die dynamischen Okklusionskonzepte und damit die Organisation der Disklusion im Seitenzahnbereich. Lange Zeit galten alle Formen der bilateral balancierten Okklusion als überlegen. Man schrieb Totalprothesen, die mit entsprechenden Konzepten hergestellt worden sind, eine größere Stabilität und damit ein besseres klinisches Ergebnis zu. Jedoch zeigen aktuelle wissenschaftliche Studien, dass sich der Aufwand für die okklusale Gestaltung nicht in entsprechenden klinischen Ergebnissen niederschlägt. Weder die Kaueffizienz noch die Patientenzufriedenheit sind mit Prothesen, die einer bilateral balancierten Aufstellung nach *Gysi* oder *Gerber* folgen, den Ergebnissen bei vereinfachten Aufstellungskonzepten (Front-/Eckzahnführung, sequenzielle Führung) überlegen. Innerhalb der balancierten Okklusionskonzepte scheinen jedoch Prothesen, die mit einen lingualisierten Konzept (z. B. *Gerber*) hergestellt werden, bessere Ergebnisse in Bezug auf Kaufunktion und Stabilität zu erzielen (*Kimoto* et al. 2006). Prothesen, die mit Front-/Eckzahn-dominierter Aufstellung hergestellt werden, weisen aber aus Patientensicht ästhetische Vorteile auf. In Bezug auf die Kaueffizienz ist zu berücksichtigen, dass Prothesen mit Höckerzähnen (anatomische, semianatomische Zähne) gegenüber höckerlosen Zähnen klare Vorteile besitzen (*Kimoto* et al. 2006).

Im Folgenden wird auf zwei Konzepte zur Herstellung von Totalprothesen eingegangen.

### 40.6.1 Front-Eckzahn-kontrollierte Aufstellung – sequenzielle Führung

(*Grunert* und *Crepaz* 2003)
Alternativ zur allgemein verbreiteten Seitenzahnaufstellung nach dem Prinzip der bilateral balancierten Okklusion entwickelte die Innsbrucker Schule um *Gausch* und *Grunert* seit Mitte der 1970er Jahre das Konzept der Front-Eckzahn-kontrollierten Zahnanordnung bei Totalprothesen (*Gausch* 1986). Im Gegensatz zur balancierten Okklusion diskludieren die Seitenzähne bei exzentrischen Unterkieferbewegungen. Es wird auch als sequenzielle Führung bezeichnet, wenn es zu einer initialen Führung der 1. Prämolaren, gefolgt von Eckzähnen und Schneidezähnen kommt.

Das Konzept der Front-/Eckzahn-kontrollierten Aufstellung bietet die folgenden Vorteile (nach *Grunert* und *Crepaz* 2003):

- bessere, natürlichere Ästhetik
- hohe Patientenzufriedenheit
- vereinfachte und schnellere Aufstellung
- leichteres Einschleifen
- Übereinstimmung von Artikulator- und Mundsituation in Bezug auf die Erreichung des dynamischen Okklusionskonzepts
- geringere Muskelaktivität

#### 40.6.1.1 Frontzahnauswahl

Generell sollten die ausgewählten Zähne nicht zu hell sein, sondern dem natürlichen Vorbild altersentsprechend ausgewählt werden. Nicht zuletzt müssen sie auch zu Haut-, Haar- und Augenfarbe des Patienten passen. Für einen optimalen ästhetischen (= maximal natürlichen) Effekt ist oft eine dem Alter des Patienten gemäße Individualisierung der Fabrikzähne empfehlenswert. Dies betrifft sowohl die Form (konfektionierte Zähne haben in der Regel jugendliche Formen) als auch die Farbe bzw. Farbeffekte. So wird beispielsweise empfohlen, für weibliche Patienten im Bereich der oberen Schneidezähne die mesialen und distalen Inzisalkanten eher abzurunden und auf einen geschwungenen Schneidekantenverlauf zu achten; bei männlichen Patienten werden hingegen an den Schneidekanten häufig eckigere Kanten und relativ gerade Linien bevorzugt (*Horn* und *Stuck* 1987). Mit zunehmendem Alter wird bei natürlich Bezahnten der Unterschied im Höhenniveau zwischen den zentralen und lateralen Schneidezähnen, die sog. Interinzisal-Distanz (*Müller* und *Koeck* 2005), immer geringer. Daher kann sich das gezielte Einschleifen von Abrasionen ästhetisch günstig auswirken.

Neben solchen Schleifmaßnahmen können Individualisierungen auch durch selektives Einfärben sichtbarer Zahnflächen, durch Rekonturieren konfektionierter Prothesenzähne und eine altersentsprechende Gingivagestaltung erfolgen. So kann man beispielsweise berücksichtigen, dass im natürlichen Gebiss im Bereich der Oberkieferfront der Eckzahn der dunkelste, der seitliche Schneidezahn der hellste Zahn ist.

Da aber nicht jeder Patient Individualisierungsmaßnahmen wünscht, müssen zuvor seine Wunschvorstellungen sowie die Bereitschaft, die damit verbundenen höheren Kosten zu tragen, abgeklärt werden. Mittlerweile ist auch bei älteren Patienten in Zentraleuropa der Trend zu helleren, als jugendlicher empfundenen Zahnfarben angekommen. In allen Fällen ist es sinnvoll, den Patienten in die Entscheidungsfindung mit einzubeziehen.

Zur Bestimmung der Breite der auszuwählenden Frontzahngarnitur kann man mit einem Lineal den Abstand zwischen der Oberkiefer-Mittellinie und der Eckzahnlinie abmessen und daraufhin eine entsprechend breite Zahngarnitur auswählen (Abb. 40-4).

Unabhängig vom gewählten Aufstellungskonzept kann man sich, wenn keine entsprechenden Patientenfotos vorliegen, bezüglich der Form der auszuwählenden Frontzähne an verschiedene bewährte Prinzipien halten, die alle das Ziel verfolgen, dass sich die Ersatzzähne harmonisch in das Bild einfügen: Nach *Williams* (1914) soll die Form der mittleren oberen Schneidezähne der umgekehrten Gesichtskontur (quadratisch, dreieckig oder oval) entsprechen. Eine neuere Studie an 200 Probanden mit gesunden eigenen Zähnen konnte diesen Zusammenhang zwischen Zahn- und Gesichtsform aber nicht bestätigen (*Wolfart* et al. 2004; vgl. Kap. 17.9). *Hörauf* (1958) postulierte, dass sich die Form der mittleren oberen Schneidezähne an die drei von *Kretschmer* festgelegten Konstitutionstypen anlehnt (leptosom, athletisch, pyknisch). Neuere Daten zeigen jedoch, dass diese Zuordnung nicht

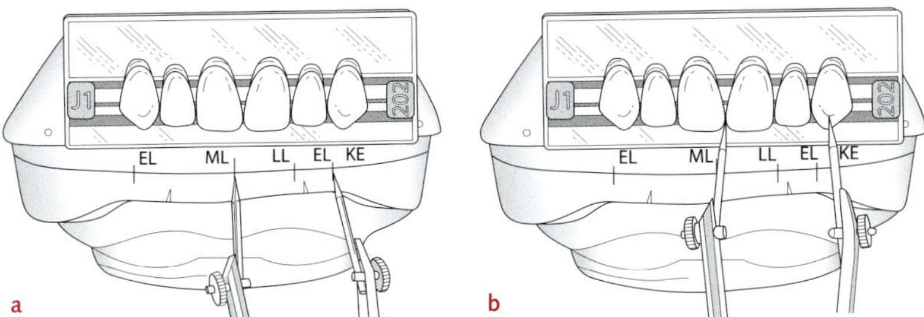


**Abb. 40-4** Auswählen einer geeigneten Zahngarnitur im Frontzahnbereich. **a** Abgreifen des Abstands der vom Patienten auf das Modell übertragenen Oberkiefer-Mittellinie (ML) und der Eckzahnlinie (EL). **b** Dieser Abstand muss der Distanz zwischen Mesialfläche des mittleren Schneidezahns und Spitze des Eckzahns der Zahngarnitur entsprechen.

immer sicher ist. Sie kann aber dennoch ein Hilfsmittel sein. Weitere Informationen bekommt der Zahntechniker am besten in Form eines En-face-Fotos des Patienten aus der Zeit, als er noch natürlich bezahnt war.

#### 40.6.1.2 Aufstellung der Frontzähne

Die Aufstellung der Frontzähne erfolgt nach ästhetischen, anatomischen und phonetischen Gesichtspunkten. Was die anatomischen Kriterien betrifft, so geben die am Patienten ermittelten Referenzlinien wertvolle Hinweise:

- Die Position der mesialen Flächen der vier zentralen Inzisivi entspricht der Lage der eingezeichneten Mittellinie.
- Die Lage der oberen Eckzahnspitzen entspricht der Position der eingezeichneten Eckzahnlinie.
- Die Länge der oberen Frontzähne stimmt mit der Distanz Lachlinie-Lippenschlusslinie überein. Die Frontzähne stehen demnach in der „Amplitude" der Oberlippe.
- In Ausnahmefällen kann dies durch anatomische Gegebenheiten, wie z. B. eine kurze Oberlippe, verhindert werden. Es muss allerdings darauf hingewiesen werden, dass nicht um jeden Preis so lange Zähne aufgestellt werden müssen, wie in kranialer Richtung die Lachlinie verläuft (*Bosshart* 2014).

Anatomisch kann im Oberkiefer die Beziehung zwischen der Verbindungslinie der Eckzahnspitzen und der Papilla incisiva als Anhaltspunkt für die sagittale und transversale Position der Aufstellung dienen: Die Verbindungslinie der Spitzen der Eckzähne verläuft durch die Mitte oder – beim alten Patienten – distal der Papilla incisiva. Eine zu dieser sog. Caninus-Papilla-Caninus-Linie (CPC) liegende, 6 bis 9 mm weiter anterior befindliche Parallele gibt die vordere Begrenzung der Labialflächen der mittleren Inzisivi an. Ferner beträgt in den meisten Fällen der Abstand zwischen der Labialfläche des Eckzahns und dem Ende des seitlichen Ausläufers des ersten Gaumenfaltenpaares rund 10 mm (Abb. 40-5).

Bei der Aufstellung ist darauf zu achten, dass beide Zahnbögen jeweils symmetrisch gestaltet werden. Der Oberkieferzahnbogen weist in seiner Gesamtheit die Form einer Ellipse, der Unterkieferbogen die Form einer Parabel auf. Bedingt durch die Richtung der normalen Knochenresorption und die verloren gegangene Lippenstütze stehen im Oberkiefer die Frontzähne in der Regel vor dem Kieferkamm. Im Unterkiefer ist häufig eine Aufstellung auf dem Kamm möglich. Darüber

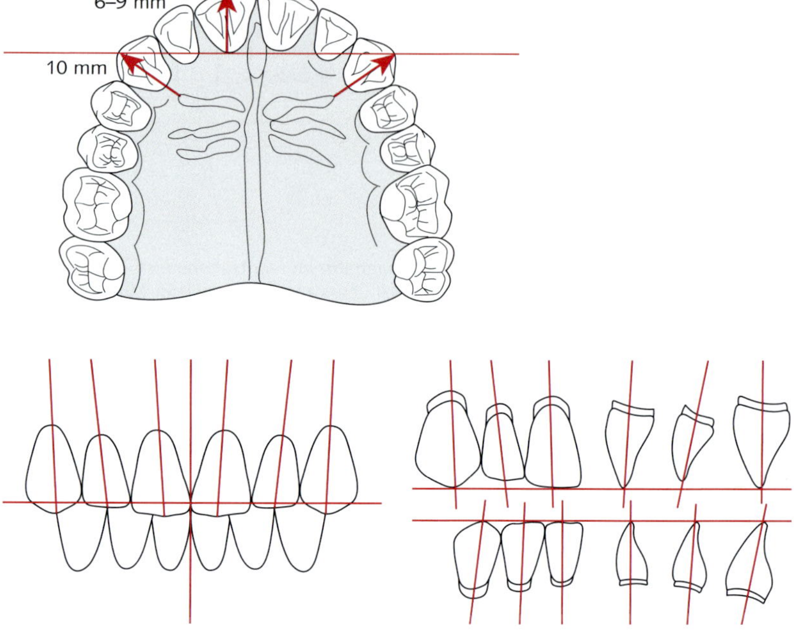


**Abb. 40-5** Anatomische Anhaltspunkte für die Aufstellung der oberen Frontzähne.

**Abb. 40-6** Achsneigungen der Oberkiefer-Frontzähne in der Labialansicht.

**Abb. 40-7** Achsneigungen der Ober- und Unterkiefer-Frontzähne in der Labial- und Sagittalansicht.

hinaus müssen sich die oberen Frontzähne bezüglich ihrer Position im Zahnbogen und ihrer Achsenstellung der vorhandenen Gesichtssymmetrie bzw. -asymmetrie anpassen. Auch hier eignen sich En-face-Fotos des Patienten aus der Zeit, als er noch natürlich bezahnt war.

Zunächst werden die oberen, danach die unteren Frontzähne aufgestellt. Im Oberkiefer erreichen die Schneidekanten der zentralen Inzisivi die Okklusionsebene oder überragen sie um 0,5–1 mm, ebenso die Eckzahnspitzen. Die Kanten der lateralen Inzisivi stehen um ca. 0,5–1 mm tiefer als die Spitzen der zentralen Inzisivi und die Eckzähne. Die Labialachsen der oberen mittleren Inzisivi sind leicht, die der seitlichen Inzisivi deutlicher nach distal gerichtet. Die Zähne stehen etwas protrudiert, die Schneidekanten verlaufen parallel zur Okklusionsebene. Die Labialachse der Eckzähne entspricht in der Labialansicht der Neigung der zentralen Schneidezähne (Abb. 40-6 und 40-7). Die Eckzähne werden entsprechend ihrer Stellung im normalen Gebiss so gedreht, dass zum einen in der Frontalansicht nur die mesiale Fläche sichtbar (distale Fläche nach innen abgedreht) und zum anderen der Zahnhals nach vestibulär geneigt (invertiert) ist.

Die Labialachsen aller unteren Frontzähne sind in der Labialansicht annährend senkrecht, minimal nach distal geneigt. Die Unterkiefer-Schneidezähne werden so positioniert, dass die Zähne die Okklusionsebene um rund 1 mm überragen, so dass eine vertikale Stufe (Überbiss) von 2 mm entsteht. Sie werden wie die Frontzähne des Oberkiefers leicht nach labial geneigt (protrudiert). Die Protrusion wird so gewählt, dass eine horizontale Stufe von ebenfalls 2 mm entsteht. Die Eckzähne überragen die Okklusionsbebene zunächst leicht (ca. 1 mm), werden aber später durch Beschleifen zur Einstellung der Eckzahnführung bis auf die Höhe der Okklu-

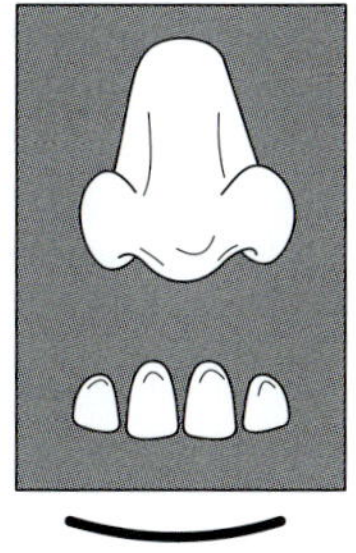
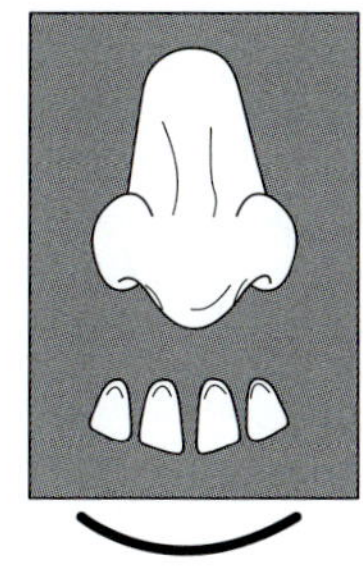
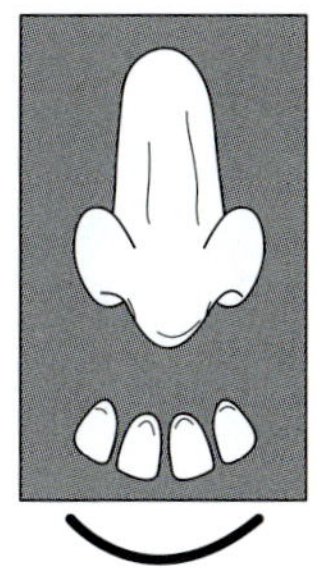

**Abb. 40-8** Korrelation zwischen Inzisalkantenverlauf und Nasenbasislinie.

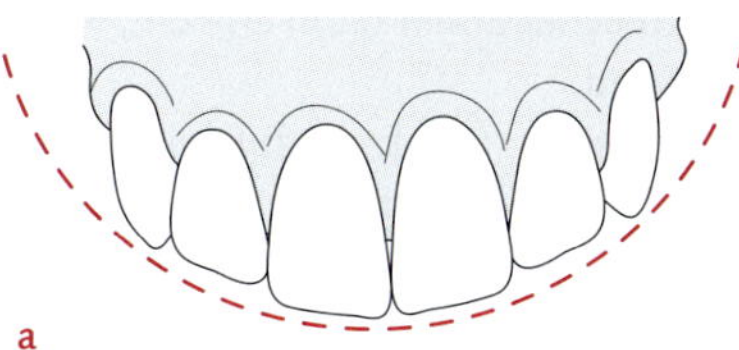

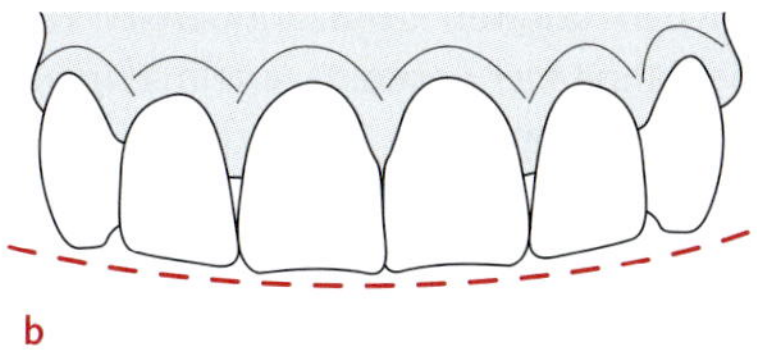


**Abb. 40-9** Inzisalkantenverlauf der oberen Frontzähne mit Einfluss auf Alter und Geschlecht. **a** jung und feminin; **b** älter und maskulin.

sionsebene gekürzt. Die Aufstellung soll bei stärkerer Protrusion und Laterotrusion zu einer Berührung der Schneide bzw. Eckzähne führen.

Durch das Beschleifen wird zusätzlich erreicht, dass die für ein Altersgebiss „zu unversehrt" gestalteten konfektionierten Zähne eine kantigere Form erhalten. Wie die oberen Eckzähne sind auch die unteren Eckzähne nach distal abgedreht; ihr Zahnhals ist nach vestibulär, die Kauspitze nach oral geneigt (invertiert). Auf diese Weise erhält man eine zusätzliche konkave Fläche für die Anlagerung des M. orbicularis oris. Eckzahnspitze und distale Kaukante sollten sich über der Kieferkammitte befinden.

Beim Aufstellen ist ferner darauf zu achten, dass der Inzisalkantenverlauf der oberen Zähne mit dem Verlauf der Nasenbasislinie harmoniert (Abb. 40-8). Dabei kann auch der männliche oder weibliche Charakter einer Prothese erfasst werden. So gilt eine mehr gerade verlaufende Inzisallinie als männlicher als eine stärker gebogene. Dies kann außerdem mit der Gestaltung der Inzisalkanten bzw. Inzisalstufen verstärkt oder abgeschwächt werden. Eine größere Inzisalstufe soll demnach zu einem mehr weiblichen Erscheinungsbild führen (*Frush* und *Fischer* 1956a) (Abb. 40-9). Geschlechtsspezifische Regeln für die Frontzahnaufstellung werden allerdings inzwischen zunehmend kritisch hinterfragt.

**Variationen der Frontzahnaufstellung.** Um eine gute ästhetische Wirkung zu erzielen, ist darauf zu achten, dass entsprechend dem natürlichen Vorbild die Schneidezähne nicht zu regelmäßig aufgestellt werden. Bewährt hat sich für die oberen mittleren Inzisivi beispielsweise eine sog. Schmetterlingsaufstellung, bei der die mittleren Inzisivi mit ihren mesialen Flächen leicht nach innen gedreht sind. Die oberen seitlichen Inzisivi können fakultativ mit ihren Mesialflächen zusätzlich nach vestibulär weisen. Individuell kann man auch Lücken oder Verschachtelungen gestalten oder Zähne nach labial oder oral versetzt aufstellen (*Frush* und *Fischer* 1956b, *Horn* und *Stuck* 1987) (Abb. 40-10).

Eine Variation bezüglich der Aufstellung der oberen Frontzähne stellt die sog. Frontzahntreppe nach *Ackermann* (1944) dar. Dabei stehen die oberen Eckzähne

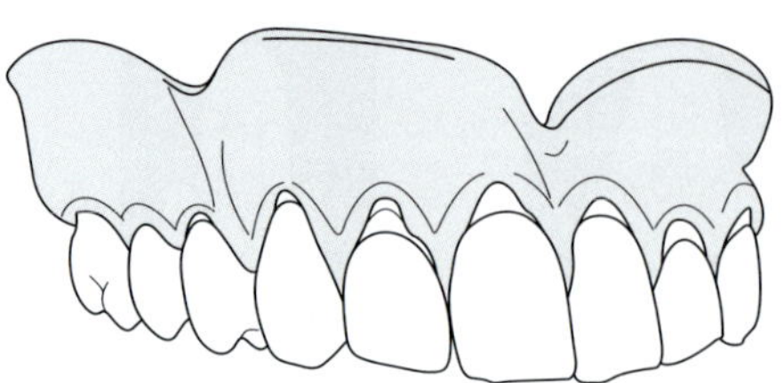

Abb. 40-10 Individuelle Zahnaufstellung und individuell gestaltetes Zahnfleisch einer Totalprothese.

nicht auf Höhe der mittleren Inzisivi, sondern noch höher (also noch tiefer im Wachs) als die seitlichen Schneidezähne. Auf diese Weise kommt eine „treppenartige" Aufstellung zustande, die häufig eine ästhetisch positive Wirkung hat. Auch im unteren Frontzahnbereich wird ein natürlicher Effekt dann erreicht, wenn die Zähne nicht absolut regelmäßig aufgestellt sind.

Eine alternative Möglichkeit zur hier dargestellten Frontzahnaufstellung besteht darin, dass man mit Hilfe der anatomisch ausgeformten Wachswälle zunächst die Oberkieferfront aufstellt. Da die Länge des Oberkieferwachswalls die Länge der im Frontzahnbereich aufzustellenden Zähne wiedergibt, kann Zahn für Zahn das Wachs des Bisswalls entfernt und an dieser Stelle ein Zahn befestigt werden. Für die Ausrichtung des Zahns (Länge der Schneidekanten, Position der Zähne in labialer Dimension) geben der noch verbliebene restliche Wachswall bzw. die neu platzierten Zähne genügend Information.

#### 40.6.1.4 Seitenzahnaufstellung beim Totalprothetikkonzept mit sequenzieller Führung

In dem Aufstellungskonzept werden Zähne verwendet, die in ihrer Form die natürlichen Zähne nachahmen. Die Steilheit der Höckerflächen der Ersatzzähne steht in sagittaler Richtung in Beziehung zur Gelenkbahnneigung des Kiefergelenks. In der Regel werden Zähne mit einer sagittalen Höckerneigung von 32° (und einer Neigung nach bukkal und lingual von 10–20°) verwendet.

Nach der Platzierung der Eckzähne werden die oberen Prämolaren aufgestellt. Die Seitenzähne sollten dort aufgestellt werden, wo früher die natürlichen Zähne positioniert waren. Für die Lagebestimmung sind die im Muskelgleichgewicht gestalteten Wachswälle maßgeblich. Der erste Prämolar liegt mit seinem bukkalen Höcker, der zweite Prämolar mit beiden Höckern auf Höhe der Okklusionsebene. Deren Zahnachsen sind leicht nach distal geneigt. Anschließend werden die unteren Prämolaren derart gegen ihre Antagonisten gestellt, dass ein zentrischer Vielpunktkontakt entsteht. Bei Laterotrusion kann das erste Prämolarenpaar mit dynamischen Okklusionskontakten auf den palatinalen (Oberkiefer) bzw. bukkalen Flächen (Unterkiefer) eine initiale Führung übernehmen, bevor die Eckzahnführung einsetzt. Von den oberen Molaren berührt nur der mesiopalatinale Höcker des 6ers die Okklusionsebene. Durch die Aufstellung der oberen Seitenzähne ergibt sich quasi „automatisch" eine Spee-Kurve. Die Achsen beider oberer Molaren weisen nach mesial. Die unteren Molaren werden ebenfalls mit mindestens einem zentrischen Kontakt gegen ihre Antagonisten gestellt. Auf die Aufstellung des 2. Molaren kann verzichtet werden, insbesondere dann, wenn die Kieferkammlinie nach dem Kauzentrum, in dem der erste Molar positioniert wird, wieder ansteigt. Auf statische bukkale Kontakte wird analog der Aufstellung nach *Gerber* (siehe unten) nach Möglichkeit verzichtet. Ebenso werden keine Führungskontakte bei Laterotrusion auf den bukkalen Höckeranteile bei den zweiten Prämolaren und den Molaren hergestellt.

## 40.6.2 Merkmale des Totalprothetikkonzepts nach *Gerber*

Die wesentlichen Merkmale der Totalprothetik nach dem Konzept von *Gerber* (1960, 1964, 1965) lassen sich vereinfacht wie folgt zusammenfassen:

- Registrierung der individuellen Gegebenheiten beim Patienten (Gesichtsbogenübertragung, extraorale Aufzeichnung der Kondylenbahnneigung, intraorale Stützstiftregistrierung)
- Aufbau einer sagittalen und transversalen „Kompensationskurve" durch (fabrikmäßig eingearbeitete) kalottenförmig gestaltete Kaumulden an den Unterkieferseitenzähnen und entsprechende Gestaltung der korrespondierenden Höcker der Oberkieferzähne (Mörser-Pistill-Prinzip)
- Erzielung einer sog. „autonomen Kaustabilität" an jedem Zahnpaar durch bewusste Platzierung der funktionellen Höcker nach lingual (dadurch Vermeidung von Kipp- und Hebelkräften auch bei Speisebolusinterponat)
- bilateral balancierte Okklusion
- Vermeidung eines Vorgleitens („Proglissement") der Unterkieferprothese durch gezielte Festlegung des Kauzentrums
- Unterstützung des Prothesenhalts durch „muskelgriffige" (konkave) Gestaltung der Prothesenaußenflächen

### 40.6.2.1 Frontzahnauswahl

Bei dem Totalprothetikkonzept nach *Gerber* kommen sog. Candulor-Zähne (Candulor, CH-Glattpark) zur Anwendung. Diese werden in drei Farbgruppen angeboten. Im Frontzahnbereich gehen mit ihnen zum Teil auch Formunterschiede einher:

- J: jugendlich, mit unversehrter, transparenter Schneidekante
- M: zunehmendes Alter; mit Abnutzungserscheinungen der zentralen Schneidezähne, Schwinden der transparenten Schneidekanten und Entstehung von Schmelzrissen
- 900er-Reihe: Sondertöne entsprechend der Hautfarben hell-mittel-dunkel
- S: Grautöne

Zur Größenbestimmung wird mit einem speziellen Hilfsmittel, dem Alameter (Candulor, CH-Glattpark), die Breite der Nasenbasis gemessen. Da die Breite der Nasenbasis der Distanz von Eckzahnspitze zu Eckzahnspitze entspricht (*Lee* 1962), gibt diese Messung einen verlässlichen Hinweis auf den Platzbedarf. Gleichzeitig werden auf dem Alameter, getrennt nach Männern und Frauen, passende Candulor-Zahngarnituren angegeben. Die entsprechenden Werte werden für den Zahntechniker notiert. Alternativ kann mit einem Lineal die Breite der Nasenbasis gemessen und eine passende Garnitur (Abstand Eckzahnspitze zu Eckzahnspitze) ausgewählt werden.

Bezüglich der individuellen Breite der auszuwählenden Ersatzzähne ging *Gerber* (1960) in seinen Überlegungen auf Prinzipien der Embryonalentwicklung zurück. In der Embryogenese entwickeln sich aus dem Stirnhöcker Stirn, Nase und Zwischenkiefer mit Anlage der vier oberen Inzisivi. Daraus leitete er sein „embryogenetisches Prinzip" ab, nach welchem das Verhältnis zwischen der Breite von Nasenwurzel und Nasenbasis mit der individuellen Breite der oberen Schneidezähne korrelieren soll (breite Nasenbasis → breite mittlere Inzisivi, schmale Nasenwurzel → schmale seitliche Inzisivi) (Abb. 40-11).

Die weiter oben gegebenen Hinweise und Hilfestellungen zur Frontzahnauswahl gelten hier ebenso.

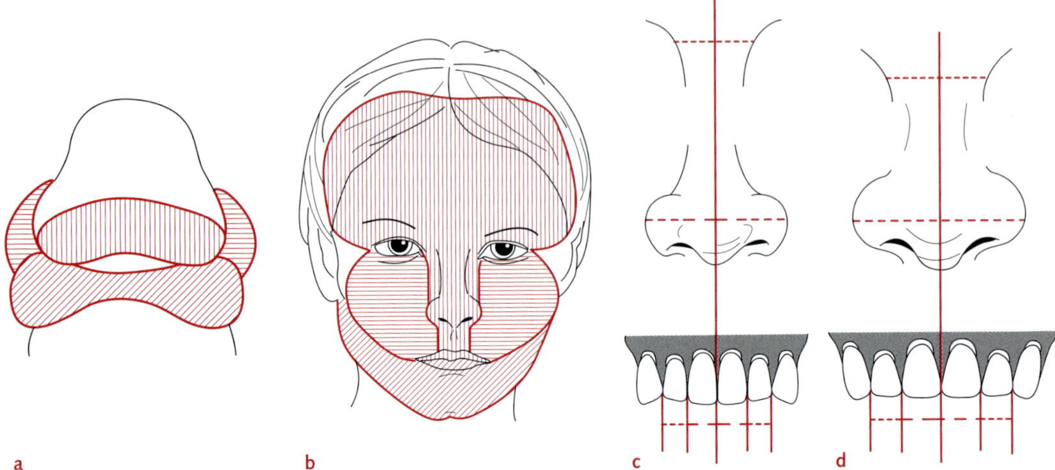


**Abb. 40-11** Embryogenetisches Prinzip nach *Gerber*: Zusammenhang zwischen Schneidezahnbreite im Oberkiefer und der Breite von Nasenbasis und Nasenwurzel. **a** und **b** Aus dem Stirnhöcker (vertikal schraffiert) entwickeln sich Stirn, Nase und Zwischenkiefer mit den Anlagen der Inzisivi (horizontal schraffiert: Oberkieferwulst, schräg schraffiert: **a** Unterkieferwulst und **b** die sich daraus entwickelnden Anteile des Gesichts. **c** Schmale Nasenbasis, schmale Nasenwurzel → schmale mittlere und schmale seitliche Inzisivi. **d** Breite Nasenbasis, breite Nasenwurzel → breite mittlere und breite seitliche Inzisivi.

#### 40.6.2.2 Frontzahnaufstellung beim Totalprothetikkonzept nach *Gerber*

Die Regeln zur Positionierung und Aufstellung der Frontzähne des Ober- und Unterkiefers folgen im Wesentlichen denen, die bereits weiter oben für Prothesen mit Front-/Eckzahnführung beschrieben worden sind. Da jedoch beim Aufstellkonzept nach Gerber Besonderheiten in Bezug auf die Gleitfreiheit in sagittaler Richtung zu beachten sind, sind hinsichtlich statischer und dynamischer Okklusion der Frontzähne folgende Regeln zu beachten:

Zunächst werden die oberen, danach die unteren Frontzähne aufgestellt. Im Oberkiefer überragen – sofern man keine Frontzahntreppe (siehe später) aufstellt – die Schneidekanten der zentralen Inzisivi die Okklusionsebene um rund 1 mm, während die Eckzahnspitzen und Kanten der lateralen Inzisivi um ca. 0,5 mm tiefer als die Okklusionsebene liegen. Die Labialachsen der oberen mittleren Inzisivi sind leicht, die der seitlichen Inzisivi deutlicher nach distal gerichtet. Die Zähne stehen etwas protrudiert, die Schneidekanten verlaufen parallel zur Okklusionsebene. Die Labialachse der Eckzähne ist in der direkten Ansicht der Labialfläche gerade. Die Eckzähne werden entsprechend ihrer Stellung im normalen Gebiss so gedreht, dass zum einen in der Frontalansicht nur die mesiale Fläche sichtbar (distale Fläche nach innen abgedreht) und zum anderen der Zahnhals nach vestibulär geneigt (invertiert) ist (Abb. 40-12 und 40-13).

Die Frontzähne dürfen in der habituellen Interkuspidation keinen Kontakt aufweisen. Eine freie Protrusionsbewegung von mindestens 1 mm muss gewährleistet sein (Führungsstift des Artikulators bleibt bei Seitwärtsbewegungen mit dem inzisalen Führungsteller in Kontakt), erst dann kommen die Frontzähne in Kontakt. Dabei soll eine Inzisalführung von höchstens 15° (bei Verwendung des 15°-Tellers) entstehen. Bei der Laterotrusion entsteht eine leichte Führung über die Eckzähne, wobei die mesioinzisale Facette des oberen Eckzahns mit der distoinzisalen Facette des unteren Eckzahns Kontakt hat.

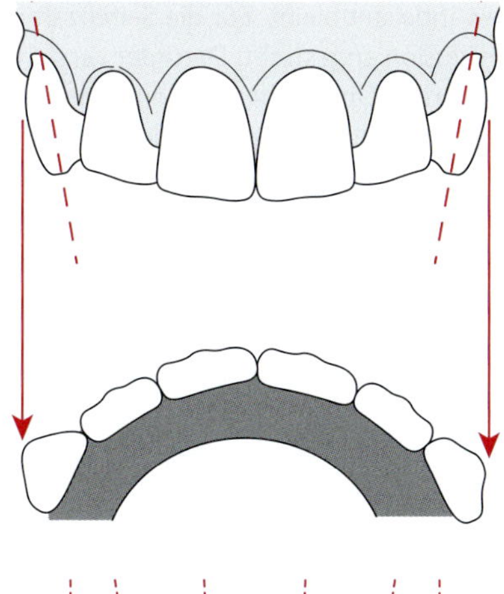

**Abb. 40-12** Der Eckzahn wird so gedreht, dass die distolabiale Fläche von frontal gesehen nicht sichtbar ist. Die labiale Achsneigung ist zervikal leicht nach labial gekippt.

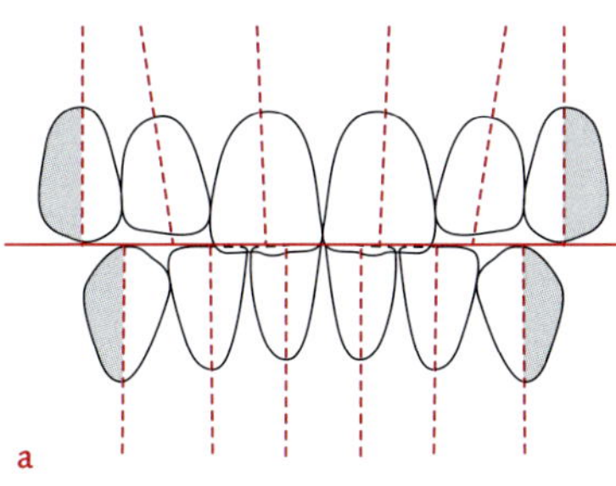


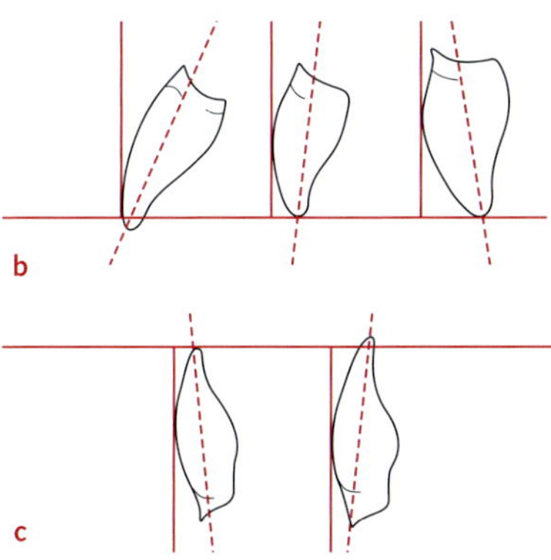


**Abb. 40-13** Regeln zur Aufstellung der Frontzähne: **a** In direkter Frontalansicht der Labialflächen sind die Labialachsen der oberen Eckzähne und der unteren Frontzähne gerade. Die Labialachsen der oberen mittleren Schneidezähne sind leicht, die der oberen seitlichen Schneidezähne stärker nach distal geneigt. Die Schneidekanten der oberen mittleren Inzisivi überragen die Okklusionsebene, die Eckzähne schließen mit ihr ab, während die oberen seitlichen Schneidezähne sie nicht erreichen. Von den Eckzähnen ist in der Frontalansicht normalerweise nur die mesiale Fläche sichtbar. **b** In der Ansicht von approximal erkennt man, dass die oberen mittleren Schneidezähne stärker protrudiert stehen als die oberen seitlichen Inzisivi. Der Zahnhals der oberen Eckzähne steht demgegenüber invertiert. **c** Die unteren Inzisivi stehen leicht protrudiert, die unteren Eckzähne leicht invertiert. Die Inzisalkanten der unteren Schneidezähne berühren die Okklusionsebene, während die Kauspitzen der unteren Eckzähne sie zunächst überragen. Durch Beschleifen werden sie aber später auf dasselbe Niveau gekürzt wie ihre mesialen Nachbarzähne.

Der Freiraum zwischen den Labialflächen der unteren Schneidezähne und den Palatinalflächen der oberen Schneidezähne sollte etwa gleich groß sein wie der vertikale Überbiss (ca. 1 bis 2 mm). Bei Protrusionsbewegung im Artikulator sollten nach ca. 2 bis 3 mm die oberen mittleren Inzisivi mit den unteren Schneidezähnen Kante-Kante-Kontakt aufweisen. (Zur Überprüfung dieser Bewegungen sind die Schrauben, die zum Feststellen der Artikulatorgelenke dienen, zu lösen.)

### 40.6.2.3 Seitenzahnaufstellung beim Totalprothetikkonzept nach *Gerber*

Steht bei der Frontzahnaufstellung die Ästhetik im Mittelpunkt, so ist es im Fall der Seitenzähne (auch „Diatorics" genannt) die Statik. Generell müssen die Seitenzähne so aufgestellt sein, dass die Stabilität der Prothesen auch bei einseitigen

Belastungen, z. B. während des Kauens, gewährleistet bleibt. Für die Seitenzahnaufstellung wird eine bilateral balancierte Okklusion angestrebt. Darunter versteht man, dass bei jeder exzentrischen zahngeführten Unterkieferposition zwischen allen Oberkiefer- und Unterkieferzähnen gleichzeitige und gleich starke Kontakte vorhanden sind (*Horn* und *Stuck* 1987). Diese Okklusionsform erlaubt, dass die Prothesen auch bei Seitwärtsbewegungen am Ort bleiben, weil sie dabei eine beidseitige Abstützung erfahren. Eine bilateral balancierte Okklusion ist nur über eine individuelle Zahnaufstellung zu erreichen, die die anatomischen und funktionellen Gegebenheiten des Patienten berücksichtigt. Es ist darauf zu achten, dass Okklusionskontakte auf oder lingualwärts der Kieferkammmitte bzw. der Kammverbindungslinie zu liegen kommen. Zudem sollten die Kauflächen schmaler sein als der Kieferkamm. Daher wird sehr oft anstelle eines 6ers ein 7er aufgestellt, weil dieser eine schmalere Kaufläche aufweist. Beim Totalprothesenträger führen stärkere Bewegungen der Prothesen auf dem Prothesenlager (d. h. der Schleimhaut und dem darunter liegenden Knochen) zu einer verstärkten Atrophie der Kieferkämme. Die bilateral balancierte Okklusion gibt eine günstige Voraussetzung zur Erzielung von Kaustabilität und einer gleichmäßigen Belastung des Prothesenlagers (*Müller* und *Koeck* 2005). Druckbelastungen werden auf das gesamte Lager verteilt, sagittale und transversale Schübe werden minimiert. Da durch die bilateral balancierte Okklusion abhebelnde Kräfte und Kippmomente weitgehend ausgeschaltet sind, wird durch sie auch der Tragekomfort erhöht.

### Merkmale der Condyloform-Seitenzähne

Für die Seitenzahnaufstellung werden sog. Condyloformzähne verwendet. Jede einzelne Kaufläche der Condyloform-Zähne (Candulor Condyloform II NFC+) ist kalottenförmig nach dem Mörser-Pistill-Prinzip gestaltet: Die pistillförmig gestalteten palatinalen Höcker der Molaren und zweiten Prämolaren des Oberkiefers okkludieren in den mörserähnlichen, in Form von Minikalotten gestalteten zentralen Gruben der entsprechenden Unterkieferzähne (Abb. 40-14). Einzig für die ersten Prämolaren ist dieses Prinzip umgekehrt gestaltet: Hier ist das Pistill (Stampfer, Höcker) im Unterkiefer und der Mörser (Grube) im Oberkiefer (Abb. 40-15). Diese Scherstellung soll ein Abbeißen der Nahrung im Bereich der ersten Prämolaren ermöglichen, da ein Prothesenträger aus Stabilitätsgründen nicht mit den Frontzähnen abbeißen sollte, die in der Regel vor dem Kieferkamm stehen. Dadurch, dass die oberen palatinalen Höcker und die unteren Kaumulden, also die funktionellen Anteile der Zähne, nach lingual verlagert sind (sog. lingualisierte Okklusion), wird eine statische Aufstellung begünstigt. Eine Aufstellung kann dann als statisch bezeichnet werden, wenn die Zähne über der Kieferkammitte stehen; bisweilen befinden sie sich sogar leicht lingualwärts von der Kieferkammitte („überstatische" Aufstellung).

Zusätzlich zum Mörser-Pistill-Prinzip wird die Statik dadurch verbessert, dass man auf bukkale Kontakte – die vestibulär der Kammmitte zu liegen kämen – bewusst verzichtet. Dies wird bereits fabrikmäßig durch die flache Gestaltung der vestibulären Höcker begünstigt. Durch diese sog. bukkale Entlastung („bukkale Abrasion") wird vermieden, dass bei Belastung des Zahnersatzes durch Seitschubbewegungen schiefe Ebenen auftreten, die die Prothese destabilisieren. (Eine Ausnahme bezüglich der Anordnung des Mörser-Pistill-Prinzips bilden, wie oben bereits angedeutet, die ersten Prämolaren. Hier trifft der bukkale Höckerabhang des unteren Prämolaren in die mesiale Kaugrube des Antagonisten.) Mit Anordnung der Aufstellung der Condyloformzähne wird im Bereich der Kauflächen eine so ge-

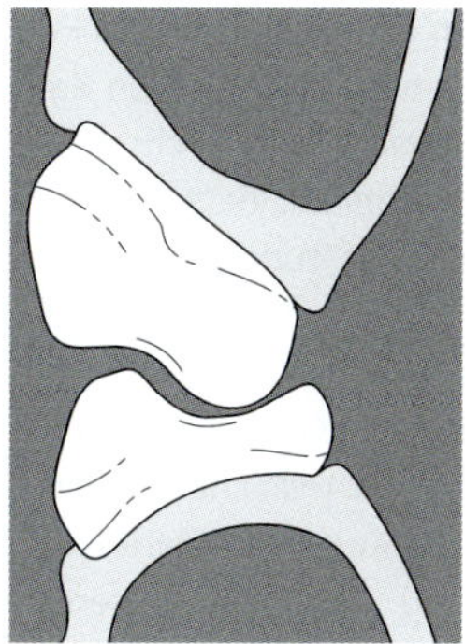

**Abb. 40-14** Das Mörser-Pistill-Prinzip der Condyloformzähne in der Ansicht von approximal.

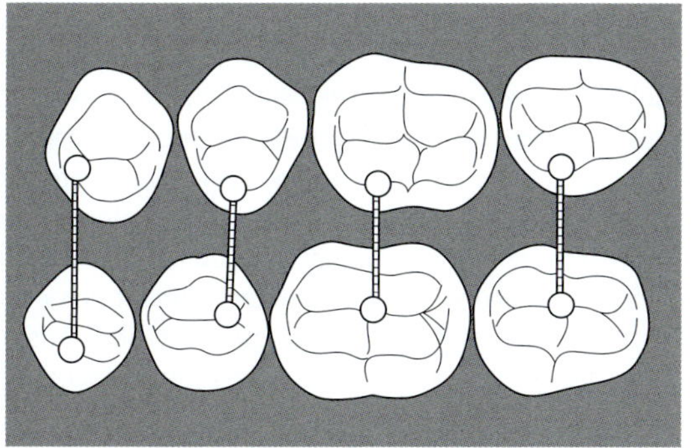

**Abb. 40-15** Das Mörser-Pistill-Prinzip der Condyloformzähne in der Okklusalansicht.

nannte Polyvalenz angestrebt, d. h., bei allen zahngeführten Bewegungen des Unterkiefers sollen die Höcker störungsfrei in den Kaumulden der Antagonisten gleiten können. Dadurch trägt die Okklusion direkt zu einer stabilen Prothesenlage bei.

Die Condyloform-Seitenzähne sind nicht nur in vestibulo-oraler, sondern auch in mesio-distaler Richtung kleiner als natürliche Zähne. Ein weiteres Charakteristikum dieser Ersatzzähne besteht in ihrer relativ ausgeprägten bukkalen Wölbung im unteren Zahndrittel, was einen Kontakt mit der Wange erleichtern und damit zur Stabilisierung der Prothese beitragen soll. Aufgrund dieser verschiedenen Modifikationen unterscheiden sich die Condyloform-Zähne morphologisch deutlich von natürlichen Zähnen, weshalb sie auch als „semi-anatomisch" bezeichnet werden. Zur leichteren Unterscheidung von Zähnen der rechten und linken Seite sind an den Unterseiten der Candulor-Seitenzähne mesial eine (erste Prämolaren bzw. Molaren) bzw. zwei kleine Erhebungen angebracht (zweite Prämolaren bzw. Molaren).

Das ursprüngliche Zahnkonzept nach Gerber verwendete Front- und Seitenzähne aus Keramik. In jüngerer Zeit trat hier ein Wandel ein und moderne Hybridwerkstoffe hielten mehr und mehr Einzug in diesen Bereich (*Bossart* 2014). Die anatomischen Merkmale gemäß Kondylartheorie und Mörser-Pistill-Prinzip sind unabhängig vom Material gleich geblieben. Der Vertrieb der klassischen Keramikzähne nach Gerber wurde während Drucklegung der vorliegenden Auflage des Curriculum Prothetik herstellerseitig eingestellt. Für die Umsetzung des Totalprothetikkonzeptes können aus abrasionsfestem Kompositkunststoff bestehende formanaloge Ersatzzähne verwendet werden (Physiostar NFC+ für die Frontzähne und Condyloform II NFC+ für die Seitenzähne, beide Candulor, CH-Glattpark).

## Aufstellung der Unterkiefer-Seitenzähne

Auch für die Aufstellung der Seitenzähne muss sich der Artikulator in Nullstellung befinden. Generell muss man sich bei der Seitenzahnaufstellung nach den vorliegenden Kieferverhältnissen richten. Im Folgenden wird das Vorgehen bei durchschnittlichen Verhältnissen beschrieben.

Die Aufstellung wird mit einem provisorischen Positionieren des oberen ersten Prämolaren begonnen, der mit senkrechter Längsachse in das Wachs platziert wird. Hiernach werden alle unteren Seitenzähne aufgestellt.

Der untere erste Prämolar wird derart senkrecht gegen den oberen ersten Prämolaren gesetzt, dass die Spitze seiner Kauleiste in die Richtung der mesialen Kaumulde des ersten oberen Prämolaren zeigt (*Horn* und *Stuck* 1987). Nicht selten muss man den ersten Unterkiefer-Prämolaren dabei so aufstellen, dass sich zum unteren Eckzahn hin eine kleine Lücke („Primatenlücke") von rund 1 bis 2 mm Breite ergibt. Die Kauleiste (Kaukante) des unteren ersten Prämolaren steht über der Kiefermitte oder leicht lingual, was durch die deutliche Lingualverlagerung dieses Zahns erleichtert wird. Die Kauspitze befindet sich leicht über der Okklusionsebene.

Im Anschluss daran erfolgt zunächst eine Aufstellung der restlichen unteren Seitenzähne. Die bukkalen und lingualen Höcker der zweiten Prämolaren und der Molaren sollen jeweils gleich hoch gestellt werden, d. h. eine transversale Kompensationskurve muss beim Aufstellen nicht durch das Ausrichten der Zähne erreicht werden, sondern sie ist bereits in der Form der Kaumulden berücksichtigt. Der zweite untere Prämolar erreicht die Okklusionsebene, seine Bukkalachse wird senkrecht ausgerichtet, und die Kaumulde befindet sich auf der Kieferkammmitte oder leicht lingual von ihr. Wenn das sagittale Platzangebot zu gering ist, muss auf die Aufstellung der zweiten Prämolaren zuweilen verzichtet werden.

Der erste untere Molar (breitester Zahn) ist an die tiefste Stelle des Kieferkamms, ins Kauzentrum, zu stellen (sog. kammadaptierte Aufstellung). Auch die Bukkalachse der ersten unteren Molaren ist senkrecht. Die Kaumulde befindet sich auf Kieferkammitte und liegt knapp unterhalb der Okklusionsebene. Häufig wird aufgrund seines geringeren mesiodistalen Durchmessers anstelle des ersten ein zweiter Molar gewählt. Im aufsteigenden Teil des dorsalen Unterkieferkamms (dorsal) dürfen sich keine Zähne befinden, weil sonst die Prothese auf einer schiefen Ebene belastet und nach vorne rutschen würde (sog. Proglissement). Daher beschränkt man sich in der Regel nur auf einen Molar pro Kieferhälfte (6er oder 7er). Eine solche sagittal reduzierte Okklusion (verkürzte Zahnreihe) reicht für funktionelle Zwecke (Kauen) aus. Sollte in speziellen Fällen, nämlich bei statisch günstigem Kammverlauf (nicht ansteigend), dennoch ein weiterer Molar (oder aufgrund des geringeren mesiodistalen Durchmessers statt dessen ein Prämolar) aufgestellt werden, so überragt dessen distaler Höcker die Okklusionsebene, und zwar umso mehr, je größer der Winkel zwischen sagittaler Gelenkbahn und Okklusionsebene ist. Auf diese Weise werden die stabilisierenden Gleit-Okklusionskontakte dieses Zahnes bei Protrusion sichergestellt (*Horn* und *Stuck* 1987).

Die Kaumulde des zweiten Molars liegt wie bei allen Unterkiefer-Seitenzähnen (mit Ausnahme des ersten Prämolaren: Kauleiste) auf der Kieferkammmitte. Nicht selten wird an die Stelle eines weiteren unteren Molaren ein unterer erster Prämolar der Gegenseite aufgestellt, wobei diesem dann die Funktion einer Protrusionsführung zukommt, da er in habitueller Interkuspidation keinen Hauptantagonisten besitzt. Der Prämolar der Gegenseite wird bevorzugt, da dann seine lange distale Höckerkante nach mesial zeigt und er somit eine Protrusionsführung besser unterstützt.

### Aufstellung der Oberkiefer-Seitenzähne

Nach der Aufstellung der unteren Seitenzähne werden im Sinne des *Mörser-Pistill*-Prinzips die Oberkieferseitenzähne dagegengesetzt. Der bislang nur provisorisch aufgestellte erste obere Prämolar (Bukkalachse senkrecht) wird gegebenenfalls so im Wachs verschoben, dass seine mesiale Kaumulde mit der vestibulären Kauleiste des unteren ersten Prämolaren (punktförmig) Kontakt bekommt. Die Kaumulde steht über der Kieferkammmitte oder leicht palatinalwärts. Der palatinale Höcker sollte nach distal abgedreht werden, so dass der Zunge mehr Platz gewährt wird.

Der zweite obere Prämolar (Bukkalachse senkrecht) hat mit seinem palatinalen Höcker (über oder leicht palatinal der Kieferkammmitte) einen Kontakt in der distalen Kaumulde des unteren Zahnes. Der erste obere Molar (Bukkalachse senkrecht) trifft mit seinem mesiopalatinalen Höcker (tragender Höcker) in die zentral gelegene Kaumulde des unteren ersten Molaren. Zusätzlich hat der distopalatinale Höcker des oberen ersten Molaren Einpunktkontakt mit der distalen Randleiste des Antagonisten. Beide palatinalen Höcker befinden sich über der Kieferkammmitte. Der zweite obere Molar, der, abhängig von der Situation im Unterkiefer, häufig auch anstelle des ersten Molaren aufgestellt wird, okkludiert mit seinem palatinalen Höcker (auf Kieferkammmitte) in der Kaumulde des zweiten unteren Molaren. Die Bukkalachse ist senkrecht, wenn der zweite Molar anstelle eines ersten Molaren aufgestellt wurde. Ansonsten ist die Achse abhängig vom Ausmaß der Anhebung des distalen Höckers des zweiten unteren Molaren geneigt. Die hier skizzierte Aufstellung hat zur Folge, dass die zweiten Prämolaren und Molaren bukkal keine Kontakte aufweisen (bukkale Entlastung).

### 40.6.2.4 Aufstellungsvarianten

Neben diesem Aufstellungsmodus gibt es alternativ eine zweite Methode, bei der die Reihenfolge wie folgt aussieht: OK 4er, UK 4er, UK 5er, OK 5er, UK 6 er oder 7er, OK 6er oder 7er. Da Zahl, Anordnung und Auswahl der Prämolaren und Molaren vom sagittalen Platzangebot und von der Kieferkammbreite abhängig sind, kann es individuell bisweilen auch Kombinationen der aufgestellten Zähne geben, wie sie im natürlichen Gebiss selten oder nie vorkommen (z. B. OK 3-4-5-7, UK 3-4-7-5; OK 3-4-6-7, UK 3-4-6-5; OK 3-4-6, UK 3-4-5-4; OK 3-4-6, UK 4-7-7; OK 4-5-7, UK 4-7-4); bei wenig Platz in sagittaler Richtung kann im Oberkiefer anstelle des Eckzahns ein umgeschliffener Prämolar verwendet werden (OK 4-7-5, UK 3-7-5). Die häufig aufgestellte Forderung nach mindestens drei Kaueinheiten pro Kieferseite lässt sich nicht immer realisieren.

### 40.6.2.5 Kreuzbissaufstellung

In bestimmten Fällen kommt man nicht umhin, die Molaren im Kreuzbiss aufzustellen. Dies ist der Fall, wenn der Oberkiefer so schmal und der Unterkiefer so breit ist, dass der Winkel zwischen der Verbindungslinie der Mitten ihrer Alveolarkämme einerseits (Interalveolarlinie) und der Okklusionsebene andererseits 80° oder weniger beträgt (Abb. 40-16). In Übergangsfällen ist jedoch auch eine normale Aufstellung möglich, sofern die Zähne entsprechend beschliffen werden (lingualisierte Okklusion). Bei einer lingualisierten Okklusion werden die Kaugruben der Unterkiefer-Seitenzähne durch Beschleifen in linguale Richtung erweitert; dadurch können diese Zähne weiter nach bukkal gestellt werden. Die oberen Antagonisten werden mit ihren Achsen gering nach palatinal gekippt und ihre bukkalen Höcker leicht beschliffen.

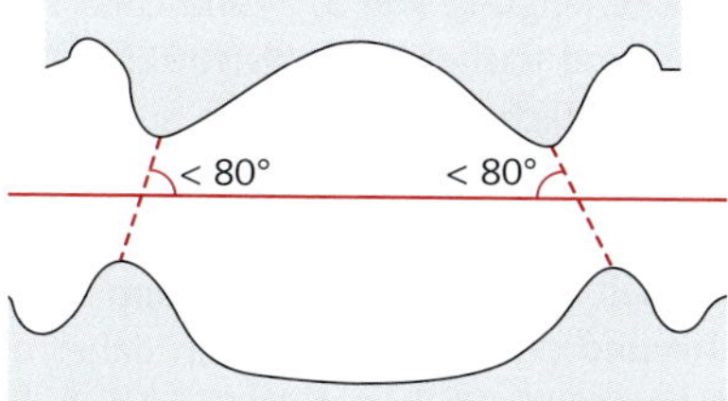


**Abb. 40-16** Ein Interalveolarwinkel < 80° ist Indikation für eine Kreuzbissaufstellung.

Der Kreuzbiss ist dadurch gekennzeichnet, dass nicht die mesiopalatinalen (erster Molar) bzw. palatinalen Höcker, sondern die bukkalen Höcker der oberen Molaren in die Kaumulden der unteren Molaren beißen. Bei der Aufstellung weisen die ersten Prämolaren im Allgemeinen noch einen normalen Überbiss auf, die zweiten Prämolaren stehen aber bereits im Kopfbiss, d. h. bukkale und palatinale Höcker okkludieren miteinander. Zusätzlich werden die oberen Molaren mit dem Zahnhals nach bukkal gestellt, damit bei Unterkieferbewegungen auf der Balanceseite kein Gleithindernis durch einen tief stehenden palatinalen Höcker entsteht. Darüber hinaus sind die zweiten Prämolaren und ersten Molaren derart umzuschleifen, dass im Oberkiefer die bukkalen Höcker eine ähnliche runde Form erhalten wie die palatinalen und im Unterkiefer Mulden für die Aufnahme der umgeschliffenen bukkalen Höcker der Oberkieferzähne entstehen (*Horn* und *Stuck* 1987). Zu diesem Zweck wird zuvor der Stützstift des Condylators um zwei Umdrehungen aufgedreht.

- Am oberen zweiten Prämolaren werden die mesialen und distalen Abhänge der bukkalen Höcker beschliffen, während am Antagonisten der distale Abhang des bukkalen Höckers und die distolinguale Höckerleiste einschließlich ihres Übergangs in die distale Randleiste mit einer leichten Mulde versehen werden.
- Beim oberen ersten Molaren wird der mesiobukkale Höcker zurückgeschliffen (mesiale und distale Abhänge einschließlich des Übergangs in die mesiale Randleiste) sowie der distobukkale Höcker relativ stark gekürzt (Abhänge).

Beim unteren Molaren wird die vorhandene Kaumulde (Fossa) mit einem Kugeldiamanten nach mesiobukkal vergrößert; ebenso erhält die distale Randleiste eine leichte Mulde.

Beim Kreuzbiss ist im Oberkiefer, im Gegensatz zum Unterkiefer, nur selten eine statische Aufstellung möglich. In Funktion (Kauen) kann es dennoch zu einer ausreichenden Statik kommen, weil nach palatinal gerichtete schiefe Ebenen auftreten, die die Prothese in ihrer Lage stabilisieren. Da eine Kreuzbissaufstellung immer auch eine Einengung des Zungenraumes mit sich führt, sollte im Einzelfall geprüft werden, ob diese nicht zugunsten einer lingualisierten Okklusion vermieden werden kann.

## 40.6.3 Weitere Aufstellungskonzepte

### 40.6.3.1 Aufstellung nach *Gysi*

In dem Aufstellungskonzept nach *Gysi* (1958) werden Zähne verwendet, die in ihrer Form die natürlichen Zähne nachahmen. Die Steilheit der Höckerflächen der Ersatzzähne steht in sagittaler Richtung in Beziehung zur Gelenkbahnneigung des Kiefergelenks. So gibt es „anatomische", hochhöckerige Zähne mit einer sagittalen Höckerneigung von 32° (und einer Neigung nach bukkal und lingual von 10 bis 20°) und flachere „Mühlsteinzähne" mit einer sagittalen Neigung von 20° (und einer seitlichen Neigung von nur 3°). Bei der Aufstellung nach *Gysi* ist folgendes zu beachten (Abb. 40-17):

Der vertikale Überbiss sollte nicht zu tief sein, weil ansonsten der Prothesenhalt durch auftreten der Kipp- und Schubkräfte gefährdet wird. Die oberen 1er und oberen 3er berühren daher die Okklusionsebene. Von frontal betrachtet sind sie mit ihrer Achse leicht nach distal geneigt. Der obere 2er berührt die

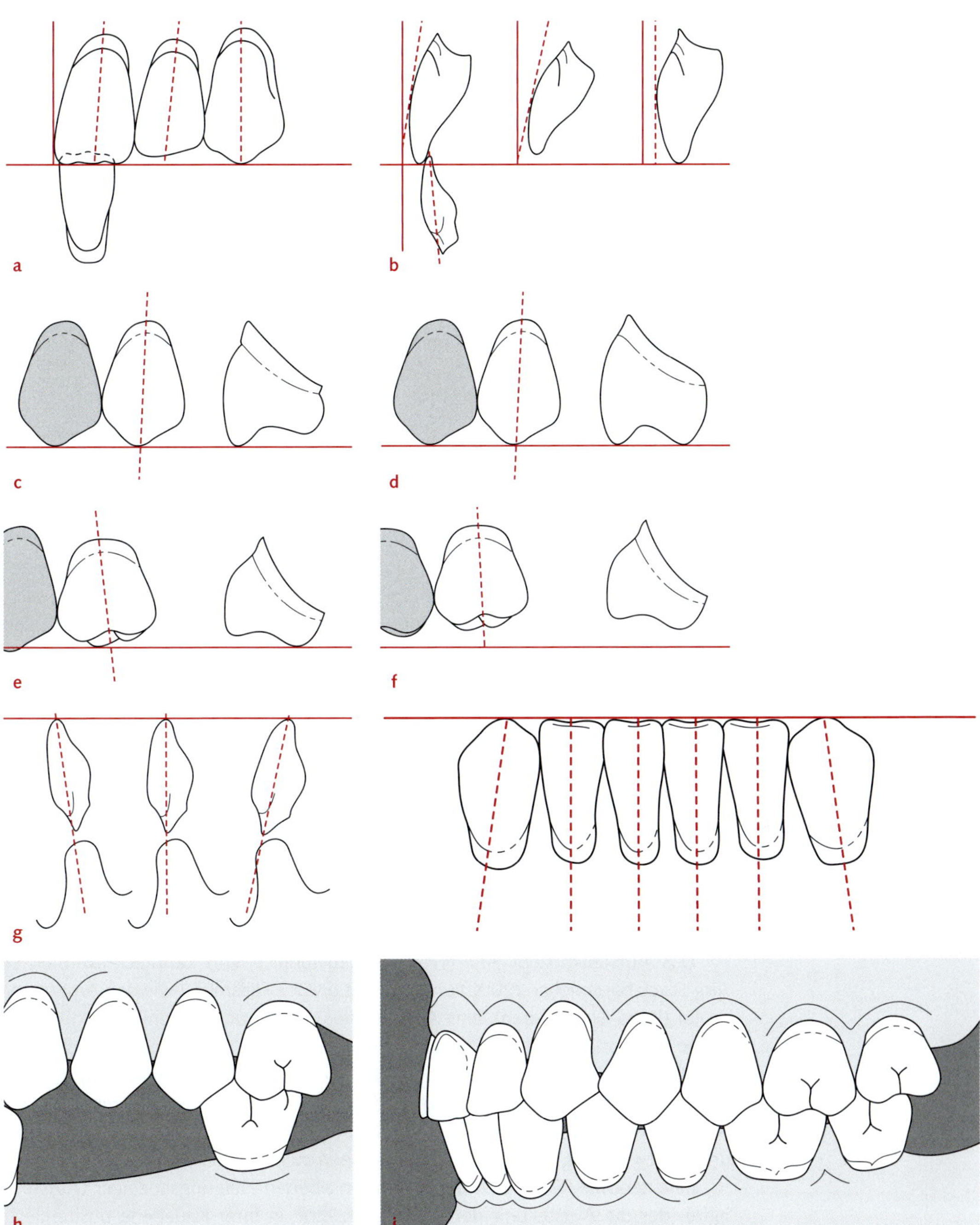


Abb. 40-17 Aufstellungskonzept nach Gysi. **a** Oberkieferfrontzähne werden auf Okklusionsebene gestellt. Der untere Frontzahn hat Kontakt mit seinem Antagonisten. **b** Neigung der Oberkiefer-Frontzähne in vestibulo-oraler Richtung. **c** Erster Prämolar des Oberkiefers berührt die Okklusionsebene. **d** Zweiter Prämolar des Oberkiefers hat mit beiden Höckern mit der Okklusionsebene Kontakt. **e** Erster oberer Molar berührt mit mesiopalatinalem Höcker die Okklusionsebene. **f** Zweiter oberer Molar wird entsprechend der sagittalen Kompensationskurve platziert (kein Kontakt mit Okklusionsebene). **g** Untere Frontzähne stehen auf der Kieferkammmitte mit der Schneidekante in gerader Linie. Die labiale Achsneigung zeigt eine Mesialtendenz. **h** Unterer erster Molar in korrekter Position. **i** Fertige Zahnaufstellung.

Okklusionsebene nicht; er weist eine deutlichere Distalneigung auf als seine beiden Nachbarzähne.

Von approximal betrachtet steht von allen oberen Frontzähnen der obere 2er mit seinem Zahnhals am weitesten lingual, während sich der Zahnhals des 3ers am meisten vestibulär befindet. Die Inzisalkanten der unteren Schneidezähne liegen mit den Kaukanten der unteren 3er in einer Linie. In der Ansicht von frontal sind die Zahnachsen der unteren 1er und 2er gerade, während die 3er leicht nach distal gekippt sind. Von approximal betrachtet ist der Inzisalbereich der unteren 1er von allen unteren Frontzähnen am weitesten nach labial bzw. ihr Zahnhals am stärksten nach lingual gekippt. Der untere 2er steht gerade, während der untere 3er umgekehrt wie der untere 1er steht: Sein Zahnhals steht mehr labial, seine Kaukante mehr lingual. Zwischen oberen und unteren Frontzähnen liegen in der maximalen Interkuspidation Kontakte vor.

Nach Platzierung der Eckzähne werden die oberen Prämolaren aufgestellt. Der obere 4er liegt mit seinem bukkalen Höcker, der obere 5er mit beiden Höckern auf Höhe der Okklusionsebene. Beide Zahnachsen sind leicht nach distal geneigt.

Anschließend werden die unteren Prämolaren derart gegen ihre Antagonisten gestellt, dass ein maximaler Vielpunktkontakt entsteht. Von den oberen Molaren berührt nur der mesiopalatinale Höcker des 6ers die Okklusionsebene. Durch die Aufstellung der oberen Seitenzähne ergibt sich quasi „automatisch" eine Spee-Kurve. Die Achsen beider oberer Molaren weisen nach mesial. Die unteren Molaren werden im maximalen Vielpunktkontakt gegen ihre Antagonisten gestellt.

### 40.6.3.2 Zentrikorientierte Aufstellungskonzepte

#### APF NT

Die Bezeichnung APF NT steht für Aesthetik, Phonetik, Funktion und Neue Technologie. Die ursprügliche APF-Aufstelltechnik ist eine etablierte und verbreitete Möglichkeit, Totalprothesenzähne aufzustellen. Die ergänzte Technik NT erweiterte im Jahr 2000 dieses Vorgehen wesentlich um den Aspekt einer besseren Bestimmung der Okklusionsebene – nicht mehr über den beweglichen Unterkiefer, sondern über definierte Punkte am Schädel bzw. am Oberkiefermodell.

Das Aufstellkonzept APF-NT wurde ausführlich von Zahntechnikermeister *Jürg Stuck* beschrieben (2000) und umfasst diverse Hilfsmittel wie den Artikulator Protar (Kavo, D-Leutkirch), eine Aufstellhilfe und darauf abgestimmte Prothesenzähne (Genios, Degudent, D-Hanau) für den Front- und Seitenzahnbereich aus Kunststoff. Die einzelnen Komponenten sind aufeinander abgestimmt, so dass eine patientenspezifische Totalprothese nach Mittelwerten erstellt wird. Als besonderes Merkmal sind die entlasteten bukkalen Höcker (lingualisierte Okklusion) unter Verwendung von anatomischen Zähnen zu nennen.

Eine zentrale Rolle spielt der Okklusionsebenen-Neigungsanzeiger (Aufstellhilfe), der die Aufstellung der Oberkieferzähne in ihrer Kauebene positioniert. Hierzu werden als Grundlage die Oberkiefermodelle mittelwertig mittels eines Modellpositionierers (Schlüssel), der sich an definierten Punkten des Modells abstützt, in den Protar-Artikulator eingestellt. Das Unterkiefermodell wird mit Hilfe einer konventionellen Registrierschablone am Oberkiefer fixiert. Die Orientierung für die Zahnaufstellung beginnt mit den oberen mittleren Schneidezähnen. Diese werden anhand der im Munde ausgeformten Wachswälle in ihrer Position bestimmt und in Wachs ausgerichtet. Die Schneidekanten dienen als

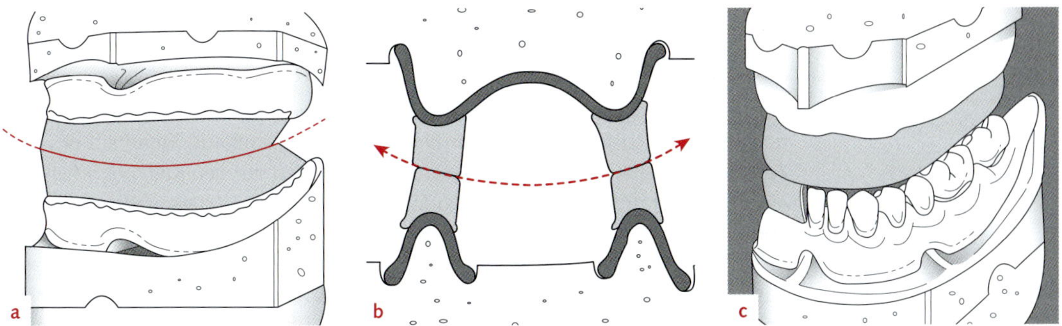


**Abb. 40-18** Zahnaufstellung nach *Fehr.* **a** und **b** Kalottenförmige Aufstellung der Bisswälle. **c** Kalottenaufstellung der Unterkieferzähne gegen den Bisswall.

Anschlagspunkt für den Okklusionsebenen-Neigungsanzeiger, der so zwischen dem Artikulator im posterioren Bereich und den Schneidekanten im anterioren Bereich positioniert wird und eine Orientierungs- bzw. Aufstellebene entstehen lässt (*Klinke* et al. 2002).

Die Ebene für die Aufstellung der Oberkieferseitenzähne ergibt sich automatisch durch die Höckerkontakte der Zähne auf der Aufstellebene. Es entsteht eine Verzahnung, bei der die palatinalen Höcker der Oberkiefer-Molaren (6er) in die zentrale Fossa der Unterkiefer-Molaren (6er) in einer Zahn-zu-Zahn-Beziehung greifen. Die Seitenzähne sollen in einem muskulären Gleichgewicht und auf knöcherner Basis platziert sein. Weiterhin sollen die Seitenzähne möglichst weit nach bukkal gestellt werden, um einen erweiterten Zungenraum und Wangenkontakt zu erreichen. Die entlasteten bukkalen Höcker (diese haben keinen Kontakt) führen zu einer sogenannten lingualisierten Okklusion, welche im Zusammenhang mit der knöchern unterstützten Zahnaufstellung die Lagestabilität verbessern soll (*Stuck* 2000).

### 40.6.3.3 Monoplane Aufstellungskonzepte

#### Aufstellung nach Fehr

Nach *Fehr* (1953) ist es bei der Aufstellung von Zähnen für eine Totalprothese wesentlich, dass in Bezug zur Kauebene eine Neigung der Kauflächen der Seitenzähne von außen oben nach unten innen vorhanden ist (Abb. 40-18a). Auf diese Weise werden auftretende Kräfte bei Druck auf die Oberkiefer-Prothese Richtung Gaumen weitergeleitet. Die auf die untere Prothese nach außen wirkende Kraft muss durch seitlich gelegene innere Flügel abgefangen werden.

Vor Aufstellung der Zähne werden nach dem Konzept von *Fehr* die Wachsbisswälle am Patienten zunächst kalottenförmig gestaltet (Abb. 40-18a und b). Für die Aufstellung werden höckerlose (0°) Zähne verwendet. Im Artikulator werden anschließend die unteren Zähne einer Seite gegen den kurvenförmig gestalteten oberen Wachswall gestellt (Abb. 40-18c), worauf die antagonistischen Zähne dieser Seite dagegengesetzt werden. Alternativ wird eine aus Metall hergestellte Kalotte verwendet. Anschließend erfolgt das gleiche Vorgehen auf der anderen Seite (*Hohmann* und *Hielscher* 2015).

## 40.7 Ausmodellieren der Prothesenaußenflächen

Durch die Modellation der Prothesenbasis vestibulär bis zum Ventilrand (Funktionsrand), der sich im Bereich der beweglichen Schleimhaut, innerhalb des sog. Funktionsgrenzbereichs, befindet, wird ein guter Halt auf den Kieferkämmen und eine breite Kraftverteilung des Kaudrucks gewährleistet. Zusammen mit einem korrekten Aufliegen der Prothesenunterseite auf der Kieferschleimhaut sorgt der Ventilrand für eine intraorale Stabilisierung des Zahnersatzes. Zwischen Prothesenbasis und Kieferkamm befindet sich ein dünner Speichelfilm, dessen Kapillarkräfte entscheidend zum Prothesenhalt beitragen. Gerät hingegen aufgrund eines nicht exakten Funktionsrandes Luft unter die Prothesenbasis, können die Kapillarkräfte nicht mehr wirken und die Prothese löst sich von ihrer Unterlage ab.

Die Muskulatur, insbesondere Wangen-, Lippen- und Zungenmuskulatur, spielt für den Halt der Prothese ebenfalls eine wichtige Rolle. Wenn sich dank einer „muskelgriffigen" Gestaltung der Prothesenaußenfläche die mimische Muskulatur, vor allem der M. orbicularis oris und der M. buccinator, optimal an den Zahnersatz anschmiegen kann, bewirkt dies eine zusätzliche Stabilität. Für diesen Zweck werden im anterioren Bereich nach innen gewölbte (konkave) Auflageflächen für den M. orbicularis oris (sog. anteriores Lippenschild) modelliert. Zusätzlich werden mit Hilfe von rosafarbenen Wachsdrähten (Durchmesser: 3 bis 5 mm) im anteriolateralen Bereich vestibuläre, konvex gestalteten Randwülste angebracht (*Horn* und *Stuck* 1987). Wangenbandpassagen verhindern ein Abhebeln der Prothese bei funktionellen Bewegungen.

Nach dem abschließenden Glätten wird die fertig modellierte Prothese eingebettet, das Wachs ausgebrüht und der Basiskunststoff in die Küvette eingebracht. Der Kunststoff wird polymerisiert (*Bosshart* 2014).

## 40.8 Reokkludieren

Nach Pressen des Kunststoffs und Entfernen des Kontergipses werden die Modelle zusammen mit den darauf befindlichen Prothesen zum Reokkludieren (= primäres Remontieren) in den Artikulator zurückgesetzt. Da aufgrund der Polymerisationsschrumpfung des Kunststoffs in der Regel immer eine leichte Änderung der Zahnaufstellung entsteht, müssen diese Okklusionsstörungen durch Einschleifmaßnahmen beseitigt werden. Des Weiteren werden im Zuge des Reokkludierens die fabrikmäßig eingearbeiteten Standardradien sowie die von der Aufstellung abhängigen Anstellwinkel der Fossae (Höckerabhänge bei anatomischen Zähnen bzw. Minikalotten bei Condyloformzähnen) auf die individuelle (von der Gelenkführung abhängige) Situation umgeschliffen. Ist eine vorhandene Bisserhöhung hingegen das Resultat einer zu dicken Pressfahne oder eines Verpressens von Zähnen, so müssen die Zähne neu aufgestellt werden (*Horn* und *Stuck* 1987).

## 40.9 Einschleifen von Totalprothesen

Nach dem Reokkludieren wird zunächst die Zentrik eingeschliffen. Anschließend folgen das Einschleifen der Protrusion, des Seitschubs und der Retrusion.

## 40.9.1 Einschleifen der Zentrik

Häufig hat der Stützstift nach dem Reokkludieren keinen Kontakt mit dem Frontzahnführungsteller mehr. Es muss daher bei verriegelter Zentrik so lange (vorsichtig) eingeschliffen werden, bis der Kontakt wiederhergestellt ist. Ziel des Einschleifens ist es, pro Seitenzahn wenigstens einen zentrischen Kontakt zu erreichen. Nach dem Einschleifen sollten möglichst alle Kontakte, die bereits in Wachs existierten, vorhanden sein. Frühkontakte sind in der Regel im distalen Seitenzahnbereich zu suchen und mit einer kugelförmigen, fein kreuzverzahnten Fräse (bei Kompositzähnen) oder einem feinen Diamanten (bei Keramikzähnen, Durchmesser: 2,5 bis 3,5 mm) im Bereich der Kaumulden gezielt zu entfernen. Dabei dürfen die Kauflächen durch das Einschleifen nicht eingeebnet werden. Tragende Höcker (Kauleisten) sollten nicht beschliffen, stattdessen sollen die Fossae vertieft werden. Lediglich zu hohe Randleisten werden reduziert. Ein einmal erreichter Kontaktpunkt darf im Rahmen des Einschleifens nicht wieder verloren gehen.

Am Ende der Einschleifmaßnahmen (der Stützstift hat mit dem Teller Kontakt) müssen alle Seitenzähne gleichmäßig große Kontakte aufweisen. Für die folgenden, zahngeführten Bewegungen (Protrusion, Seitschub, Retrusion) ist der am Patienten extraoral bestimmte Wert (Gerber) oder der Mittelwert (arbiträre Registrierung) der sagittalen Gelenkbahnneigung am Artikulator eingestellt. Im Zuge der entsprechenden Einschleifmaßnahmen dürfen die bereits erzielten zentrischen Kontakte nicht verloren gehen.

## 40.9.2 Einschleifen der Protrusion

Bei Prothesen mit Front-/Eckzahnführung soll die Protrusionsbahn der Gelenkbahnneigung entsprechen. Bei Protrusion kommt es zur Disklusion im Seitenzahnbereich.
Bei Prothesen nach dem Gerber-Konzept ist bei der Protrusion ein gleichzeitiger Kontakt im Front- und Seitenzahnbereich erwünscht (sog. äquilibrierte Protrusion = balancierte Protrusion).

Bei Protrusion kommt es im Seitenzahnbereich zu folgenden Relativbewegungen, die sich mit Hilfe von Kontaktfolie in Form von Spuren auf den Zähnen darstellen (*Horn* und *Stuck* 1987):

- Die Kauleiste des unteren ersten Prämolaren gleitet nach mesial in die Kaumulde des oberen ersten Prämolaren.
- Der palatinale Höcker des oberen ersten Prämolaren gleitet auf die mesiale Randleiste des unteren zweiten Prämolaren.
- Der palatinale Höcker des oberen zweiten Prämolaren gleitet auf die mesiale Randleiste des unteren ersten Molaren.
- Der mesiopalatinale Höcker des oberen ersten Molaren gleitet in der Kaumulde des unteren ersten Molaren nach distal.
- Der distopalatinale Höcker des oberen ersten Molaren gleitet auf die mesiale Randleiste des unteren zweiten Molaren (oder des an seiner Stelle gewählten Prämolaren). In diesem Fall gleitet der palatinale Höcker des oberen zweiten Molaren in der Kaumulde des unteren zweiten Molaren nach distal.

Bedingt durch die jeweils vorgenommene individuelle Zahnaufstellung lassen sich nicht immer alle Protrusionskontakte erreichen.

### 40.9.3 Einschleifen des Seitschubs nach rechts und links

Feststeller der Artikulatorgelenke sind gelöst und nach oben geschoben.

#### 40.9.3.1 Bei Aufstellung mit Front-/Eckzahnführung oder sequenzieller Führung

Ziel ist eine Front-/Eckzahnführung oder eine sequenzielle Führung. Bei Front-/ Eckzahnführung führen die Frontzähne bzw. der Eckzahn bei Laterotrusion. Bei der sequenziellen Führung führt bei der Seitwärtsbewegung inital zusätzlich der 1. obere Prämolar und anschließend der Eckzahn. Die Kontakte verlaufen vom Kaumuldenzentrum im Bereich der mesialen Randleiste und der Schrägflächen des bukkalen Höckerabhangs nach bukkal zur Höckerspitze. Die Führung des Eckzahns und der Schneidezähne setzt danach fließend („sequenziell") ein. Die Molaren sollen keine Führung übernehmen. Balancekontakte auf der kontralateralen Seite sollten nicht auftreten.

#### 40.9.3.2 Bei Aufstellung nach *Gerber*

Eine Front-Eckzahn-Führung ist zu vermeiden. Stattdessen müssen auf der Arbeitsseite (grüne Folie) bei Seitschubbewegungen im gesamten Seitenzahnbereich beidseits gleichmäßige Kontakte vorliegen (bilateral balancierte Okklusion = bilaterale Äquilibrierung). Die bukkalen Höcker der Molaren dürfen nicht führen; eventuell vorhandene Kontakte müssen beseitigt werden (bukkale Entlastung!). Im Unterkiefer verlaufen die Arbeitskontakte vom Kaumuldenzentrum nach lingual und die Balancekontakte vom Kaumuldenzentrum in distobukkale Richtung. Innerhalb der Grenzbewegungen soll der Oberkieferzahn jede Bewegungsrichtung vollführen können [„polyvalente (‚bewegungstolerante') Okklusion"]. Im Einzelnen kommt es zu folgenden Relativbewegungen der Höcker in den Kaumulden:

- **Erste Prämolaren:** Die Kaukante des unteren ersten Prämolaren der Arbeitsseite gleitet in der Mulde des oberen ersten Prämolaren nach bukkal (Arbeitskontakt), die Kaukante des unteren ersten Prämolaren der Balanceseite in der Mulde des oberen ersten Prämolaren nach lingual (Balancekontakt).
- **Zweite Prämolaren und Molaren:** Die palatinalen Höcker der Oberkieferzähne auf der Arbeitsseite gleiten in den Kaumulden der Unterkieferzähne nach mesiolingual. Auf der Balanceseite gleiten die palatinalen Höcker in den Kaumulden nach distobukkal.

### 40.9.4 Einschleifen der Retralbewegungen

**Bei Aufstellung nach *Gerber*.** Im Zuge von minimalen Retralbewegungen (1 mm) gleiten die palatinalen Höcker der Oberkieferzähne in den Fossae bzw. Kaumulden der Unterkieferzähne nach mesial.

## 40.10 Nachsorge

Das Ziel von Nachsorgemaßnahmen bei Totalprothesenträgern besteht darin, die Funktionstüchtigkeit des prothetischen Ersatzes und den Zustand des Prothesenlagers möglichst lange zu erhalten. Das Intervall der dafür notwendigen Kontrolltermine ist vom Ausmaß der zu erwartenden Resorption der Kieferkämme, von der Prothesenhygiene des Patienten sowie von der individuellen Problematik des jeweiligen Falls abhängig. Als Durchschnittswert kann eine halbjährliche Zeitspanne angegeben werden. In bestimmten Fällen kann der Nachsorgetermin aber auch früher notwendig sein. Fand z. B. die Anfertigung der neuen Totalprothesen kurz nach der Extraktion der letzten Zähne statt, sollte schon nach 3 Monaten eine erneute Kontrolle durchgeführt werden.

Den Patienten wird empfohlen, die Totalprothese(n) mindestens zweimal täglich mit einer Bürste (spezielle Prothesenbürsten sind besser geeignet als Zahnbürsten, weil sie ein größeres Borstenfeld und längere Borsten aufweisen) und einer nicht abrasiven Reinigungspasta oder Geschirrspülmittel (gut abspülen) zu reinigen. Spezielle Prothesenreinigungsmittel (Sprudeltabletten) setzen Sauerstoff frei und sind ebenfalls sehr effektiv.
Die Anwendung von kleinen Ultraschallreinigungsgeräten (z. B. Sonorex TK 22, Fa. Bandelin, Berlin) ist besonders für manuell nicht mehr so geschickte Patienten zu empfehlen. Ultraschallreinigungsgeräte scheinen schon mit reinem Wasser den Prothesenkunststoff deutlich effizienter zu reinigen, als handelsübliche Prothesenreinigungsmittel ohne Ultraschallanwendung (*Abelson* 1981, *Raab* et al. 1991). Spezielle Ultraschallreinigungsmittel können diesen Effekt noch verstärken.

Grundsätzlich können Prothesen auch nachts getragen werden. Bei einer Kontamination mit Bakterien und/oder Pilzen oder falls ein nächtliches Tragen des Zahnersatzes abgelehnt wird, ist nach einer gründlichen Prothesenreinigung der trockenen Lagerung der Vorzug zu geben. Die trockene Lagerung führt zu einer verringerten Keimbelastung der Prothesen (*Bouattour* 2019).

## 40.11 Klinische Studien

Aufgrund der unterschiedlichen Konzepte bei der Anfertigung von Totalprothesen (Höckerzähne, höckerlose Zähne, bilateral balancierte oder frontzahngeführte Okklusion, etc.) lassen sich die im Folgenden dargestellten Ergebnisse von Nachuntersuchungen an mit Totalprothesen versorgten Patienten nur sehr bedingt miteinander vergleichen. Langzeitstudien, die mehrere Konzepte miteinander verglichen, sind leider nicht vorhanden. Zum Teil wurden bestimmte Parameter der untersuchten Prothesen auch gar nicht beschrieben.

### 40.11.1 Knochenabbau

*Tallgren* (1972) untersuchte über einen Zeitraum von 25 Jahren radiologisch die kontinuierlich stattfindende Reduktion des Alveolarknochens bei Totalprothesenträgern. (Angaben über die Art der verwendeten Zähne, der Aufstellung und der Okklusionsform wurden nicht gemacht.) Dabei war die vertikale Reduktion im anterioren Unterkieferbereich nach 7 Jahren trotz großer individueller Unterschiede rund viermal so groß wie im Oberkiefer. In einem Patientenkollektiv baute sich der Unterkiefer in seinem anterioren Bereich während 13,5 Jahren durchschnittlich um 7,7 mm, der Oberkiefer um 2,2 mm ab. Zwischen dem 7. und 13,5. Jahr betrug der Knochenverlust im Unterkiefer im Durchschnitt 1,4 mm und im Oberkiefer 0,4 mm. In einer anderen Patientengruppe betrug der zwischen dem 10. und 25. Jahr festgestellte Verlust im Unterkiefer durchschnittlich 3 mm, im Oberkiefer

0,8 mm. Diese Werte zeigen, dass das Ausmaß des Knochenabbaus, das während des ersten Trage-Jahres der Vollprothese am stärksten ist, mit zunehmender Dauer der Zahnlosigkeit zwar abnimmt, aber in der Regel nicht zum Stillstand kommt.

*Nicol* et al. (1979) verfolgten über einen Zeitraum von 5 Jahren den Knochenabbau mittels Fernröntgenseitenbildern. 64 Patienten, die seit mindestens einem Jahr zahnlos waren, wurden in zwei Gruppen mit jeweils 32 Patienten unterteilt. Für die Herstellung der Prothesen wurde bei der einen Gruppe ein Gesichtsbogen verwendet, bei der anderen nicht (arbiträre Montage). Bei Gruppe 1 wurden die Zähne in bilateral balancierter Okklusion aufgestellt. Nach Fertigstellung der Prothesen erfolgte eine Remontage. Die okklusalen Korrekturen erfolgten indirekt im Artikulator. In Gruppe 2 wurden die Zähne in zentrische Okklusion gestellt; eine bilateral balancierte Okklusion wurde nicht angestrebt. Nach Fertigstellung der Prothesen erfolgten okklusale Korrekturen (zentrische Okklusion) im Artikulator und direkt im Mund. Die Auswertung des Knochenabbaus im Fernröntgenseitenbild ergab keine Unterschiede zwischen diesen beiden Patientengruppen.

### 40.11.2 Zufriedenheit und Behandlungsbedarf

Anhand einer klinischen Langzeitstudie an 32 Patienten, die 21 Jahre zuvor mit Totalprothesen versorgt worden waren, konnten *Bergman* und *Carlsson* (1985) feststellen, dass bei mehr als 70 % der Patienten die Prothesen gut adaptiert waren. Nur 6 % klagten über eine mangelhafte Prothesenfunktion. Dies stand im Gegensatz zum Ergebnis der klinischen Befunderhebung der Behandler: Demnach waren bei 20 Patienten (63 %) Neuanfertigungen oder teilweise Erneuerungen an den Prothesen angezeigt. Der Unterschied zwischen der subjektiven Patientenmeinung und der objektiven Befundung des Behandlers zeigt, dass Totalprothesenträger auf längere Sicht oftmals eine realistische Einschätzung der Passung ihrer Prothese verlieren. In dieser Studie waren nach 21 Jahren noch alle Totalprothesen (100 %) der Patienten in situ. 94 % der Patienten waren damit zufrieden. Eine solche Erfolgsquote zeigt, dass Nachkontrollen bei Totalprothesenträgern offensichtlich längst nicht so wichtig wie bei anderen Formen des Zahnersatzes sind. Andererseits wurde auch in dieser Studie die verringerte Kauleistungsfähigkeit von Totalprothesenträgern deutlich. Nahrung wie zähes Fleisch oder Kaugummi ist für eine nicht unerhebliche Anzahl von Patienten schwierig oder gar nicht zu verzehren. So gaben nur 16 % der Patienten an, ein zähes Steak leicht kauen zu können. Leichte Schwierigkeiten hatten nach eigenen Angaben 42 %, deutliche Schwierigkeiten 26 %; 16 % konnten solche Nahrung gar nicht kauen.

Eine Studie aus Deutschland zeigt demgegenüber eine deutlich geringere Überlebenszeit von definitiven Totalprothesen von 80 % nach 5 und etwa 50 % nach 8 Jahren (*Balkenhol* und *Wöstmann* 1996).

In einer randomisierten Studie bei 120 Patienten verglichen *Kawai* et al. (2005) komplex hergestellte Prothesen (Funktionsabformung, Gesichtsbogen, bilateral balancierte Okklusion) mit vereinfacht hergestellten Totalprothesen (Alginatabformung mit konfektionierten Löffeln, kein Gesichtsbogen, Zentrikaufstellung). Sie zeigen, dass eine vereinfachte Herstellung im Vergleich zur komplexen Herstellung zu keinen signifikanten Unterschieden in der Patientenzufriedenheit auf 100 mm visuellen Analogskalen führte (je 79 mm VAS, p = 0,96).

*Heydecke* et al. (2007) präsentierten ähnliche Daten zum Vergleich sequenziell geführter Totalprothesen (ohne Gesichtsbogen, zentrisches Registrat, anatomische

Zähne) und *Gerber*-Konzept-Prothesen (Gesichtsbogen, Stützstiftregistrat, semianatomische Zähne) aus einer randomisierten Crossover-Studie. Es fanden sich keine Unterschiede in Bezug auf die Patientenzufriedenheit, jedoch bewerteten die Patienten die Kaufähigkeit für Karotten, Äpfel und Steak besser mit den sequenziell-anatomisch geführten Prothesen. Ähnliche Ergebnisse wurden von *Sutton* und *McCord* (2007) publiziert, die keine Unterschiede zwischen lingualisierten und anatomischen Zähnen fanden, allerdings führten höckerlose Zähne zu Problemen mit der Mastikation und zu geringerer Patientenzufriedenheit.

Die Ergebnisse der zitierten Studien werfen die Frage auf, ob sich eine aufwändige Herstellung von Totalprothesen wirklich lohnt und bessere Ergebnisse liefert. Wir haben den Ergebnissen in diesem Kapitel Rechnung getragen und beschreiben daher die Konzepte vereinfachter, sequenziell geführter Totalprothesen (zentrisches Registrat, anatomische Zähne) und aufwändig hergestellter *Gerber*-Konzept-Prothesen (Stützstiftregistrat, semianatomische Zähne) gleichberechtigt.

## Literatur


Abelson D.C.: Denture plaque and denture cleansers. J Prosthet Dent 1981;45:376-379.

Ackermann F.: Stabilisierende Prinzipien beim Aufstellen der Zähne. Schweiz Monatsschr Zahnheilk 1944;54:713-740.

Awad M.A., Feine J.S.: Measuring patient satisfaction with mandibular prostheses. Community Dent Oral Epidemiol 1998;26:400-405.

Balkenhol M., Wöstmann B.: Überlebenszeit von totalem Zahnersatz.Dtsch Zahnärztl Z 1996;51:276-278.

Bergman B., Carlsson G.E.: Clinical long-term study of complete denture wearers. J Prosthet Dent 1985;53:56-61.

Bosshart M.: Funktion und Ästhetik. Rehabilitation des Unbezahnten nach der Original-Gerber-Methode. Quintessenz, Berlin 2014.

Bouattour, Y.: Effets des méthodes de stockage sur la stabilité dimensionnelle et la rétention des prothèses complètes amovibles conventionnelles - essai clinique croisé randomisé en double aveugle - Clinique Universitaire de Médecine Dentaire. MAS en Médecine Dentaire: Université de Genève 2019.

Carlsson G.E., Omar R.: The future of complete dentures in oral rehabilitation. A critical review. J Oral Rehabil 2010;37:143-156.

Clough H.E., Knodle J.M., Leeper S.H., Pudwill M.L., Taylor D.T.: A comparison of lingualized occlusion and monoplane occlusion in complete dentures. J Prosthet Dent 1983;50:176-179.

Deutsche Gesellschaft für Zahnärztliche Prothetik und Werkstoffkunde (DGZPW): Bedarfsermittlung für prothetische Leistungen in der Zahnheilkunde bis zum Jahr 2020. DGZ-PW 2001.

Fehr C.U.: Kauflächengestaltung an totalen Prothesen. Dtsch Zahnärztl Z 1953;8:453-463.

Frush J.P., Fisher R.D.: How dentogenic restorations interpret the sex factor. J Prosthet Dent 1956a;6:160-172.

Frush J.P., Fisher R.D.: How dentogenicis interpret the personality factor. J Prosthet Dent 1956b;6:441-449.

Frush J.P., Fisher R.D.: The dynesthetic interpretation of the dentogenic concept. J Prosthet Dent 1958;8:558-581.

Gausch K.: Erfahrungen mit Front-Eckzahn-kontrollierten Teilprothesen. Dtsch Zahnärtl Z 1986;41:1146-1149.

Gerber A.: Dominante ästhetische und klinische Probleme des Frontzahnersatzes. Zahnärztl Rdsch 1960;69:360-364.

Gerber A.: Ästhetik, Okklusion und Artikulation der total Prothese. Z Stomatol 1964;61:46-54.

Gerber A.: Proportionen und Stellung der Frontzähne im natürlichen und künstlichen Zahnbogen. Quintessenz 1965;16:33-42.

Grunert I., Crepaz M.: Totalprothetik, ästhetisch – funktionell – individuell. Quintessenz, Berlin 2003.

Grunert I.: Eckzahngeführte Zahnaufstellung in der Totalprothetik. Einfach, reproduzierbar und in der täglichen Praxis bewährt. Quintessenz Zahntech 2008;34:966-975.

Gysi A.: Modifkation des Artikulators und der Aufstellregeln für Vollprothesen. Huber, Bern 1958.

Haraldson T., Karlsson U., Carlsson G.E.: Bite force and oral function in complete denture wearers. J Oral Rehabil 1979;6:41-48.

Heydecke G., Akkad A.S., Wolkewitz M., Vogeler M., Türp J.C., Strub J.R.: Patient ratings of chewing ability from a randomized crossover trial: lingualized vs. first premolar/canine-guided occlusion for complete dentures. Gerodontology 2007;24:77-86.

Hörauf K.: Form und Stellung der Frontzähne in ihrer Beziehung zu Körperbautypen. Hanser, München 1958.

Hohmann A., Hielscher W.: Lehrbuch der Zahntechnik. Band 2. Quintessenz, Berlin 2015.

Horn R., Stuck J.: Zahnaufstellung in der Totalprothetik. 2. Aufl. Quintessenz, Berlin 1989.

Kawai Y., Murakami H., Shariati B., Klemetti E., Blomfield J.V., Billette L. et al.: Do traditional techniques produce better conventional complete dentures than simplified techniques? J Dent 2005;33:659-668.

Kimoto S., Gunji A., Yamakawa A., Ajro H., Kanno K., Shinomiya M., Kawai Y., Kawara M., Kobayashi K.: Prospective cinical trial comparing lingualized occlusion to biateral balanced occlusion in complete dentures; a pilot study. Int J Prosthodont 2006;19:103-109.

Klinke T., Schwahn B., Schwahn C., Kordess B.: Modellmontage für die totale Prothese: APF versus APF-NT. ZWR 2002;111:27-36.

Lee J.: Dental aesthetics. Wright, Bristol 1962.

Jordan R.A., Micheelis W. (Hrsg): Fünfte Deutsche Mundgesundheitsstudie (DMS V). Deutscher Ärzte Verlag, Köln 2016.

Müller F.: Auswahl und Aufstellung der Frontzähne. In: Koeck B. (Hrsg.): Totalprothesen. 4. Aufl. Urban & Fischer, München 2005:154-177.

Nicol B.R., Somes G.W., Ellinger Ch.W., Unger J.W., Fuhrmann J.: Patient response to variations in denture technique. Part II: Five-year cephalometric evaluation. J Prosthet Dent 1979;41:368-372.

Palla S.: Ästhetik in der Totalprothetik. Quintessenz 2000;51:905-919.

Peroz I., Leuenberg A., Haustein I., Lange K.P.: Comparison between balanced occlusion and canine guidance in complete denture wearers – a clinical, randomized trial. Quintessence Int 2003;34:607-612.

Raab F.J., Taylor C.A., Bucher J.A., Mann B.L.: Scanning electron microscopic examination of ultrasonic and effervescent methods of surface contaminant removal from complete dentures. J Prosthet Dent 1991;65:255-258.

Rissin L., House J.E., Manly R.S., Kapur K.K.: Clinical comparison of masticatory performance and electromyographic activity of patients with complete dentures, overdentures and natural teeth. J Prosthet Dent 1978;39:508-511.

Shetty N.: Comparative observations of the use of cusp and zero-degree posterior teeth, J Prosthet Dent 2007;97:292-298.

Stuck J.: Das APF NT Totalprothetik-System. Teamwork media, Fuchstal 2000.

Sutton A.F., McCord J.F.: A randomized clinical trial comparing anatomic, lingualized, and zero-degree posterior occlusa forms for complete dentures. J Prosthet Dent 2007;97:292-298.

Tallgren A.: The continuing reduction of the residual alveolor ridges in complete denture wearers: A mixed-longitudinal study covering 25 years. J Prostht Dent 1972;27:120-132.

Utz K.H., Koeck B.: Abformung zahnloser Kiefer. In: Teilprothesen. 4. Aufl. Urban und Fischer, München 2005:58-83.

Williams J.L.: The temperamental selection of artificial teeth, a fallacy. Dental Digest 1914;20:63-71.

Wolfart S., Menzel H., Kern M.: Inability to relate tooth forms to face shape and gender. Eur J Oral Sci 2004;112:471-476.

# 41 Totalprothetik: Klinischer und labortechnischer Ablauf

## 41.1 Einleitung

Die Herstellung von Totalprothesen nach dem Curriculum Prothetik kann auf zwei Wegen erfolgen:

- sequenziell geführte Totalprothesen (zentrisches Registrat, anatomische Zähne)
- bilateral-balancierte Gerber-Konzept-Prothesen (Stützstiftregistrat, semianatomische Zähne)

In seinen Grundzügen entspricht das Vorgehen in weiten Bereichen dem, wie es in den Darstellungen von *Horn* und *Stuck* (1987), *Geering* und *Kundert* (1992) sowie *Grunert* und *Crepaz* (2003) anschaulich beschrieben worden ist.

## 41.2 Klinik: Situationsabformung

Sofern aus der Anamnese und Befundaufnahme heraus keine spezielle Vorbehandlung indiziert ist, findet in der zweiten Sitzung im Ober- und Unterkiefer eine Situationsabformung (Erstabformung, anatomische Abformung) statt. Dazu werden speziell konfektionierte Abformlöffel für den zahnlosen Kiefer verwendet (z. B. Schreinemakers-Löffel, Ustomed, D-Tuttlingen). Die Bestimmung der Löffelgröße geschieht mit Hilfe eines zum Schreinemakers-System gehörigen Messzirkels. Dieser wird im Oberkiefer vestibulär an die breiteste Stelle der Tubera maxillae (also außen) (Abb. 41-1), im Unterkiefer lingual zwischen die Trigona retromolaria (innen) angelegt.

Die Löffel werden so gewählt, dass sie um die Eigendicke der Zirkelenden breiter sind (Abb. 41-2). Auf diese Weise wird bei der Erstabformung eine gewünschte Schichtdicke des dafür verwendeten Alginats von 2 bis 3 mm erreicht.

Die Schreinemakers-Löffel werden zunächst im Mund anprobiert. Ihre Länge kann dorsal und im Randbereich gegebenenfalls mit weichem Wachs oder *Kerr*-Masse individuell angepasst werden. Gleiches gilt bei einem hohen Gaumen im Oberkiefer.

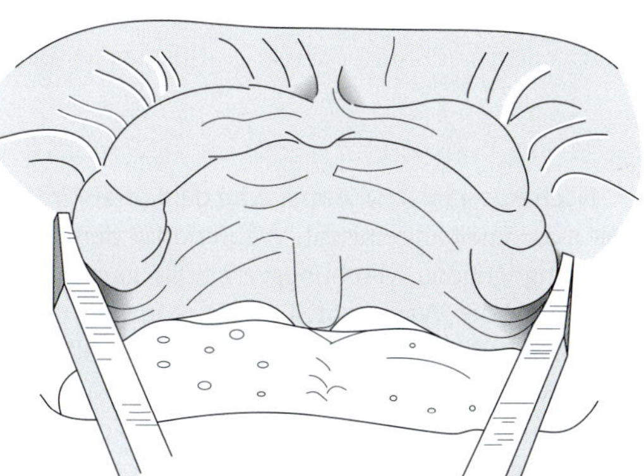

**Abb. 41-1** Bestimmung der Löffelgröße im Oberkiefer mit Hilfe eines Messzirkels (Abgreifen der breitesten Stelle der Tubera maxillae).

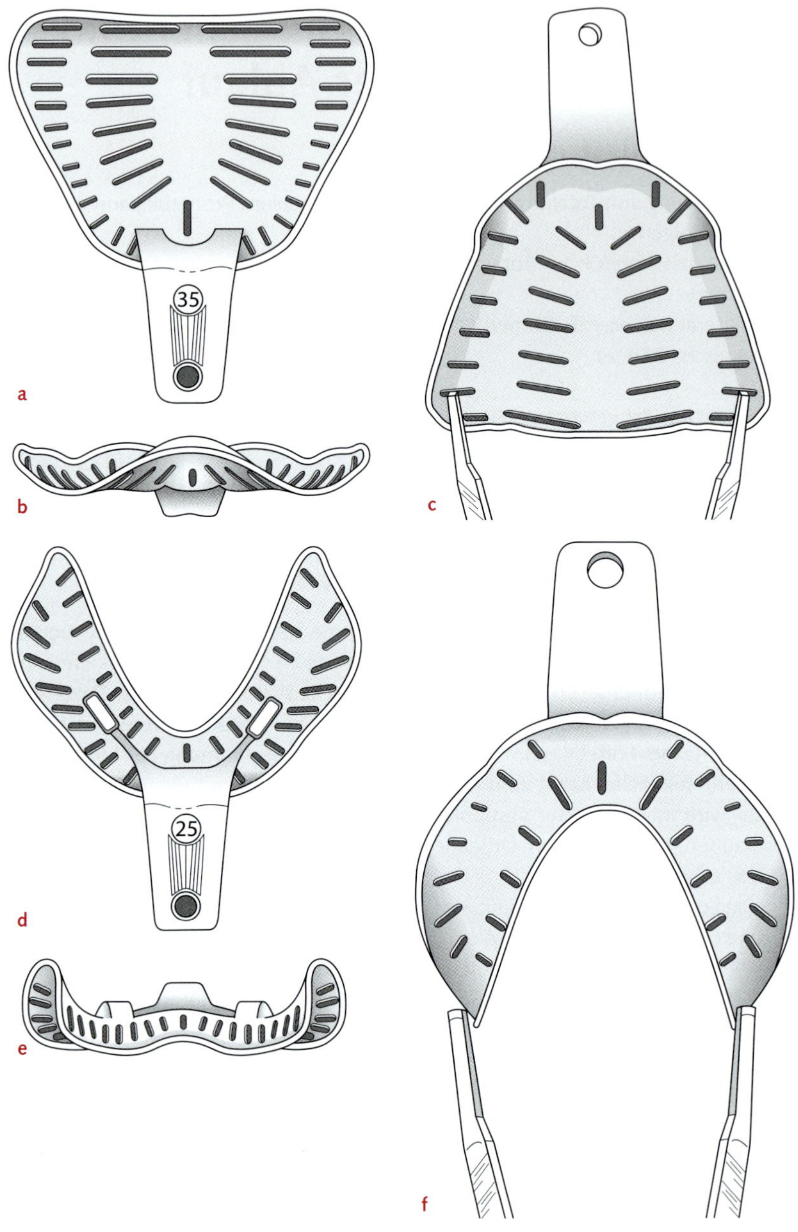


Abb. 41-2 Oberkieferlöffel: a Aufsicht; b Ansicht von dorsal; c Auswahl der Löffel. Unterkieferlöffel: d Aufsicht; e Ansicht von dorsal; f Auswahl der Löffel.

Nach Auswahl bzw. Anpassung der Löffel wird das Alginat entweder von Hand oder maschinell angemischt. Während für den Oberkiefer das von der Herstellerfirma angegebene Mischungsverhältnis gewählt wird, wird für die Unterkieferabformung der Wasseranteil etwas reduziert, damit die Konsistenz des Alginats etwas visköser wird, wodurch Schleimhautfalten besser ausgestrichen und eine dichte Anlagerung der Abformung an das Kieferrelief erreicht wird. Zur Vermeidung von Blasen sollten zunächst unter-sich-gehende Mundhöhlenbezirke und tiefe Bereiche des Vestibulums mit Alginat ausgestrichen werden. Unmittelbar danach wird der mit Alginat beschickte Löffel in die Mundhöhle gegeben. Bändchen werden vom Behandler durch rotierende Bewegungen der Lippen und Wangen in die Abformung eingearbeitet. Bei der Unterkieferabformung kann man den Patienten bitten, die Zunge kurz anzuheben und leicht nach vorne Richtung Löffelgriff zu strecken. Bei der Abformung im Oberkiefer kann der Patient versuchen, zu schlucken oder Luft durch die vom Behandler zugehaltene Nase zu blasen. Auf diese Weise wird das funktionelle Muskelspiel in die Abformung übertragen.

Nach Abbinden des Alginats wird der Löffel aus dem Mund entfernt und auf Blasenfreiheit kontrolliert. Der Löffel bzw. seine Ränder dürfen nicht durchgedrückt sein, da durchgedrückte Stellen Prädilektionsstellen für Druckstellen sind. Lässt sich einmal in seltenen Fällen ein Durchdrücken aufgrund anatomischer Gegebenheiten nicht verhindern, so ist die entsprechende Stelle am Löffel mit einem Fettstift zu kennzeichnen. Nach dem späteren Ausgießen der Abformung mit Gips erscheint diese Markierung auf dem Situationsmodell. An dieser Stelle kann dann zusätzlich etwas Gips aufgetragen werden, um ein späteres Durchdrücken des individuellen Löffels zu verhindern.

Im Oberkiefer kann der Löffel mit der darin befindlichen Abformung noch einmal in den Mund zurückgesetzt werden, nachdem der Behandler mit einem giftfreien Fettstift intraoral den Übergang zwischen hartem (unbeweglichem) und weichem (beweglichem) Gaumen (sog. Ah-Linie) markiert hat. Nach Entfernen des Löffels erscheint diese Markierung in der Abformung, und nach dem späteren Ausgießen mit Gips auf dem Situationsmodell.

Generell müssen durch die Situationsabformung das gesamte Prothesenlager sowie die angrenzenden Bereiche erfasst sein: im Oberkiefer der Mundvorhof, die Tubera maxillae, der harte Gaumen sowie der Anfangsbereich des weichen Gaumens (ca. 5 bis 6 mm über die Ah-Linie hinaus); im Unterkiefer neben dem Mundvorhof die Trigona retromolaria und der sub- und paralinguale Raum.

## 41.3 Labor: Herstellen von Situationsmodellen und individuellen Abformlöffeln

Die Situationsabformungen werden im Labor vor dem Ausgießen mit Gips zunächst vorbehandelt, indem Gipspulver in die Abformung gestreut wird, das anschließend unter fließendem Wasser mit einem Pinsel wieder entfernt wird. Dieses Prozedere dient dazu, freie Alginsäure in der Alginatabformung zu neutralisieren; dadurch gewinnt die Gipsoberfläche an Genauigkeit. Anschließend werden die Abformungen gemäß Herstellerangaben mit Hartgips ausgegossen und gesockelt. An den erhaltenen Modellen werden untersichgehende Bereiche und die tiefsten Stellen der Umschlagfalte sowie im Oberkiefer die Ah-Linie markiert. Auf den so vorbereiteten Situationsmodellen erfolgt die Herstellung der individuellen Löffel für die sich anschließende modifizierte mukostatische Abformung.

Bezüglich der Ausdehnung des anzufertigenden individuellen Löffels sollte folgendes beachtet werden:

- Die Löffelränder sollen 1 bis 2 mm kürzer gestaltet werden als der spätere extendierte Löffelrand, der am Patienten aus *Kerr*-Masse individuell angefertigt wird.
- Der Löffel soll im Oberkiefer dorsal 1,5 bis 2 mm über die Ah-Linie hinausreichen und die Tubera maxillae überdecken. Bei nur geringer Resilienz im Bereich des Torus palatinus sollte dieser Löffelbezirk mittels einer 0,3 mm dicken Zinnfolie hohlgelegt werden, um ein Schaukeln des Löffels zu verhindern.

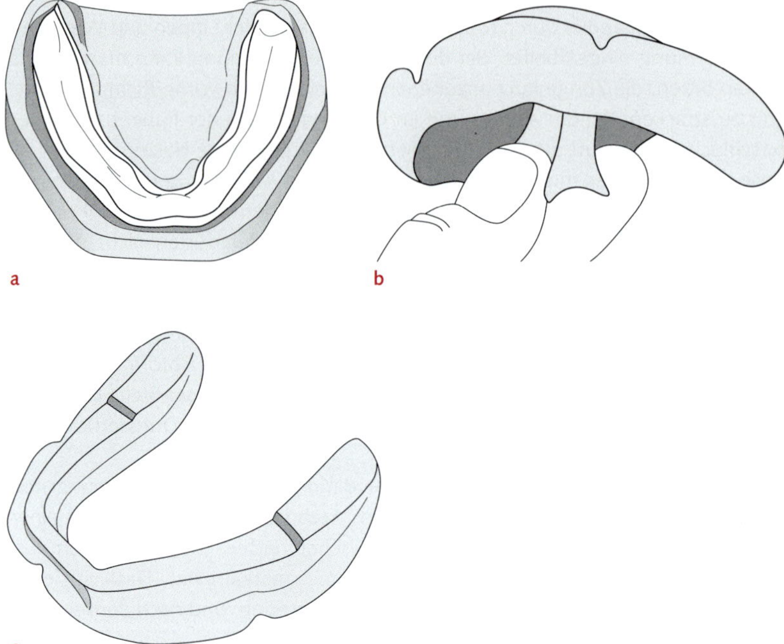

Abb.40-3 a Ausdehnung des individuellen Löffels im Unterkiefer. b Der Griff für den Oberkieferabformlöffel befindet sich oral im Bereich des Gaumens. c Der Unterkieferabformlöffel wird mit kleinen Stopps im Molarenbereich ausgestattet.

- Im Unterkiefer soll die Linea mylohyoidea 1 mm überdeckt sein; die Trigona retromolaria müssen gefasst sein (Abb. 41-3a).
- Bänder (Zungen-, Lippen-, Wangenbändchen) sind im Löffel freizuschleifen. Häufig wird dadurch der Löffel geschwächt, weil relativ viel Kunststoffmaterial weggeschliffen werden muss. Dadurch entsteht eine Prädilektionsstelle für einen Bruch des Löffels; die betreffende Stelle ist daher mit Kunststoff zu verstärken.

Als Löffelmaterial wird ein lichthärtender Kunststoff verwendet, der in vorgeformten Schablonen für Ober- und Unterkiefer geliefert wird (Löffelmaterial lichthärtend, z. B. Lightplast, Dreve, D-Unna). Derartige Löffelkunststoffe besitzen den Vorteil, dass sie vor Beginn der in einem Lichtgerät erfolgenden Polymerisation praktisch unbegrenzt modellierbar sind. Die markierten untersichgehenden Stellen am Situationsmodell müssen zuvor mit Wachs ausgeblockt werden, damit ein Abheben des Löffels ohne Beschädigung des Gipsmodells möglich ist. Nach Isolieren des Gipsmodells (Gips gegen Kunststoff) wird das Löffelmaterial an das Modell adaptiert und an den Rändern zurechtgeschnitten. Der individuelle Löffel soll eine Kunststoffdicke von 2 bis 3 mm nicht unterschreiten, damit er verwindungssteif bleibt. Der Löffelgriff kann mit dem entfernten Überschussmaterial modelliert werden.

Im Oberkiefer wird ein Griff oral im Bereich des Gaumens angebracht. Für den Unterkiefer werden auf der Löffelaußenseite im Molarenbereich bilateral Stopps bzw. Erhebungen angebracht. Durch dieses Vorgehen können die ansonsten in der konventionellen Löffeltechnik angebrachten Griffe die Lippen nicht irritieren (Abb. 41-3b und c). Übrig bleibender Kunststoff kann für weitere Löffel verwendet werden.

Anschließend erfolgt die Photopolymerisation im Lichtgerät, wobei die Dauer von der Leistung des Lichtgeräts abhängig ist. Die Lichthärtung sollte von beiden

Seiten des individuellen Löffels her stattfinden: zuerst von außen mit dem Löffel auf dem Modell, anschließend von innen, wobei der Löffel vom Modell abgehoben und mit der Unterseite nach oben in das Gerät gelegt werden muss.

Die Ausarbeitung des Kunststoffs erfolgt mit Hilfe von Fräsen und Schleifpapier. Mit den Fingern wird geprüft, ob alle scharfen Kanten (besonders am Rand) beseitigt worden sind. Die auf dem Löffel vorhandene polymerisationsbedingte Sauerstoffinhibierungsschicht des Kunststoffes kann mit einem in Alkohol getränkten Lappen abgewischt werden.

## 41.4 Klinik: Löffelanprobe, Randgestaltung, modifizierte mukostatische Abformung

Die individuellen Löffel werden nacheinander im Mund anprobiert. Bei Mundöffnung und funktionellen Zungen-, Wangen- und Lippenbewegungen dürfen sie nicht abhebeln. Zu lange Ränder sowie durchgedrückte Stellen werden mit einer Fräse reduziert. Für einstrahlende Bänder müssen funktionsgerichtete Passagen eingeschliffen werden, welche erlauben, dass sich die Bänder an den Löffel anschmiegen können.

Die Löffelpassung kann besonders gut mit Hilfe einer Silikon-Indikatorpaste (z. B. Fit-Checker, GC, D-Bad Homburg, oder Xantopren VL, Kulzer, D-Hanau) überprüft werden. Die Silikonschicht sollte nach dem Abbinden überall gleichmäßig dünn sein.

### 41.4.1 Randgestaltung

Als Nächstes erfolgen das Auftragen von thermoplastischer Kompositionsmasse (Kerr-Masse, Kerr, D-Karlsruhe) und das Ausformen des Funktions-Randes, zunächst im Oberkiefer. Dabei wird schrittweise und symmetrisch von vorne nach hinten vorgegangen. Eine Kerr-Stange wird über der Flamme erwärmt. Die plastisch gewordene Masse wird im anterioren Bereich kieferkammwärts auf den Löffelrand aufgetragen (Abb. 41-4a). Der Löffel wird in situ gebracht, solange die Kerr-Masse noch verformbar ist. Die Masse darf nicht zu heiß sein. Zum Temperieren eignet sich ca. 37 °C warmes Wasser, das in einer Schale bereit gehalten wird. Der Löffel mit aufgebrachter Kerr-Masse wird, bevor er in den Mund gebracht wird, kurz in das Bad gehalten; ggfs. Temperatur auf Handrücken testen. Die Masse hat gerade ihren Glanz verloren, wenn sie in die Mundhöhle eingebracht wird. Durch Ziehen sowie leichtes Rotieren der Lippen und Wangen entsprechend ihrer funktionellen Richtung erfolgt das Ausformen des Randes und das Einarbeiten der Bänder bei fixiertem Löffel (Abb. 41-4b und c). Als letztes wird im dorsalen Bereich Kerr-Masse kieferkammwärts auf den Löffelrand aufgetragen. Bei der Abformung des dorsalen Abschlussrandes am Übergang des harten zum weichen Gaumen sollte der Patient in die zugehaltene Nase blasen, um zu verhindern, dass das Gaumensegel durch die Kerr-Masse verdrängt wird. Ist der Rand rundherum gestaltet (Abb. 41-4d), so muss der Oberkiefer-Löffel saugen.

Im Unterkiefer erfolgt die Kerr-Rand-Gestaltung nur in ausgewählten Bezirken, nämlich im Sublingualbereich und im Bereich einstrahlender Bänder sowie an Stellen, an denen der Löffel von der Schleimhautunterlage absteht.

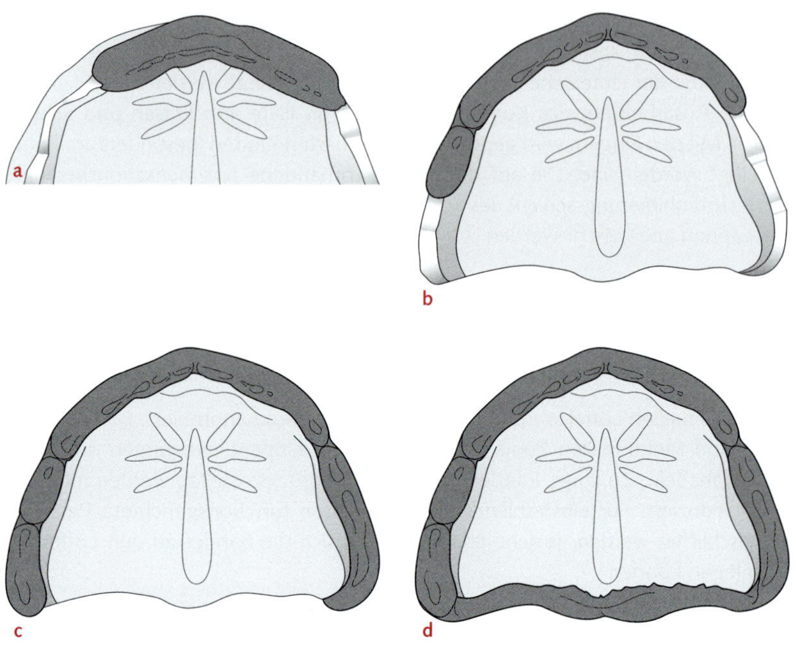


**Abb. 41-4** **a** *Kerr*-Masse am anterioren Rand des individuellen Löffels im Oberkiefer angeformt. Schrittweises Erweitern des *Kerr*-Randes: **b** linker Randbereich; **c** rechter Randbereich). **d** Fertiger *Kerr*-Rand.

Bei der Gestaltung des Sublingualbereiches sollte der Patient funktionelle Bewegungen mit der Zunge ausführen, d. h. seine Mundwinkel und Lippen befeuchten. Zwar saugt der Löffel im Unterkiefer in der Regel nicht, aber er sollte bei Funktionsbewegungen möglichst lagestabil bleiben.

Die Randgestaltung der Löffel für die Abformung zahnloser Kiefer kann alternativ mit standfesteren Silikonen mit passend eingestellter Abbindezeit erfolgen. Dazu wird der Abformlöffel an den Rändern mit einem Silikonadhäsiv bestrichen. Das Silikon (z. B. Coltex compact, Coltène, CH-Altstätten) wird angemischt, auf die Ränder des Löffels aufgebracht und anschließend wird der Löffel in den Mund (Ober- oder Unterkiefer) eingebracht. Durch die bereits oben beschriebenen Bewegungen der Lippen und Wangen werden die Ränder bei fixiertem Löffel ausgeformt.

### 41.4.2 Abformung

Anschließend werden die Löffel für die eigentliche Abformung vorbereitet. Dazu werden im Bereich der Foramina palatina, der Raphe mediana sowie in Bezirken großer Gewebsresilienz mit einem Rosenbohrer (Größe 6) jeweils Perforationen im Löffel angebracht. Sie ermöglichen, dass überschüssiges Abformmaterial abfließen kann und resiliente Schleimhautbereiche nicht komprimiert werden. Vor der eigentlichen Abformung wird der Patient gebeten, nochmals auszuspülen. Die Mundschleimhaut soll nicht trockengeblasen werden.

Zur Abformung können unterschiedlich visköse Silikonmassen oder Zinkoxid-Eugenol-Pasten verwendet werden.

Für den Oberkiefer werden niedrig visköse Massen verwendet: Silikone wie Coltex fine (Coltène, CH-Altstätten), Xantopren VL blau (Kulzer, D-Hanau) oder

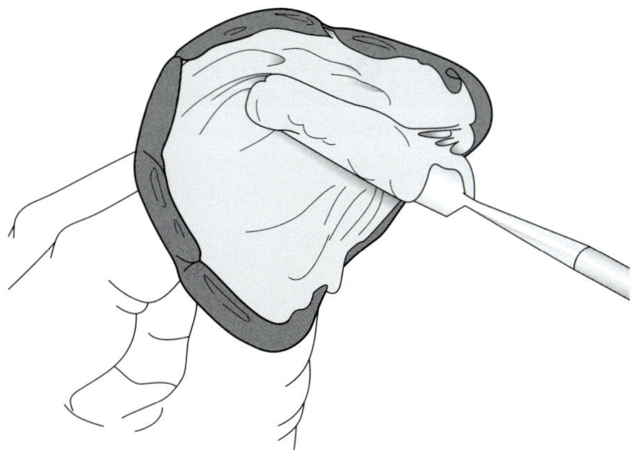

**Abb. 41-5** Auftragen von angerührter Kelly-Paste auf die Basis des individuellen Löffels.

ZnOE-Kelly-Paste (Water Pik Inc., USA-Fort Collins). Für den Unterkiefer werden höher visköse Massen verwendet (Coltex medium, Coltène; Xantopren M oder Zinkoxid-Eugenol-Paste wie SS White, S.S. White Group, GB-Gloucester), um eine kontrollierte Schleimhautkompression zu erreichen.

Nun werden gemäß Herstellerangaben die entsprechenden Mengen Basispaste und Katalysator dosiert und anschließend mit dem Spatel gemischt. Die angemischte Masse wird mit einem Spatel auf den (für Silikone mit Adhäsiv eingestrichenen, für ZnOE-Pasten trockenen) individuellen Löffel aufgetragen (Abb. 41-5) und dann gleichmäßig verteilt. Die Paste wird bis an den Kerr-Rand hochgestrichen. Zu starker Überschuss ist zu vermeiden; die Schichtstärke sollte rund 1 bis 2 mm betragen. Dann wird der Löffel langsam und ohne starke Druckausübung im Mund zentriert. Während der Abbindephase werden die Bänder durch Rotieren der Lippen und Wangen eingearbeitet.

Der Patient führt im Unterkiefer lediglich funktionelle Zungenbewegungen aus (Befeuchten der Lippen) und sollte den Mund weit öffnen. Im Oberkiefer sollte der Patient bei der Abformung zudem wieder in die zugehaltene Nase blasen, um eine zu starke Verdrängung des Gaumensegels zu verhindern.

Das Vorgehen unterscheidet sich von einer reinen mukostatischen Abformung, weil der Behandler die Bewegungen der Lippen und Wangen einarbeitet und der Patient bestimmte vom Behandler nicht ausführbare Bewegungen durchführt. Daher spricht man in diesem Fall von einer modifizierten mukostatischen Abformung – im Gegensatz zur mukodynamischen Abformung, bei der der Patient alle funktionellen Bewegungen selbst ausführt. Die Aushärtung der Paste dauert rund 4 Minuten.

Nach Entfernen des Löffels wird die Abformung beurteilt:

- Der Löffel sollte nicht oder nur leicht durchscheinen (er darf nicht durchgedrückt sein).
- Das zur Randgestaltung verwendete Material sollte hingegen ganz oder zum überwiegenden Teil durch die Abformmasse durchscheinen, d. h., es soll sich dort nur eine minimale Schichtstärke von Silikon- oder Zinkoxid-Eugenolabformmasse befinden.
- Die Abformung sollte blasenfrei sein. Kleine Blasen können mit Disclosing Wax (Kerr, D-Karlsruhe) ausgefüllt oder korrigiert werden.

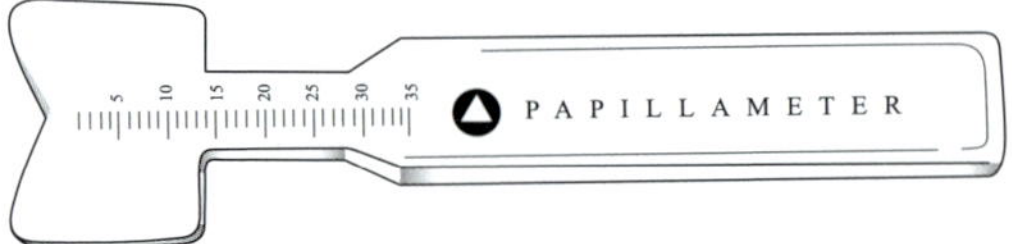


Abb. 41-6 Papillameter.

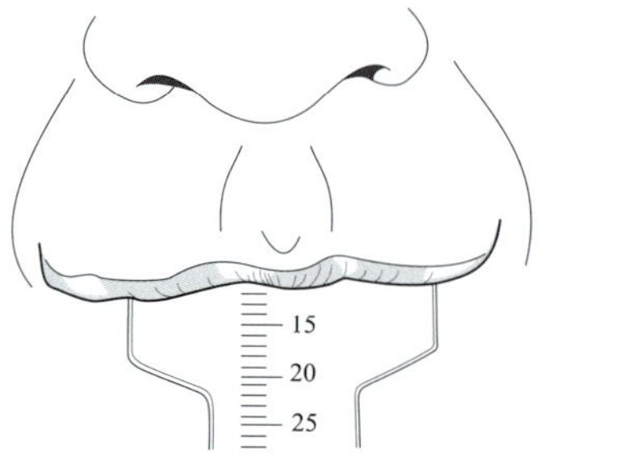


Abb. 41-7 Papillameter am zahnlosen Patienten angelegt.

Bei größeren Ungenauigkeiten ist die Abformung zu wiederholen. Dabei ist jedoch zu beachten, dass mit Zinkoxid-Eugenol-Pasten mehr als zwei Abformungen pro Kiefer nicht durchgeführt werden sollten, da diese zu Reizungen der Mundschleimhaut führen können. Daher sollte der Patient auch vor der Abformung aufgeklärt werden, dass temporär ein durch das Eugenol bedingtes Schleimhautbrennen möglich ist.

Im Oberkiefer wird wie bei der Situationsabformung intraoral mit einem giftfreien Fettstift die Ah-Linie angezeichnet und die Abformung reponiert; auf diese Weise wird die Grenze zwischen hartem und weichem Gaumen in der Abformung optisch deutlich markiert. Alternativ kann auf die Abformung mit einem thermoplastischen Wachs (Ex3N, Meist, D-Schopfloch) auf die markierte Linie ein halbrundes Profil (ca. 2-5 mm breit, 0,5 bis 1 mm dick) aufgetragen werden. Mit dem aufgetragenen Profil wird der Löffel nochmals in den Mund reponiert und ca. 1 Minute dort belassen. So ist eine unmittelbare Kontrolle der korrekten Lage der dorsalen Abdämmung möglich.

Zum Abschluss der Sitzung kann mit einem Papillameter (Candulor, CH-Glattpark) (Abb. 41-6) oder einem Lineal die Oberlippenlänge gemessen werden. Dazu wird das Papillameter am stehenden Patienten mit der auf der Rückseite der Messskala befindlichen Platte an die Papilla incisiva abgestützt und senkrecht Richtung Boden gehalten. Bei entspannt herabhängender Oberlippe und geschlossenem Mund wird die Länge der Oberlippe an der Skala abgelesen (= Lippenlinie) (Abb. 41-7). Der erhaltene Wert (minus 2 mm aufgrund der Resilienz der Papilla incisiva und der auftretenden reflektorischen Spannung der Oberlippe) dient der Festlegung der Oberkiefer-Wachswallhöhe. Alternativ kann ein Lineal zur Messung der Lippenlänge verwendet werden. Die Wachswälle müssen anschließend im Labor angefertigt werden, damit in der nächsten Sitzung die vertikale Kieferrelationsbestimmung erfolgen kann.

# 41.5 Labor: Herstellung der Meistermodelle und Registrierschablonen

## 41.5.1 Modellherstellung

Die Abformung wird im Labor in einem Arbeitsgang inklusive Sockel mit Hartgips ausgegossen. Zu Beginn wird der Abformlöffel seitlich rundherum mit einer schmalen Wachsstange (Boxing Wax Sticks, Kerr, D-Karlsruhe) umgeben, deren Abstand zum Rand der Abformung wenigstens 5 mm betragen und die ca. 5 mm breit sein sollte (Abb. 41-8).

Um die Arbeitsmodelle für Arbeitsschritte wie z. B. Ausmodellieren oder Einküvettieren aus dem Artikulator nehmen zu können, ist es empfehlenswert, in den Modellsockel einen Split-Cast zu integrieren. Wird dieser mit einem Magnetsystem ausgestattet, lässt sich die Handhabung der Modelle wesentlich vereinfachen. Das Einarbeiten eines solchen Split-Cast-Systems geschieht mit Hilfe eines speziell dafür vorgesehenen Sockelformers (SAM Sockelplatten, SAM, D-München) (Beschreibung des Vorgehens siehe Kap. 26.2).

Nun wird Hartgips, der maschinell unter Vakuum angerührt wird, in die vorbereitete Abformung („Box") eingefüllt. Nach Aushärten des Gipses wird die Wachsmanschette entfernt und die Modelle werden am Trimmer beschliffen. Dabei ist darauf zu achten, dass der Funktionsrand vollständig erhalten bleibt. Die Modelle sollten mit ihrer gedachten Okklusionsebene parallel zur Tischebene sein.

Auf den Modellen werden die Kieferkamm-Mitten eingezeichnet (Oberkiefer: Eckzahn → Mitte des Tuber maxillae rechts und links; Unterkiefer: Eckzahn → Mitte des Trigonum retromolare rechts und links), nach anterior und posterior verlängert und am Sockel mit einem Stift oder durch eine mit einer Trennscheibe angebrachte Rille markiert. Die frontale Kieferkamm-Mitte wird jeweils nach lateral verlängert (Abb. 41-9).

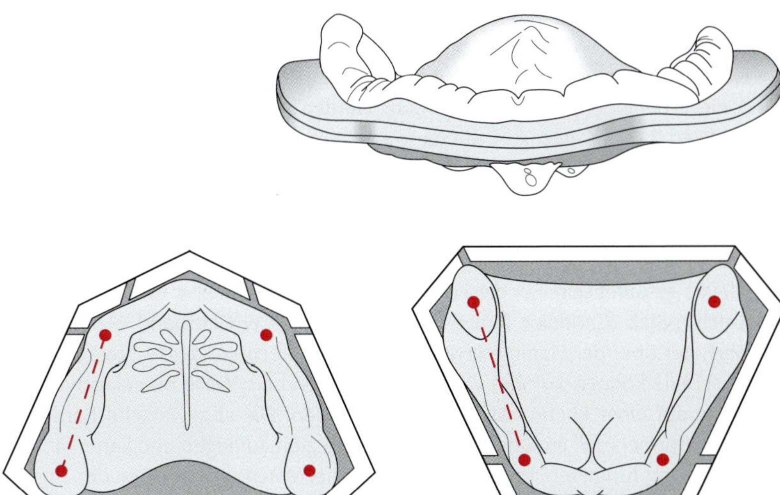


Abb. 41-8 Anbringen einer Wachsstange um den Abformlöffel.

Abb. 41-9 Bestimmen und Einzeichnen der Kieferkammmitten in Ober- und Unterkiefer auf dem Modellsockel. a Oberkiefermitte: Verbindungslinie Eckzahn → Mitte Tuber maxillae; b Unterkiefermitte: Verbindungslinie Eckzahn → Mitte Trigonum retromolare.

## 41.5.2 Herstellung der Registrierschablonen

Auf den Meistermodellen werden nach Ausblocken untersichgehender Stellen und Isolation des Gipsmodells gegen Kunststoff Basisplatten aus lichthärtendem Löffel-Kunststoff hergestellt, die im Oberkiefer an der Ah-Linie enden sollen. Lippen- und Wangenbänder werden im Randbereich ausgespart. Eventuelle scharfe Kanten sind zu eliminieren. Insbesondere im Kieferkamm- und vorderen Gaumenbereich dürfen die Platten nicht zu dick gestaltet sein, um das spätere Aufstellen der Ersatzzähne nicht unnötig zu behindern und eine normale Lage der Zunge zu ermöglichen. Die schaukelfrei den Modellen aufliegenden Basisplatten werden zu Registrierschablonen komplettiert, indem Wachswälle angefertigt werden, die parallel zur gedachten Okklusionsebene verlaufen müssen. Dafür kann man vorgefertigte Wälle benutzen (Bissnahmewachs in Stangen, Gebdi, D-Bad König), oder diese auch individuell herstellen. Bei letztgenanntem Vorgehen wird eine Wachsplatte durch Wärme plastisch gemacht und aufgerollt. Wird die Wachsrolle anschließend durch Druck auf eine Tischplatte mittels eines steifen Lineals verformt, so können zwei plane Flächen geschaffen werden. Der Wall wird anschließend entsprechend dem Zahnbogenverlauf U-förmig gestaltet.

Die Wachswälle werden mit einer Klebewachsschicht auf der Basisplatte festgewachst. Bezüglich ihrer Breite sollten sie derjenigen der zu ersetzenden bzw. aufzustellenden Zähne entsprechen. Für die Gestaltung des Wachswalls in horizontaler Dimension gelten folgende Richtwerte: Im Frontzahnbereich werden 3 bis 5 mm, im Seitenzahnbereich 6 bis 8 mm Breite gefordert. In der Seitenzahnregion verläuft die Mitte des Wachswalls über der Kieferkammmitte. Im Oberkiefer-Frontzahnbereich soll der Abstand von der Mitte der Papilla incisiva bis zur Labialfläche des Wachswalls 6 bis 9 mm betragen (bei Frauen in der Regel mehr in Richtung des oberen, bei Männern mehr in Richtung des unteren Werts). Die durchschnittlichen Richtwerte für die vertikale Höhe der Wälle (Okklusionsebenenniveau) betragen, wenn man anterior von der tiefsten Stelle der Umschlagfalte neben dem Lippenbändchen ausmisst, nach *McGrane* (1946) im Oberkiefer 22 mm und im Unterkiefer 18 mm; die Gesamthöhe misst also 40 mm. Für mitteleuropäische Verhältnisse genügt es in der Regel, für den oberen Wall 20 mm und für den unteren 16 mm zu veranschlagen; dadurch kommt man auf eine Gesamthöhe von 36 mm (Abb. 41-10).

Hat man hingegen individuell mit einem Papillameter (Candulor, CH-Glattpark) die Oberlippenlänge gemessen, so werden, wie bereits beschrieben, von diesem Wert 2 mm abgezogen; auf diese Weise erhält man die benötigte Höhe des Oberkiefer-Wachswalls. In diesem Fall wird der Unterkiefer-Wachswall in der Höhe derart angepasst, dass eine Gesamthöhe von 36 mm erreicht wird. Distal des Bereichs des später aufzustellenden ersten Oberkiefermolaren wird der Wall in einem Winkel von 45° nach distal hin abgeschrägt. Okklusal müssen die Wachswälle horizontalglatt gestaltet sein. Für diesen Zweck hat sich ein spezieller Wachswallformer aus Leichtmetall (Candulor Rim Former; Candulor, CH-Glattpark) (Abb. 41-11) bewährt, der über der Flamme erwärmt wird. Entsprechend der festgelegten Okklusionsebene können auf ihm von distal beginnend die Wälle bis zur gewünschten Höhe auf einer Ebene abgeschmolzen werden. Die abgewinkelte Kante des Wachswallformers soll im Oberkiefer der Tuberregion aufliegen und kann dadurch als Abstützung fungieren; im Unterkiefer läuft der Wachswall in Höhe der Trigona retromolaria aus. Im Oberkiefer wird für die spätere vertikale Kieferrelationsbestimmung zusätzlich eine zweite Basisplatte (ohne Wachswälle) hergestellt.

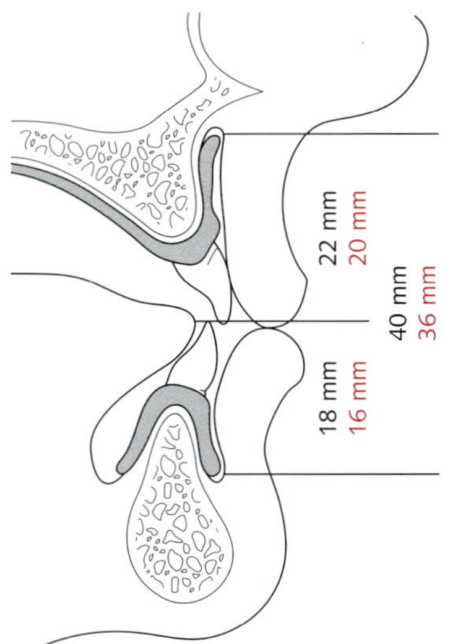


**Abb. 41-10** Richtwerte für die durchschnittliche Höhe der Wachswälle in Ober- und Unterkiefer nach *McGrane* und für mitteleuropäische Verhältnisse (rot).

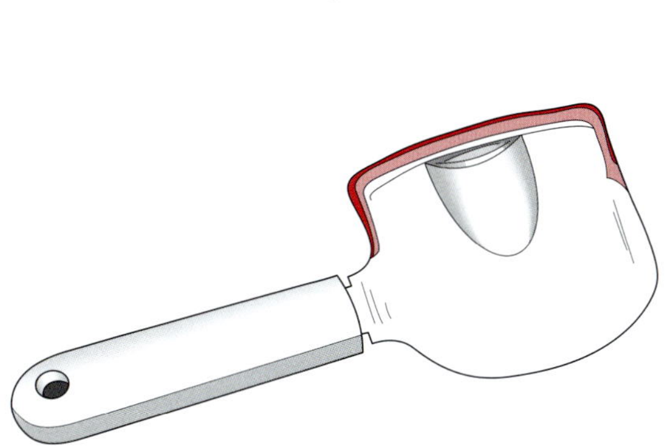

**Abb. 41-11** Candulor Rim Former zum Abschmelzen der Oberkiefer-Wachswälle des Registrats. Dabei liegt die Kante (rot) im Tuberbereich auf.

## 41.6 Klinik: Vertikale Kieferrelationsbestimmung und zentrisches Wachsregistrat

Am Patienten erfolgen zunächst das Ausrichten der Wachswälle und, in einem zweiten Schritt, eine Kieferrelationsbestimmung in Form eines zentrischen Wachsregistrats. Letztere dient dem provisorischen Einartikulieren der Meistermodelle und dem Herstellen von Registrierbehelfen zur extra- und intraoralen Registrierung nach dem Gerber-Konzept.

Der Patient sitzt aufrecht und möglichst entspannt im Behandlungsstuhl. Als erstes wird die obere Registrierschablone eingesetzt. Man muss darauf achten, dass einstrahlende Bändchen ihren Sitz nicht stören. Um einen stabilen Halt der Schablone zu gewährleisten, kann diese mit einem Fließsilikon (z. B. Fit-Checker oder Xantopren VL) unterfüttert werden. Auch eine Fixierung mit Haftpulver ist möglich, jedoch muss dieses nach erfolgter Kieferrelationsbestimmung unter fließendem Wasser abgespült werden.

Die Länge des oberen Wachswalls wird kontrolliert. In Ruhelage soll er bei entspannter Lippenhaltung und nur wenig geöffnetem Mund im Durchschnitt 1 bis 2 mm sichtbar sein. Dieser Wert, der der Länge der späteren Oberkiefer-Schneidezähne entspricht, kann bei jüngeren Patienten bis 3 mm, und bei alten Patienten 0 bis 1 mm betragen. Bei Vorliegen einer hohen Lachlinie kann der Wall u. U. auch etwas kürzer gestaltet werden. Mit diesem Arbeitsschritt geht die sagittale Ausrichtung des Oberkiefer-Wachswalls einher. Für diesen Zweck hat sich eine hirschgeweihähnliche Bissgabel (Okklusionom, Candulor, CH-Glattpark) bewährt, die intraoral am Oberkiefer-Wachswall angelegt wird (Abb. 41-12). Wenn ihre extraoral befindlichen Seitenarme parallel zur Camper-Ebene (Seitenansicht)

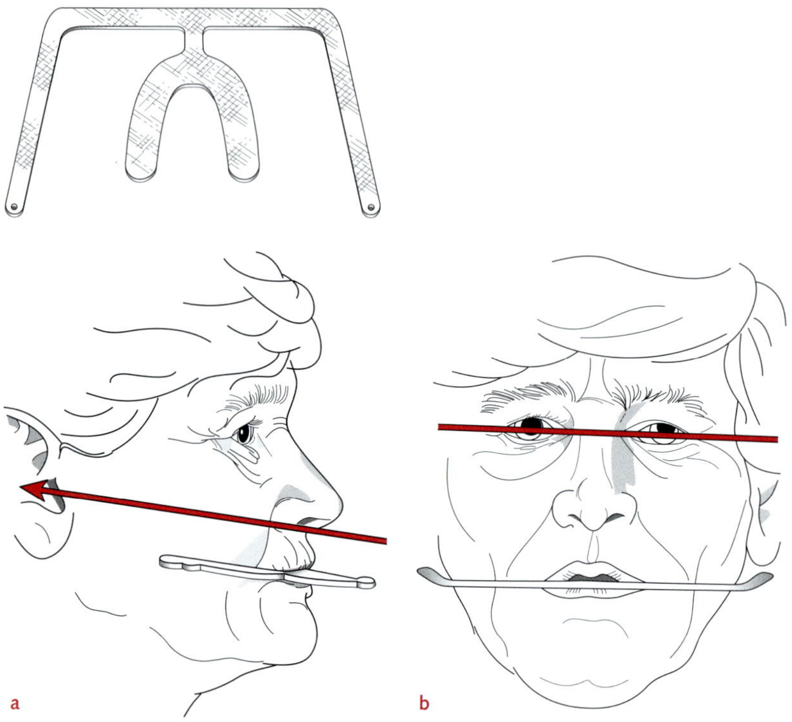


**Abb. 41-12** Bissgabel als Hilfe zur Ausrichtung des OK-Wachswalls parallel zur Camper-Ebene und Bipupillarlinie.

**Abb. 41-13** OK-Wachswall (und damit Bissgabel) **a** parallel zur Camper-Ebene, **b** parallel zur Bipupillarlinie eingestellt.

(Abb. 41-13a) und zur Bipupillarlinie (frontale Ansicht) (Abb. 41-13b) verlaufen, ist der Wachswall okklusionsebenenparallel ausgerichtet.

Als Nächstes wird die Relation des Walls zu Lippen und Wangen bzw. Zunge überprüft. Die Oberlippe muss in der Frontal- und Seitenansicht eine gute Abstützung aufweisen (sog. Lippenfülle), d. h. sie darf, bedingt durch fehlende bzw. zu starke Auspolsterung durch den Wachswall, weder eingefallen noch zu stark nach außen gewölbt sein. Neben der Lippenstütze ist im seitlichen Bereich auf einen leichten Wangenkontakt zu achten. Der Wall wird gegebenenfalls so korrigiert, dass er sich im Bereich des muskulären Gleichgewichts zwischen Lippen bzw. Wangen einerseits und Zunge andererseits bzw. innerhalb des zwischen ihnen befindlichen muskelfreien Raumes (im „Kauschlauch") befindet. Beim Lachen muss wie im natürlichen Gebiss intraoral der sog. Bukkalkorridor vorhanden sein, d. h. ein dunkler Bereich zwischen Mundwinkel, seitlicher Ober- und Unterlippenregion und seitlichem Rand des Wachswalls.

Anschließend wird die Unterkiefer-Registrierschablone eingesetzt. Auch sie muss eine reproduzierbare Passung aufweisen. Der Unterkiefer-Wachswall wird zum Oberkieferwall (und damit zur Camper-Ebene) parallelisiert. Meist klaffen die Wälle zunächst ventral. Es muss dann so lange entweder vorne Wachs aufgetragen oder posterior Wachs entfernt werden, bis sich beim Kieferschluss beide Wälle gleichmäßig berühren. Zur Sicherung der Stabilität der späteren Unterkieferprothese sollte der Zungenäquator auf Höhe oder leicht oberhalb der Oberkante des Unterkieferwalls, der die Höhe der späteren unteren Prothesenzähne bzw. der Okklusionsebene angibt, liegen. Wie der Wachswall im Oberkiefer muss sich auch der untere Wachswall innerhalb des muskulären Gleichgewichts befinden.

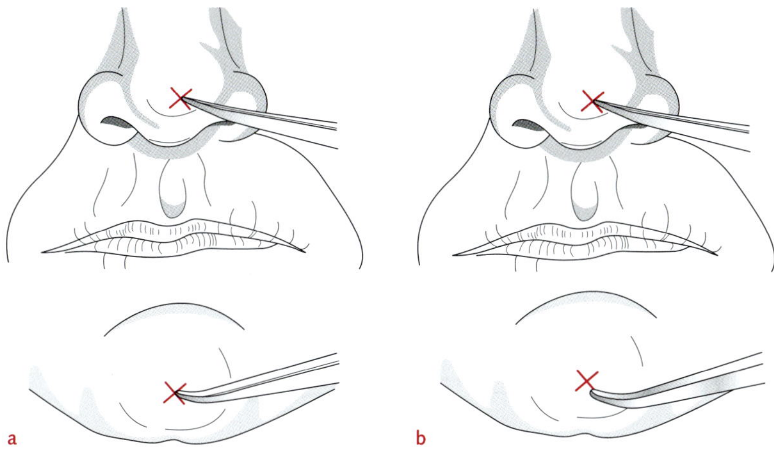


**Abb. 41-14** a Messung der Ruhelage mit Hilfe eines Zirkels. b Messung des Schlussbisses: Bei Berührung der Wachswälle ist der Abstand zwischen den beiden extraoral markierten Messpunkten um 2–4 mm geringer als in Ruhelage.

Als Nächstes folgt die Bestimmung der vertikalen Relation beider Kiefer. Zur Festlegung der Kieferrelation in habitueller Interkuspidation wird zunächst die Ruhelage (auch als posturale Unterkieferposition bezeichnet) ermittelt. Sie stellt den Abstand der Kiefer dar, bei dem sich der Unterkiefer ohne Berührung der Zahnreihen in einer entspannten Lage befindet. Die Mundschließer (Adduktoren, Elevatoren) zeigen dabei eine nur geringe Aktivität (sog. Haltungstonus, zur Kompensation der Wirkung der Schwerkraft). Die Ruhelage kann nur dann ideal bestimmt werden, wenn der Patient nicht verspannt ist.

Zur Festlegung der Ruhelage soll der Patient, ohne den Hinterkopf anzulehnen, aufrecht sitzen oder, noch besser, stehen und geradeaus in die Ferne blicken. Kurz nachdem er geschluckt hat, ist die Muskulatur maximal entspannt und die Ruhelage lässt sich dann relativ gut beurteilen („Schluckmethode"). Bei einer zweiten Methode wird der Patient gebeten, den Konsonanten „M" zu summen („phonetische Methode"). Auch hierbei wird kurz darauf die posturale Unterkieferposition bestimmt. Ein weiteres Verfahren („Entspannungsmethode") besteht darin, den Patienten mit der Zunge die Lippen befeuchten und anschließend entspannen zu lassen. In der Regel ist es vorteilhaft, diese Methoden kombiniert anzuwenden, da dies das Ergebnis sicherer macht als die alleinige Anwendung einer Methode.

Im Zustand der Ruhelage wird der Abstand zweier Weichteilpunkte, die man mit einem Filz- oder Fettstift auf Nase und Kinnspitze gezeichnet hat, gemessen (Abb. 41-14a). Der erhaltene Wert der Ruhelage wird notiert. Als Faustregel kann gelten, dass die durchschnittliche vertikale Kieferrelation in habitueller Interkuspidation der der Ruhelage abzüglich 2 bis 4 mm entspricht. In manchen Fällen kann die Differenz zwischen interokklusalem Abstand und habitueller Interkuspidation jedoch auch bis zu 5 mm betragen. Der Unterkieferwall wird um den entsprechenden Betrag gekürzt oder aufgebaut, so dass bei habitueller Interkuspidation die gewünschte Höhe erreicht wird. Die vertikale Höhe wird danach extraoral an den Messpunkten mit Hilfe des Zirkels kontrolliert und sollte im Normalfall 2 bis 4 mm geringer sein als der in Ruhelage gemessene Wert (Abb. 41-14b).

Danach wird in Frontal- und Seitenansicht (Profil) die faziale Harmonie beurteilt, d. h. es wird beurteilt, ob sich das mit dem festgelegten Vertikalabstand in der Höhe eingestellte untere Gesichtsdrittel in die faziale Gesamtkomposition einfügt (vgl. Kap. 17.4). Eine Sprechprobe schließt sich an. Der Patient wird gebeten, z. B.

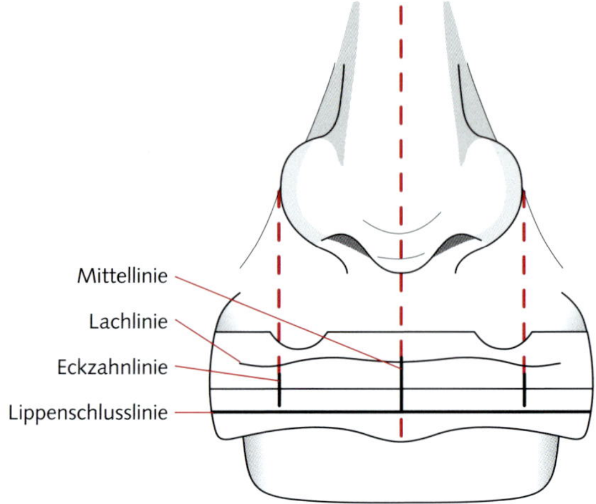


**Abb. 41-15** Anbringen von Hilfslinien in den Wachswällen.

von 50 bis 60 zu zählen, weil dabei S- und Z-Laute vorkommen. Dabei beobachtet man den minimalen Sprechabstand, der in der Front rund 1 bis 2 mm betragen sollte; die Wachswälle dürfen sich beim Sprechen also nicht berühren.

Wenn alte Prothesen vorhanden sind, sollten diese eingesetzt und die neu ermittelte vertikale Kieferrelation mit der früheren Höhe verglichen werden. In der Regel ist die Vertikaldistanz bei inkorporierten alten Prothesen etwas geringer.

Zuletzt werden folgende Hilfslinien in den Wachswällen markiert (Abb. 41-15):

- Lippenschlusslinie
- Lachlinie (unterer Rand der Oberlippe beim Lächeln [kein zu extremes Lächeln!])
- Mittellinie (Gesichtsmittellinie wird auf den Oberkieferwachswall verlängert)
- Eckzahnlinie (senkrechte Verlängerung des Nasenflügelrandes)

Sind keine Korrekturen mehr anzufertigen, werden die Wachswälle Temp Bond (Kerr, D-Karlsruhe) mit Heftklammern oder einem Registriersilikon (O-Bite, DMG, D-Hamburg) verschlüsselt und in einem Stück aus der Mundhöhle entnommen.

## 41.7 Klinik/Labor – Sequenziell geführte Prothesen: extraorale Registrierung, definitives Einartikulieren der Meistermodelle

Es folgt die extraorale Registrierung mit dem Gesichtsbogensystem der Wahl (z. B. SAM2, D-München; Artex, Amann-Girrbach, D-Pforzheim). In diesem Schritt wird eine arbiträre, schädelbezügliche Gesichtsbogenregistrierung durchgeführt. Die Beziehung zwischen Porus acusticus externus und dem Scharnierachsenpunkt ist vom Gesichtsbogen-/Artikulatorsystem bereits vorgegeben (arbiträr). Mit dieser Form des Gesichtsbogens wird zudem die Position des Oberkiefers im Gesichtsschädel registriert. Ziel ist es, das Oberkiefer-Modell zuerst im Artikulator zu montieren.

Zum Anlegen des Gesichtsbogens muss die entsprechende Bissgabel zur Aufnahme des Oberkiefer-Modells vorbereitet werden. Zur Anpassung der Bissgabel

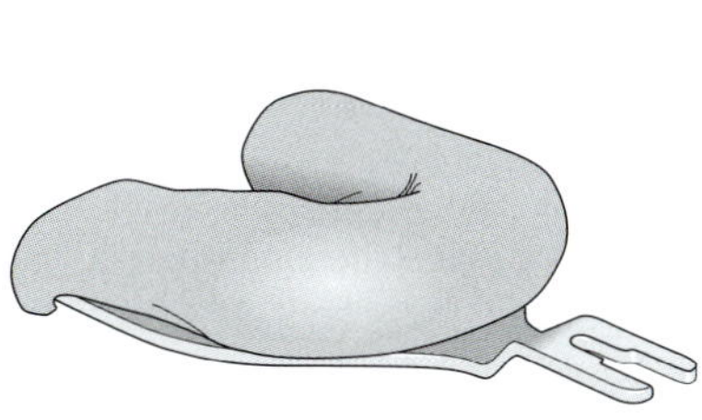

**Abb. 41-16** Vorbereitung der Bissgabel mit einem Strang Knetsilikon für die Gesichtsbogenregistrierung.

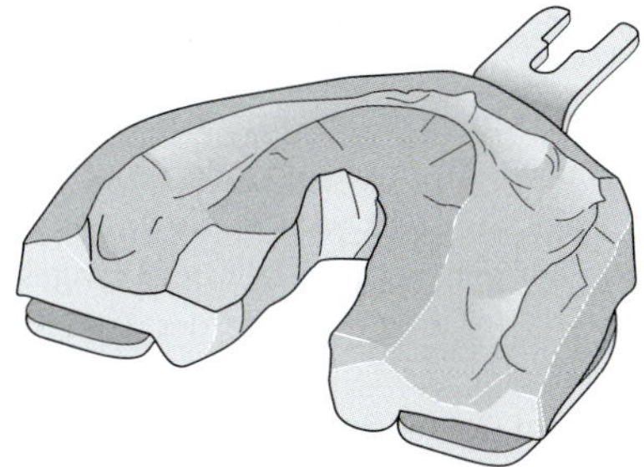

**Abb. 41-17** Bissgabel mit Impression des Oberkiefers in der abgebundenen Silikonmasse. Das Silikon wurde mit einem Skalpell waagerecht abgeschnitten.

eignen sich Knetsilikone (z. B. Honigum Putty fast, DMG, D-Hamburg; Optosil, Kulzer, D-Hanau) oder auch Bissregistratsilikone in Kartuschenform (O-Bite, DMG, D-Hamburg). Um eine sichere Verbindung zwischen der Bissgabel und dem Silikonmaterial zu gewährleisten, wird die Bissgabel mit einem entsprechenden Silikonadhäsiv dünn eingestrichen.

Danach wird das Silikon nach Herstellerangaben von Hand (Basis und Katalysator) bzw. mit dem Kartuschendispenser gemischt und in einem ca. 1 cm starken Strang U-förmig auf die Bissgabel aufgebracht (Abb. 41-16). Danach wird die Bissgabel in den Mund eingebracht und auf den Kieferkamm des Oberkiefers positioniert. Dort wird sie bis zum Abbinden des Silikons möglichst drucklos gehalten. Alternativ kann die Bissgabel auch auf dem Modell des Oberkiefers bereits im Labor vorbereitet werden.

Nach Entnehmen aus dem Mund wird das Silikon, das in Richtung Gaumen und Umschlagfalte geflossen ist, mit einem Skalpell waagerecht abgeschnitten, so dass nur eine ca. 0,5 cm tiefe Impression des Kieferkamms zurückbleibt. Mit dem Modell kann überprüft werden, ob sich dieses spaltfrei auf die vorbereitete Bissgabel aufsetzen lässt (Abb. 41-17).

Mit dem Gesichtsbogen erfolgt nun die eigentliche schädelbezügliche Registrierung. Diese wird ähnlich wie in Kapitel 5.3.2 beschrieben durchgeführt:

- Fixieren des Gesichtsbogens mit Hilfe der Ohrpassstücke
- Verbinden der Bissgabel mit dem Gesichtsbogen, endgültige Positionierung der Bissgabel auf dem Oberkiefer des Patienten, Arretieren der Bissgabelklemme
- Kontrolle: Beim Loslassen der Bissgabel darf der Gesichtsbogen nicht abkippen.

## 41.7.1 Montage des Oberkiefermodells

Mit Hilfe des so erstellten arbiträren Gesichtsbogenregistrats und des zentrischen Wachsregistrates (s. Abschnitt 41.6) können die Modelle nun im Artikulator befestigt werden. Dazu wird der Gesichtsbogen in die Einartikulierhilfe eingespannt und mittels der Ohrstöpsel mit dem Artikulatoroberteil verbunden (Einstellungen am SAM2-Artikulator: Gelenkbahn 30° [konstruktionsbedingt]). Das Oberkiefer-Modell wird in die Silikon-Impressionen auf der Bissgabel gesetzt. Es muss einen festen Sitz aufweisen und darf nicht schaukeln. Einartikuliergips wird auf die nasse Oberfläche des Modells gegeben und das Artikulatoroberteil zugeklappt. Das Zuklappen muss drucklos erfolgen.

### 41.7.2 Montage des Unterkiefermodells

Für die Montage des Unterkiefermodells ist die Gelenkbahnneigung unwichtig. Sie ist nur für die anschließende Benutzung bedeutungsvoll.

Der Stützstift wird in die Nullstellung gebracht. Das Artikulatoroberteil wird nun auf den Kopf gestellt oder umgekehrt in die Montagehilfe eingespannt. Der Unterkiefer wird mit Hilfe des Zentrikwachsregistrats (s. Abschnitt 41.6) auf den Oberkiefer gesetzt; er darf nicht schaukeln. Schnellabbindender Einartikuliergips wird auf das feuchte Unterkiefer-Modell gegeben und der Artikulator geschlossen. Der Gips muss mindestens 20 Minuten aushärten, da die Gipsexpansion erst nach dieser Zeit abgeschlossen ist. Nach Abbinden des Gipses wird das zentrische Wachsregistrat entfernt. Zum Schluss folgt die Modellpflege (Glätten der Modellsockel).

Gelenkbahn und Bennett-Winkel können nach Mittelwerten eingestellt werden (*Grunert* 2008).

## 41.8 Klinik/Labor – *Gerber*-System: extraorale Registrierung, definitives Einartikulieren der Meistermodelle, horizontale Kieferrelationsbestimmung

### 41.8.1 Vorbereitung des Artikulators

Der Mittelwertartikulator für das Gerber-System (*Lehmann* 1982), der Condylator (Abb. 41-18), befindet sich in Nullstellung:

- Der vertikale Stützstift des Artikulators ist auf den Nullwert eingestellt. Dazu muss sich der Oberrand der oberen Stellmutter auf einer Höhe mit der durchgezogenen Rille des Inzisalstifts befinden (Abb. 41-19).
- Die Spitze des vertikalen Stützstifts ist hineingeschraubt.
- Die Spitze des vertikalen Stützstifts trifft in das Zentrum des Auflagetellers. (Der Auflageteller lässt sich mit Hilfe der unteren Stellmutter in sagittaler Richtung verschieben.)
- Die Feststeller der Artikulatorgelenke sind auf der rechten und linken Seite mit Hilfe der vorn oben am Artikulatorseitenteil befindlichen Schrauben in der untersten Position fixiert (d. h. der Riegel wird geschlossen), so dass der Kondylarkörper in der Kondylarblende fixiert ist. Dies hat zur Folge, dass nur Öffnungs- und Schließbewegungen um die Interkondylarachse des Condylators ohne seitliches Spiel möglich sind. Darüber hinaus sind die am Condylator-Unter- und -Oberteil befindlichen Knebelschrauben in den Modellankern festgeschraubt.

### 41.8.2 Provisorisches Einartikulieren

Mit Hilfe der verschlüsselten Registrierschablonen werden die Meistermodelle mittelwertig und provisorisch einartikuliert. Die Modelle bzw. die Split-Cast-Platten sollen für das definitive Einartikulieren wieder leicht vom Gips zu trennen sein. Dies wird durch ein nicht vollständiges Zugipsen der Retentionen erreicht. Durch den

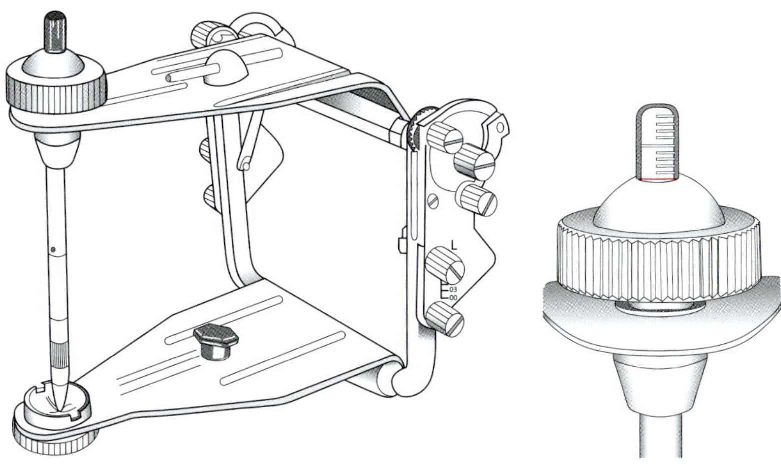

**Abb. 41-18** Condylator, Gesamtdarstellung.

**Abb. 41-19** Nullstellung des Condylators.

(festgedrehten) vertikalen Stützstift des Artikulators wird sichergestellt, dass die ermittelte vertikale Distanz auch später im Artikulator erhalten bleibt. Anschließend wird die Verschlüsselung der Wachswälle gelöst.

## 41.8.3 Herstellung der Registrierbehelfe

Auf den Unterkiefer-Wachswall wird nun eine vorgefertigte Übertragungsplatte (Registrierplatte aus Metall) angebracht: Der Wall wird oberflächlich mit der Flamme erwärmt und die Übertragungsplatte wird entsprechend ihrer Dicke gleichmäßig in das Wachs eingesenkt, so dass auch sie, wie zuvor der Wachswall, im Mund parallel zur Camper-Ebene und zur Bipupillarlinie zu liegen kommt. Anschließend wird die Platte mit Klebewachs fixiert (Abb. 41-20). Seitlich außen sollten in die Wachswälle mit einem Wachsmesser 2 bis 3 mm tiefe, konisch verlaufende Retentionskerben angebracht werden. Diese dienen als Hilfe für die spätere intraorale Verschlüsselung mit Gips.

In die zweite hergestellte Oberkiefer-Basisplatte wird in Höhe des Kauzentrums, d. h. in der Mitte der Verbindungslinie der tiefsten Stellen des sagittalen Kieferkammverlaufs rechts und links (im Schwerpunkt der Registrierschablone), mit *Kerr* eine Stützstifthülse befestigt (Abb. 41-21). Der Stützstift muss zentral angeordnet sein, d. h. er muss exakt auf der Mittellinie in einem Winkel von 90° auf die Unterkieferplatte treffen, damit diese eine gleichmäßige Belastung erfährt. Der Stützstift wird so viel hinein- oder herausgedreht, bis der vertikale Stützstift des Artikulators (Inzisalstift) gerade noch den Auflageteller (Stützstiftführungsteller) berührt.

Wahlweise kann der Schreibstift mit *Kerr*-Masse auf der alten Registrierschablone befestigt werden. Der Oberkiefer-Wachswall wird dann um 2 mm gekürzt, damit die Registrierung ohne Kontakt der Wachswälle stattfindet. Es sollten nun im Artikulator Protrusions- und Laterotrusionsbewegungen ausgeführt werden, um zu überprüfen, ob eine Behinderung durch die Registrierplatten bei diesen Bewegungen erfolgt. Falls dies der Fall ist, müssen die Platten entsprechend beschliffen werden.

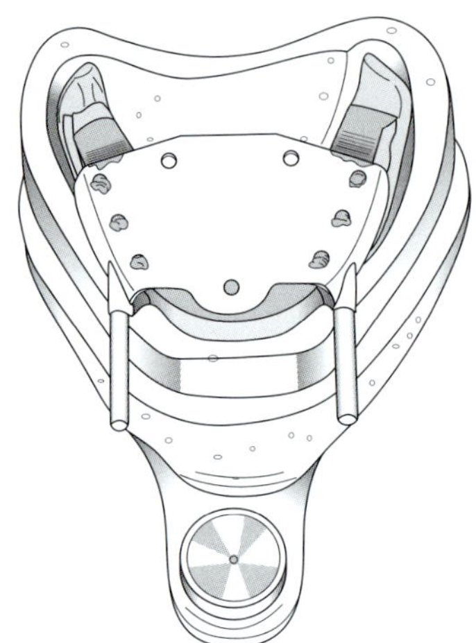

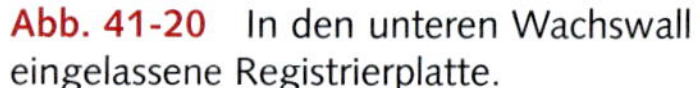

**Abb. 41-20** In den unteren Wachswall eingelassene Registrierplatte.

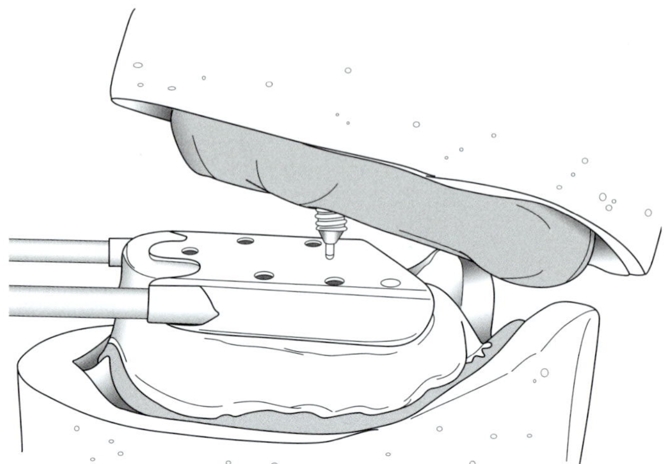

**Abb. 41-21** Stützstifthülse in zweiter Oberkiefer-Basisplatte.

## 41.8.4 Extraorale Registrierung

Durch diese Maßnahme wird zum einen die sagittale Neigung der Kondylenbahn (Protrusion) registriert, zum anderen kann das Unterkiefermodell gelenkbezüglich in den Condylator montiert werden. Am Patienten wird rechts und links der arbiträre Scharnierachsenpunkt des Kondylus eingezeichnet, der rund 13 mm vom Tragusmittelpunkt entfernt auf der Linie Tragusmitte-äußerer Augenwinkel (Achs-Orbital-Ebene) liegt (Abb. 41-22).

Falls die Oberkieferschablone nicht gut hält, kann sie mit einer Silikonpaste (z. B. Fit-Checker) unterfüttert werden. Wichtig ist eine stabile Lage der Registrierschablonen. Nun wird kontrolliert, ob die Gabeln (Haltestifte) der mit der Unterkiefer-Registrierschablone verbundenen Übertragungsplatte symmetrisch aus dem Mund heraustreten (mittig und parallel zur Bipupillarlinie und zur Camper-Ebene) und ob Protrusions-, Retrusions- und Seitschubbewegungen der Unterkieferschablone interferenzfrei mit der Oberkiefer-Registrierschablone möglich sind. Ist dies der Fall, so kann die extraorale Registrierung beginnen.

Zunächst wird die Kondylenbahn graphisch aufgezeichnet. Der Gerber-Gesichtsbogen wird vorsichtig auf die aus der Mundhöhle herausragenden Gabeln der Schreibplatte geschoben (dabei nicht die Unterlippe einklemmen!) und die roten Indikatorspitzen werden auf den arbiträren Scharnierachsenpunkt des Kondylus eingestellt. Bei leichter Mundöffnung (reine Rotationsbewegung der Kondylen) müssen die die Hautoberfläche berührenden Spitzen am Ort bleiben (sie führen eine reine Rotation aus, d. h. sie befinden sich im Rotationszentrum des Kondylus) und dürfen keine Bahn beschreiben. Ist letzteres der Fall, muss die betreffende Indikatorspitze entsprechend in Richtung des Zentrums der gedachten Kreisbahn positioniert werden, bis nur noch eine reine Rotation stattfindet.

Nun werden die Indikatorspitzen durch Schreibspitzen ersetzt. Jede Seite wird einzeln für sich extraoral aufgezeichnet. Die Registrierkarte wird mit ihren horizontalen Linien parallel zum seitlichen Orientierungsstab des Gesichtsbogens, der parallel zur Camper-Ebene bzw. zur Okklusionsebene liegt, ausgerichtet (Abb. 41-23) und von kranial mit zwei Fingern am Schädel fixiert. Die Schreibspitze wird bis zum

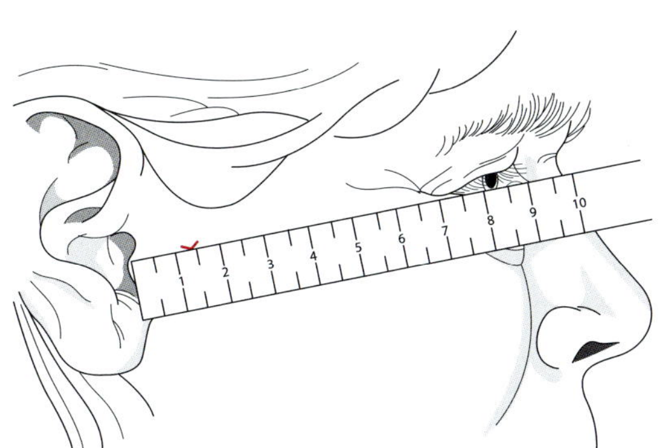


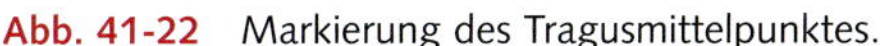

Abb. 41-22 Markierung des Tragusmittelpunktes.

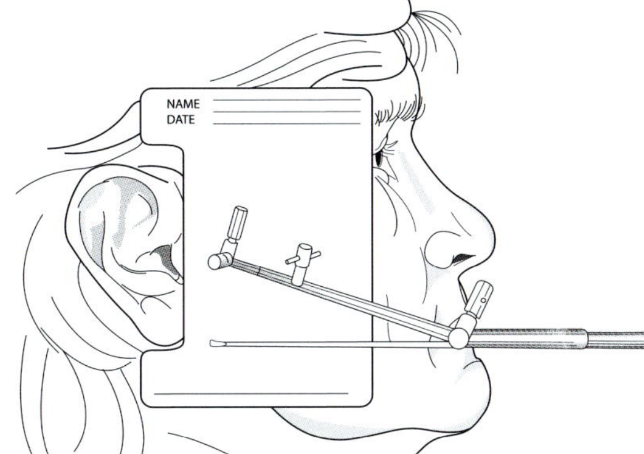


Abb. 41-23 Registrierkarte parallel zum seitlichen Orientierungsstab des Gesichtsbogens.

Kontakt mit der Karte ausgefahren, und der Patient wird gebeten, den Unterkiefer nach vorne und zurück zu schieben. Dabei soll der intraorale Stützstift dauernd mit der Registrierplatte in Kontakt bleiben. Durch die Protrusionsbewegung wird mit Hilfe der in der Schreibspitze des Gesichtbogens befindlichen Graphitmine eine Bahn auf der Registrierkarte aufgezeichnet. Dieser Vorgang wird noch einige Male (pro Seite mindestens drei Aufzeichnungen) wiederholt, wobei die Karte für jede neue Aufzeichnung etwas nach oben verschoben wird (Abb. 41-24).

Der Winkel, der von der Tangente an den initialen (funktionellen) Bereich der Protrusionsbahn (entspricht der Vorgleitbahn der Kondylen auf dem Tuberculum articulare) und einer parallel zur Kau- bzw. Camper-Ebene liegenden Horizontalen auf der Messkarte gebildet wird, beschreibt das Ausmaß der sagittalen Kondylenbahnneigung. Die Winkel werden mit Hilfe eines Winkelmessers ermittelt. Werden auf einer Seite verschiedene Werte gemessen, so wird der Mittelwert aus allen Messungen gebildet. Der ermittelte Wert wird notiert. Er wird seitlich am Condylator eingestellt und mit Hilfe der unterhalb der Kondylarkörperschraube befindlichen Feststellschraube fixiert. (Fand die Registrierung unter erhöhter Vertikaldistanz statt [z. B. bei einer Nachregistrierung], so werden pro Millimeter Sperrung im inzisalen Bereich 0,5° zum errechneten Kondylenbahnneigungswinkel addiert.) Die Kondylenbahnneigung ist wichtig, um für jeden Einzelfall die Steilheit der Höcker festlegen zu können, damit bei Seitschubbewegungen Balance-Kontakte erzielt werden.

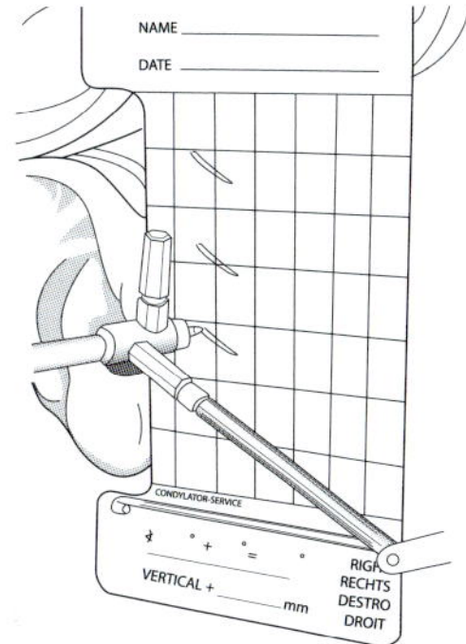


Abb. 41-24 Aufzeichnung der sagittalen Kondylenbahnneigung bei Protrusionsbewegungen. Für jede Aufzeichnung wird die Registrierkarte etwas in vertikaler Richtung verschoben.

## 41.8.5 Einartikulieren des Unterkiefermodells

Im Anschluss daran kann das Unterkiefer-Meistermodell gelenkbezüglich einartikuliert werden. Zunächst wird das Unterkiefer-Meistermodell an die Unterkiefer-Registrierschablone festgewachst und über die Gabeln der Übertragungsplatte mit dem Gesichtsbogen verbunden. Zur Positionierung in den Condylator wird der Gesichtsbogen auf das zugehörige Montagestativ geschoben. Da die Orientierungsstäbe des Gesichtsbogens (Parallelen zur Okklusionsebene) parallel zur

Tischebene liegen, befindet sich auch der Unterkiefer-Wachswall parallel zur Okklusionsebene. Die auf dem Wachswall eingezeichnete Mittellinie muss sich genau in der Artikulatormitte, der Stützstift im Zentrum des Auflagetellers (Stützstiftführungsteller) befinden. Durch die gelenkbezügliche Montage wird sichergestellt, dass eine geringe Änderung der vertikalen Dimension nicht zu klinisch relevanten Fehlern in der Okklusion führt. Wenn die Schreibspitzen des Gesichtbogens rechts und links nicht genau auf die Scharnierachse des Artikulators zeigen, wird eine gedachte Artikulatorachse ausgemittelt; das bedeutet, dass sie um denselben Betrag, wie die Schreibspitze auf der einen Artikulator-Seite höher liegt, auf der anderen Seite tiefer sein muss. Gleiches gilt für die sagittale Richtung (hinten-vorn). Der Gesichtsbogen wird also letzlich so positioniert, dass nicht die Anzeigenspitzen verändert werden, sondern der gesamte Gesichtsbogen zum Condylator gemittelt wird. Der vordere Artikulatorbügel sowie die seitlichen Orientierungsstäbe bzw. die Registrierplatten verlaufen dabei immer parallel zur Tischebene.

### 41.8.6 Horizontale Kieferrelationsbestimmung

Ziel der horizontalen Kieferrelationsbestimmung ist nach *Gerber* (1964) eine gelenkbezüglich zentrierte Lage des Unterkiefers. Dabei sollen in habitueller Interkuspidation (bei maximalem Zahnkontakt) und bei aufrechter Kopfhaltung die Scheitelpunkte beider Kondylen im Zenit der Gelenkgruben, d. h. an deren höchsten Stellen, im Zentrum, stehen (sog. zentrale Relation), wobei im Gelenk weder eine Kompression (Stauchung) noch eine Distraktion (Dehnung) vorliegen darf.

Die Registrierung erfolgt beim Vorgehen nach *Gerber*, wie erstmals von *McGrane* 1946 angegeben, mit Hilfe der intraoralen Stützstiftmethode, bei der durch den Oberkiefer-Stützstift auf der im Unterkiefer befindlichen Registrierplatte eine intraorale Pfeilwinkelregistrierung ausgeführt wird. Der Unterkiefer erfährt dabei eine Dreipunktabstützung: Zwei Abstützungspunkte befinden sich im Kiefergelenk (Kondylen) und einer (Stützstift) auf der Registrierplatte.

Die Registrierplatte wird mit einem Wachsmal- oder Fettstift flächig eingefärbt. Damit sind die Voraussetzungen erfüllt, dass eine Registrierung der Bahnen aufgezeichnet wird, die der Unterkiefer unter Kontakt der Oberkiefer-Schreibspitze mit der Unterkiefer-Registrierplatte in horizontaler Richtung ausführen soll. Die vom Patienten ausgeführten Bewegungen sind: Protrusion, Retrusion, Seitschub nach links, Retrusion, Seitschub nach rechts und Retrusion. Die entsprechenden Befehle an den Patienten lauten: „vor", „ganz zurück", „links", „ganz zurück", „rechts", „ganz zurück". Durch die erhaltene Bewegungsbahn bekommt man einen Eindruck von den Grenzbewegungen des Unterkiefers bzw. man erkennt Limitationen der Kondylenbeweglichkeit. Bei größeren Einschränkungen der Unterkieferbeweglichkeit sollten die zugrunde liegenden Faktoren eruiert und vor Anfertigung der Totalprothesen eine funktionelle Vorbehandlung eingeleitet werden (vgl. Kap. 10 bis 12).

Es empfiehlt sich, die Bewegungen, die der Patient aufrecht sitzend oder stehend (Kopf nicht angelehnt) ausführt, zunächst „trocken" zu üben und erst dann die Registrierschablonen einzugliedern. Anschließend erfolgen die Unterkieferbewegungen unter Kontakt des Stützstifts mit der Schreibplatte. Eine manuelle Führung durch den Behandler findet nicht statt. Wichtig ist, dass sich die Basisplatten während der Aufzeichnung nicht bewegen. Sofern keine deutlichen Bewegungseinschränkungen vorliegen, entsteht aufgrund der Bewegungsbahnen ein Pfeil

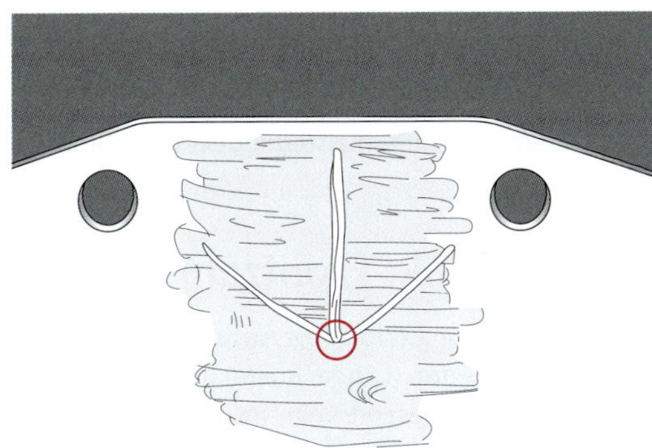

**Abb. 41-25** Aufzeichnung des gotischen Bogens. Die markierte Pfeilspitze entspricht dem sogenannten „CBP" (siehe Text).

(sog. „gotischer Bogen"), dessen Spitze durch Verlängerung der Pfeilschenkel nach lateral an den Seiten der Registrierplatte markiert wird (Abb. 41-25). Da sich der Stützstift im Oberkiefer befindet, liegt die Pfeilspitze, die der vom Patienten selbst ausführbaren am weitesten retral und kranial befindlichen Unterkieferposition (RKP) entspricht, auf der Unterkieferschreibplatte am meisten anterior (sog. „central bearing point" CBP). Wären der Stift im Unterkiefer und die Platte im Oberkiefer, so läge die Pfeilspitze am weitesten posterior. Es werden mehrere Aufzeichnungen gemacht und kontrolliert, ob sie mit den zuvor erhaltenen und markierten Pfeilspitzen jeweils übereinstimmen.

Bei der Verschlüsselung sollte auch der muskelgeführte Kieferschluss Berücksichtigung finden. Zu diesem Zweck wird der Patient nach Bestimmung des intraoralen Pfeilwinkels gebeten, mehrmals in rascher Folge den Mund leicht zu öffnen und zu schließen, also reine Adduktionsbewegungen (Schließbewegungen) auszuführen. Die sich auf der Schreibplatte ergebenden Markierungen sind Ausdruck dieses muskelgeführten Kieferschlusses und geben zum einen einen Hinweis darauf, ob die Adduktionsbewegungen symmetrisch (treffen sich immer an ein und demselben Punkt) oder asymmetrisch erfolgen (beschreiben ein Trefferfeld); zum anderen deuten sie an, ob und wie weit CBP (Pfeilspitze) und Adduktionspunkt bzw. -fläche auseinander liegen.

Die Stellung des Unterkiefers zum Oberkiefer im „central bearing point" wird intraoral mit Hilfe eines vorgefertigten Lochplättchens aus Plastik fixiert, das an der Unterkiefer-Platte je nach Plättchentyp mit Klebewachs oder einer Schraube befestigt wird. Das Plättchen wird in der Regel in leicht protrusiver Position befestigt (d. h. der distale Lochrand des Plättchens liegt auf der Pfeilspitze; Abb. 41-26), damit der Patient nicht retral „gefangen ist". Die störungsfreie Retrusionsbewegung wird später ohnehin noch eingeschliffen (*Palla* und *Koeck* 2005).

Die Verschlüsselung der Registrierung erfolgt auf der rechten und linken Seite der Registrierschablonen mit Kühn-Abformgips. Dieser Gips hat den Vorteil, dass sich im Falle eines Bruchs scharfe Kanten ergeben und er daher in den im Unterkiefer-Wachswall angebrachten Orientierungskerben nach Abbinden exakt zu reponieren ist. Das Vestibulum sollte frei von Gips bleiben.

Nach Abbinden des Gipses werden die Registrierplatten möglichst im Block aus dem Mund genommen. Die Gipsschlüssel werden nur dann von der Registrierschablone entfernt, wenn die Entnahme aus dem Mund im Block nicht möglich ist. Es wird visuell überprüft, ob sich die Stützstiftspitze im Loch des Plättchens befindet bzw. ob sich das Plättchen auf der Registrierplatte eventuell verschoben hat.

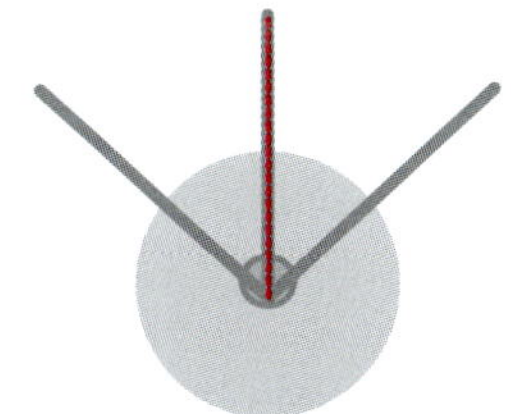

**Abb. 41-26** Befestigung des Lochplättchens mit seinem distalen Lochrand auf der Pfeilspitze.

### 41.8.7 Einartikulieren des Oberkiefermeistermodells

Mit Hilfe des Registrats und der Gipsschlüssel erfolgt nun das endgültige Einartikulieren des Oberkiefermeistermodells mit Abformgips.

## 41.9 Klinik: Frontzahnauswahl

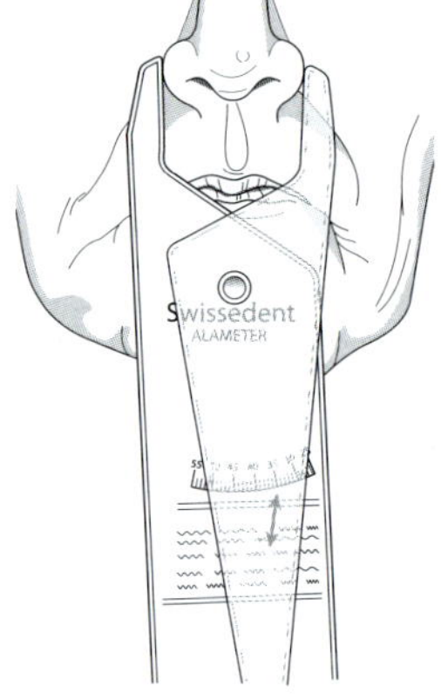

**Abb. 41-27** Anlegen des Alameters.

In derselben Sitzung erfolgt die Auswahl der Frontzähne (Physiostar NFC$^{+}$, Candulor) hinsichtlich Form (Länge, Breite) und Farbe (vgl. Kap. 16). Zur Bestimmung der auszuwählenden Gesamtbreite im Oberkiefer-Frontzahnbereich kann man auch das Alameter (Candulor, CH-Glattpark) zu Hilfe nehmen, mit dem man die breiteste Stelle der Nasenflügel (Nasenbasisbreite) misst (Abb. 41-27).

Beim Aussuchen der Zahnform und -farbe muss der Patient unbedingt miteinbezogen werden. Trifft man eine diesbezügliche Entscheidung über seinen Kopf hinweg oder gar gegen seinen Willen, so ist die Gefahr groß, dass er später den fertigen Zahnersatz nicht akzeptiert. Um einen Eindruck der Form der früheren, natürlichen Frontzähne zu bekommen, ist es günstig, wenn alte Patientenfotos zur Verfügung stehen, auf denen die eigenen Zähne gut zu sehen sind, oder wenn alte Prothesen mit einer ansprechenden Frontzahnstellung vorhanden sind. Zudem sollte dem Patienten immer angeboten werden, bei der Frontzahnauswahl (und auch später bei der Frontzahnanprobe) besonders wichtige Bezugspersonen wie Lebenspartner, Familienangehörige oder enge Freunde hinzuziehen, da diese eine wichtige Rolle für die ästhetische Akzeptanz der neuen Prothese spielen können, insbesondere wenn stärkere Veränderungen gegenüber dem bisherigen Zahnersatz gewünscht werden.

## 41.10 Modellanalyse, Frontzahnaufstellung in Wachs

Die auf dem Wachswall eingezeichneten Mittel- und Eckzahnlinien werden auf das Oberkiefermodell übertragen. Es folgt eine Analyse der intra- und interalveolären Verhältnisse. Der horizontale Kieferkammverlauf (Kieferkammprofil) wird seitlich auf den Sockel übertragen. Für diesen Zweck hat sich ein sog. Profilzirkel bewährt, dessen einer Schenkel mit einem umgebogenen Metallstab und der andere mit einer Bleistiftspitze endet (Abb. 41-28). Der Zirkel fährt den Kieferkamm entlang, wobei gleichzeitig der Metallstab dem Kamm aufliegt (Abb. 41-29).

Auf diese Weise wird der Kammverlauf seitlich am Sockel aufgezeichnet. Mit einem wasserfesten Filzstift wird die Bleistiftmarkierung anschließend nachgezogen. Zusätzlich werden die tiefste Stelle des Alveolarkamms (entspricht dem Kauzentrum; sog. kaustabile Zone) sowie der distal davon liegende Beginn des Aufstiegs des Prothesenlagers (sog. Stopplinie, hinter welcher aus statischen Gründen kein Zahn, der einen Antagonisten aufweist, platziert werden sollte) durch einen senkrechten Strich innerhalb der Profilverlaufslinie kenntlich gemacht. Unter prothetischen Gesichtspunkten ist ein Kieferkammverlauf ideal, bei dem die Kämme in posteriorer Richtung leicht nach kaudal abfallen. Dies ist aber nur bei wenigen Patienten der Fall. Des Weiteren werden die Lage der Papilla incisiva und das Ende des zweiten Gaumenfaltenpaars durch Verlängern ihrer Lage auf den seitlichen Sockelrand markiert.

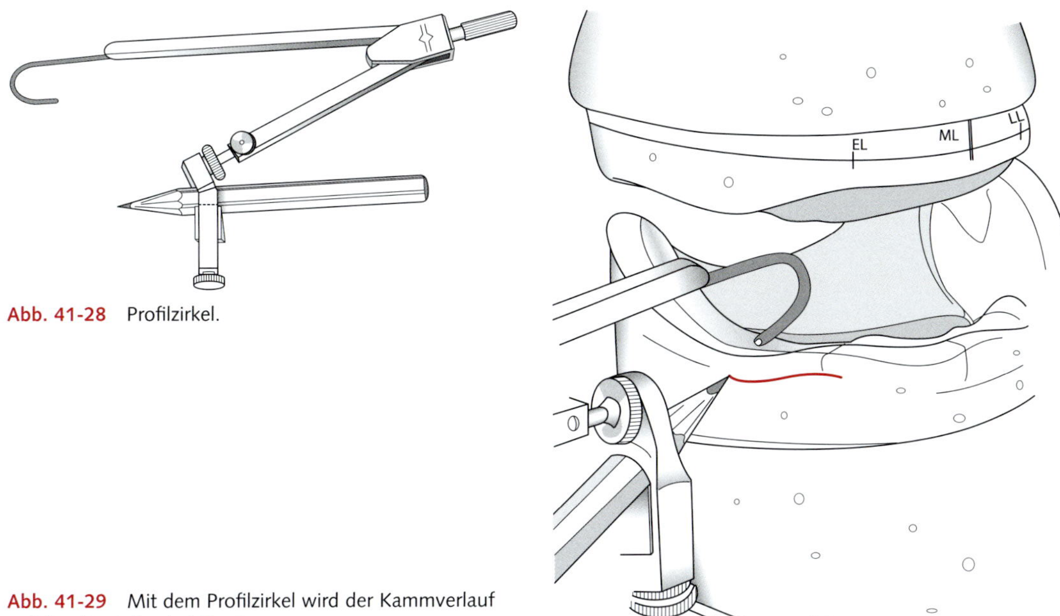


**Abb. 41-28** Profilzirkel.

**Abb. 41-29** Mit dem Profilzirkel wird der Kammverlauf auf den Modellsockel übertragen.

Die Aufstellung der Frontzähne in Wachs erfolgt nach den in Kapitel 40 beschriebenen Grundsätzen.

## 41.11 Klinik: Registratkontrolle, Anprobe der Frontzahnaufstellung

Am Patienten wird das Registrat überprüft, indem kontrolliert wird, ob im Seitenzahnbereich auf den Wachswällen angebrachte Markierungen auch in der Patientenzentrik zur Deckung kommen.

Die Frontzahnaufstellung wird bezüglich ihrer ästhetischen Wirkung und im Hinblick auf phonetische Gesichtspunkte beurteilt. Zahnform, -breite und -farbe, Zahnstellung, die Lage der Mittellinie, die Sichtbarkeit der Zähne in Ruhelage sowie der Verlauf der Schneidekanten beim Sprechen und Lachen werden kontrolliert. Bei locker geöffnetem Mund sollten die oberen mittleren Schneidezähne im Durchschnitt 1–2 mm sichtbar sein, bei alten Patienten eher etwas weniger. Wie viel vom Zahn beim Lachen zu sehen ist, ist bei jedem Menschen unterschiedlich (vgl. Kap. 17.7). Auf jeden Fall sollte darauf geachtet werden, dass die Verbindungslinie der Spitzen bzw. Kanten der Frontzähne parallel zum Oberrand der Unterlippe verläuft (positive Lachkurve). Schließlich wird noch überprüft, ob eine ausreichende Lippenstütze (Lippenfülle) vorhanden ist. Bei der anschließenden Sprechprobe, bei der der Patient gebeten wird, von 50 bis 60 zu zählen, wird die vertikale Kieferrelation kontrolliert. Dies kann auch durch Summen des Lautes „M" geschehen. Bei Aussprache der „Z"-Laute ist auf eine lispelfreie Artikulation zu achten. Dies kann zusätzlich durch Worte, die viele „Z"- oder „S"-Laute enthalten, wie z. B. „Mississippi", verifiziert werden.

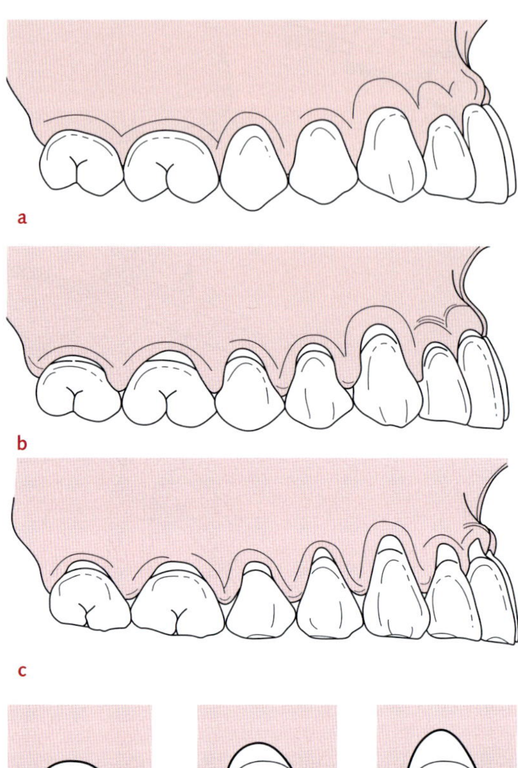


**Abb. 41-30** Individualisierte Prothesenzähne und Zahnfleischanteil für den **a** jungen, **b** mittelalten und **c** alten Menschen.

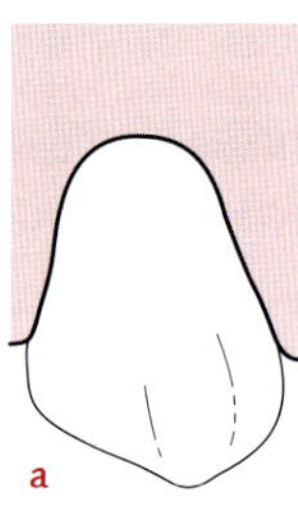


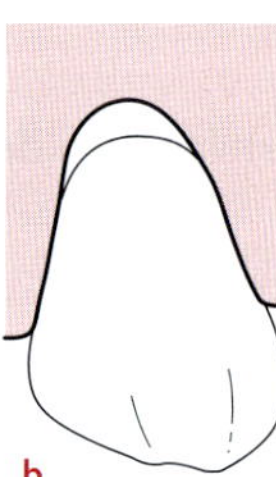


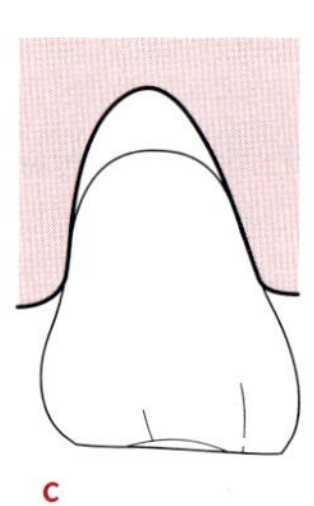


**Abb. 41-31** Altersbedingte Abrasionen des Eckzahns: **a** jung; **b** mittleres Alter; **c** fortgeschrittenes Alter. Der Verlauf der Gingiva passt sich ebenfalls dem Alter an.

## Ästhetische Aspekte der Prothesenzähne

Der Ästhetik von Totalprothesen wird oft zu wenig Beachtung geschenkt. Dies gilt sowohl im Hinblick auf die Zahnaufstellung als auch auf die Prothesenbasisgestaltung und deren Einfärbung. Ein ästhetisch ansprechendes individuelles Erscheinungsbild von Totalprothesen lässt sich nur durch zahntechnischen Mehraufwand erreichen. Einer der zentralen Faktoren ist dabei die Individualisierung von fabrikmäßig hergestellten Garniturzähnen. Fabrikzähne müssen eigentlich als Rohlinge betrachtet werden; zur Erzielung eines optimalen ästhetischen Ergebnisses sind sie daher entsprechend dem Alter des Patienten umzuarbeiten (Abb. 41-30). Dies kann bereits durch kleinere Schleifkorrekturen an der Schneidekante bzw. Eckzahnspitze zur Darstellung von Abrasionen bzw. Attritionen erfolgen (Abb. 41-31). In nicht wenigen Fällen bringt jedoch erst das Rekonturieren der Prothesenzähne eine für den Patienten positive Veränderung der Zähne.

Das schrittweise Rekonturieren von Prothesenzähnen kann wie folgt durchgeführt werden:

- Rekonturierung mit feinen Fräsen
- Gestaltung der Oberflächentextur

- Vorpolitur mit dem Silikonpolierer
- Schaffung des Oberflächenglanzes mit einem Filzkegel und Bimsbrei und anschließender Feinstpolitur

## 41.12 Labor: Seitenzahnaufstellung in Wachs, Ausmodellieren der Wachsaufstellung

Das Aufstellen der Seitenzähne erfolgt nach den in Kapitel 40 angegebenen Prinzipien. Anschließend erfolgt nochmals eine Kontrolle, ob alle Zähne ausreichende Okklusionskontakte aufweisen und richtig positioniert sind. Danach werden Protrusion und Laterotrusion überprüft.

Beim Ausmodellieren der Totalprothese wird wie folgt vorgegangen:

- Ausschwemmen der Interdentalpapillen mit Wachs
- Gestaltung konvex verlaufender Interdentalpapillen (s. auch Kap. 41.12.1)
- Eine individuelle, dem Alter des Patienten entsprechende Gingivamodellation ist wünschenswert. So sollten bei älteren Patienten, gemäß dem natürlichen Vorbild, die Zahnhälse mehr sichtbar sein, als dies in jugendlichen Jahren der Fall ist, wobei lokal auch Effekte wie Rezessionen eingearbeitet werden können (vgl. auch Kap. 41.12.1) (Abb. 41-32). Auf eine korrekte Gestaltung des Sulkusbereichs ist zu achten (Abb. 41-33).
- Anpassen der Wachsmodellation bis an die Ah-Linie
- Einarbeiten von Juga alveolaria
- Einarbeiten anteriorer Lippenschilder mit betont konkaven Auflageflächen für den M. orbicularis oris. Das Lippenschild im Oberkiefer endet nach okklusal verlaufend zwischen den beiden Prämolaren, das Lippenschild im Unterkiefer endet, ebenfalls nach okklusal verlaufend, beim ersten Prämolaren.
- Gestalten von vestibulären Randwülsten für den M. buccinator
- Einarbeiten tiefer funktionsgerichteter Passagen für die Wangenbändchen
- Ausarbeiten und Glätten der Wachsoberfläche mit einem Le-Cron-Instrument. Entfernen sämtlicher Wachsüberschüsse am Funktionsrand und den Zahnhälsen. Nachfahren des Sulcus gingivalis mit Le-Cron-Instrument.

### Ästhetische Aspekte: Prothesenbasis

Eine Individualisierung der Prothesenbasis bezieht sich auf ihre Form und Farbe. Hinsichtlich der Form gelingt es häufig, durch die Nachahmung von z. B. Rezessionen im Marginalbereich und die Gestaltung eines neuen Gingivaprofils die Mundverhältnisse eines natürlich Bezahnten zu simulieren. So wird bei zunehmendem Alter die Interdentalpapille kürzer und später zusätzlich breiter (Abb. 41-32). Der Einsatz von Intensivfarben für die farbliche Charakterisierung des Prothesenbasiskunststoffs erlaubt darüber hinaus, die Farbe der natürlichen Gingiva besser nachzuempfinden, als dies in einer nichteingefärbten „Standardversion" der Fall ist. Die Intensivfarben als Polymerisat (z. B. Aesthetic Color Set, Candulor, D-Rielasingen) werden mit Hilfe der Streutechnik in die Küvette eingebracht. Dafür ist es wichtig, dass die Küvette geöffnet und das Basismaterial über die gestreuten Intensivmaterialien gestopft werden kann. Diese Technik kann nicht beim Injektionsverfahren angewendet werden, da sonst die gestreute Schichtung zerstört werden würde.

Als zweite Vorgehensweise kann die komplett fertiggestellte Prothese nachträglich mit einem lichthärtenden Komposit (Ceramare, Gum color full set, Shofu, D-Ratingen) beschichtet bzw. ergänzt werden. Dieses Vorgehen macht besonders

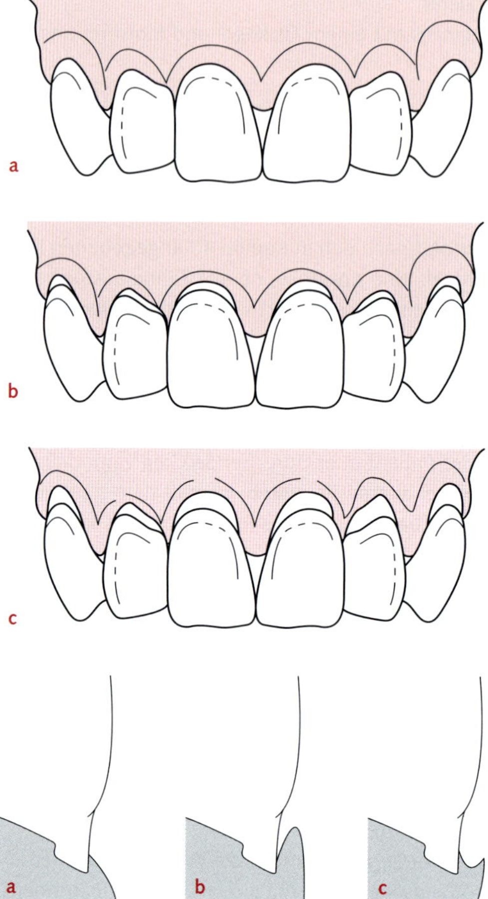


**Abb. 41-32** Dem Alter entsprechende Gestaltung der Gingiva und der Interdentalpapillen: **a** jung, **b** mittleres Alter, **c** fortgeschrittenes Alter.

**Abb. 41-33** Sulkusbereich bei Totalprothesen: **a** korrekte Gestaltung; **b** und **c** falsche Gestaltung.

bei Implantatarbeiten Sinn, da hierbei oft nicht in einer Küvette gearbeitet werden kann.

Durch auf diese Weise individuell gestaltete Zähne und Gingivaanteile fällt es dem Betrachter schwer, den Unterschied zwischen einer natürlichen Bezahnung und Prothesenzähnen zu bemerken. Dadurch kann oftmals das Selbstbewusstsein des Patienten erhöht werden.

Ein erfolgreiches Konzept für die individuelle Gestaltung von Totalprothesen stammt von *Frush* und *Fisher* (1958) und wird in der heutigen Zeit mit modernen Materialien in ihrer natürlich erscheinenden Wirkung vollendet (*Bossart* 2014, *Palla* 2000).

Allerdings sollte das Geschlecht des Patienten nicht mehr als Kriterium bei der Auswahl bzw. Individualisierung der Zahnformen im Sinne von „maskulin" bzw. „feminin" verwendet werden, da dies wissenschaftlich nicht haltbar ist (*Wolfart* et al. 2004, *Wolfart* et al. 2014). Natürliche Zahnformen von Männern und Frauen unterscheiden sich nämlich nicht!

## 41.13 Klinik: Gesamtanprobe in Wachs

Am Patienten erfolgt anschließend die Wachsanprobe der Prothesen. Zunächst wird im Oberkiefer überprüft, ob der Ventilrand und die dorsale Ausdehnung bis zur Ah-Linie (Nasenblasversuch: Wenn der Patient versucht, Luft durch die zugehaltene Nase zu blasen, darf sich die Oberkieferprothese nicht lösen) so gestaltet ist, dass ein Saugeffekt zustande kommt. Lippen- und Wangenstütze sollen vorhanden, Lippen- und Wangenbändchen korrekt eingearbeitet sein. Auch die Seitenzähne müssen Wangenkontakt aufweisen. Es wird ferner beurteilt, ob sich die Prothese in ihrem Gesamtbild in die jeweiligen patientenspezifischen Gegebenheiten einfügt. Die Sichtbarkeit der Zähne beim Lächeln wird ebenso überprüft wie das Vorhandensein eines Bukkalkorridors. Schließlich wird die Okklusion (nur statische Okklusion, da Zähne noch im Wachs stehen) kontrolliert. Der Unterkiefer des Patienten muss beim Mundschluss direkt, d. h. ohne Vorkontakte und Abgleitbewegungen, in die zentrische Position gelangen können.

Die Okklusionskontakte müssen gleichmäßig sein. In einen Halter eingespannte Okklusionsfolie muss in habitueller Interkuspidation im Seitenzahnbereich von den jeweiligen Antagonistenpaaren gehalten werden. Die Stabilität wird getestet, indem die Prothesen im Seitenzahnbereich mit einem Kugelstopfer punktuell axial belastet werden. Dabei darf die Prothese nicht kippen. Eine Sprechprobe beschließt die Wachsanprobe. Der Patient wird gebeten, z. B. von 50 bis 60 zu zählen. Dabei dürfen weder die Zähne in Kontakt miteinander kommen noch darf der Patient das Gefühl haben, Zungen- oder Wangenraum seien eingeengt. Nochmals wird die Gesamtästhetik beurteilt, wobei der Patient mit dem erreichten Resultat einverstanden sein muss. Am Ende der Sitzung wird intraoral im Bereich des distalen Abschlusses der Prothese die Schleimhaut hinsichtlich ihrer Geweberesilienz überprüft, um das Ausmaß der abschließenden Radierung zu bestimmen und auf das Modell übertragen zu können (entfällt, wenn bereits mit der Abformung eine dorsale Abdämmung hergestellt wurde).

Ferner wird mit einem großen Kugelstopfer die Ausdehnung und Resilienz von Torus palatinus und Papilla incisiva individuell ertastet und am Oberkiefer-Meistermodell angezeichnet. Bei nur geringer Resilienz wird später auf dem Modell eine ca. 0,3 mm dicke Zinnfolie zur Entlastung dieses Bezirks eingelegt, um ein Schaukeln der fertigen Prothese über diesen Bereich zu verhindern.

## 41.14 Labor: Einbetten, Pressen des Kunststoffs, Polymerisieren, Reokkludieren, Ausarbeiten

Vor dem Einbetten erfolgt nochmals eine Kontrolle der Wachsmodellation. Je glatter das Wachs gestaltet ist, desto weniger Zeit muss später für das Ausarbeiten in Kunststoff aufgewendet werden. Vor allem ist auf eine Ventilrandgestaltung mit Aussparungen für Zungen- und Wangenbänder, einen sauber modellierten Zahnhalsbereich, Lippenschilder sowie ein Enden der Wachsmodellation an der Ah-Linie zu achten. Anschließend werden die Prothesenränder an das Gipsmodell angewachst.

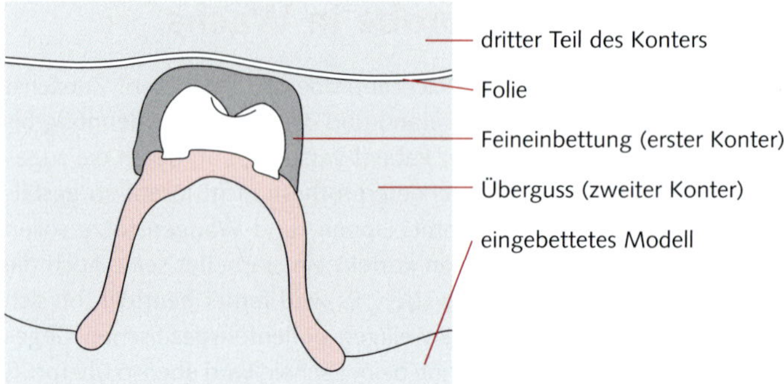


**Abb. 41-34** In der Küvette eingebettete Totalprothese (Querschnitt).

## 41.14.1 Einbetten der Wachsaufstellung

Für das Einbetten werden die Modelle mit der Wachsaufstellung aus dem Artikulator entnommen. Die Modelloberfläche, die später mit Gips in Kontakt kommt, wird mit einem Isoliermittel (Gips gegen Gips) isoliert. Dies ist notwendig, um die Modelle nach dem Kunststoff-Pressvorgang unbeschädigt ausbetten und dadurch eindeutig in den Artikulator zurücksetzen zu können.

Für Ober- und Unterkiefer wird jeweils eine Küvette bereitgestellt. Sämtliche Küvetteninnenteile werden mit Vaseline oder Silikonspray dünn gegen den Einbettgips isoliert. Die untere Küvettenhälfte wird mit sahnig angerührtem Hartgips gefüllt. Das Modell mit den aufgestellten Zähnen wird so in den Gips eingedrückt, dass die Front- und Seitenzähne überall gleich hoch sind (parallel zur Küvettenbasis). Gipsüberschüsse (vor allem an den Rändern der Küvette) werden entfernt, die Oberfläche wird glattgestrichen. Der Gips soll nur bis zum Funktionsrand der Prothese reichen. Das Oberteil der Küvette wird zwecks Höhenkontrolle aufgesetzt, um sicherzustellen, dass ein Schließen der Küvette möglich ist. Nach Abbinden des Gipses wird seine Oberfläche isoliert (Gips gegen Gips). Das Küvettenoberteil wird ohne Deckel aufgesetzt und blasenfrei mit Hartgips gefüllt (Konter). Nun wird der Deckel aufgesetzt und festgedrückt; Überschüsse werden entfernt. Ein Gipsrest wird zurückbehalten; er gibt an, wann der Gips des Konters abgebunden hat.

Um das spätere Ausbetten der Modelle und der Kunststoffprothesen zu erleichtern und Frakturen im Kunststoff zu vermeiden, ist es sinnvoll, den Konter nicht in einem Stück herzustellen, sondern in drei leicht voneinander zu trennenden Teilen. Die erste Gipsschicht wird aus Superhartgips angefertigt, der maschinell mit Vakuum angemischt wird (Feineinbettung). Diese Schicht deckt lediglich die Zähne und die Wachsmodellation bis einige Millimeter apikal des Zervikalrandes ab. Sie wird nach dem Aushärten gegen die zweite Gipsschicht isoliert. Der zweite Gipsteil des Konters (Überguss) soll die Superhartgipsschicht leicht (ca. 2 mm) abdecken. Dadurch lässt sich der orale (linguale oder palatinale) Gipsanteil beim Ausbetten leichter vom Kunststoff respektive vom Superhartgips entfernen. Diese Schicht kann dann mit einer dünnen Plastikfolie abgedeckt werden und der Rest der Küvette mit der gleichen Mischung Gips, wie sie für die zweite Schicht verwendet wurde, aufgefüllt werden (dritter Konter; Abb. 41-34).

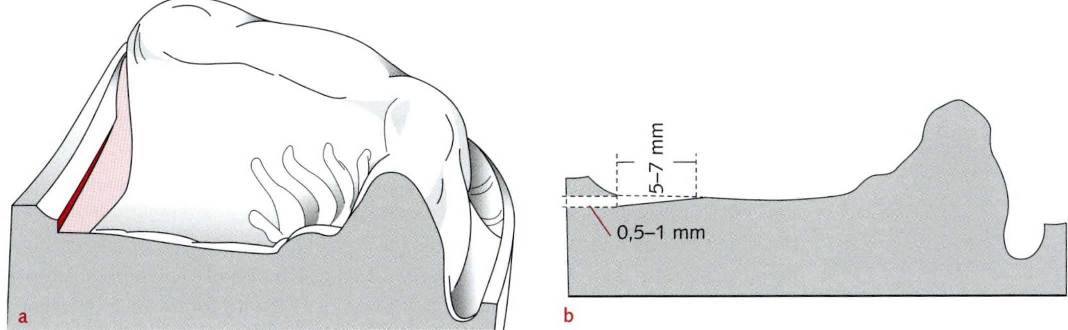


**Abb. 41-35** Radieren der Ah-Linie: **a** Aufsicht; **b** Querschnitt.

## 41.14.2 Ausbrühen und Vorbereiten der Küvette zum Kunststoffpressen

Nach dem Abbinden wird die Küvette für 4 bis 5 Minuten bei 90 °C in ein Ausbrühgerät gestellt. Beide Küvettenteile werden nun getrennt und das erweichte, flüssige Wachs entfernt. Nach Ausbrühen beider Teile (Modell und Konter mit Zähnen) wird die von allen Wachsresten befreite Gipsoberfläche auf scharfe Kanten und Überschüsse überprüft und, wenn vorhanden, werden diese mit einem Gipsmesser entfernt. Die Metallränder der Küvette werden von Gips gesäubert. In die Frontzahn-Kunststoffzähne sollten zusätzlich konische Retentionen eingeschliffen werden. Sollten sich Zähne dabei lösen, werden diese mit einem Tropfen Sekundenkleber in ihrer Negativform im Gips befestigt. Im Oberkiefer werden Papilla incisiva und Torus palatinus mit einer Zinnfolie (Durchmesser: 0,3 mm) überdeckt. Die Breite der abgedeckten Fläche entspricht den in der Klinik markierten Umrissen auf dem Modell. Ist kein Torus palatinus vorhanden, erübrigt sich eine Zinnfolie.

Schließlich wird mit einem Le-Cron-Instrument die Ah-Linie in anteroposteriorer Richtung auf einer Breite von 5 bis 7 mm und eine Tiefe von ca. 0,5 bis 1 mm radiert (Abb. 41-35). Die Radierung nimmt in ihrer Tiefe nach anterior hin ab. Die Form und Ausdehnung richten sich nach den anatomischen Gegebenheiten des Gaumens. Wurde bereits auf der Abformung eine dorsale Abdämmung hergestellt, müssen jetzt nur noch kleine Ungenauigkeiten, Falten und Rauigkeiten geglättet werden. Dabei ist darauf zu achten, dass die Radierung nicht weiter vertieft wird, da es sonst später zu Druckstellen kommen kann.

Nun erfolgt das Isolieren der Modelle und der Konterteile. Solange der Gips noch warm ist, kann ein besserer Verbund von der Alginat-Isolierung (Gips gegen Kunststoff) zum Gips erfolgen.

## 41.14.3 Kunststoffpressen

Das konventionelle Basismaterial für Prothesen ist heißpolymerisierender PMMA-Kunststoff. In letzter Zeit kommen auch Kaltpolymerisate zum Einsatz. Bei der Verarbeitung von Monomeren ist wichtig zu wissen, dass es sich hier um einen Gefahrenstoff handelt und Hautkontakt und Einatmen aus gesundheitsschädigenden Gründen vermieden werden sollten. Die Angaben des Datensicherheitsblatts der jeweils verwendeten Produkte sollten daher unbedingt beachtet werden.

Die Dosierung von Monomer und Polymer erfolgt nach Angaben des Herstellers. Dafür stehen spezielle Dosierbecher zur Verfügung. Nachdem der Kunststoff angezogen ist (er zieht keine Fäden mehr), wird der Teig im Überschuss in die offene Küvette eingelegt. Durch Zwischenlegen einer Polyäthylenfolie erfolgt zunächst ein Vorpressen (Probepressen) des Kunststoffs. Die Folie erlaubt, dass die beiden Küvettenteile wieder voneinander getrennt werden können. Die Küvette wird nach dem Probepressen geöffnet, und die Kunststoffüberschüsse (Pressfahne) werden entfernt. Nach Nachlegen von Material sollte das Probepressen wiederholt werden, um durch mangelndes Verdichten bedingte Porositäten im Kunststoff auszuschließen. Die Küvette wird danach zum zweiten Mal geöffnet und der Überschuss entfernt. Erst dann sollte das endgültige Schließen der Küvette (ohne Folie) erfolgen. Auf diese Weise wird eine durch das Pressen auftretende Bisserhöhung minimiert.

Danach wird die Küvette in einen Klemmbügel eingeschraubt und zur Polymerisation ins Wasserbad eingelegt (Herstellerangaben beachten!). Nach der Polymerisation und – bei Heißpolymerisation – dem Erkalten der Küvette auf Körpertemperatur können die Prothesen ausgebettet werden. Zunächst wird der Bügel entfernt und die Deckel der Küvetten werden abgenommen. Mit dem Gipsmesser wird die Küvette vorsichtig geöffnet. Durch vorsichtiges Klopfen mit dem Gummihammer werden die seitlichen Metallteile der Küvette vom Gips getrennt. Der um die Prothesen befindliche Gips lässt sich mit Hammer, Gipszange oder, nach dem Sägen von Sollbruchstellen, mit einem Gipsmesser entfernen. Die Prothese sollte hierbei noch auf dem Modell in Position bleiben, um ein Reokkludieren von Prothese und Modell zu erlauben. Eine einmal entfernte Prothese würde aufgrund der im Kunststoff vorhandenen Spannungen nie wieder exakt auf das Ausgangsmodell passen. Daher würde ein Entfernen vom Modell zu Ungenauigkeiten bei der Reokkludierung führen.

## 41.14.4 Reokkludieren

Nach Entfernung des Kontergipses werden die Modelle mit den darauf befindlichen Prothesen zum Reokkludieren in den Artikulator zurückgesetzt. Im Einzelnen wird wie folgt vorgegangen:

- Einschleifen der Zentrik (z. B. mit roter Okklusionsfolie) (Artikulator/Condylator in Nullstellung = zentrisch verriegelt)
- Einschleifen der Protrusion (z. B. mit schwarzer Okklusionsfolie) (Feststeller der Artikulationsgelenke beidseits gelöst und nach oben geschoben)
- Einschleifen des Seitschubs nach rechts und links (z. B. mit grüner und blauer Okklusionsfolie)
- Einschleifen der Retralbewegungen (entfällt für sequenziell geführte Prothesen) (Feststeller der Artikulatorgelenke beidseits gelöst, halb nach oben geschoben und nach vorne gekippt)

## 41.14.5 Ausarbeiten der eingeschliffenen Prothesen

Dem Einschleifen der gewählten dynamischen Okklusionsform (sequenzielle Führung oder vollbalancierte, „polyvalente“ Okklusion) folgt das Ausarbeiten des Kunststoffs. Hierzu werden Unter- und Oberkieferprothese (erstmals) vom Meistermodell entfernt und nicht wieder zurückgesetzt. Die Entfernung der Prothese ist einfach,

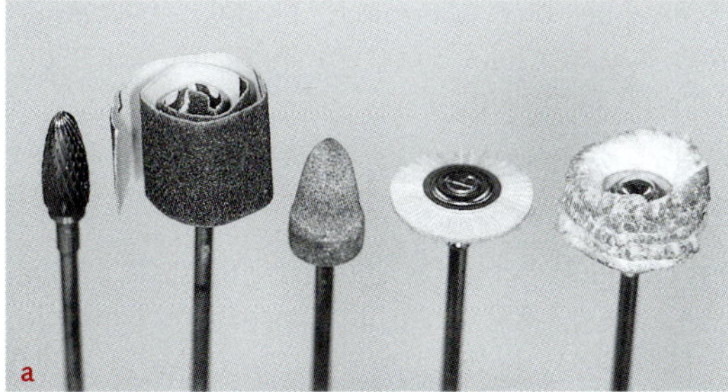
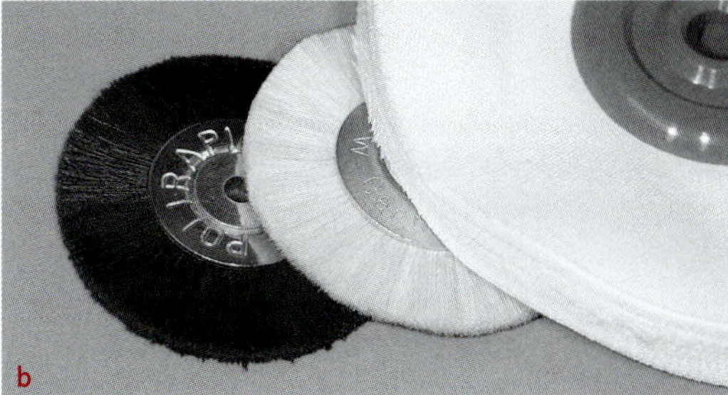

**Abb. 41-36** Instrumente für die Bearbeitung und Politur von Polymerisaten **a** im Handstück: v. l. Hartmetallfräse, Schleifpapier, Silikonpolierer, Ziegenhaarbürste, Hochglanzschwabbel; **b** am Poliermotor für große Kunststoffanteile: v. l. Chungkingbürste, Ziegenhaarbürste, Hochglanzschwabbel.

wenn ihr Rand vorsichtig mit einem zwischen Kunststoff und Meistermodell eingeführten Gipsmesser allseitig vom Modell abgehebelt wird. Wurde die Wachsmodellation sauber und mit der richtigen Kontur und Ausdehnung durchgeführt, müssen nur noch Glättungsmaßnahmen ausgeführt werden. Wichtig ist, dass der Sulkusbereich des Kunststoffs nicht durch den Einsatz von Bohrern und Fräsen aufgeraut und dadurch zu einer Plaqueretentionsrille wird. Pressfahnen werden entfernt und die Außenflächen und Ränder auf Hochglanz poliert. Die Protheseninnenflächen bleiben in der Regel unberührt. Lediglich scharfe Kanten und Kunststoffperlen werden entfernt; so werden beispielsweise die nach Entfernen der einpolymerisierten Zinnfolie fühlbaren (sichtbaren) Kanten gebrochen. Das Ausarbeiten der Bändchenpassagen erfolgt unter Berücksichtigung der funktionellen Beweglichkeit der Bändchen.

Schließlich wird der Kunststoff mit feinem Sandpapier geglättet und mit Bimssteinmehl und Schwabbel nass vorpoliert. Die Hochglanzpolitur erfolgt mit einem trockenem Schwabbel und Poliermittel. Kleine Bereiche und feine Strukturen wie Interdentalpapille, Sulkus und eingeschliffene Flächen an den Zähnen sollten in jedem Fall mit kleinen Werkzeugen im Handstück poliert werden. Die großen gleichmäßigen Bereiche der Prothesenbasis oder Teile an einer Schiene werden mit größeren Werkzeugen am Poliermotor bearbeitet. Diese Instrumente sind in der Lage, ganze Bereiche flächig einzuebnen. Feine Strukturen der Oberfläche können abpoliert werden. Besonders der Gebrauch von Bimspulver ist sehr abrasiv im Vergleich zum Einsatz von Werkzeugen mit Paste.

Folgende Instrumente werden für das Beschleifen und Polieren der fertig polymerisierten Prothesen für ein rationelles Vorgehen empfohlen (Abb. 41-36).

### Ausarbeiten und Polieren von kleinen Anteilen, wie Interdentalbereiche, mit kleinen Werkzeugen (Handstück)

- Reduzieren mit Hartmetallfräsern. Produkt: Fräse, Brasseler (D-Lemgo) # H251FEQ 104060, max. 50.000 U/min
- Vorpolieren mit Schleifpapier auf Träger. Produkt: Spezialträger, Brasseler # 318, 318 104; Schleifpapier Körnung 180, Hager&Werken (D-Duisburg) # 605 020; max. 2.000 U/min
- Vorpolieren mit Silikonwalze. Produkt: Polierer, Brasseler # 9641; 104 100, max. 10.000 U/min
- Vorpolieren mit Ziegenhaarbürste und Paste. Produkt: Ø 19 mm, Brasseler # 9638, 900 190, max. 10.000 U/min; Paste: Acrypol, Bredent (D-Senden) # 520 00170

- Hochglanzpolieren mit Schwabbel und Glanzmilch. Produkt: Mikrofaser-Schwabbel, Brasseler # 9448, 900 220, max. 5.000 U/min; Glanzmilch: Büdopolit, Büdo-Werk Dr. J. Fuchs (D-Remshalden)

Polieren von großen Teilen, wie Prothesenbasis und Schienen, am Poliermotor mit nassem Bimspulver

- Vorpolieren mit harter Bürste. Produkt: schwarze Chungking Bürste Ø 48 mm, Hatho (D-Eschbach) # 121 48, max. 2.800 U/min mit nassem Bims; Bimssteinpulver fein, Ernst Hinrichs (D-Goslar)
- Fein Vorpolieren mit Ziegenhaarbürste. Produkt: weiße Bürste Ø 48 mm, Hatho # 100 48, max. 2.800 U/min mit nassem Bimsmehl
- Hochglanz mit Flanell-Schwabbel und Glanzmilch. Produkt: Flanell Ø 100 mm, Hatho # 161 100, max. 1.400 U/min; Glanzmilch: Büdopolit

Die fertiggestellte Prothese wird vor dem Eingliedern gereinigt und in 70%igem Alkohol desinfiziert. Wurde die Polymerisation des Prothesenkunststoffs im Wasserbad durchgeführt, muss die extraorale Lagerung der Prothesen in Wasser erfolgen, um ein Austrocknen und damit einen Verzug des Kunststoffs zu vermeiden.

## 41.15 Klinik: Anprobe der fertigen Prothesen, Patienteninstruktion

Bei der Anprobe werden Prothesendimensionierung, Passgenauigkeit bzw. Halt, Funktion und Ästhetik kontrolliert. Zuvor wird die Prothese im und außerhalb des Artikulators hinsichtlich Form, Aussehen, Zahnaufstellung, Okklusionskontakten sowie eventuell vorhandener Rauigkeiten überprüft.

Die angefeuchteten Prothesen werden in den Patientenmund eingesetzt. Bezüglich ihrer Dimensionierung wird zunächst die Randlänge überprüft. Im Oberkiefer sollen die Tubera maxillae gefasst sein. Wenn Lippen und Zunge bewegt werden, dürfen sich die Prothesen nicht abheben. Sofern es bei Protrusionsbewegungen nicht zu Vorkontakten kommt, sind auch die Trigona retromolaria gefasst. Die Linea mylohyoidea wird demgegenüber nur im Falle einer erfolgten relativen Kieferkammerhöhung (Mundbodensenkung) leicht bedeckt (bis zu 2 mm). Lippen- und Wangenstütze sowie Zungen- und Wangenbandeinlagerungen werden überprüft. Die Bändchen müssen sich an die Prothese anschmiegen. In puncto Passgenauigkeit stehen der Prothesenhalt und die damit untrennbar verbundene Ausgestaltung des Ventilrands im Vordergrund.

Die Prothese muss im Oberkiefer saugen. Mit einer Silikonpaste (z. B. Fit-Checker) kann die Genauigkeit ihres Sitzes bzw. der Grad der Kongruenz zwischen Prothesenbasis und -lager („Reliefgriffigkeit") ermittelt werden. Hierbei werden die Prothesen eingesetzt und vom Behandler zentral angedrückt. Der Patient darf dabei nicht zubeißen, da sonst eventuell noch vorhandene okklusale Interferenzen eine Passungenauigkeit der Prothesen vortäuschen. Durchgedrückte Stellen werden mit Filzstift markiert und vorsichtig ausgeschliffen. In Funktion (Kaubewegungen, Sprechen, Bestreichen der Lippen mit der Zunge) darf sich die untere Prothese nicht von ihrem Lager abheben.

Anschließend wird die Statik (autonome Kaustabilität) getestet. Dieser Test erfolgt mit einem Kugelstopfer, mit dessen Hilfe man jeden Seiten- und Eckzahn axial belastet und mit der anderen Hand die Lippe auf der Gegenseite umspannt (Öffnen des Ventils). Dabei muss die Prothese lagestabil bleiben.

Die Überprüfung von Zentrik, Protrusion und Laterotrusion folgen als Nächstes. Dies kann mit Hilfe von grünem Okklu-Wachs, farbiger Okklusionsfolie und/oder Shimstock-Folie geschehen. Ein Feineinschleifen findet erst im Zuge der späteren Nachregistrierung statt. Bei der sich daran anschließenden Sprechprobe wird überprüft, ob die Zunge genügend Raum hat und die S-Laute zischfrei artikuliert werden können. Der minimale Sprechabstand wird kontrolliert. Beim Sprechen dürfen sich die Zähne nicht berühren (kein Prothesenklappern!). Den Kauakt schließlich kann man den Patienten mit einer Watterolle simulieren lassen. Auch dabei darf die Prothese nicht abhebeln.

Die Ästhetik bei Lippenschluss, in Ruhelage und beim Lächeln wird zusammen mit dem Patienten geprüft. Im Bereich der Frontzahnaufstellung wird nochmals speziell auf den Verlauf von Lachlinie, Eckzahnlinie und Inzisalkanten sowie das Vorhandensein eines Bukkalkorridors geachtet. Die dentale Komposition muss sich letztlich harmonisch in das Gesamtbild einfügen. Am wichtigsten ist natürlich, dass der Patient mit seiner neuen Prothese zufrieden ist.

Vor Entlassung des Patienten erfolgt seine Unterweisung in Handhabung und Pflege der Prothesen. Eine Eingewöhnungsphase, während der Veränderungen vor allem beim Sprechen und Kauen auftreten können, ist wie bei jeder herausnehmbaren Prothese notwendig. Nahrung soll der Patient möglichst nur im Bereich der ersten Prämolaren abbeißen. Zum Reinigen der Totalprothese soll der Patient eine Prothesenbürste und eine nicht abrasive Zahnpasta oder gewöhnliches Spülmittel verwenden und damit wenn möglich nach jeder Mahlzeit, zumindest aber jeden Abend, die Prothese reinigen. Trägt er den Zahnersatz einmal nicht, so sollte dieser in einem Becher mit Wasser gelagert werden. Darüber hinaus sollte der Patient auch die Kieferkämme, den Gaumen und die Zunge einmal täglich mit einer weichen Bürste reinigen. Noch einigermaßen funktionstüchtige alte Prothesen können als Ersatzprothesen vom Patienten aufbewahrt werden. Er soll diese in einem Behälter lagern, in den er Wasser und etwas Essigessenz gefüllt hat.

Der Patient soll nach 2 Tagen wieder zur Kontrolle erscheinen. Wichtig ist es hierbei, Druckstellen, die durch Passungenauigkeiten der Prothesenbasis bedingt sind (Perlen, durchgedrückte Abformung), von okklusionsbedingten Druckstellen zu unterscheiden. Eine Probe mit einem Fließsilikon ohne Zubeißenlassen dient dabei dem Erkennen von Passungenauigkeiten, eine anschließende Probe mit Zubeißenlassen dem Aufspüren von okklusionsbedingten Druckstellen. Nur Druckstellen, die auf Passungenauigkeiten beruhen, sollten durch Beschleifen der Prothesenbasis beseitigt werden. Okklusionsbedingte Druckstellen müssen demgegenüber durch Einschleifen bzw. Nachregistrierung und Einschleifen beseitigt werden.

Eine andere Möglichkeit zur Beseitigung von Druckstellen besteht darin, dass die Druckstelle z. B. mit Hilfe einer Zinkoxid-Eugenol-Basispaste (also nicht mit Katalysatorpaste angerührt) (z. B. Temp-Bond) intraoral markiert wird. Die trockene Prothese wird nochmals eingesetzt und anschließend wieder entfernt. Die an der Protheseninnenfläche haftende Paste gibt präzise die drückende Stelle an, die nun mit einer Fräse gezielt entfernt werden kann. Es hat sich bewährt, auf die Bereiche der Druckstellen bzw. auf die analoge Stelle in der Prothese eine heilungsfördernde und gegebenenfalls anästhesierende Salbe zu geben (z. B. Dynexan, Kreussler, D-Wiesbaden). Im Falle von Druckstellen sollte 2 Tage später eine erneute Kontrolle erfolgen.

Nach 14 Tagen, wenn sich die Prothesen optimal in das Prothesenlager eingelagert haben, findet eine intra- und extraorale Nachregistrierung statt.

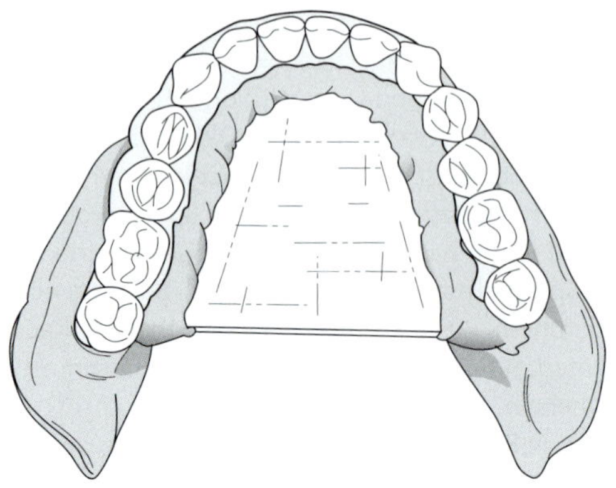

Abb. 41-37 Nachregistrierung: Fixieren der Registrierplatte im Unterkiefer.

## 41.16 Klinik: Nachregistrierung intra- und extraoral

Das Nachregistrieren dient der Optimierung der okklusalen Verhältnisse. Es wird im Prinzip so wie eine normale Registrierung durchgeführt, also mit Hilfe einer intraoralen Stützstiftregistrierung. Dazu werden der auf einer speziellen Platte befestigte Stützstift (Oberkiefer) und die Übertragungs- bzw. die Registrierplatte (Unterkiefer) mit Kerr-Masse an den Prothesen fixiert. Im Unterschied zur während der Anfertigung der Totalprothesen stattfindenden intraoralen Registrierung wird beim Nachregistrieren der Pfeilwinkel mit einer leichten Bisssperrung ermittelt.

Für die zunächst erfolgende extraorale Registrierung (Aufzeichnung der sagittalen Gelenkbahnneigung) kommt im Unterkiefer die bereits bekannte Übertragungsplatte zur Anwendung. Pro Millimeter Sperrung im inzisalen Bereich muss die Gelenkbahnneigung am Artikulator/Condylator um 0,5° steiler gestellt werden. Für die intraorale (horizontale) Nachregistrierung wird hingegen auf eine Registrierplatte zurückgegriffen, die am lingualen Kunststoff der Unterkieferprothese mit Kerr-Masse oder Klebewachs befestigt wird. Sie erlaubt, die Bisssperrung geringer zu halten als bei Verwendung einer Übertragungsplatte, die ja auf den Kauflächen befestigt wird (Abb. 41-37). Der Pfeilwinkel wird wie bekannt aufgezeichnet, und der Oberkieferstützstift wird mit Hilfe des Plastikplättchens im Bereich der Pfeilspitze fixiert. Das Verschlüsseln erfolgt seitlich mit Abformgips. Ober- und Unterkieferprothese werden dann möglichst im Block aus dem Mund genommen. Beim Öffnen des Mundes löst sich die untere Prothese vom Unterkiefer, anschließend lässt sich der Block vom Oberkiefer lösen und durch Rotieren aus dem Mund entnehmen.

## 41.17 Labor: Remontage, Einschleifen

Die im Anschluss an die Nachregistrierung erfolgende Montage der Prothese in den Artikulator wird als Remontage (= sekundäres Remontieren) bezeichnet.

Nach dem Ausblocken von untersichgehenden Stellen der Prothesenbasis mit Wachs oder Knetsilikon und Isolation der Protheseninnenseiten mit Vaselineöl gegen den Gips werden die Prothesen zunächst mit Hartgips gesockelt. Wenn möglich, sollte das Sockeln schon vor der Nachregistrierung der Prothesen durchgeführt werden. Dies hat den Vorteil, dass nach der Nachregistrierung die Prothesen sofort im Block montiert werden können, ohne dass Ungenauigkeiten auftreten, die durch das Entfernen und erneute Zusammensetzen der Gipsschlüssel entstehen können. Das Remontagemodell muss nicht aus dem Artikulator entfernbar sein (kein Split-Cast).

Die Reihenfolge des Vorgehens ist: Sockeln der Modelle, extraorale Nachregistrierung, Montage des Modells mit Gesichtsbogen, intraorale Nachregistrierung, Montage des Gegenkiefers.

Vor dem Abbinden des Gipses müssen die Prothesenränder vollständig von Gips befreit werden. Nach dem Aushärten des Gipses werden die Prothesen vom Modell genommen und von Gipsresten gereinigt. Auf dem Modell müssen sie einen sicheren Sitz aufweisen. Zum Einartikulieren sollen die Spitzen des in das Montagestativ eingespannten Gerber-Gesichtbogens auf die Scharnierachse des Artikulators zeigen. Es findet also eine achsengerechte Übertragung der Patientensituation in den Artikulator statt – im Gegensatz zum Vorgehen bei der Herstellung einer Totalprothese, bei der eine Einmittung der Gesichtsbogenspitzen erfolgt, weil hierbei die Übertragung der Schädelebenen im Vordergrund steht (*Geering* und *Kundert* 1992).

Nach dem Eingipsen der unteren Prothese wird der Gesichtsbogen entfernt. Mit Hilfe der intraoral angefertigten Gipsschlüssel wird die obere Totalprothese zur unteren in Beziehung gesetzt und ebenfalls einartikuliert. Nach Abbinden des Gipses werden die Gipsschlüssel entfernt und das Oberkieferteil bis zum ersten Kontakt (Frühkontakt) mit der Unterkieferprothese abgesenkt. Vorliegende Diskrepanzen im okklusalen Bereich können je nach Ausmaß entweder durch Einschleifmaßen beseitigt oder müssen durch Heraustrennen, Neuaufstellen und Anpolymerisation der Zähne korrigiert werden.

## 41.18 Nachsorge, Unterfütterung

Das Nachsorgeintervall wird im Regelfall auf 6 Monate festgelegt. Folgendes Vorgehen wird empfohlen:

- aktuelle Anamnese
- Befund
  - extra- und intraorale Befundaufnahme
  - Inspektion der Prothese außerhalb des Mundes
    - Hygienezustand
    - Prothesenbasis: Risse, Frakturen
    - Abrasionszustand (evtl. durch Pflege mit zu aggressiven Mitteln bedingt)
    - Verfärbungen
    - Zahnreihen: Frakturen, Schliffflächen
  - Überprüfung der Prothesen im Mund
    - Passgenauigkeit (mit Kugelstopfer; Silikonpaste)
    - Okklusion
    - Bisshöhe

Auf Prothesen vorhandener Zahnstein lässt sich gut mittels Kalkentferner auf Wasserstoffbasis entfernen. Bei ungenügender Prothesenhygiene muss der Patient nochmals über die Wichtigkeit der Reinigung aufgeklärt und reinstruiert werden.

Falls aufgrund einer stärkeren Kammresorption eine Unterfütterung notwendig wird, geschieht diese im Prinzip wie die mit einem individuellen Löffel ausgeführte definitive Abformung.

Allerdings gibt es einige Besonderheiten zu beachten: Unterschnitte in der Prothese – die hier im Sinne eines individuellen Löffels fungieren – werden vor der Abformung eliminiert. Im Oberkiefer wird die dorsale Radierung weggeschliffen und der dorsale Rand um ca. 5 mm mit *Kerr*-Masse verlängert. Im Unterkiefer wird der Rand im gesamten Sublingualbereich bis hin zur Linea mylohyoidea verlängert.

Es besteht die Möglichkeit, die Unterfütterung mit oder ohne Okklusion der Zahnreihen durchzuführen. Die Entscheidung darüber hängt davon ab, ob aufgrund starker Abrasionen der Zähne oder allgemein wegen deutlichem Verlust an vertikaler Höhe eine Korrektur der Okklusion erforderlich ist oder nicht. Muss die Okklusion deutlich korrigiert werden, so erfolgt die Unterfütterungsabformung ohne Okklusion der Zahnreihen. Ist die Okklusion insgesamt akzeptabel, erfolgt die Unterfütterungsabformung, während der Patient die Okklusionsstellung einnimmt.

Nach erfolgter Abformung mit Zinkoxid-Eugenol-Paste wird die Ah-Linie intraoral markiert und die Oberkiefer-Prothese kurz reponiert, damit sich die Begrenzung des harten Gaumens in der Abformung und im Gipsmodell wiederfindet. Die Prothese wird mit Hartgips ausgegossen und gesockelt. Die Unterfütterung selbst erfolgt mit Kaltpolymerisat, das in der Küvette gepresst wird.

In Tabelle 41-1 und 41-2 sind die klinischen und labortechnischen Schritte bei der konventionellen Herstellung von Totalprothesen nochmals zusammengefasst.

**Tab. 41-1** Klinischer und labortechnischer Behandlungsablauf bei konventioneller Anfertigung von Totalprothesen mit sequenzieller Führung.

| Klinik | Labor |
|---|---|
| *Anamnese, Befund,* Diagnose, Aufklärung, Planung, Implantate? Vestibulumplastik? Schlotterkammexzision? Sind Fotos aus der frühen Erwachsenenzeit (natürliche Bezahnung) vorhanden? Instruktion: Mund- und Prothesenhygiene, Konditionierung des Prothesenlagers (Unterfütterung?) | |
| *Prothetische Phase:* Situationsabformung OK/UK (Schreinemakers-Löffel, Alginat); im OK intraoral Ah-Linie markieren und OK-Abformung reponieren | |
| | Herstellen von Situationsmodellen (Hartgips) und individuellen Löffeln aus lichthärtendem Kunststoff |
| Passung der individuellen Löffel überprüfen (Fit-Checker), *Kerr*-Rand-Gestaltung, modifizierte mukostatische Abformung mit ZnO-Eugenol-Paste; im OK intraoral Ah-Linie mit Fettstift markieren, Ah-Linie mit Ex3N abformen | |
| | Herstellung der OK-/UK-Meistermodelle (Hartgips), Registrierschablonen aus Kunststoff mit Wachswällen |
| vertikale Kieferrelationsbestimmung:<br>a) Ausrichten der Wachswälle: OK: parallel zur Camper-Ebene und Bipupillarlinie, Hilfslinien [Lippenschluss-, Lach-, Eckzahn- (Alameter), Mittellinie], Wangenkontakt, Lippenstütze, Länge OK-Wall = Länge OK-Schneidezähne; UK: entsprechend ausrichten, Sprechprobe<br>b) Kieferrelationsbestimmung: Ruhelage – 2 mm = habituelle Interkuspidation, verschlüsseln mit provisorischem Zement und Heftklammern; extraorale Registrierung: Anzeichnen des arbiträren Scharnierachsenpunktes am Patienten (13 mm vor Tragus-Augenwinkel-Ebene); Anlegen und Ausrichten des Gesichtsbogens | |

**Tab. 41-1** *(Fortsetzung)* Klinischer und labortechnischer Behandlungsablauf bei konventioneller Anfertigung von Totalprothesen mit sequenzieller Führung.

| | |
|---|---|
| | Einartikulieren der OK- und UK-Meistermodelle |
| Frontzahn-Auswahl und Zahnfarbbestimmung | |
| | Frontzahnaufstellung in Wachs |
| Kontrolle des Registrats, Anprobe der Frontzahnaufstellung, Kontrolle der vertikalen Relation, Sprechprobe | |
| | Seitenzahnaufstellung in Wachs mit sequenzieller Führung bei dynamischen Okklusionsbewegungen<br>Ausmodellation der Wachsaufstellung |
| Gesamtanprobe in Wachs: Form, vertikale Dimension, Bandpassagen, Lippenstütze, Wangenkontakt, Okklusion, Markieren von Ah-Linie und Torus palatinus | |
| | dorsale Abdämmung: (Nach-)Radieren der Ah-Linie, Entlastung von Papilla incisiva und Torus palatinus und Einbetten; bei Kunststoffzähnen: Retentionen. Kunststoff pressen, Reokkludieren, Ausarbeiten |
| Anprobe der fertigen Prothesen, Patienten-Instruktion über Handhabung und Reinigung; Kontrolle: nach 2 Tagen, evtl. Druckstellenentfernung | |
| *Nachsorge* | |
| Kontrolle der Prothesenpassung (evtl. Unterfütterung), Kontrolle der Mund- und Prothesenhygiene (evtl. Reinstruktion), Unterfütterungen | |

**Tab. 41-2** Klinischer und labortechnischer Behandlungsablauf bei konventioneller Anfertigung von Totalprothesen nach dem *Gerber*-Konzept.

| Klinik | Labor |
|---|---|
| *Anamnese, Befund,* Diagnose, Aufklärung, Planung, Implantate? Vestibulumplastik? Schlotterkammexzision? Sind Fotos aus der frühen Erwachsenenzeit (natürliche Bezahnung) vorhanden? Instruktion: Mund- und Prothesenhygiene, Konditionierung des Prothesenlagers (Unterfütterung?) | |
| *Prothetische Phase:* Situationsabformung, OK/UK (Schreinemakers-Löffel, Alginat); im OK intraoral Ah-Linie markieren und OK-Abformung reponieren | |
| | Herstellen von Situationsmodellen (Hartgips) und individuellen Löffeln aus lichthärtendem Kunststoff |
| Passung der individuellen Löffel überprüfen (Fit-Checker), *Kerr*-Rand-Gestaltung, modifizierte mukostatische Abformung mit ZnO-Eugenol-Paste, im OK intraoral Ah-Linie mit Fettstift markieren, Ah-Linie mit Ex3N abformen | |
| | Herstellung der OK-/UK-Meistermodelle (Hartgips), Registrierschablonen aus Kunststoff mit Wachswällen |

Tab. 41-2 *(Fortsetzung)* Klinischer und labortechnischer Behandlungsablauf bei konventioneller Anfertigung von Totalprothesen nach dem *Gerber*-Konzept.

| Klinik | Labor |
|---|---|
| vertikale Kieferrelationsbestimmung:<br>a) Ausrichten der Wachswälle: OK: parallel zur Camper-Ebene und Bipupillarlinie, Hilfslinien [Lippenschluss-, Lach-, Eckzahn- (Alameter), Mittellinie], Wangenkontakt, Lippenstütze, Länge OK-Wall = Länge OK-Schneidezähne; UK: entsprechend ausrichten, Sprechprobe<br>b) Kieferrelationsbestimmung: Ruhelage – 2 mm = habituelle Interkuspidation, verschlüsseln mit provisorischem Zement und Heftklammern | |
| | provisorisches Einartikulieren von Ober- und Unterkiefermodellen, Einbau der Registrierbehelfe im Artikulator (Condylator): Schreibplatte auf UK-Wachswall, 2. Registrierschablone im OK mit Stützstift |
| extraorale Registrierung: Anzeichnen des arbiträren Scharnierachsenpunktes am Patienten (13 mm vor Tragus-Augenwinkel-Ebene); Anlegen und Ausrichten des Gesichtsbogens; Aufzeichnen der sagittalen Kondylenbahnneigung bei Protrusion<br>horizontale Kieferrelationsbestimmung: intraorale Pfeilwinkelregistrierung mit Stützstift, Fixierung der UK-Position zum OK mit Plättchen und Klebewachs, Verschlüsselung mit Abformgips<br>Frontzahn-Auswahl und Zahnfarbbestimmung (Physiostar NFC$^+$) | |
| | Einartikulieren von UK- und OK-Meistermodell, Frontzahnaufstellung in Wachs |
| Kontrolle des Registrats, Anprobe der Frontzahnaufstellung, Kontrolle der vertikalen Relation, Sprechprobe | |
| | Seitenzahnaufstellung in Wachs (OK- und UK-Seitenzähne, Condyloform II NFC$^+$ ), Ausmodellation der Wachsaufstellung |
| Gesamtanprobe in Wachs: Form, vertikale Dimension, Bandpassagen, Lippenstütze, Wangenkontakt, Okklusion, Markieren von Ah-Linie und Torus palatinus | |
| | dorsale Abdämmung: Radieren der Ah- Linie, Entlastung von Papilla incisiva und Torus palatinus und Einbetten; ggf. Retentionen an Zähnen anbringen; Kunststoff pressen, Reokkludieren, Ausarbeiten |
| Anprobe der fertigen Prothesen; Trimmen der Ränder; Patienten-Instruktion über Handhabung und Reinigung; Kontrolle: Nach 2 Tagen, evtl. Druckstellenentfernung; nach 14 Tagen: Nachregistrierung intra- und extraoral | |
| | Remontage im Artikulator, Einschleifen |
| Anprobe der Prothesen | |
| *Nachsorge* | |
| Kontrolle der Prothesenpassung (evtl. Unterfütterung); Kontrolle der Mund- und Prothesenhygiene (evtl. Reinstruktion); Unterfütterungen | |

# 41.19 Digitalisierung der Herstellung von Totalprothesen

Wie auch bei der Herstellung von festsitzendem Zahnersatz und Gerüsten für Teilprothesen gibt es inzwischen Lösungen zur Herstellung von Totalprothesen mit Hilfe CAD/CAM-gestützter Verfahren (*Grunert* et al. 2017). Die Hauptvorteile derartig hergestellter Totalprothesen sollen in Zeit- und Kostenersparnis und verbesserter Passung der Prothesen liegen. Dieser Passungsvorteil ergibt sich, wenn die Prothesen aus auspolymerisierten Kunststoffronden gefräst werden und dadurch die Prothesenbasis keiner Polymerisationsschrumpfung mehr unterliegt. Ein weiterer Vorteil besteht in der vereinfachten Möglichkeit, eine Ersatzprothese zu fertigen.

Grundsätzlich lässt sich die Herstellung von Totalprothesen in 4 bis 5 Schritte einteilen: (1) Anatomische Abformung, (2) Funktionsabformung mit individuellen Löffeln, (3) Registrierung der vertikalen und horizontalen Kieferrelation, (4) Einprobe(n) und (5) Eingliederung der hergestellten Prothesen.

Die Prothesen-Herstellung mit Hilfe von CAD/CAM-Verfahren zielt bei allen Anbietern darauf ab, die Anzahl der benötigten Sitzungen zu reduzieren. Einige Verfahren trennen in anatomische Abformung (1) und Funktionsabformung (2). Andere beginnen mit der Funktionsabformung (2). Um dies zu ermöglichen, wird bei diesen Verfahren auf konfektionierte Abformlöffel zurückgegriffen. Diese werden adaptiert (thermoplastisch) und/oder modifiziert (Silikone; siehe auch 41.4.1.) und dann für die Funktionsabformung in der ersten Sitzung (1) verwendet. Die Herstellung der Funktionsabformung erfolgt aktuell bei allen Systemen mit herkömmlichen Elastomerabformungen, die sekundär eingescannt werden (z. B. Avadent, Global Dental Science, NL-Tilburg; Digital Denture, Ivoclar, FL-Schaan; Baltic Denture, Merz Dental, D-Lüthenburg; Pala Digital Denture, Kulzer). In dieser Sitzung erfolgt meist auch eine Registrierung der Kieferrelation. Dazu werden beispielsweise die für die Funktionsabformung verwendeten Löffel verwendet und miteinander verbunden. Die eigentliche Feststellung von vertikaler und horizontaler Relation erfolgt mit einem Zentrikregistrat, die der horizontalen Kieferrelation optional mittels Stützstift. Für eine Festlegung von Zahngrößen und Hilfslinien (Mittellinie, Okklusionsebene) werden bei einigen Systemen „Probeschablonen" mitgeliefert und verwendet (Avadent).

Die digitale Herstellung von Totalprothesen unterliegt zum Zeitpunkt der Bearbeitung der vorliegenden Auflage einer hohen Dynamik. Dies führt neben dem Wechsel von Systemen von einem Hersteller zum nächsten (bei Übernahmen) auch zur Aufgabe und zum Verschwinden entsprechender Technologien.

## Literatur

Bossart M.: Funktion und Ästhetik. Rehabilitation des Unbezahnten nach der Original-Gerber-Methode. Quintessenz, Berlin 2014.

Frush J.P., Fisher R.D.: The dynastetic interpretation of the dentogenic concept. J Prosthet Dent 1958;8:558-581.

Geering A.H., Kundert M.: Total- und Hyvridprothetik. 2. Aufl. Thieme, Stuttgart 1992.

Gerber A.: Ästhetik, Okklusion und Artikulation der totalen Prothese. Z Stomatol 1964;61: 46-54.

Grunert I.: Eckzahngeführte Zahnaufstellung in der Totalprothetik. Einfach, reproduzierbar und in der täglichen Praxis bewährt. Quintessenz Zahntech 2008;34:966-975.

Grunert I., Crepaz M.: Totalprothetik, ästhetisch – funktionell – individuell. Quintessenz, Berlin 2003.

Grunert I., Klaunzer F., Ruech L., Steinmaßl P.-A.: Ein Vergleich aktueller Systeme zur digitalen Herstellung von Totalprothesen. Quintessenz 2017;68:151-163.

Horn R., Stuck J.: Zahnaufstellung in der Totalprothetik. 2. Aufl. Quintessenz, Berlin 1987.

Lehmann G.: Die totale Prothese nach der Methode von Professor Dr. A. Gerber. Dent Labor 1982;30:1575-1591.

McGrane H.F.: Basic principles of the McGrane full denture procedure for office phase. Selbstverlag, 1946.

Palla S.: Ästhetik in der Totalprothetik. Quintessenz 1995;51:905-919.

Palla S.: Bestimmuing der Kieferrelation. In: Koeck B. (Hrsg.): Totalprothesen. 4. Aufl. Urban & Fischer, München 2005:96-148.

Wolfart S., Menzel H., Kern M.: Inability to relate tooth forms to face shape and gender. Eur J Oral Sci 2004;112:471-476.

Wolfart S., Lawrenz B., Schley J.S., Kern M., Springer I.: Composite images of upper front teeth-judgment of attractiveness and gender-specific correlation. J Esthet Restor Dent 2014;26:394-402.

# 42 Einführung in die dentale Implantologie

## 42.1 Einleitung

### 42.1.1 Was ist ein dentales Implantat?

Unter dentalen Implantaten versteht man alloplastische, meist schraubenförmige Materialien, die direkt in den Kieferknochen als künstliche Pfeiler eingesetzt werden, um darauf Zahnersatz zu befestigen bzw. abzustützen. Diese sogenannten enossalen Implantate gelten heute als Implantate der Wahl, da mit ihnen – unter bestimmten Voraussetzungen – eine sog. Osseointegration des Implantates erreicht werden kann. Unter diesem Begriff versteht man einen im lichtmikroskopischen Bereich sichtbaren direkten funktionellen und strukturellen Verbund zwischen dem organisierten, lebenden Knochengewebe und der Oberfläche eines belasteten Implantates (*Brånemark* et al. 1985).

Sie können als Sofortimplantate, verzögerte Implantate (4 bis 6 Wochen nach Zahnverlust) oder Spätimplantate (Insertion erst nach Verknöcherung der Alveolen) gesetzt werden und als Halteelemente für abnehmbaren Zahnersatz oder als Pfeiler für festsitzende Kronen und Brücken dienen.

Dentale Implantate bestehen heutzutage entweder aus Titan oder Zirkonoxidkeramik und weisen unterschiedliche Oberflächenstrukturen auf (siehe Kap. 43). In der Regel sind die Implantate **zweiteilig** und bestehen aus einem Implantatkörper und einem mit Halteschraube verbundenen Aufbau (Abutment oder Pfosten; Abb. 42-1). Über das eingeschraubte Abutment kann festsitzender Zahnersatz durch Verschraubung bzw. Zementierung verankert werden. Abnehmbarer Zahnersatz wird über spezielle Retentionselemente auf dem Implantat abgestützt. Vor allem im Bereich der Zirkonoxidkeramikimplantate gibt es auch **einteilige** Implantate. Dabei wird der in die Mundhöhle ragende Anteil des Implantates individuell durch den Zahnarzt beschliffen und darauf anschließend festsitzender Zahnersatz verankert.

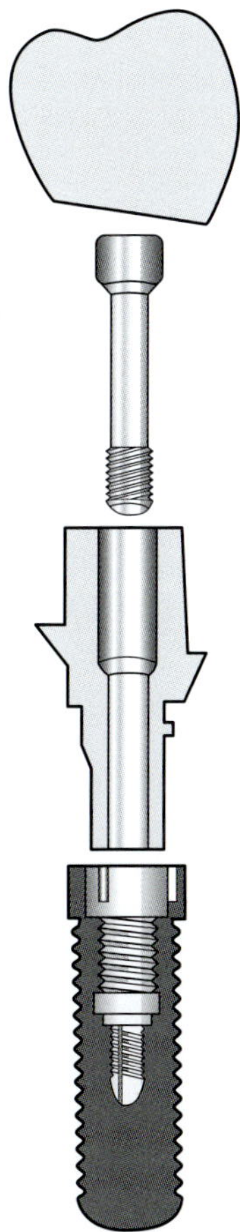

Abb. 42-1 Beispielhafter Aufbau eines Implantates, bestehend aus Implantat, Implantatpfosten (Abutment) und Halteschraube.

Im Gegensatz zu den meisten medizinischen Implantaten (z. B. Herzklappen oder Hüftgelenkprothesen) sind die dentalen Implantate nicht allseitig von lebendem Gewebe umgeben, sondern perforieren mit ihren Abutments die Schleimhaut und stehen somit permanent mit der keimbesiedelten Mundhöhle in Verbindung (sog. offene Implantate). Dadurch erhöhen sich die Risiken für Infektionen und eine mangelhafte Osseointegration und es entstehen zusätzliche Anforderungen an eine dauerhafte Nachsorge.

Als Sonderformen gelten provisorische Implantate, die nur zur temporären Verankerung von provisorischem Zahnersatz eingesetzt werden, sowie kieferorthopädische Implantate, die zur Verankerung kieferorthopädischer Apparaturen verwendet werden.

### 42.1.2 Warum wünschen Patienten Implantate?

Grundsätzlich wünschen Patienten einen Zahnersatz, der ihren individuellen Vorstellungen von Kaukomfort, Ästhetik und finanziellem Aufwand optimal entspricht. Sie entscheiden sich für enossale Implantate nicht um der Implantate selbst willen, sondern weil sie diese als adäquates Mittel für die Erreichung ihrer Ziele ansehen. Dabei kristallisieren sich hauptsächlich drei Beweggründe heraus:

- **Vermeidung von herausnehmbarem Zahnersatz.** Patienten ohne oder mit wenigen Zähnen im Mund, bzw. bei denen eine Freiendsituation vorliegt, wünschen unbedingt eine festsitzende Versorgung. Diese Patienten, die abnehmbare Prothesen häufig kategorisch (Prothesenintoleranz) ablehnen, sind in der Regel hoch motiviert, auch umfangreichere Behandlungen, z. B. mit größeren Knochen- und Weichgewebsaugmentationen, durchführen zu lassen.
- **Erhalt natürlicher Zähne bzw. suffizienter Kronen und Brücken.** Die Patienten wünschen eine festsitzende Versorgung ihrer Zahnlücken unter Erhalt ihrer gesunden Zähne bzw. der bestehenden suffizienten Restaurationen. Sie können damit die typischen Risiken von Zahnpräparationen wie Zahnschmerzen, Vitalitätsverlust der Pulpa und parodontale Probleme mit subgingivalen Restaurationsrändern umgehen. Die Kosten und Langzeitbewährung sind häufig vergleichbar mit konventionellen festsitzenden Lösungen. Gerade bei dieser Patientengruppe kommt der Implantattherapie eine besonders wichtige Rolle im Sinne „präventiver Therapiemaßnahmen“ zu (Tertiärprophylaxe).
- **Zur Verbesserung des Halts und/oder Verkleinerung einer abnehmbaren Prothese.** Diese Patientengruppe wünscht durch die Implantate eine Verbesserung des Sitzes bzw. Halts ihrer Deck- oder Totalprothesen. Andere erhoffen sich durch die Implantatverankerung eine reduzierte Ausdehnung ihrer Prothese (z. B. Gaumenbedeckung). Bei diesen Patienten scheint der Gewinn an Lebensqualität, der durch die Implantate erzielt werden kann, am stärksten ausgeprägt zu sein.

Beim Patientengespräch ist zu berücksichtigen, dass für Patienten ein „fest sitzender Zahnersatz“, also ein sicher verankerter Zahnersatz, nicht unbedingt gleichzusetzen ist mit dem Begriff des „festsitzenden Zahnersatzes“, d. h. einer verschraubten oder zementierten Restauration. Vor allem Patienten, die über Jahrzehnte hinweg bereits herausnehmbaren Zahnersatz getragen haben, wünschen häufig nur eine festere Verankerung des abnehmbaren Zahnersatzes und nicht unbedingt festsitzenden (und von ihnen selbst nicht entfernbaren) Zahnersatz. Unabhängig davon können durch Implantate fast immer Funktion und Tragekomfort von Zahnersatz optimiert werden. Damit leisten Implantate heute einen entscheidenden Beitrag zur Verbesserung der mundgesundheitsbezogenen Lebensqualität der Patienten.

Die Flut an teilweise übertriebenen Informationen führt leider nicht selten dazu, dass Patienten unrealistische Erwartungshaltungen an die erzielbaren Ergebnisse und/oder den zeitlichen Behandlungsaufwand hegen. Es ist daher ein sehr wichtiger Bestandteil der Patientenaufklärung, die eventuelle Diskrepanz zwischen Erwartungen und tatsächlichen Möglichkeiten der implantologischen Therapie frühzeitig aufzuzeigen, um Missverständnisse, Enttäuschungen und unbefriedigende Behandlungsverläufe im Vorfeld zu vermeiden. Auch wenn verfahrenstechnisch heute sehr viel möglich ist, heißt es nicht, dass es auch immer medizinisch und finanziell sinnvoll ist.

### 42.1.3 Implantate aus zahnärztlicher Sicht

Die Entwicklungen der letzten Jahrzehnte haben auf dem Gebiet der zahnärztlichen Implantologie zu einer ständigen Erweiterung des Indikationsbereichs geführt. Erst 1982 durch die DGZMK wissenschaftlich anerkannt, beschränkte sich zunächst die Indikation für implantatgetragene Prothetik auf Fälle, die mit konventionellen Mitteln nicht befriedigend oder überhaupt nicht zu lösen waren. Über viele Jahre war der Einsatz enossaler Implantate somit vor allem auf die Verankerung von Prothesen im stark atrophierten Kiefer und auf Einzelzahnersatz im Frontzahnbereich beschränkt.

Die gemeinsame Stellungnahme der DGZMK und DGI aus dem Jahre 2005 erweiterte die Indikation für Implantate entscheidend (*Deutsche Gesellschaft für Zahn- Mund- und Kieferheilkunde* 2005). Hiernach besteht bei ausreichend vorhandenem oder aufgebautem ortsständigen Hart- und Weichgewebeangebot eine Indikation für enossale Implantate bei Patienten:

- die ohne Implantate funktionell nicht befriedigend versorgt werden können (z. B. extreme Kieferatrophie; angeborene, unfallbedingte und/oder nach Tumorresektion entstandene Defekte).
- bei denen die Implantatversorgung gegenüber der konventionellen Versorgung funktionelle und/oder strukturelle (Erhalt von Zahnsubstanz) Vorteile bietet (z. B. zahnloser Kiefer, Freiendsituation, Schaltlücke, kieferorthopädische Behandlungsmittel).
- bei denen auch durch alternative Behandlungsmaßnahmen vergleichbare funktionelle Ergebnisse nicht zu erzielen sind. Besondere lokale Befunde und auch subjektive Gründe können für eine Implantation sprechen.

Inzwischen reicht das Indikationsspektrum vom Einzelzahnersatz bis zur Rekonstruktion ganzer Zahnbögen. Die derzeit verfügbaren Langzeitstudien über implantatgetragenen Zahnersatz belegen vielfach, dass es sich bei der zahnärztlichen Implantologie um eine bewährte und wissenschaftlich abgesicherte Behandlungsmethode handelt.

Die implantatgetragene Restauration stellt heute aus zahnmedizinischer Sicht in einer Vielzahl von Fällen eine vorteilhafte Alternative zu konventionellem Zahnersatz dar. Dabei ist die Implantattherapie häufig deutlich komplexer als die Therapie mit konventionellem Zahnersatz.

Gerade die Planung umfangreicher implantatprothetischer Versorgungen stellt deutlich höhere fachliche, aber auch organisatorische Ansprüche an die Behandler. Bei konventionellem Zahnersatz richtet sich die Therapie vor allem nach den vorhandenen Gegebenheiten (Pfeilerzahl, Pfeilerlokalisation, Prothesenlager etc.), für die der Behandler keine Verantwortung trägt. Bei implantatgetragenen Restaurationen muss der prothetische Behandler die spätere prothetische Restauration und die dreidimensionale Lage der Implantate im Vorfeld präzise planen. Bei Hart- und/oder Weichgewebsdefiziten müssen chirurgische Augmentationen eingeplant werden, damit die gewünschte ästhetisch und funktionell optimale Form des Zahnersatzes möglich wird. Durch diese Komplexität erhöht sich die Verantwortung des Behandlers erheblich. Bei entsprechender Berücksichtigung aller Teilaspekte ist jedoch ein gutes Langzeitergebnis heute weitgehend vorhersagbar.

Um dem Patienten eine optimale Versorgung bieten zu können, ist eine standardisierte Koordination des Behandlungsablaufs zwischen allen Beteiligten erforderlich. Neuentwicklungen verkürzen die Einheilphase der Implantate, so dass heute bei einigen Indikationsstellungen Sofortversorgungen erwogen werden können, die den Patienten in den unmittelbaren Genuss einer implantatprothetischen Versorgung kommen lassen. Gleichzeitig kann das Provisorium schon der Austestung der definitiven Therapieform dienen. Die Verkürzung der Gesamtbehandlungszeit hat jedoch nicht die Komplexität der Behandlung verringert.

Trotz aller Fortschritte im Bereich der Implantologie ist die implantatprothetische Versorgung nicht in jedem Fall und in jeder Form das Therapiemittel der ersten Wahl. Für den Erfolg einer implantatprothetischen Behandlung ist daher die umfassende Beratung und Aufklärung des Patienten eine Grundvoraussetzung. Diese Beratung kann jedoch erst erfolgen, nachdem eine umfassende Befunderhebung des stomatognathen Systems, die Diagnosestellung sowie eine synoptische Behandlungsplanung erfolgt sind, die funktionelle, ästhetische und biomechanische Kriterien berücksichtigt. Da bei fast allen zahnmedizinischen Befunden verschiedene prothetische Lösungswege zur Verfügung stehen, entscheidet der Patient nach adäquater Aufklärung letztlich selbst, ob bzw. wie er implantatprothetisch versorgt werden will (siehe Kap. 5.5.3).

Dabei sollte nie außer Acht gelassen werden, dass zahnärztliche Prothetik millionenfach auch ohne Implantate funktioniert, Implantate in der Regel aber nicht ohne adäquate Prothetik!

## 42.2 Indikationsstellung

### 42.2.1 Differentialindikation zwischen konventionellem und implantatgetragenem Zahnersatz

Nach einer adäquaten Befunderhebung des stomatognathen Systems und Diagnosestellung muss der Patient immer auch über die differentialtherapeutischen Möglichkeiten (alternative Therapieformen) in seinem individuellen Fall aufgeklärt werden (*Groß* 2012). Die zu dokumentierende Aufklärung erfolgt entsprechend Kapitel 5.6.

Die Differentialindikation zwischen konventionellem und implantatgetragenem Zahnersatz erfordert das Abwägen der Vor- und Nachteile der Therapiemittel im individuellen Patientenfall. In der Regel weisen implantatprothetische Rekonstruktionen Vorteile hinsichtlich funktioneller und präventiver Gesichtspunkte auf. Wenn statt einer abnehmbaren Lösung durch die Implantate eine festsitzende Versorgung möglich wird, kommen auch noch Vorteile bezüglich einer verbesserten klinischen Langzeitbewährung hinzu. Nachteile sind in der Regel der höhere Behandlungs-, Zeit- und Kostenaufwand sowie die mit dem implantatchirurgischen Eingriff verbundenen operativen Risiken. Nach adäquater Aufklärung über Letztere verzichtet in der Regel ein Teil der Patienten, die zuvor Implantate wünschten, auf Implantate, selbst wenn keine eigenen finanziellen Mittel aufgebracht werden müssen (*Walton* et al. 2005).

## 42.2.2 Festsitzender implantatgetragener Zahnersatz

Auch wenn Versorgungen aus Metallkeramik in vielen Bereichen der Implantatprothetik immer noch als Goldstandard bezeichnet werden können, nehmen vollkeramische Restaurationen einen immer wichtigeren Stellenwert ein und werden deshalb in diese Betrachtung einbezogen. Eine Abwägung mit der Bewährung von konventionellen zahngetragenen Brücken (siehe Kap. 25) und Adhäsivbrücken (siehe Kap. 29) ist im Rahmen der notwendigen Differentialtherapie und einer adäquaten Patientenaufklärung notwendig.

### 42.2.2.1 Metallkeramische Versorgungen auf Implantaten

Implantatgetragener Zahnersatz ermöglicht die festsitzende Versorgung der Schaltlücke ohne die Risiken einer Zahnpräparation und die festsitzende Versorgung der Freiendsituation unter Vermeidung von herausnehmbarem Zahnersatz. In der Tabelle 42-1 werden die Überlebensraten von Einzelkronen (*Jung* et al. 2012), Brücken (*Pjetursson* et al. 2012), Verbundbrücken (*von Stein-Lausnitz* et al. 2019) und Anhängerbrücken (*Romeo* und *Storelli* 2012, *Storelli* et al. 2018) dargestellt. Vor allem die 10-Jahres-Daten zeigen, dass inzwischen bei festsitzendem implantatgetragenem Zahnersatz in der Regel nicht mehr das osseointegrierte Implantat, sondern die Restauration die höheren Komplikations- und Verlustraten aufweist. Damit limitiert heutzutage im Regelfall nicht mehr das Implantat, sondern die prothetische Rekonstruktion die Lebensdauer des Zahnersatzes.

### 42.2.2.2 Vollkeramische implantatgestützte Kronen und Brücken

Für implantatgetragene Kronen aus monolithischem Lithiumdisilikat sowie aus monolithischem und verblendetem Zirkonoxid zeigen sich 3- bis 5-Jahres-Erfolgsraten von über 90 % (*Pieralli* et al. 2018, *Rabel* et al. 2018, *Pjetursson* et al. 2021). Das auf diesen Daten fußende EAO Consensus Statement 2021 (*Jokstad* et al. 2021) besagt, dass sowohl monolithische als auch verblendete vollkeramische implantatgetragene Einzelkronen (verstärkte Glaskeramiken und Zirkonoxid) sowohl im Front- als auch im Seitenzahnbereich für die klinische Anwendung empfohlen werden können. Für vollkeramische implantatverankerte Brücken liegen nur ausreichende Daten zu verblendeten Zirkonoxidgerüsten vor. Diese zeigen eine sehr hohe Überlebensrate von 98 %, jedoch auch sehr hohe Chippingraten (Abplatzung der Keramik) von 23 % innerhalb von 5 Jahren. Monolithische implantatgetragene Zirkonoxidbrücken können aktuell aufgrund der unzureichenden Datenlage noch nicht empfohlen werden (*Pieralli* et al. 2018).

Bei implantatgetragenen Komplettversorgungen (Full-arch-Restaurationen) im zahnlosen Kiefer kommt es bei verblendeten Zirkonoxidrestaurationen zu einer guten 5-Jahres-Überlebensrate von 98 %, allerdings zu einer klinisch inakzeptablen Abplatzungsrate der Verblendkeramik von 35 % (*Pieralli* et al. 2018). Damit sollte dieses Restaurationsmaterial bei der festsitzenden Versorgungsform des zahnlosen Kiefers nicht zur Anwendung kommen.

Da festsitzender Zahnersatz sehr häufig bei jungen und mittelalten Patienten indiziert ist, sollte er möglichst lange in Funktion bleiben. Bei der Entscheidung zwischen unterschiedlich zeit- und kostenaufwändigen Versorgungen werden sich die Patienten nach entsprechender Aufklärung vor allem auch von dem Gesichtspunkt der Langzeitprognose leiten lassen.

Tab. 42-1 Überlebensraten festsitzender implantatgetragener Restaurationen (*Jung* et al. 2012, *Pjetursson* et al. 2012, *Storelli* et al. 2018, *von Stein-Lausnitz* et al. 2019, *Pieralli* et al. 2018, *Rabel* et al. 2018, *Pjetursson* et al. 2022).

| Restaurationsmaterial | Restaurationsform | Überlebensrate der Restaurationen | | Überlebensrate der Implantate | |
|---|---|---|---|---|---|
| | | 5 Jahre | 10 Jahre | 5 Jahre | 10 Jahre |
| Metallkeramik | zahn-/implantatgetragene Brücken | 91 % | 82 % | 95 % | 90 % |
| | rein implantatgetragene Anhängerbrücken (ein Implantat mit einem Anhänger) | 97 % | | 98 % | |
| | rein implantatgetragene kurzspannige Brücken | 95 % | 80 % | 96 % | 93 % |
| | implantatgetragene Kronen | 96 % | 89 % | 97 % | 95 % |
| monolithische verstärkte Glaskeramik (z. B. Lithiumdisilikat) | implantatgetragene Kronen | 97 % (nach 3 Jahren) | | | |
| monolithisches Zirkonoxid | implantatgetragene Kronen | 97 % (nach 3 Jahren) | | | |
| Zirkonoxid (3Y-TZP verblendet) | implantatgetragene Kronen | 92 % | | 95 % | |
| | rein implantatgetragene kurzspannige Brücken | 98 % | | 98 % | |

#### 42.2.2.3 Abschließende Bewertung der Datenlage

Die aufgeführten Studien belegen sehr gute Überlebensraten von über 90 % nach 10 Jahren für implantatgetragene metallkeramische Versorgungen (Kronen und Endpfeilerbrücken) sowie nach 3 bis 5 Jahren für unterschiedliche vollkeramische implantatgetragene Restaurationen (Kronen/Brücken aus verblendeter Zirkonoxidkeramik sowie Kronen aus monolithischer verstärkter Glaskeramik und Zirkonoxidkeramik). Bei der bisher bekannten Langzeitbewährung von nur 3 bis 5 Jahren bei vollkeramischen Restaurationen ist zu bedenken, dass Misserfolge bei konventionellen vollkeramischen Restaurationen häufig in den ersten 5 Jahren deutlich geringer sind als in den nächsten 5 Jahren und sie dann nach 10 Jahren nochmals deutlich ansteigen (siehe Kap. 24). Diese verbleibende Unsicherheit sollte bei der Auswahl des Restaurationsmaterials berücksichtigt und in der Patientenaufklärung kommuniziert werden (Tab. 42-1).

### 42.2.3 Implantatgetragener abnehmbarer Zahnersatz

Implantatgetragene abnehmbare Prothesen sind eine gute Behandlungsoption für Patienten mit nur noch wenig belastbarem reduziertem Restzahnbestand oder für zahnlose Patienten mit einer limitierten Anzahl von Implantaten. Generell sind die Langzeitbewährungen von zahn-/implantat- oder rein implantatgetragenen Prothesen nicht so gut dokumentiert wie von festsitzendem implantatgetragenem Zahnersatz.

#### 42.2.3.1 Langzeitbewährung der Implantate

Eine Meta-Analyse (*Kern* et al. 2016) zeigte im zahnlosen Kiefer eine signifikant höhere Implantatverlustrate für herausnehmbaren Zahnersatz als für festsitzenden

Zahnersatz. Außerdem konnte bei den implantatverankerten Deckprothesen ein signifikanter Zusammenhang zwischen der Implantatanzahl und der Verlustrate der Implantate hergestellt werden. So zeigte sich für den Oberkiefer, dass eine auf weniger als 4 Implantaten verankerte Deckprothese nach 5 Jahren nur eine 70%ige Überlebensrate bezüglich der Implantate aufweist, wohingegen bei 4 Implantaten die Überlebensrate auf 89 % steigt. Das gleiche konnte für den Unterkiefer nachgewiesen werden: Eine auf einem Implantat abgestützte Deckprothese zeigt nach 5 Jahren eine Implantatüberlebensrate von 92 %, bei zwei Implantaten liegt sie bei 93 % und bei 4 Implantaten bei 99 %.

Bei Deckprothesen, die nur auf einem Implantat abgestützt sind, werden noch bessere Implantatüberlebensraten beschrieben, wenn man maschinierte Implantatoberflächen und Sofortbelastung ausschließt. Hier zeigen sich Überlebensraten von 100 % nach 10 Jahren bei 11 Patienten (*Passia* et al. 2019) und 98,5 % nach 5 Jahren bei 77 Patienten (*Kern* et al. 2018).

Bei doppelkronenverankerten Deckprothesen auf 2 interforaminären Implantaten im zahnlosen Unterkiefer ist die Datenlage aktuell sehr schwach. Ein Review (*Verma* et al. 2013) aus dem Jahre 2013 beschreibt hierzu die Daten aus 2 Studien. Sie zeigen bei 12 Patienten Implantatüberlebensraten von 100 % nach 3 Jahren bzw. 98 % nach 10 Jahren bei 23 Patienten. Zur erstgenannten Studie liegen auch 5-Jahres-Daten vor, die ebenfalls eine Überlebensrate von 100 % der Implantate angeben. Bei 37 % der Versorgungen wurden innerhalb der Nachsorge-Sitzungen Erhaltungsmaßnahmen durchgeführt (*Krennmair* et al. 2011).

Bei einer höheren Pfeileranzahl und einer kombinierten (implantat- und zahngetragenen) Abstützung ergibt sich ein differenzierteres Bild. In einer Studie waren 73 Teleskop-Prothesen insgesamt auf 234 Implantaten und 107 Zähnen abgestützt (durchschnittliche Pfeileranzahl: 4,7). Die 5-Jahres-Überlebensrate pro Implantatpfeiler lag bei den rein implantatgetragenen Prothesen bei 85 % und bei den gemischt getragenen Pfeilern bei 92 % (*Rammelsberg* et al. 2014). In einer weiteren Studie wurden 139 doppelkronenverankerte Deckprothesen über einen Zeitraum von bis zu 11 Jahren (Median 4,2 Jahre) nachuntersucht. Es ergab sich eine Implantatüberlebensrate von 99,5 % bei implantat- und zahngetragener Abstützung und eine Implantatüberlebensrate von 93,4 % bei einer rein implantatgetragenen Abstützung. Die Autoren schlussfolgerten, dass eine kombinierte Abstützung auf Zähnen und Implantaten einen positiven Effekt auf die Langzeitprognose der Implantate und der Zähne zu haben scheint (*Fobbe* et al. 2019).

### 42.2.3.2 Langzeitbewährung der Prothesen

Fokussiert man nun die Analyse auf die Prothesen selbst, sind hierzu zwei aussagekräftige Studien verfügbar. Allerdings werden hier keine Angaben zu den Überlebensraten der Zähne und Implantate selbst gemacht. In der ersten Studie konnten 55 Patienten mit 66 Galvanoteleskop-Prothesen auf 209 Implantaten und 102 Zähnen versorgt werden. Für rein implantatverankerte Prothesen lag die 5-Jahres-Überlebensrate der Prothesen bei 79 % und in der kombiniert zahn-/implantatgetragenen Gruppe bei 83 % (*Schwarz* et al. 2014). In der zweiten Studie wurden 126 unterschiedlich verankerte Galvanoteleskop-Prothesen mit konischen Primärkronen aus Zirkonoxid untersucht. Es zeigte sich eine 5-Jahres-Überlebensrate der Prothesen von 96 %. Die Prothesenverluste hingen signifikant mit den Pfeilercharakteristika zusammen: Das Vorhandensein von endständigen Pfeilerzähnen reduzierte die Verlustrate im Vergleich zu einer fehlenden posterioren Abstützung. Außerdem schnitten rein zahngetragene Prothesen schlechter ab als rein implantatgetragene bzw. zahn-/implantatgetragene Prothesen. Prothesen mit einer quadrangulären Abstützung wiesen eine signifikant bessere Langzeitbewährung als trianguläre oder lineare Abstützungen auf (*Brandt* et al. 2019).

Eine retrospektive Langzeituntersuchung untersuchte 65 galvanoteleskopverankerte Prothesen auf insgesamt 464 Implantaten. Es ergab sich eine 12-Jahres-Überlebensrate von 96 % der Prothesen und 99 % der Implantate (*Mori* et al. 2019). Bezüglich stegverankerter Prothesen (eiförmiger Doldersteg) liegt ebenfalls eine Langzeituntersuchung vor (*Attard* und *Zarb* 2004). Sie zeigt bei einem mittleren Beobachtungszeitraum von 16 Jahren eine Implantatüberlebensrate von ca. 90 % und eine durchschnittliche mittlere Lebenserwartung der darauf verankerten Deckprothesen von ca. 12 Jahren.

### 42.2.4 Verkürzte Zahnreihe

Bei Freiendsituationen stehen als Alternative zur abnehmbaren Teilprothese entweder der festsitzende Ersatz der Molaren mit Implantaten, die Anwendung von Freiendbrücken oder das Versorgungskonzept der verkürzten Zahnreihe zur Verfügung, welches sich bei Erhalt aller Prämolaren klinisch gut bewährt hat (*Witter* et al. 1999, *Walter* et al. 2018). Aus individuellen Patientengründen ist jedoch häufig der Ersatz der Molaren mit Implantaten wünschenswert (Ästhetik, Abstützung von Antagonisten, Kaukomfort, Psyche etc.). In einer vergleichenden Studie zwischen auf Konuskronen verankerten Teilprothesen und implantatgetragenen festsitzenden Restaurationen zeigte sich auch, dass die initial höheren Therapiekosten der implantatgetragenen Versorgungen durch den geringeren Nachsorgeaufwand deutlich relativiert wurden (*Heymann* et al. 2000).

### 42.2.5 Tertiärprophylaxe – Erhalt oraler Strukturen

Rekonstruktive zahnärztliche Behandlungsmaßnahmen sollten immer auch unter dem von der WHO definierten Gesichtspunkt der Tertiärprophylaxe geplant und durchgeführt werden. Dabei ist beim Ersatz von Zähnen Sorge zu tragen, dass ein Erhalt oder eine Verbesserung der oralen Strukturen und keine oder nur möglichst geringe zusätzliche iatrogene Schädigung erfolgen. Der zu erwartende „Gesundheitsgewinn" sollte deutlich höher sein als der durch die zahnärztlichen Maßnahmen zugefügte Schaden.

Implantatgetragene Rekonstruktionen, die eine maximale Schonung vorhandener Zahnhartsubstanzen ermöglichen und damit Folgeschäden an den Zähnen genauso vermeiden wie ein Voranschreiten von Alveolarkammresorptionen, bedeuten einen großen Fortschritt in der Entwicklung prophylaxeorientierter prothetischer Konzepte. Nicht zuletzt haben viele Studien mit zahnlosen Patienten gezeigt, dass implantatgetragene Restaurationen die Lebensqualität des Patienten dauerhaft sichern und sogar verbessern können (*Strassburger* et al. 2006, *Thomason* et al. 2012).

In den zahnlosen Abschnitten kommt es längerfristig unter gingival abgestützten Prothesensätteln in der Regel zu einer Atrophie mit individuell starkem vertikalem und horizontalem Knochenabbau. Besonders ausgeprägt war dieser Abbau bei Belastung von präprothetisch-chirurgischen Kammaufbauten, wie sie früher zur Verbesserung des Prothesenhaltes am zahnlosen Kiefer durchgeführt wurden (*Härle* 1989). Erst durch das Einbringen enossaler Implantate konnte die Krafteinleitung in den Knochen einen funktionellen Umbau anregen und dadurch eine erneute Atrophie vermieden werden. Auch im ortständigen Knochen führt die funktionelle Beanspruchung durch Implantate zu einem Erhalt der Hart- und Weichgewebe.

Unter Abwägung aller Vor- und Nachteile erfüllen implantatprothetische und adhäsivprothetische Versorgungen die Aspekte eines prophylaxeorientierten Rehabilitationskonzeptes am besten.

### 42.2.6 Differentialtherapeutische Abwägungen

- Implantatgetragener festsitzender Zahnersatz weist heute eine Langzeitbewährung auf, die der von konventionellen Brücken als Goldstandard des Zahnersatzes entspricht. Unter dem Gesichtspunkt der Tertiärprophylaxe ist der implantatgetragene dem konventionellen festsitzenden Zahnersatz sogar überlegen, da er eine Schädigung der Zahnhartsubstanz vermeidet und einer Alveolarkammatrophie entgegenwirkt.
- Verglichen mit zahngetragenen herausnehmbaren Teilprothesen führt die implantatprothetische Versorgung in der Regel zu einer Verbesserung der Funktion und Langzeitbewährung, so dass der implantatgetragene Zahnersatz zu bevorzugen ist, falls keine spezifischen Kontraindikationen bestehen.
- Beim zahnlosen Patienten stellt heute implantatverankerter Zahnersatz die Methode der ersten Wahl dar, falls gesundheitliche bzw. finanzielle Aspekte dem nicht entgegenstehen. Hierzu schlussfolgert ein Übersichtsartikel zu diesem Thema passend: „Eine auf 2 Implantaten verankerte Unterkiefer-Deckprothese ist heutzutage nicht der Goldstandard, sondern muss als Minimalstandard angesehen werden. Dieser sollte für die meisten Menschen ausreichend sein, wobei bezüglich Therapiealternativen die Funktionalität des Zahnersatzes, die Patientenzufriedenheit, die Kosten und der klinische Aufwand gegeneinander abgewogen werden müssen (*Thomason* et al. 2012).
- Die Nachteile implantologischer Versorgungsformen bestehen vor allem in den Risiken des chirurgischen Eingriffs, dem vergleichsweise hohen Zeit- und Kostenaufwand, der Komplexität der Behandlungsplanung, dem Behandlungsablauf und dem damit verbundenen Risiko, dass Fehler unterlaufen, die das prothetische Endergebnis negativ beeinflussen.

## 42.3 Implantatsysteme

Nach einer Übersicht aus dem Jahre 2003 gab es damals schon etwa 220 Implantat-Produktlinien von 80 Implantatherstellern, die sich unter anderem in Form, Implantat-Abutment-Verbindungsdesign und Oberflächenstruktur bzw. -beschichtung unterschieden (*Jokstad* et al. 2003). Die Zahl der Implantatsysteme hat inzwischen deutlich zugenommen. Die Längen von dentalen Implantaten liegen zwischen 4 und 19 mm. Von einem Standarddurchmesser für definitiven Zahnersatz spricht man in der Regel bei Implantatdurchmessern zwischen 3,8 und 4,3 mm.

Kleinere Implantatdurchmesser (≤ 3,0 mm) werden bei zweiteiligen Implantatsystemen mit Indikationseinschränkungen (Oberkiefer seitlicher Schneidezahn oder Unterkiefer Schneidezähne) angeboten. Einteilige Implantatsysteme werden hauptsächlich zur Verankerung von Deckprothesen angeboten. Eine Sonderform bilden die provisorischen Implantate, da hierbei keine Osseointegration angestrebt wird. Sie dienen zur Stabilisierung von festsitzenden Provisorien bis zur definitiven Versorgung.

Leider bietet die wissenschaftliche Literatur bisher keine klare Evidenz, dass bestimmte morphologische Charakteristika klare Vorteile bezüglich klinischer Bewährung bieten. Trotzdem sollten bei der Auswahl eines geeigneten Implantatsystems die folgenden Kriterien erfüllt werden:

- Es liegen klinische Langzeitstudien mit einer größeren Anzahl von Patienten für das betreffende Indikationsspektrum vor.
- Es existiert eine valide wissenschaftliche Dokumentation zu den beschriebenen Eigenschaften des Implantatsystems.
- Das System beinhaltet ein breites Indikationsspektrum.
- Es sind mit den vorhandenen Komponenten gute funktionelle und ästhetische Ergebnisse erzielbar.

Werden diese Kriterien bei der Auswahl eines Implantatsystems berücksichtigt, reduziert sich die Anzahl der empfehlenswerten Implantatsysteme bereits erheblich. Unseriöse Anbieter von Implantatsystemen, die als einzige Dokumentation Fallberichte und die eigenen Prospekte vorweisen können, sollten schon aus ethischen Gründen nicht berücksichtigt werden. Allerdings ergab auch eine Befragung renommierter Implantathersteller (*Eckert* et al. 2005), dass für viele Fragestellungen und Indikationen auch bei etablierten Systemen noch valide wissenschaftliche Langzeitdaten fehlen, was die Entscheidung nicht gerade erleichtert. Es sollte also zumindest die gute mittelfristige klinische Bewährung eines Implantat-Systems nachgewiesen sein, bevor man sich für dieses entscheidet.

### 42.3.1 Überlebensraten der Implantate bei schmalen und kurzen Implantaten

Implantate mit einem Durchmesser bis 3,5 mm werden als **schmale Implantate** bezeichnet. In einem Übersichtsartikel zeigen sich nach durchschnittlich 3 Jahren Beobachtungszeit mittlere Überlebensraten von 95 % (< 3,0 mm), 97 % (3–3,25 mm) und 98 % (3,3–3,5 mm). Dabei sind die Verlustraten in der Gruppe < 3,0 mm signifikant höher als in den anderen Gruppen. Ab 3 mm Durchmesser sind die Ergebnisse mit denen von Standardimplantaten vergleichbar (*Schiegnitz und Al-Nawas* 2018). Ein Mindestdurchmesser von 3,0 bis 3,5 mm scheint somit notwendig, damit ähnliche Überlebensraten wie bei Standardimplantaten erzielt werden. Hier ist allerdings zu berücksichtigen, dass ausreichende Langzeitdaten und die Risikoeinschätzung für biologische und technische Komplikationen noch fehlen. Aufgrund der unsicheren Datenlage ist besonders auf die richtige Indikationsstellung zu achten.

Bezüglich **kurzer Implantate** analysiert ein Übersichtsartikel (*Annibali* et al. 2012) insgesamt 6193 kurze Implantate der Länge von 5 bis 9 mm und einem Implantatdurchmesser zwischen 2,5 bis 6 mm, bei einem mittleren Beobachtungszeitraum von 3 Jahren. Es handelte sich in 38 % um Einzelimplantatversorgungen, in 23 % um eine Verblockung zwischen kurzen Implantaten (5–9 mm) und in 39 % um eine Verblockung zu Standardimplantaten (> 9 mm). Es ergab sich eine Überlebensrate von 99 %. Zu noch kürzeren Implantaten gibt es aktuell zwar keine

Übersichtsarbeit, aber eine interessante Einzelstudie mit 84 untersuchten Implantaten. Die Studie zeigt bei 4 mm langen Implantaten im Unterkiefer und verblockten Einzelkronen eine Überlebensrate von 92 % nach 5 Jahren (*Slotte* et al. 2015).

Ein Übersichtsartikel legt dar, dass die Verwendung von kurzen Implantaten zu vergleichbaren Implantatüberlebensraten führte (94 %) wie die vertikale Knochenaugmentation in Kombination mit Standardimplantaten (96 %). Dabei traten bei den kurzen Implantaten weniger chirurgische Komplikationen im Vergleich zu der vertikalen Knochenblockaugmentation auf (*Nisand* et al. 2015). Ein weiterer Übersichtsartikel vergleicht kurze Implantate mit einem Sinuslift und Standardimplantaten. Da die Erfolgsraten beider Therapieoptionen ähnlich sind, sollte aufgrund der höheren Invasivität und Kosten der Sinuslift-Operation den kürzeren Implantaten ohne Sinuslift-Operation der Vorzug gegeben werden (*Thoma* et al. 2015).

Aufgrund dieser aktuellen Studienlage können die Implantatlängen 9 bis 10 mm als die heutige „Standardlänge" angesehen werden. Längere Implantate sind aber in vielen Indikationen weiter sinnvoll und oft sogar notwendig.

## 42.3.2 Merkmale der Implantat-Abutment-Verbindung

Unter prothetischen Gesichtspunkten sind das Design und die Qualität der Implantat-Abutment-Verbindung von besonderer Bedeutung. Die Fügefläche zwischen Implantat und Abutment (Implantat-Abutment-Verbindung oder Implantat-Abutment-Interface) stellt eine Unterbrechung der mechanischen, geometrischen und gegebenenfalls auch der materialtechnischen Kontinuität eines zweiteiligen Implantatsystems dar. Implantat-Abutment-Verbindungen lassen sich nach der mechanischen Konstruktionsweise in folgende Kategorien einteilen (*Wolfart* 2014):

- Außenverbindungen mit Rotationsschutz
- Innenverbindungen (mit und ohne Rotationsschutz)
- Innenverbindungen mit und ohne Platform-Switching

### 42.3.2.1 Außenverbindung und Innenverbindung

Die Art der Implantat-Abutment-Verbindung ist insofern von Bedeutung, da gezeigt werden konnte, dass bei den verschiedenen Implantatsystemen Undichtigkeiten durch Mikrobewegungen einerseits und Schraubenlockerungen und/oder Schraubenfrakturen andererseits unterschiedlich schnell bzw. häufig auftreten (*Steinebrunner* et al. 2005). In einer Studie traten unter Kausimulation Schraubenlockerungen und -frakturen bei den älteren externen Verbindungen signifikant häufiger auf als bei neueren Implantatsystemen mit stabileren Innenverbindungen. Die gleichzeitig durchgeführten Untersuchungen zur quasi-statischen Bruchbelastbarkeit der Systeme ergaben, dass einige ältere Systeme nur relativ knapp die Anforderungen bezüglich klinischer Maximalbelastbarkeit erfüllten. Neuere Systeme mit internen Verbindungsdesigns zeigten dabei deutlich höhere Widerstandskräfte und Kraftreserven gegenüber klinisch relevanten Maximalkaukräften als die älteren Systeme (*Steinebrunner* et al. 2008). Auf der anderen Seite wird durch eine lange Innenverbindung das Implantat in sich geschwächt und eine Implantatfraktur ist bei diesen Systemen wahrscheinlicher als bei Systemen mit externer Verbindung.

Ein Vorteil der Außenverbindung liegt darin, dass eine über mehrere Implantate primär verblockte Brücke in der Regel direkt auf den Implantaten verschraubt werden kann. Solche Versorgungen lassen sich bei nicht parallel gesetzten Implantaten mit parallel konstruierten internen Verbindungen häufig nicht mehr

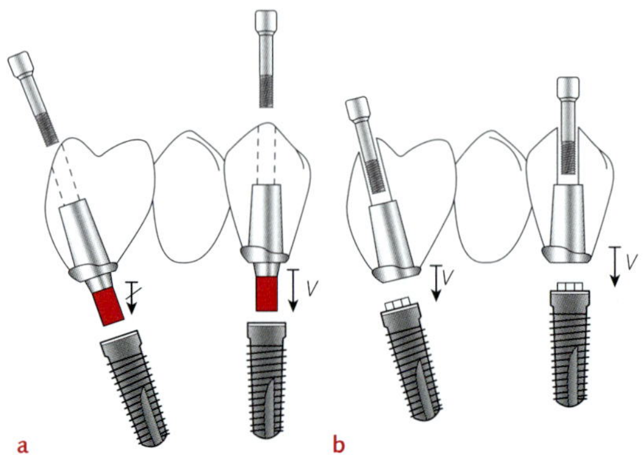


Abb. 42-2 Einschubverhalten von verblockten Brücken mit okklusaler Verschraubung auf Implantaten; a interne (als verblockte Brücke ohne zusätzliche Abutments nicht eingliederbar); b externe Verbindung (auch verblockt eingliederbar).

eingliedern. Daher benötigen Implantatsysteme mit einer parallel konstruierten internen Verankerung (vgl. Abb. 42-6) in diesen Fällen ein Zwischenabutment, um Divergenzen mehrerer Implantate auszugleichen und eine gemeinsame Einschubrichtung für die Brücken herstellen zu können (Abb. 42-2). Alternativ können Systeme mit einer konischen Innenverbindung (vgl. Abb. 42-8) verwendet werden, bzw. die den Einschub störende Innenverbindung wird soweit gekürzt, bis ein gemeinsamer Einschub möglich wird.

### 42.3.2.2 Rotationsschutz

Eine weitere Differenzierung kann hinsichtlich des prothetisch wichtigen Aspekts des Rotationsschutzes (Verschlüsselung des Abutments im Implantatkörper) getroffen werden. Man unterscheidet Implantat-Abutment-Verbindungen mit und ohne Rotationsschutz. Ist ein Rotationsschutz vorhanden, so kann dieser innerhalb oder außerhalb des Implantatkörpers liegen. Außenverbindungen weisen grundsätzlich die Möglichkeit des Rotationsschutzes auf. Innenverbindungen gibt es sowohl mit als auch ohne Rotationsschutz. Die Frage eines Rotationsschutzes ist besonders bei Einzelzahnkronen bzw. Doppelkronen von Bedeutung. Hierbei muss das Abutment bzw. die Krone in jedem Fall rotationsstabil auf dem Implantat befestigt sein, um eine eindeutige Position der Restauration sicherzustellen und Drehungen der Restauration auf dem Implantat zu vermeiden.

### 42.3.2.3 Innenverbindungen mit konischer bzw. paralleler Verbindung

Betrachtet man die Innenverbindungen hinsichtlich der Kontaktfläche zwischen Abutment und Implantat, so unterscheidet man zwischen flächigen, geraden Kontaktflächen mit parallelen Innenverbindungen (Kontaktfläche 90° zur Verschraubung, vgl. Abb. 42-6) und schrägen Kontaktflächen bei konischen Innenverbindungen (Kontaktwinkel 1,5 bis 11°, vgl. Abb. 42-5 und 42-8). Systeme wie Astra, Ankylos und Bicon sind klassische Vertreter der Gruppe mit konischer Innenverbindung, die zum Teil auch ohne Rotationsschutz eine sichere Positionierung des Abutments durch Verkeilung gewährleisten.

### 42.3.2.4 Platform-Switching

*Lazzara* und *Porter* (2006) beschrieben im Jahr 2006 das Prinzip des Platform-Switchings. Hierbei handelt es sich um einen horizontalen Versatz der Implantat-

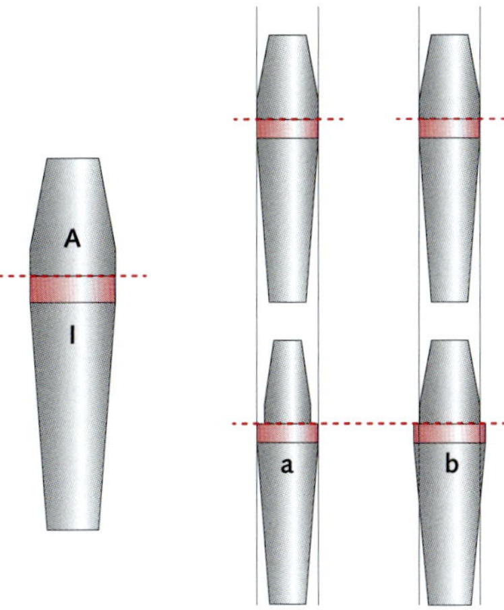


**Abb. 42-3** Darstellung des Platform-Switching-Prinzips anhand einer schematischen Kombination aus Implantat (I) und Abutment (A) – Kombination; (a) Platform-Switching durch kleineren Abutmentdurchmesser bei gleichbleibendem Implantatdurchmesser; (b) Platform-Switching durch größeren Implantatdurchmesser bei gleichbleibendem Abutmentdurchmesser. Die gestrichelte Linie zeigt die Höhe der Implantat-Abutment- Verbindung.

schulter gegenüber dem Durchmesser des Abutments. Durch den entweder im Verhältnis zum Abutment größeren Implantatdurchmesser oder im Verhältnis zum Implantat kleineren Abutmentdurchmesser (Abb. 42-3) resultiert eine horizontale Stufe. Diese fällt bei den einzelnen Implantatsystemen unterschiedlich groß aus. In welchem Maße Platform-Switching bei zweiteiligen Implantatsystemen einen positiven Effekt auf den Erhalt der periimplantären Hart- und Weichgewebe hat, wird derzeit noch kontrovers diskutiert. *Canullo* et al. (2010) konnten in einer kontrollierten, randomisierten, klinischen Studie über einen Beobachtungsraum von bis zu 3 Jahren einen signifikant geringeren Knochenabbau an den mesialen und distalen Implantatflächen eines zweiteiligen Implantatsystems mit Platform-Switching feststellen als in der Kontrollgruppe mit korrespondierendem Implantat und Abutmentdurchmesser. Diese Ergebnisse werden von einem systematischem Übersichtsartikel bestätigt. *Annibali* et al. (2012) zeigten in einer Meta-Analyse einen „knochenschützenden“ Effekt des Platform-Switchings im marginalen periimplantären Knochen.

## 42.3.3 Beispielhafte Darstellung unterschiedlicher Implantatsysteme

In den folgenden Abbildungen 42-4 bis 42-12 sind exemplarisch Implantatsysteme mit unterschiedlichen Implantat-Abutment-Verbindungen dargestellt. Diese Aufstellung erhebt keinen Anspruch auf Vollständigkeit und soll lediglich die Vielfalt und Funktionalität der diversen Verbindungen darstellen.

### 42.3.3.1 Externe Verbindung

#### Außensechskant: Brånemark-Implantat

Beim Brånemark-Implantat (Nobel Biocare, D-Köln) (Abb. 42-4) handelt es sich um eine Vollschraube aus Titan mit einem Außensechskant und einer anodisch oxidierten Oberfläche (Ti Unite). Aufgrund der niedrigen Bauhöhe (0,9 mm) des Außensechskants werden nichtaxiale Kräfte, die auf die Suprakonstruktion wirken, zum überwiegenden Anteil auf die Halteschraube übertragen. Dies kann sich vor allem im Bereich der Einzelzahnrestaurationen negativ auf die Stabilität der Verbindung auswirken (Schraubenlockerungen, Schraubenbrüche).

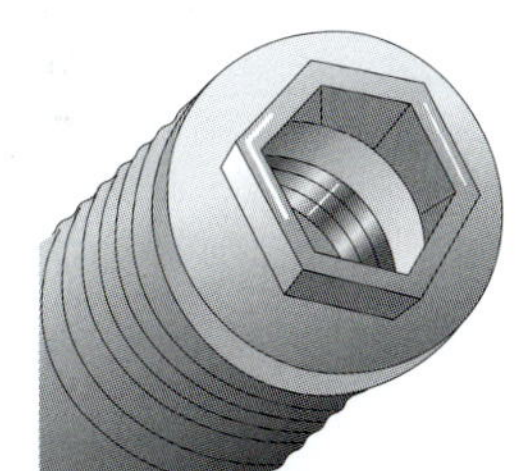

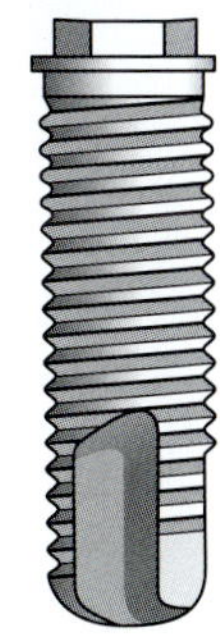

**Abb. 42-4** Implantatsystem mit externer Verbindung und Außensechskant.

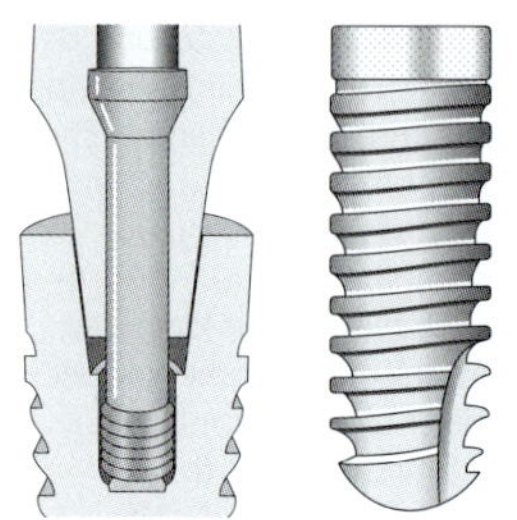
**Abb. 42-5** Implantatsystem mit interner konischer Verbindung.

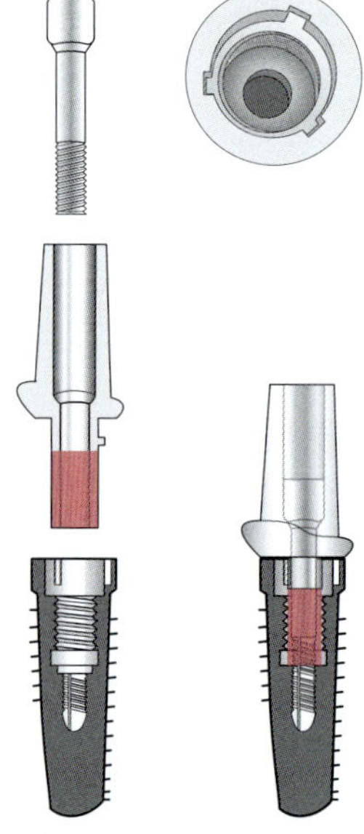
**Abb. 42-6** Implantatsystem mit interner Tube-in-Tube-Verbindung.

#### 42.3.3.2 Interne Verbindung

##### Konische Verbindung: Ankylos-Implantat

Beim Ankylos-C/X-Implantat (Dentsply Sirona, D-Bensheim) (Abb. 42-5) handelt es sich um ein zahnwurzelförmiges Titan-Implantat mit gestrahlter und hochtemperaturgeätzter Oberfläche (Friadent Plus). Über eine interne Konusverbindung erfolgt die rotationsgesicherte Verankerung des unterkonturierten Abutments (Platform-Switching), welches für alle Implantatdurchmesser identisch ist. Es können sowohl indexierte als auch nicht indexierte Aufbauteile verwendet werden. Über das Indexierungssystem können die Abutments in sechs verschiedenen Positionen platziert werden.

##### Tube-in-Tube-Verbindung: Camlog-Implantat

Das Camlog-Implantat (Camlog Biotechnologies, CH-Basel) (Abb. 42-6) gibt es mit schraubenförmigem, zylindrischem und zahnwurzelförmigem Design. Das Implantat besteht aus Titan und weist eine gestrahlte, säuregeätzte Oberfläche (Promote) auf. Die Implantate werden mit den Abutments (Titanlegierung) über eine Innenverankerung (Tube in Tube) verbunden und weisen einen Rotationsschutz über drei Nuten (Cams) auf.

##### Konus mit Achtkant: Straumann Standard-Implantat

Die klassische Implantatlinie der Firma Straumann (Straumann Group, CH-Basel) (Abb. 42-7) ist als zylindrische Vollschraube mit einem tulpenförmigen Halsbereich erhältlich. Es ist mit Ausnahme des glattpolierten Halsteils (2,8 mm) gestrahlt und geätzt (SLA-Oberfläche). Die ebenfalls erhältliche weiterentwickelte Oberfläche (SLActive) fördert durch die hyrdrophile Oberflächenchemie die anfängliche Wundheilung und Osseointegration. Bei den Standard-Implantaten erfolgt die Einheilphase transgingival. Die Implantat-Abutment-Verbindung („Morse-Taper-Verbindung“) ist durch einen Achtkant im Konusbereich ergänzt und damit rotationsgesichert.

##### Konus mit Sechskant: Astra Tech-Implantat

Beim Astra-Tech-Implantat (Dentsply Sirona, D-Bensheim) (Abb. 42-8) handelt es sich um eine zylindrische Vollschraube, die in einen konischen Halsbereich übergeht. Dieser ist mit einem Mikrogewinde (MikroThread) versehen. Die gesamte Oberfläche wird gestrahlt und geätzt (OsseoSpeed). Die Abutmentverbindung besteht aus einem konischen Anteil und wird durch einen Sechskant zur Rotationssicherung ergänzt (Conical Seal Design).

##### Konus ohne Rotationsschutz: Bicon-Implantat

Das Bicon-Implantat (Bicon Dental Implants, USA-Boston) (Abb. 42-9) besitzt einen konischen Implantatkörper, der nicht schraubenförmig konstruiert ist, sondern ein spezielles „Plateau-Design“ aufweist. Die Oberfläche wird entweder gestrahlt und geätzt (Integra TI) oder mit Kalziumphosphat beschichtet (Integra CP). Die Abutmentverbindung weist keine Rotationssicherung auf. Sie basiert auf einer reinen Konusverbindung (1,5°-Locking-Taper-Verbindung) und ermöglicht dadurch eine 360°-Universalpositionierung der Abutments. Aufgrund dieser Besonderheit werden die Abutments in das Implantat eingeklopft und halten im Bereich der konischen Verbindung durch Kaltverschweißung. Diese einfache Art der Verbindung ermöglicht die Konstruktion von sehr kurzen Implantaten (ab 5 mm Länge).

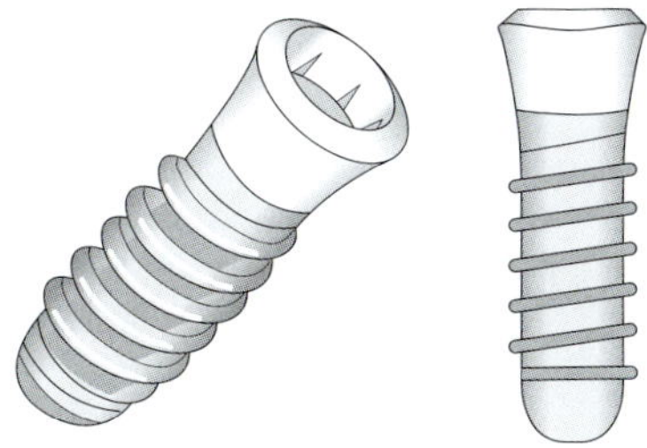

**Abb. 42-7** Implantatsystem mit interner konischer Verbindung und innen gelegenem Achtkant.

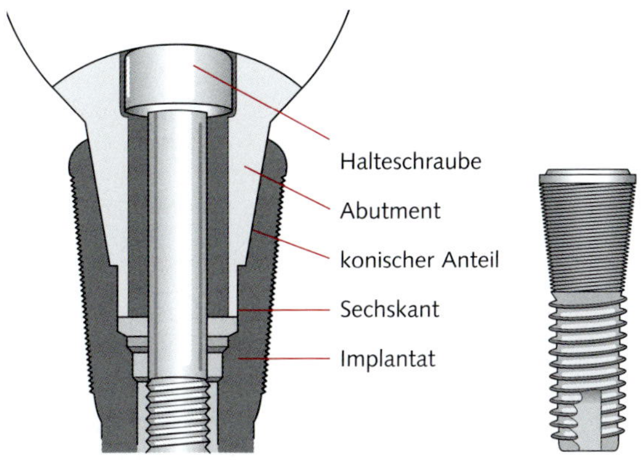


**Abb. 42-8** Implantatsystem mit interner konischer Verbindung und innen gelegenem Doppelsechskant.

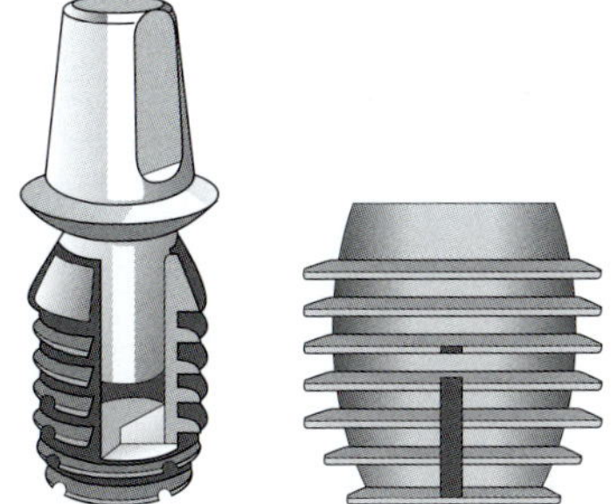

**Abb. 42-9** Implantatsystem mit interner konischer Verbindung ohne Rotationsschutz.

### 42.3.3.3 Einteilige Implantate

Vor allem Zirkonoxidkeramik-Implantate und Minimaldurchmesser-Implantate bzw. provisorische Titan-Implantate werden heute einteilig gefertigt. Da der suprakrestale Implantataufbau und der enossale Anteil eine Einheit bilden, müssen diese offen einheilen.

#### Zirkonoxidkeramik-Implantate

Als Beispiel seien die einteiligen Implantate Z-Look3 (Z-System, CH-Oensingen) (Abb. 42-10) genannt. Es gibt unterschiedliche Geometrien, die zum Teil durch intraorale Präparation individualisiert werden. Die Abformung erfolgt auf konventionelle Weise wie bei einem präparierten Zahn. Inzwischen liegen für Zirkonoxidkeramik-Implantate auch sehr gute klinische Kurzzeitergebnisse vor (12 bis 60 Monate Beobachtungszeit), die einen klinischen Einsatz der Implantate am

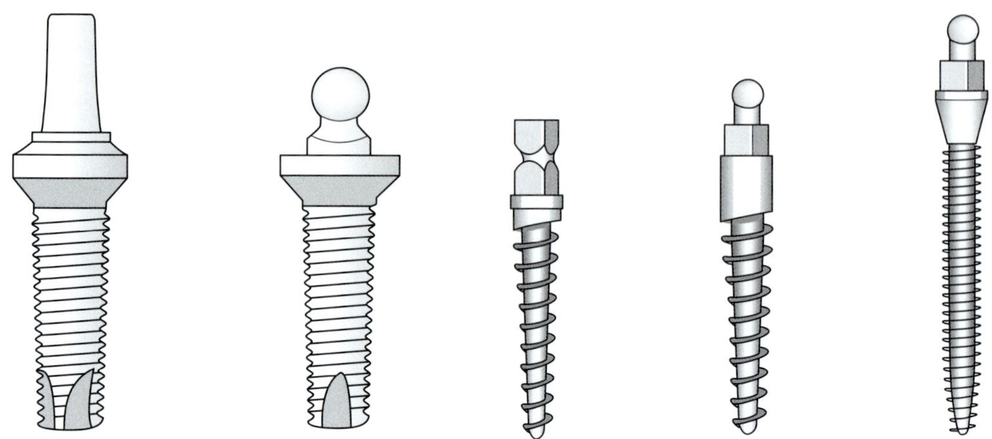

**Abb. 42-10** Einteiliges vollkeramisches Zirkonoxidkeramik-Implantat in zwei Varianten.

**Abb. 42-11** Einteiliges Titan-Mini-Implantatsystem.

**Abb. 42-12** Einteiliges temporäres Implantatsystem. Die temporären Implantate stützen die provisorische Versorgung, während die definitiven Implantate unbelastet einheilen können.

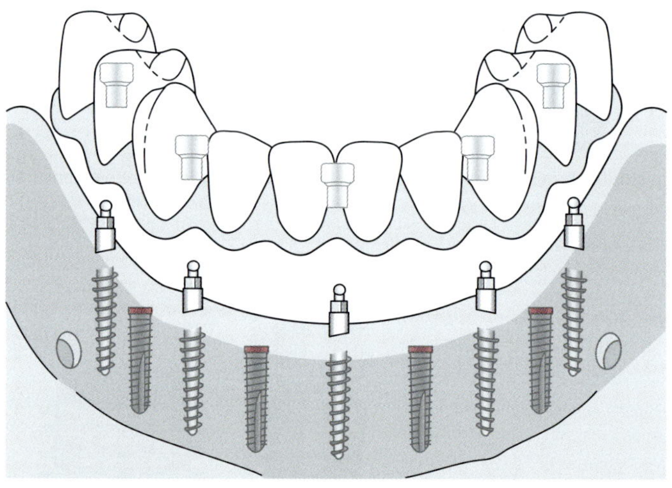

Patienten rechtfertigen. So liegt nach dem 1. Jahr eine Implantat-Überlebensrate von 95,6 % vor. Ab dann wird eine jährliche Verlustrate von 0,05 % (bzw. 0,25 % nach 5 Jahren) angenommen (*Pieralli* et al. 2017).

### Mini-Implantatsysteme: MDI-Implantat

Das MDI-Implantat (Condent GmbH, D-Hannover) (Abb. 42-11) wird als Mini-Implantat in Bezug auf seinen Durchmesser (1,8 mm, 2,1 mm oder 2,4 mm) bezeichnet. Die einteiligen Implantate sind mit einer Kugelpatrize zur Verankerung von Deckprothesen versehen. Minimalinvasive Operationstechnik und eine Sofortbelastung werden angestrebt.

### Temporäre Implantate

Hier handelt es sich um einteilige Implantate mit einem Durchmesser von ca. 2 mm. Beispielhaft dafür stehen die temporären Implantate IPI (Noblebiocare, D-Köln) oder TempImplant (Straumann, CH-Basel) (Abb. 42-12). Temporäre Implantate dienen während der Ausheilung der Alveolen nach Zahnextraktion bzw.

nach dem Setzen der definitiven Implantate der Fixierung und Abstützung des Provisoriums. Ihr geringer Durchmesser erlaubt eine Implantation zwischen den definitiven Implantaten. Durch Biegen mit einem speziellen Schlüssel erfolgt die prothetische Ausrichtung der Implantatköpfe.

# 42.4 Versorgungskonzepte

## 42.4.1 Einzelzahnersatz

Schaltlücken mit 1 bis 2 fehlenden Zähnen und kariesfreien oder nur geringfügig restaurierten Nachbarzähnen stellen nach abgeschlossenem Kieferwachstum heute eine häufige Indikation für implantatgetragene Kronen dar.

### 42.4.1.1 Differentialtherapie

Differentialtherapeutisch kommen zur Versorgung von Schaltlücken vor allem konventionelle Brücken und Adhäsivbrücken in Frage (Abb. 42-13). Da Einzelzahnersatz auf enossalen Implantaten eine gleich gute Bewährung wie konventionelle Brücken aufweist, ist er diesen in der Regel medizinisch vorzuziehen, wenn keine Überkronung der Nachbarzähne erforderlich ist. Ästhetisch unübertroffen ist implantatgetragener Einzelzahnersatz bei einer lückigen Frontzahnreihe, wo die Lückenbreite keine ästhetische Gestaltung der Kronen und Brückenzwischenglieder erlaubt.

Die Langzeitbewährung von Einzelzahnersatz auf enossalen Implantaten ist der von einflügeligen Adhäsivbrücken ähnlich, so dass Adhäsivbrücken vor allem dann indiziert sind, wenn Implantate aufgrund des Alters oder aus anatomischen Gründen nicht in Frage kommen. Hierzu zählen enge Zahnlücken (häufig im unteren Frontzahnbereich) oder in den Lückenbereich hinein angulierte Wurzeln der Nachbarzähne.

Eine zu frühe Implantation bei nicht abgeschlossenem Wachstum führt später zu ästhetischen und funktionellen Misserfolgen. Grund dafür ist, dass das osseointegrierte Implantat nicht an der transversalen und vertikalen Entwicklung des Alveolarfortsatzes teilnimmt und sich somit im Erwachsenenalter nicht an der korrekten Position befindet.

Bezüglich der klinischen Anwendung werden einflügelige Adhäsivbrücken als vergleichbar fehleranfällig wie das optimale Setzen und Versorgen eines Einzelzahnimplantats angesehen. Bei richtiger Indikationsstellung und adäquatem Vorgehen ist die Adhäsivbrücke zwar als techniksensitiv, aber auch als äußerst zuverlässig einzustufen (*Kern* und *Wolfart* 2018).

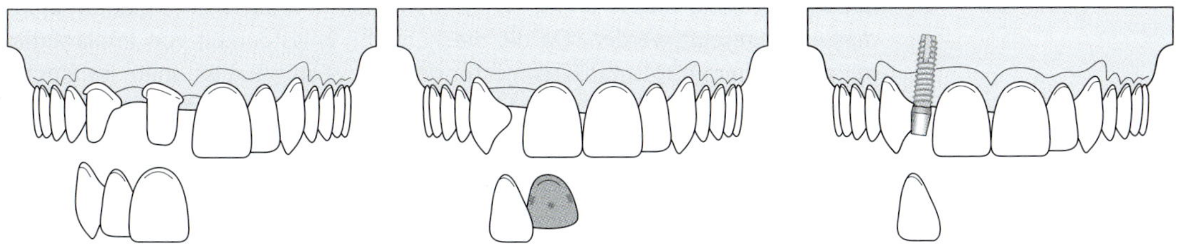

**Abb. 42-13** Prothetische Möglichkeiten zur festsitzenden Versorgung der Einzelzahnlücke.

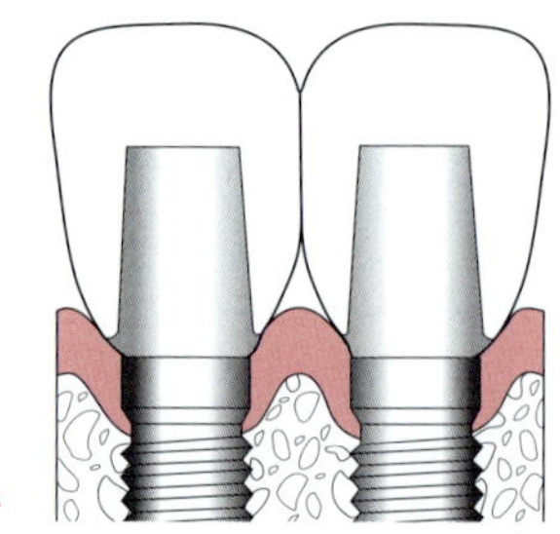


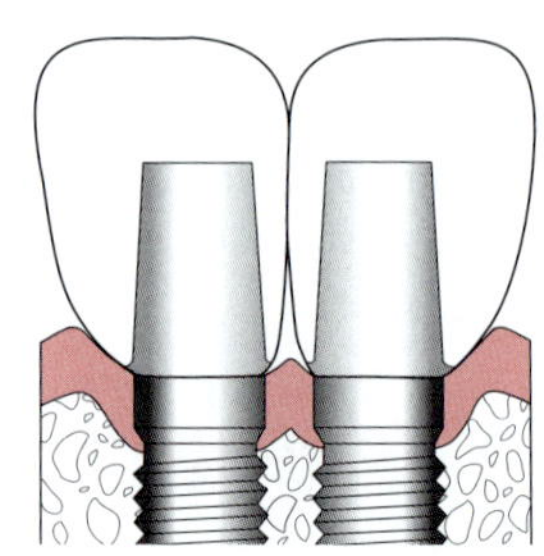


**Abb. 42-14** Um einen Verlust an Knochen zwischen Implantaten zu vermeiden und damit die Interdentalpapille zwischen zwei Implantaten zu erhalten, sollte der Abstand zwischen den Implantaten mindestens 3 mm betragen (a). Wenn dieser Abstand unterschritten wird, kann es in diesem Bereich zu einem Knocheneinbruch mit gleichzeitigem Verlust der Interdentalpapille kommen (b).

Bei Kindern ist natürlich immer auch der kieferorthopädische Lückenschluss gegen die Versorgung mit einer Adhäsivbrücke abzuwägen. Vor allem bei symmetrischer Nichtanlage der beiden lateralen Schneidezähne stellt der kieferorthopädische Lückenschluss eine probate Behandlungsalternative dar. Sie beinhaltet aber immer gewisse ästhetische und funktionelle Nachteile, wenn die Eckzähne an die Stelle der lateralen Schneidezähne bewegt werden. Bei einseitigen Nichtanlagen oder traumatischen Zahnverlusten im oberen Schneidezahnbereich ist ein kieferorthopädischer Lückenschluss in der Regel kritisch zu sehen, da dadurch ein asymmetrisches ästhetisches Erscheinungsbild entstehen würde (*Kern* 2018).

#### 42.4.1.2 Anzahl der Implantate

Beim Einzelzahnersatz wird für jeden fehlenden Zahn innerhalb der ansonsten geschlossenen Zahnreihe ein einzelnes Implantat gesetzt. Der Durchmesser des Implantates richtet sich einerseits nach dem vorhandenen Knochenangebot und andererseits nach der Lückengröße bzw. der Größe des zu ersetzenden Zahnes.

#### 42.4.1.3 Implantatabstände

Zum Erhalt des approximalen Knochens und der Papille sollte der minimale Abstand des Implantates zu den benachbarten Zähnen 1,5 mm und der minimale Abstand zwischen zwei Implantaten 3 mm betragen (*Tarnow* et al. 2000) (Abb. 42-14).

Aus diesen Zahlen resultiert, dass für eine **Einzelzahnlücke** ab einer mesiodistalen Breite von 7 mm ein Standardimplantatdurchmesser von etwa 4 mm verwendet werden kann. Zum Ersatz von Unterkieferschneidezähnen (mesiodistale Breite ca. 5–5,5 mm) und zum Teil auch von seitlichen Oberkieferschneidezähnen (mesio-distale Breite ca. 6,5 mm) sollten reduzierte Implantatdurchmesser eingesetzt werden. Da die mechanische Belastbarkeit von Implantaten mit reduziertem Implantatdurchmesser deutlich vermindert ist, sollte ihr Einsatz auf die genannten Gebiete mit limitiertem Platzangebot beschränkt bleiben. Hier ist außerdem nur mit einer relativ geringen Kaubelastung zu rechnen.

Falls bei zwei nebeneinander fehlenden Zähnen die Lückenbreite nicht genug Platz bietet, um zwei Implantate mit ausreichenden Abständen setzen zu können, ist es sinnvoller, nur ein Implantat zu planen und daran einen Zahn im Sinne einer Anhängerbrücke anzubringen. Zu dieser besonderen Form der Anhängerbrücke

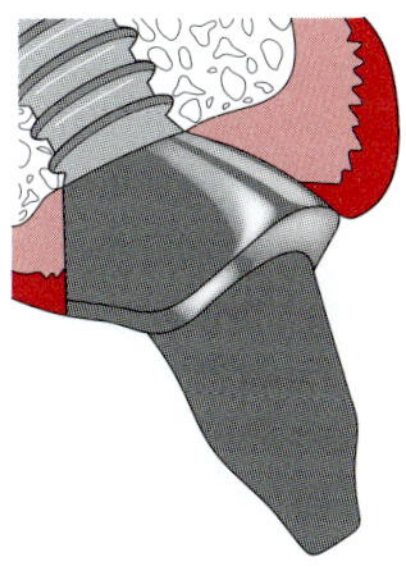

Abb. 42-15 Auf das Implantat aufgeschraubtes individualisiertes Abutment ohne Krone.

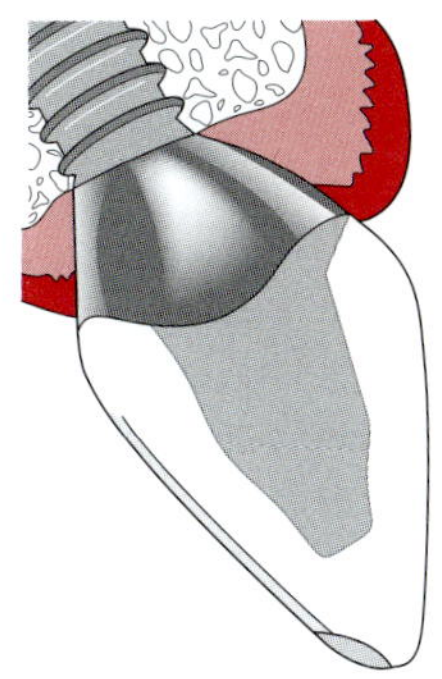

Abb. 42-16 Leicht subgingivale Lage des Übergangs zwischen Implantat und Krone labial.

(eine implantatgetragene Krone und ein Anhänger) liegen nur wenige auswertbare Studien vor. Nach 5 Jahren kann ein Implantatüberleben von 97 bis 100 % angenommen werden. Dabei treten technische Komplikationen häufiger im Seitenzahnbereich als im Frontzahnbereich auf (*Van Nimwegen* et al. 2017).

#### 42.4.1.4 Lage der Implantatschulter

Die Lage der Implantatschulter sollte ca. 3 mm apikal des tiefsten Punktes des prospektiven Margo gingivae positioniert werden. So wird ein ausreichender Übergangsbereich („Emergence Profile") zwischen Krone und Implantatschulter geschaffen. Hier vollzieht sich die Formveränderung vom kreisrunden Durchmesser des Implantats zum individuellen Querschnitt der Krone, um eine ideale physiologische Form im Bereich der Durchtrittsstelle am Margo gingivae zu ermöglichen (Abb. 42-15 und Abb. 42-16).

#### 42.4.1.5 Art und Form der Suprakonstruktion

Eine Einzelzahnversorgung auf Implantaten kann unterschiedlich konstruiert werden und wird entweder auf dem Implantat verschraubt oder zementiert (vgl. Abb. 42-21). Dafür gibt es prinzipiell vier unterschiedliche Möglichkeiten. (1) Ein Abutment wird auf das Implantat aufgeschraubt und die Krone darauf zementiert (Abb. 42-17a). (2) Eine einteilige Krone – ohne Zwischenabutment – wird durch einen okklusal/oral offenen Zugangskanal auf das Implantat aufgeschraubt. Dabei besteht die einteilige Krone aus einer Zirkonoxid- bzw. einer metallischen Unterkonstruktion, die einem Abutment gleichzusetzen ist. Auf dieser erfolgt die vollkeramische Verblendung der Restauration (Abb. 42-17b). Eine weitere Möglichkeit (3) sind monolithische vollkeramische Kronen (monolithisches Lithiumdisilikat bzw. Zirkonoxid) ohne Verblendung. Diese werden nach Fertigstellung auf sogenannten Titaninserts (eine Art Miniabutment) verklebt und anschließend über eine okklusale/orale Schraubenzugangsöffnung auf das Implantat aufgeschraubt (Abb. 42-17c). (4) Die transversale Verschraubung beseitigt die ästhetischen und funktionellen Probleme okklusaler Schraubenöffnungen, erfordert aber eine aufwändigere Mesostruktur mit Spalträumen, von denen häufig Geruchs- und Geschmacksbelästigungen ausgehen. Sie finden deshalb im Bereich der Einzelzahnrestaurationen nur selten Anwendung (Details siehe „Transversale Verschraubung" in Kap. 42.4.2.7).

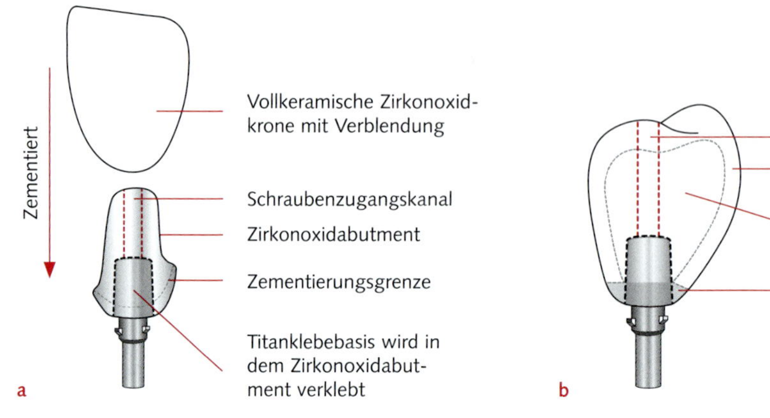


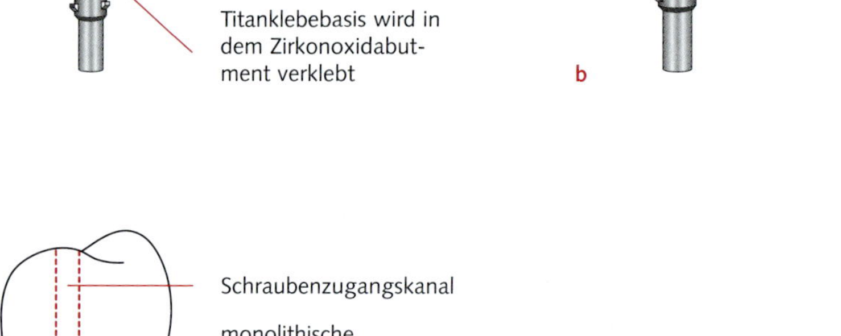


**Abb. 42-17** Drei unterschiedliche Einzelkronendesigns: **a** Abutment wird auf das Implantat aufgeschraubt und die Krone darauf intraoral zementiert. **b** Einteilige Krone: Ein speziell gefertigtes Zirkonoxidgerüst (reduzierte Kronenform) wird verblendet und auf eine Titanklebebasis aufgeklebt. Diese einteilige Krone wird anschließend okklusal mit dem Implantat verschraubt. **c** Eine monolithische Keramikkrone (z. B. aus Lithiumdisilkat oder Zirkonoxid) wird auf einer Titanklebebasis verklebt und okklusal verschraubt.

#### 42.4.1.6 Zementierbare Restaurationen

Für Einzelzahnimplantate werden unterschiedliche Aufbauteile von konfektionierten bis zu individualisierbaren Abutments angeboten. Diese weisen in der Regel einen Rotationsschutz zum Implantat auf. Bei den individualisierbaren Komponenten stehen metallische (Titan) oder auch zirkonoxidkeramische Materialien zur Verfügung, die individuell durch Beschleifen geformt bzw. in einem CAD/CAM-Verfahren individuell hergestellt werden können. Im Frontzahnbereich lassen sich mit Zirkonoxidabutments und vollkeramischen Kronen überzeugende ästhetische Ergebnisse erzielen.

Bei zementierten Restaurationen ist darauf zu achten, dass die Zementfuge am Abutment 0,5 bis 1 mm subgingival zu liegen kommt. Somit sind die Zementreste gut und sicher zu entfernen und zugleich kommt der ästhetisch kritische Übergangsbereich zwischen Abutment und zementierter Krone leicht subgingival zu liegen und ist nicht sichtbar (*Wolfart* und *Kern* 2015).

In einer Übersichtsarbeit (*Pjetursson* et al. 2018) konnte eine 5-Jahres-Versagensrate von 2,3 % für Abutments mit Innenverbindung und 1,3 % für Abutments mit einer Außenverbindung aufgezeigt werden. Dabei konnte kein signifikanter Unterschied zwischen Zirkonoxid- und Titanabutments gezeigt werden. Allerdings kam es bei den vollkeramischen Abutments häufiger zu Frakturen.

Für den *Seitenzahnbereich* konnte ebenfalls kein Unterschied zwischen Zirkonoxidabutments (Überlebensrate 97,9 %) und Titanabutments (Überlebensrate 99,7 %) aufgezeigt werden. Allerdings liegen zu den Zirkonoxidabutments nur eine begrenzte Anzahl von Studien vor. Auch im *Frontzahnbereich* konnte über 5 Jahre kein Unterschied zwischen den Überlebensraten der Zirkonoxidabutments (97,5 %) und den der Titanabutments (97,4 %) nachgewiesen werden (*Sailer* et al. 2018).

Daher sollten vor allem im lasttragenden posterioren Seitenzahnbereich aus Stabilitätsgründen immer noch Titanabutments bevorzugt verwendet werden. In ästhetisch sensiblen Bereichen können vorzugsweise Zirkonoxidabutments angewendet werden. Diese sollten so individualisiert bzw. konstruiert werden, dass eine ausreichende Materialstärke für die Krone berücksichtigt ist und die Zementfuge wie bereits beschrieben 0,5 bis 1 mm subgingival zu liegen kommt.

### 42.4.1.7 Verschraubte Restaurationen

Bei der Verschraubung wird eine einteilige Krone durch einen okklusal/oralen offenen Schraubenzugangskanal auf das Implantat direkt verschraubt. Dabei bestehen die einteiligen Kronen aus einer Zirkonoxid- bzw. metallischen Unterkonstruktion (entspricht dem Abutment), die anschließend verblendet wird. Nach Eingliederung wird der Schraubenzugangskanal mit Stangenguttapercha oder Teflonband aufgefüllt und mit einem zahnfarbenem Kompositmaterial, ähnlich einer okklusalen Füllung, verschlossen.

Immer häufiger werden hierzu monolithische vollkeramische Kronen (monolithisches Lithiumdisilikat bzw. Zirkonoxid) verwendet, die mit einer Art Mini-Titanabutment (Titanklebebasis) im Labor verklebt werden. Für diese monolithischen Kronen ist bisher eine sehr gute klinische Bewährung über 3 bis 5 Jahre nachgewiesen. Zu diesen Überlebensraten sei kritisch angemerkt, dass Misserfolge bei konventionellen vollkeramischen Restaurationen häufig in den ersten 5 Jahren deutlich geringer sind als in den nächsten 5 Jahren und sie dann nach 10 Jahren nochmals deutlich ansteigen (siehe Kap. 24). Die 10-Jahres-Überlebensrate bleibt also erst einmal abzuwarten, um sichere Aussagen zur Bewährung dieser vollkeramischen Restaurationsmaterialien machen zu können.

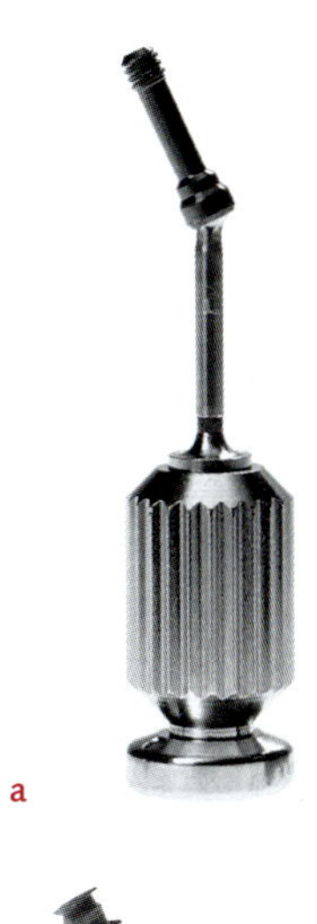

a

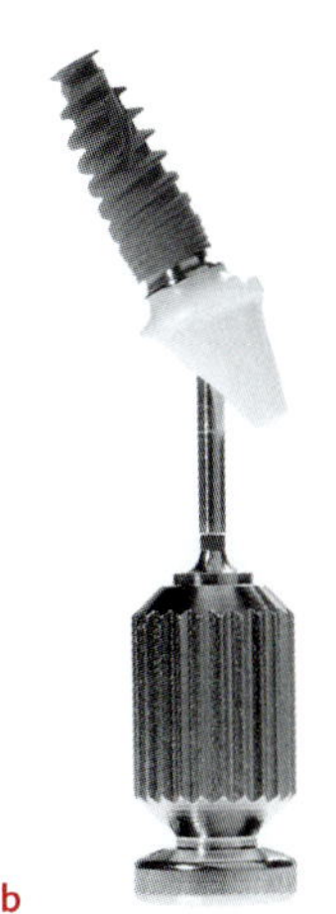

b

Abb. 42-18 Neuentwicklungen bei okklusalen Verschraubungen ermöglichen eine Abwinkelung zwischen Schraube und Einbringwerkzeug. Dadurch kann ein ungünstig gelegener Schraubenzugangskanal in eine bessere okklusale bzw. orale Position verlagert und die Restauration dann direkt okklusal verschraubt werden.

### 42.4.1.8 Okklusalverschraubung mit abgewinkelten Schraubenzugangskanälen

Für eine senkrechte okklusale Verschraubung von implantatgetragenen Restaurationen musste früher das Implantat genau an der richtigen Stelle und in der richtigen Angulation gesetzt werden, da der Schraubenkanal sonst nicht okklusal oder oral zu liegen kam, sondern zum Beispiel labial. Solche Fehlpositionierungen des Schraubenzugangskanals waren dann nicht sinnvoll zu verschließen. Deshalb wurden neue Verschraubungssysteme entwickelt, um dieses klinische Problem zu lösen. Diese Systeme lassen eine Abwinkelung zwischen Schraube und Einbringwerkzeug beim Eindrehvorgang der Halteschraube zu. Dadurch wird es möglich, einen ungünstig gelegenen Schraubenzugangskanal in eine bessere okklusale bzw. orale Position zu verlagern und die Restauration dann direkt zu verschrauben (Abb. 42-18). Generell sind bei diesen Systemen neue Schraubendreher mit einem abgerundetem Werkzeugkopf notwendig sowie eigens dafür konstruierte Halteschrauben (*Wolfart* 2014, *Wolfart* et al. 2017). Diese Systeme werden von unterschiedlichen Implantatherstellern angeboten und sind sowohl für Einzelzahnersatz als auch für Brücken erhältlich.

#### 42.4.1.9 Zementierung versus Verschraubung

Bei der Wahl der Befestigungsmethode sollten die Vor- und Nachteile individuell abgewogen werden. Der Vorteil einer zementierten Krone ist, dass sich diese kaum von natürlichen Zähnen hinsichtlich Fremdkörpergefühl, Pflege und Nachsorgeaufwand unterscheidet. Der Hauptnachteil ist hingegen, dass ein zerstörungsfreies Abnehmen der Restauration nicht vorhersagbar ist. Hier liegt zugleich der Hauptvorteil der verschraubten Restauration. Eine einfache Abnehmbarkeit durch Lösen der Halteschraube ist immer gewährleistet (*Wolfart* und *Kern* 2015). Als Nachteil der verschraubten Kronen ist anzuführen, dass die Zugangskavität immer zusätzlich verschlossen werden muss. Außerdem ist eine ideale okklusale/orale Verschraubung nur bei präzise positionierten und optimal angulierten Implantaten möglich.

In kompromissbehafteten Fällen mit einer zu geringen Abutmenthöhe oder häufig notwendiger Zugänglichkeit zum Implantat weist die Verschraubung deutliche Vorteile gegenüber der Zementierung auf.

Die Befestigungsart der Restauration – verschraubt oder zementiert – hat dabei keinen Einfluss auf die Überlebensrate der Abutments oder der Krone selbst. Allerdings treten bei den okklusal verschraubten Kronen häufiger Schraubenlockerungen auf als bei den zementierten Rekonstruktionen (*Pjetursson* et al. 2018, *Sailer* et al. 2018). Nach 3 Jahren Beobachtungszeitraum wurden keine signifikanten Unterschiede zwischen den Befestigungsmethoden bezüglich technischer oder biologischer Komplikationen festgestellt. Allerdings traten in beiden Gruppen häufig technische Komplikationen auf (z. B. Fraktur des Keramikabutments oder des Kronengerüstes) (*Kraus* et al. 2019).

## 42.4.2 Multipler Zahnersatz im Lückengebiss

#### 42.4.2.1 Differentialtherapie

Die Versorgung von Gebisssituationen mit multiplen fehlenden Zähnen bzw. von Freiendsituationen stellt einen weiteren Indikationsschwerpunkt für Implantate dar. Bei fehlenden Molaren sollten das Belassen der verkürzten Zahnreihe mit Prämolarenokklusion, die Eingliederung einer Extensionsbrücke, der teilprothetische Ersatz und die festsitzende implantatprothetische Versorgung mit zwei oder drei Implantaten gegeneinander abgewogen werden. In jedem Fall reduziert der Einsatz von Implantaten die Notwendigkeit, natürliche Zähne zu beschleifen, und ermöglicht gleichzeitig festsitzenden Zahnersatz (Abb. 42-19).

Da festsitzender Zahnersatz – unabhängig davon, ob er auf natürlichen Zähnen und/oder Implantaten verankert ist – eine deutlich bessere Langzeitbewährung als herausnehmbarer Zahnersatz aufweist (vgl. Tab. 42-1 und die entsprechenden Kapitel in Band II und III), bietet eine auf Implantaten verankerte festsitzende Versorgung immer eine deutliche Verbesserung der Langzeitprognose verglichen mit allen herausnehmbaren Versorgungsalternativen.

#### 42.4.2.2 Anzahl der Implantate

Bei rein implantatgetragenen Versorgungen in der Schaltlücke bzw. in der Freiendsituation werden mindestens 2 Implantate benötigt und variabel mehr Implantate bei mehr als 3 bis 4 zu ersetzenden Zähnen. Bei den Kombinationsversorgungen zwischen Implantaten und Zähnen (Verbundbrücken) wird in der Regel nur ein Implantat benötigt (Abb. 42-19). Der Durchmesser des Implantates richtet sich

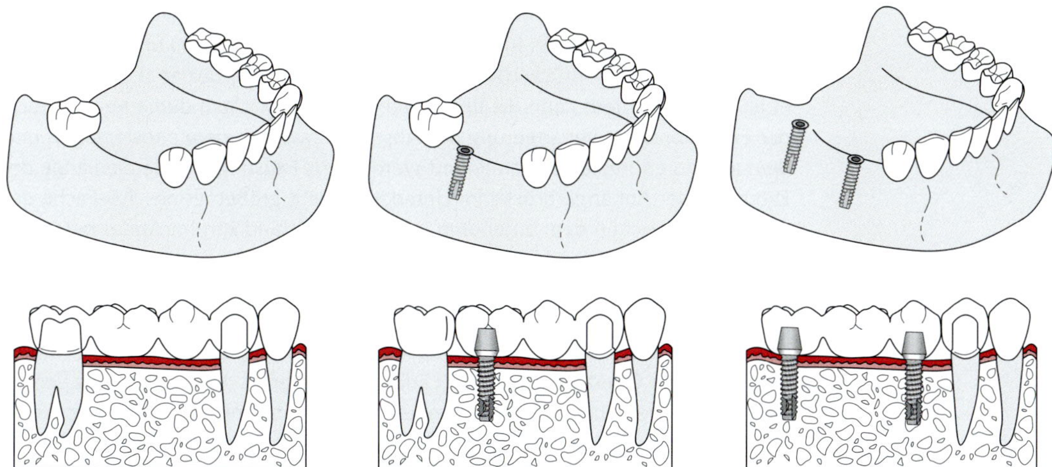

**Abb. 42-19** Der Einsatz von Implantaten ermöglicht festsitzenden Zahnersatz bei reduzierter Notwendigkeit, natürliche Zähne zu beschleifen.

einerseits nach dem vorhandenen Knochenangebot und andererseits nach der Lückengröße bzw. der Größe des zu ersetzenden Zahnes.

### 42.4.2.3 Verbundbrücken

Da Zähne eine deutlich höhere Beweglichkeit als Implantate aufweisen, wurde lange Zeit die Verblockung von Zähnen und Implantaten ohne Ausgleichselemente abgelehnt. Offensichtlich ist jedoch bei gesundem Parodontium die Verankerungsfestigkeit von Zähnen und Implantaten ähnlicher als früher gedacht (*Richter* et al. 1995).

Inzwischen zeigen klinische Studien mit Verbundbrücken, dass deren Überlebensrate in einer ähnlichen Größenordnung wie rein implantatgetragene Brücken liegt, wenn die Pfeilerzähne parodontal gesund waren (*Gunne* et al. 1999, *Lindh* et al. 2001). In einer aktuellen Meta-Analyse lag die Überlebensrate von Verbundbrücken nach 5 Jahren bei 91 % und fällt dann nach 10 Jahren auf 82 % ab (*von Stein-Lausnitz* et al. 2019, Tab. 42-1). Damit ist sie um etwa 10 % niedriger als bei rein implantatgetragenen Brücken. Somit stellen Verbundbrücken eine adäquate Behandlungsoption dar, wenn rein implantatgetragener Zahnersatz nicht möglich ist. Verbundbrücken auf Implantaten und parodontal geschädigten Zähnen mit erhöhter Zahnbeweglichkeit sollten aber nicht angewendet werden.

Aufgrund der vorhandenen Literatur wird empfohlen, Verbundbrücken nur einteilig herzustellen und definitiv zu zementieren. Dabei sollten diese auf maximal 4 Einheiten begrenzt sein, da für weitspannige Verbundbrücken keine ausreichende Evidenz vorhanden ist (*von Stein-Lausnitz* et al. 2019). Werden dennoch Ausgleichsgeschiebe verwendet, sollten die Geschiebe verschraubt werden, da es sonst zur Intrusion der natürlichen Zähne kommen kann (*Cho* und *Che* 1992, *Pesun* 1997).

### 42.4.2.4 Extensionsbrücken

Implantatgetragene Extensionsbrücken (Anhängerbrücken) können sowohl im Ober- als auch im Unterkiefer angewandt werden. Wie auch bei zahngetragenen Extensionsbrücken werden die endständigen Pfeiler intrusiv, die anterioren Pfeiler extrusiv belastet (*Rodriguez* et al. 1994). Die Belastung der endständigen Implantate ist umso größer, je geringer der Abstand zwischen dem am weitesten anterioren und dem endständigen Implantat ist (Widerstandshebelarm) und je länger die distale Extension der Brücke (Angriffshebelarm) ist (*Rodriguez* et al. 1993, *White* et al. 1994). Insofern kann die Implantatbelastung vor allem durch Verringerung der Extension bzw. Verlängerung des Abstands zwischen dem endständigen und dem anterioren Implantat vermindert werden. Als Faustregel sollte die Länge der Extension der Anhängerbrücke im Unterkiefer nicht größer als das 1,5-Fache des Abstandes zwischen dem anterioren und dem endständigen Implantat betragen, während im Oberkiefer die Extension kleiner als der Abstand zwischen dem anterioren und dem endständigen Implantat sein sollte (*Spiekermann* et al. 1994). Aufgrund der unterschiedlichen Knochenqualität in Unter- und Oberkiefer wird ferner empfohlen, die Länge des Extensionsgliedes im Unterkiefer auf ca. 12–15 mm zu begrenzen. Im Oberkiefer sollte die Länge nicht mehr als 10–12 mm betragen. In einem aktuellem Übersichtsartikel zeigen ein Implantat mit einem Anhänger eine geschätzte 5- bis 10-Jahres-Überlebensrate von 98 % für das Implantat und 97 % für die Restauration. Bei mehrgliedrigen implantatgetragenen Anhängerbrücken lag die geschätzte 5- bis 10-Jahres-Überlebensrate bei 99 % für die Implantate und 98 % für die Suprakonstruktion. Insgesamt wurde dabei allerdings eine Komplikationsrate (technisch und biologisch) bei 28 % aller Patienten und bei 26 % aller Restaurationen beschrieben (*Storelli* et al. 2018).

#### 42.4.2.5 Implantatposition

In der Regel sollten die Implantate so inseriert werden, dass sie sich im Zentrum der zu ersetzenden Zähne befinden. Ausnahmen ergeben sich in mesio-distaler Richtung bei bestimmten Indikationen im Molarenbereich (siehe Kap. 44.1.4). Sind Implantate im Approximalraum ungünstig lokalisiert, muss dieser geschlossen werden, was zu hygienischen und ästhetischen Einbußen führt. Eine zu weit orale Platzierung führt zu Behinderungen der Zunge, während eine zu weit vestibuläre Insertion zu ästhetischen Beeinträchtigungen führt.

Für die Implantatabstände gelten die gleichen Regeln wie beim Einzelzahnersatz (siehe Kap. 42.4.1.3).

#### 42.4.2.6 Art und Form des Abutments

In einer Übersichtsarbeit (*Pjetursson* et al. 2018) konnte die Bewährung von Abutments bei Brückenrekonstruktionen analysiert werden. Die 5-Jahres-Versagensrate lag bei 2,8 % für Abutments mit Innenverbindung und 0,7 % für Abutments mit Außenverbindung. Dabei handelte es sich in 97 % der Restaurationen um Titanabutments und nur in 3 % um Zirkonoxidabutments.

Aufgrund der unsichereren Datenlage (geringe Beobachtungszahlen) für die Zirkonoxidabutments sollten diese in Kombination mit vollkeramischen Kronen/Brücken hauptsächlich im ästhetisch wichtigen Frontzahnbereich eingesetzt werden. Im Falle von Brückenrekonstruktionen speziell im ästhetisch nicht relevanten Molarenbereich sollten aus Sicherheitsgründen (gute Datenlage/höhere Beobachtungszahlen) immer noch primär Titanabutments verwendet und mit metallkeramischen Brücken kombiniert werden. Die Kronenränder müssen in diesen Bereichen auch nicht 0,5 bis 1 mm subgingival liegen, wie in ästhetisch wichtigen Bereichen gefordert. Eine epigingivale bzw. minimal subgingivale Zementierungsgrenze ist ausreichend. Dies erleichtert nach dem Zementieren die sichere Entfernung der Zementreste und ist für das periimplantäre Weichgewebe als hygienisch günstiger zu bewerten (Abb. 42-20).

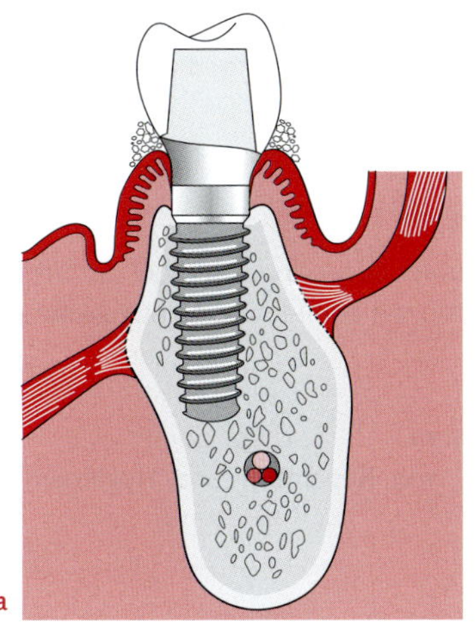


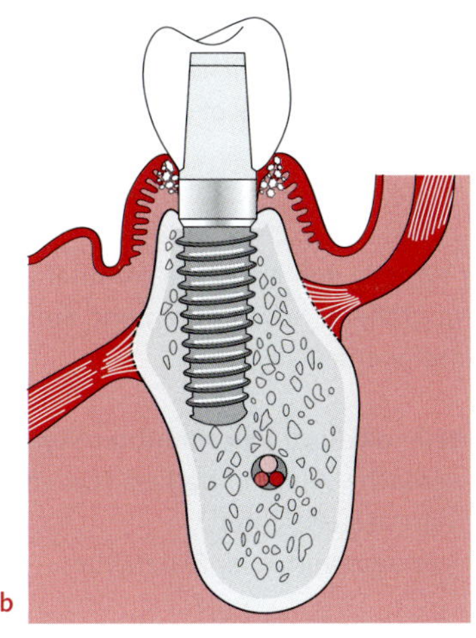


**Abb. 42-20** a Eine epigingivale bzw. leicht subgingivale Zementierungsgrenze am Abutment erleichtert nach dem Zementieren die sichere Entfernung der Zementreste und ist für das periimplantäre Weichgewebe als hygienisch günstiger zu bewerten. b Bei tief subgingival liegenden Zementierungsgrenzen ist die Entfernung der Zementreste oft stark erschwert.

### 42.4.2.7 Zementierbare Restaurationen

Sollen implantatgetragene Kronen und Brücken zementiert werden, empfiehlt sich die Verwendung von individualisierten Abutments. Diese ermöglichen eine optimale Gestaltung der Einschubrichtung, des gingivalen Austrittsprofils und der Kronenrandlage. Zudem müssen die Okklusalflächen nicht für eine okklusale Verschraubung perforiert werden. Weiterhin können bei zementierten Suprakonstruktionen geringfügige herstellungsbedingte Passungenauigkeiten durch den Zementfilm ausgeglichen werden, so dass unerwünschte Spannungen zwischen den Implantatpfeilern und der Suprakonstruktion ausgeglichen werden. Für das Zementieren können sowohl provisorische als auch definitive Befestigungszemente verwendet werden. Die Vorteile und Nachteile zementierter Suprastrukturen können wie folgt zusammenfasst werden:

**Vorteile zementierter Suprastrukturen**

- passiver Sitz (Ausgleich herstellungsbedingter Passungenauigkeiten)
- Funktion und Ästhetik
- Ausgleich unterschiedlicher Implantatachsen
- Entfernbarkeit bei provisorischer Zementierung

**Nachteile zementierter Suprastrukturen**

- subgingivale Zementreste
- erhöhter Zeitaufwand
- Abnehmbarkeit nicht gewährleistet oder unmöglich
- Schraubenfraktur oder Schraubenlockerung führt im schlimmsten Fall zu einer Neuanfertigung der Restauration
- zu geringe Friktion bei geringer Abutmenthöhe

Eine wesentliche Voraussetzung für die Zementierung implantatgetragener Kronen und Brücken ist eine rotationsstabile, zuverlässige und belastbare Implantat-Abutment-Verbindung. Innenverbindungen scheinen hier deutlich besser abzuschneiden als ältere, kürzere Außenverbindungen (z. B. klassische Brånemark-Verbindung) (*Steinebrunner* et al. 2008).

Um die optimale Festigkeit einer spezifischen Implantat-Abutment-Verbindung auch wirklich zu erzielen, müssen die Abutmentschrauben mit dem vom Hersteller angegebenen Drehmoment angezogen werden. Erschwert wird dies allerdings durch die Tatsache, dass die von den Herstellern angebotenen manuellen Drehmoment-Schlüssel häufig große Streuungen aufweisen (*Standlee* et al. 2002, *Steinebrunner* et al. 2015).

### 42.4.2.8. Verschraubte Restaurationen

#### Okklusale Verschraubung

Die Vorteile und Nachteile okklusal verschraubter Suprastrukturen bei der Versorgung größerer Schaltlücken und Freiendsituationen können wie folgt zusammengefasst werden:

**Vorteile okklusal verschraubter Suprastrukturen**

- einfache Abnehmbarkeit (Durchführung von Reparatur- und Hygienemaßnahmen erleichtert)
- geringer vertikaler Platzbedarf

**Nachteile okklusal verschraubter Suprastrukturen**

- okklusaler Schraubenzugang
- schlechte Ästhetik und eingeschränkte Kaufunktion
- keine spannungsfreie Passung
- schwieriger Ausgleich differierender Implantatachsen
- Implantatpositionierung stark eingeschränkt

Sollen Brücken in einem Stück angefertigt und dann okklusal verschraubt werden, müssen spezielle Abutments ohne Rotationssicherung zum Implantat verwendet werden, da sonst schon die im Fertigungstoleranzbereich liegenden minimalen Ungenauigkeiten dazu führen können, dass die auf dem Modell passende Brücke sich intraoral nicht einbringen lässt.

#### Transversale Verschraubung

Die transversale Verschraubung beseitigt die ästhetischen und funktionellen Probleme okklusaler Schraubenöffnungen, erfordert aber eine aufwändigere Mesostruktur mit großen Spalträumen, von denen häufig Geruchs- und Geschmacksbelästigungen ausgehen. Zusätzlich können die miniaturisierten Transversalschrauben im klinischen Gebrauch das Handling erschweren (Abb. 42-21). Aufgrund dieser Nachteile wird die transversale Verschraubung immer seltener angewendet und häufig durch die Okklusalverschraubung mit abgewinkelten Schraubenzugangskanälen ersetzt (siehe Kap. 42.4.1.8). Die Vorteile und Nachteile transversal verschraubter Suprastrukturen können wie folgt zusammengefasst werden:

**Vorteile transversal verschraubter Suprastrukturen**

- Abnehmbarkeit relativ einfach
- spannungsfreier Sitz leichter erzielbar
- verbesserte Kaufunktion und Ästhetik
- Ausgleich unterschiedlicher Implantatachsen

**Nachteile transversal verschraubter Suprastrukturen**

- aufwändige Mesostruktur notwendig
- große Spalträume (Geruchs-/Geschmacksbelästigung)
- störende orale Schraubenöffnungen
- relativ voluminöse Konstruktion

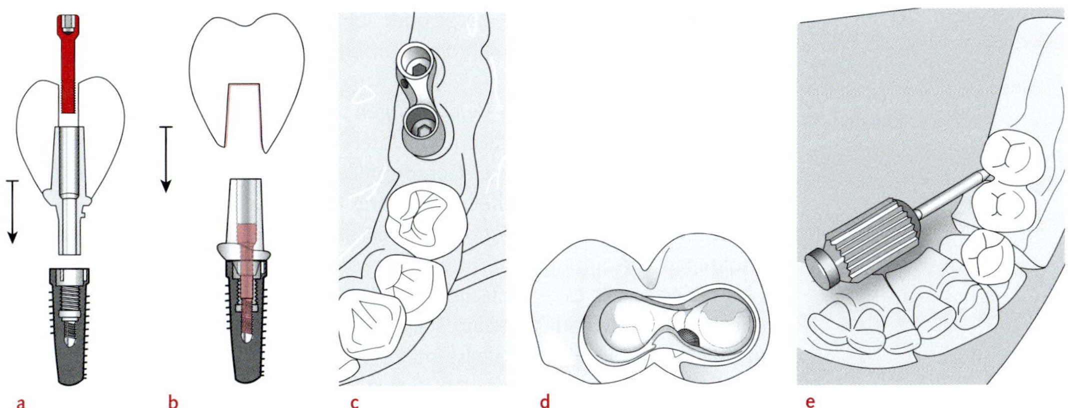


Abb. 42-21 Beispiel für a eine okklusal verschraubte Restauration, b eine zementierte Restauration sowie c bis e eine Restauration mit Mesiostruktur und transversaler Verschraubung; e zeigt die Schraubenrichtung an, die notwendig ist, um die Schraube mit Hilfe des Schraubenziehers intraoral überhaupt ein- und ausdrehen zu können.

## 42.4.3 Stark reduziertes Restgebiss

Die Standardtherapie des stark reduzierten Restgebisses ist in Deutschland eine an den Restzähnen über Doppelkronen oder hybridprothetische Elemente verankerte Prothese (*Wagner* und *Kern* 2000, *Walther* et al. 2000). Bei Doppelkronen hängt die Überlebensrate der Pfeilerzähne stark von deren Anzahl und Verteilung ab. Eine punktförmige bzw. lineare Abstützung ist ungünstiger als eine symmetrische bilaterale Abstützung (*Mericske-Stern* 1994) und führt zu einer signifikant höheren Zahnverlustrate. So zeigte eine retrospektive Studie (*Walther* et al. 2000) mit 660 Patienten, dass bei nur einem verbliebenen Pfeilerzahn eine Verlustrate des letzten Zahnes von 50 % nach 5 Jahren zu verzeichnen war. Waren hingegen noch drei Pfeilerzähne vorhanden, reduzierte sich die Wahrscheinlichkeit, dass alle Restzähne verloren gehen, auf 10 % und bei mehr als drei Pfeilerzähnen sogar auf 3 %, wobei die Zahnfraktur ein Hauptgrund für den Pfeilerzahnverlust war.

Hieraus lässt sich ableiten, dass durch eine geringe Anzahl von zusätzlichen Implantaten in strategisch wichtigen Positionen die Frakturgefahr der Pfeilerzähne verringert und damit die Langzeitprognose der Restzähne deutlich verbessert werden könnte.

### 42.4.3.1 Differentialtherapeutische Betrachtung

Bei der differentialtherapeutischen Betrachtung des stark reduzierten Restgebisses mit ein bis vier Restzähnen im Kiefer stellt sich zuerst die Frage, ob der Kiefer festsitzend oder herausnehmbar versorgt werden soll.

Beim Wunsch nach **festsitzender Versorgung** sind im Weiteren die Zahnprognosen entscheidend. Sind die Pfeiler sicher, kann eine festsitzende Restauration mit entsprechender Implantatunterstützung durchgeführt werden. Je nach Ausgangssituation und Zahl der Implantate sind sowohl rein implantatgetragene und rein zahngetragene Restaurationen bzw. auch kombiniert zahn-/implantatgetragene Restaurationen denkbar. Die implantatgetragenen Restaurationen können, abhängig von der Position und Angulation der Implantate, entweder zementiert oder verschraubt werden. Sollten die Restzähne jedoch auch nach Vorbehandlung zweifelhaft bleiben, sollten diese nur dann in die Gesamtplanung miteinbezogen werden, sofern sie selbst nicht restauriert werden müssen. Falls die Zähne allerdings ebenfalls mit Kronen versorgt oder sogar in Brückenversorgungen eingeplant werden müssten, sollte man diese entfernen und die Planung entsprechend modifizieren.

Bei den **herausnehmbaren Versorgungen** wird eine quadranguläre Pfeilerverteilung mit mindestens vier Pfeilern im Unterkiefer und vier bis sechs Pfeilern im Oberkiefer angestrebt. Bei dieser Gesamtpfeileranzahl werden nur sichere Zähne und Implantate gezählt. Zweifelhafte Zähne können aber dennoch in die Restauration mit eingeplant werden, da sie bei späterem Verlust ohne Änderung der prothetischen Versorgung entfernt werden können.

Als nächstes gilt es zu entscheiden, ob eine bereits vorhandene suffiziente Prothese weiterverwendet werden soll und nur durch zusätzliche Pfeiler besser abzustützen ist, oder ob eine vollständig neue Prothese angefertigt werden soll. Sofern die vorhandene Prothese lediglich stabilisiert werden soll, eignet sich das Einarbeiten von implantatgestützten Druckknopfankern in die vorhandene Prothese an strategisch wichtigen Positionen. Soll allerdings eine neue prothetische Versorgung erfolgen, liegt das Verankerungskonzept mittels Doppelkronen nahe. Hierbei können Zähne und Implantate mit dem gleichen Halteelement versorgt werden. Aufgrund der starren Verankerung der Implantate im Knochen durch Osseointegration ist hier das Konzept einer spannungsfreien Passung (sog. „Passive Fit") zu empfehlen. Dieses kann durch Galvanoteleskope realisiert werden, aber nicht mit klassischen Teleskopen (*Wolfart* 2014). Für eine spannungsfreie Passung können klassische Teleskope also nur sicher angewendet werden, sofern nicht mehr als ein Implantat mit Zähnen kombiniert wird. In diesem Sonderfall kommt es bei Vorliegen eines Spannungsgefühls nach Eingliederung der Prothese zu einer minimalen kieferorthopädischen Bewegung der Teleskop-Pfeilerzähne, die sich nach dem starr osseointegrierten Implantat ausrichten. Dieser Kompensationsmechanismus funktioniert umso schlechter, je mehr Implantate (kieferorthopädisch nicht einstellbar) und je weniger Zähne die Prothese abstützen.

Diese komplexe Betrachtung beim stark reduzierten Restgebiss ist in Form eines Entscheidungsbaums in Abbildung 42-22 zusammengefasst.

## 42.4.4 Zahnloser Kiefer

Die verschiedenen implantatbasierten festsitzenden oder herausnehmbaren Versorgungskonzepte im zahnlosen Ober- und Unterkiefer sind sich ähnlich. Aufgrund der unterschiedlichen Knochenqualität und der großen Unterschiede in den anatomischen Verhältnissen variiert allerdings die jeweils notwendige Implantatanzahl.

### 42.4.4.1 Zahnloser Unterkiefer

Eine klassische Indikation zum Einsatz implantatgetragener Restaurationen ist der zahnlose Unterkiefer. Je nach Anzahl der inserierten Implantate werden Deckprothesen, abnehmbare Teilprothesen/Brückenkonstruktionen oder festsitzende Brücken unterschieden.

#### Abnehmbare Restaurationen

Die einfachste und zugleich wissenschaftlich gut abgesicherte implantatgetragene Versorgung ist durch zwei Implantate erreichbar, die im Bereich der Eckzähne inseriert werden (*Feine* et al. 2002). Auf Grund der guten Qualität des Alveolarknochens im Unterkiefer ist eine primäre oder sekundäre Verblockung möglich.

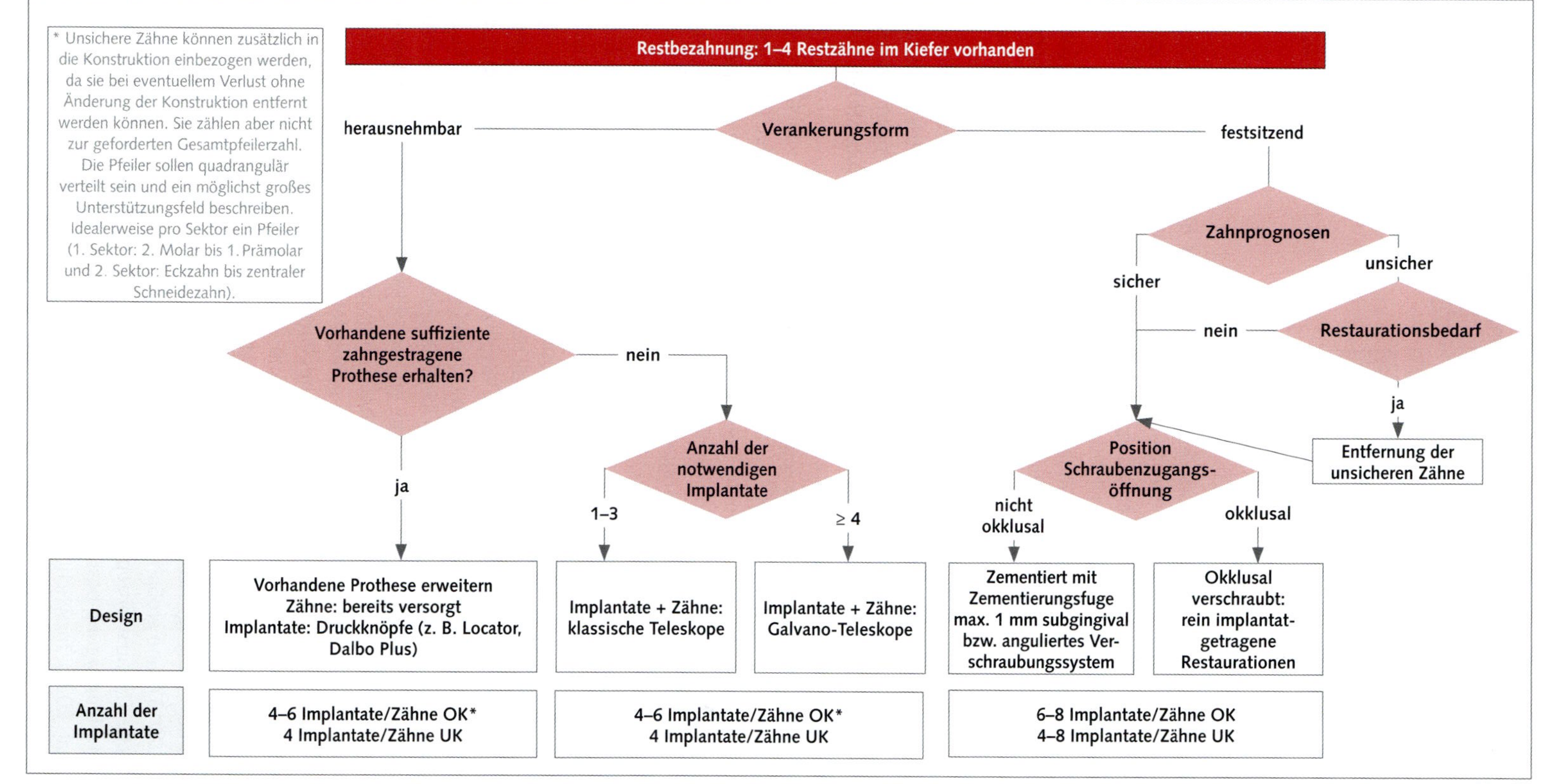

Abb. 42-22 Entscheidungsbaum: Stark reduzierte Restbezahnung.

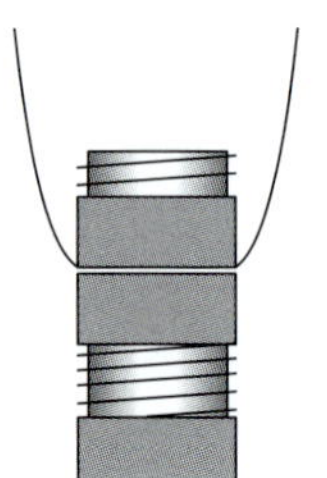
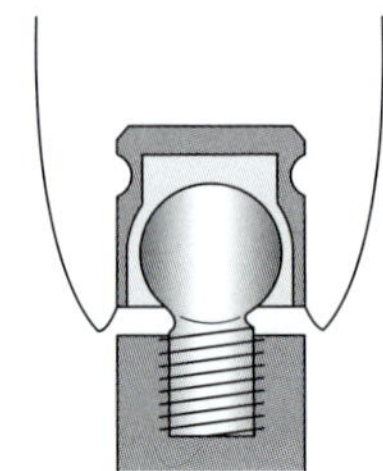
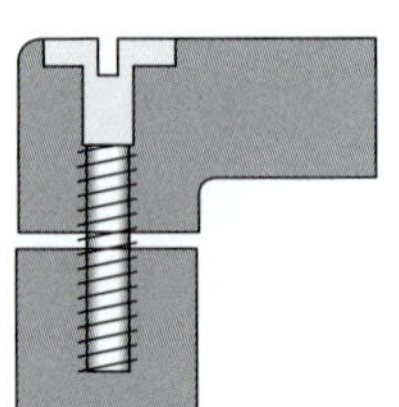
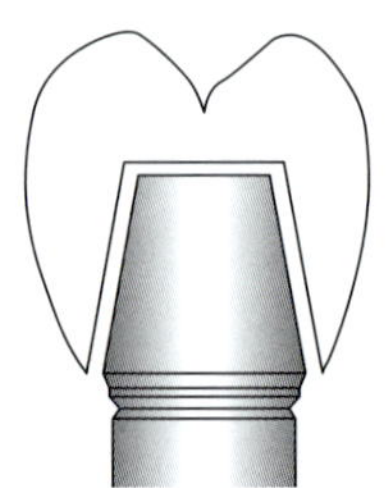

**Abb. 42-23** Verankerungselemente für abnehmbaren Zahnersatz auf Implantaten.

Die Versorgung der Implantate erfolgt heutzutage in der Regel durch Druckknopfanker, parallel gefräste Stege oder Doppelkronen (Abb. 42-23). Die Auswahl der Verankerungselemente erfolgt nach verschiedenen Aspekten wie Qualität der Verankerung, Hygienefähigkeit, Platzbedarf und Kosten.

Aus biomechanischen Gründen sollte die Suprakonstruktion bei weniger als drei Implantaten im Unterkiefer nicht starr über parallel gefräste Stege oder Doppelkronen verankert werden. Denn die starre Verankerung verhindert generell eine Einsenkung des distalen Prothesensattels und damit eine Übertragung der Kaukräfte auf das Prothesenlager. Damit führt eine okklusale Belastung im Molarengebiet aufgrund des langen Hebels zwischen Implantatposition (meist Eckzahnregion) und dem Kauzentrum zu einer hohen Belastung des Implantates selbst. Hier ist theoretisch mit Komplikationen zu rechnen. Diesem Postulat stehen die Ergebnisse einer Übersichtsarbeit zu doppelkronenverankerten implantatretinierten Deckprothesen gegenüber. Sie zeigen Implantatüberlebensraten von 100 % nach 3 Jahren bei 12 Patienten bzw. 98 % nach 10 Jahren bei 23 Patienten (*Verma* et al. 2013). Zur erstgenannten Studie liegen auch 5- Jahresdaten vor, die ebenfalls eine Überlebensrate von 100 % der Implantate angeben. Bei 37 % der Versorgungen wurden innerhalb der Nachsorgesitzungen Erhaltungsmaßnahmen erforderlich (*Krennmair* et al. 2011).

Um die biomechanischen Aspekte zu berücksichtigen, sollten bei 2 Implantaten Verankerungselemente gewählt werden, die ein Einsenken des Prothesensattels erlauben. Hier werden aktuell Druckknopfanker (z. B. Kugelkopfverbindungen oder Locatoren) präferiert, da sie in vergleichenden Studien am besten abschneiden: In einer prospektiven klinischen Studie mit zwei interforaminalen Implantaten im Unterkiefer war nach 10 Jahren kein Unterschied zwischen Steggelenk, Kugelkopf und Magneten bezüglich der Überlebensrate der Implantate nachweisbar (*Naert* et al. 2004a,b). Die Kugelköpfe ergaben allerdings die beste Retention der Deckprothesen, die geringsten Weichgewebsprobleme und die höchste Patientenzufriedenheit. Magnete wiesen den geringsten Komfort für die Patienten auf.

Wenn die finanziellen Verhältnisse eines Patienten aber selbst die Verwendung von zwei Implantaten nicht erlauben, kann im zahnlosen Unterkiefer auch die Insertion eines mittigen Einzelzahnimplantates erwogen werden. Dieses Versorgungskonzept ist inzwischen über 10 Jahre in einer Pilotstudie nachuntersucht worden und zeigt vielversprechende Ergebnisse ohne Implantatverluste (*Passia* et al. 2019). Eine großangelegte Studie mit über 150 Patienten bestätigt das erfolgreiche Therapiekonzept, sofern die Implantate unbelastet einheilen. Im Falle einer Sofortversorgung besteht jedoch die Gefahr einer erhöhten Misserfolgsrate (*Kern* et al. 2021). Inzwischen existieren ein Vielzahl von Studien, die die gute Bewährung des Versorgungskonzepts mit einem mittigen Einzelimplantat im zahnlosen

Unterkiefer über einen mittelfristigen Zeitraum von 3 bis 5 Jahren belegen (*Kern* und *Passia* 2021).

Wird der zahnlose Unterkieferkiefer mit 4 *bis* 5 Implantaten versorgt, können individuell gefräste Steggeschiebe mit und ohne distale Extensionen oder Doppelkronensysteme zur starren Verankerung einer abnehmbaren Suprakonstruktion eingesetzt werden. Hierbei wird der überwiegende Anteil der Kaukräfte über die Implantate in physiologischer Weise direkt auf den Kieferknochen übertragen. Die klassische Lokalisation von vier Unterkieferimplantaten ist im Bereich der seitlichen Unterkieferschneidezähne und der ersten Prämolaren.

In jedem Fall wird die Einarbeitung einer Gerüstverstärkung in die abnehmbare Prothese empfohlen, auch wenn es sich um eine Deckprothese in Form einer Totalprothese handelt, da ansonsten auf Grund der Schwächung der Prothesenbasis im Bereich der Implantate bzw. der Verankerungselemente die Gefahr einer Fraktur sehr groß ist.

### Festsitzende Restaurationen

Auf 4 bis 6 quadrangulär positionierten Implantaten im Unterkiefer kann auch eine rein implantatgetragene festsitzende Extensionsbrücke eingegliedert werden (*Heydecke* et al. 2012). Die geschätzte 5- bis 10-Jahres-Überlebensrate beträgt hierbei 99 % für die Implantate und 97 % für die Suprakonstruktion. Insgesamt wurde dabei aber eine Komplikationsrate (technisch und biologisch) bei 44 % aller Patienten und bei 39 % aller Restaurationen beschrieben (*Storelli* et al. 2018). Bezüglich der Langzeitbewährung und biomechanischen Aspekte einer festsitzenden Versorgung auf nur 4 Implantaten siehe auch Kapitel 42.5.5.

Liegt bereits eine fortgeschrittene Atrophie des Alveolarfortsatzes vor, muss individuell entschieden werden, ob die Ersatzzähne im Sinne eines parodontal vorgeschädigten Gebisses mit verlängerten klinischen Kronen gestaltet werden oder ob der Kammdefekt mit rosafarbenen Keramikmassen ausgeglichen wird. Frühere Brückenkonstruktionen („Schwedenbrücke", „Hochwasser-Design"), bei denen die metallischen Abutments frei in die Mundhöhle ragten und die Basis der Suprakonstruktion einen großen Abstand (5–7 mm) von der Gingiva aufwies, werden heute aufgrund ästhetischer und funktionell-hygienischer Probleme in der Regel nicht mehr eingesetzt.

### Ausgeprägte Atrophie

Im Falle einer ausgeprägten Unterkieferatrophie ist es häufig funktionell und ästhetisch günstiger, an Stelle einer festsitzenden Suprakonstruktion eine herausnehmbare Deckprothese über Steggeschiebe oder Doppelkronen zu verankern. Denn durch die Deckprothese können die durch die Atrophie verloren gegangenen Alveolarfortsatzabschnitte ersetzt werden, ohne die Hygienefähigkeit zu beeinträchtigen. Durch die bessere Stützung der Weichgewebe mittels Deckprothese kann in solchen Fällen die funktionelle Rehabilitation erfolgreicher sein als durch eine festsitzende Suprakonstruktion, bei der aus hygienischen Gründen die Schleimhaut nicht so stark abgedeckt werden kann.

Erlaubt die individuelle Patientensituation sowohl die Anfertigung einer abnehmbaren Deckprothese als auch die einer festsitzenden Brückenkonstruktion, sollte der Patient die Entscheidung für oder gegen eine herausnehmbare Versorgung treffen. Dies erfolgt am besten durch Austestung einer einfachen provisorischen festsitzenden Arbeit, da eine Studie gezeigt hat, dass Patienten auch im Unterkiefer unterschiedliche Präferenzen haben (*Feine* et al. 1994).

### 42.4.4.2 Zahnloser Oberkiefer

#### Abnehmbare Restaurationen

Im Oberkiefer sind aufgrund der schlechteren Knochenqualität und des vergleichsweise eher geringeren Knochenangebotes mindestens 4 Implantate zur Lagestabilisierung einer herausnehmbaren Prothese notwendig. Diese werden im Falle kurzer oder schmaler Implantate primär verblockt, um Schubbelastungen durch den Zahnersatz gleichmäßig zu verteilen.

Mit 4 bis 6 Implantaten ist auch eine sekundäre Verblockung über Doppelkronen möglich. Die 5-Jahres-Überlebensrate der Implantate lag bei klassischen Teleskoparbeiten bei 85 % (*Rammelsberg* et al. 2014). Bei Galvanoteleskop-Prothesen lag die 5-Jahres-Überlebensrate der Prothesen ohne größere Komplikationen bei 79 %. Überlebensraten der Implantatpfeiler wurden in dieser Studie leider nicht angegeben (*Schwarz* et al. 2014).

Auch im zahnlosen Oberkiefer wird analog zum zahnlosen Unterkiefer in jedem Fall die Einarbeitung einer Gerüstverstärkung in die abnehmbare Prothese empfohlen.

#### Festsitzende Restaurationen

Für eine festsitzende Brückenversorgung werden im Oberkiefer *4 bis 8 Implantate* empfohlen. Eine festsitzende Versorgung von nur 4 Implantaten ist laut einer Übersichtsarbeit denkbar. So wurde die Überlebensrate für eine festsitzende Versorgung auf 4 bis 6 Implantaten mit 98 % nach 5 Jahren und 95 % nach 10 Jahren angegeben (*Heydecke* et al. 2012). Bezüglich der Langzeitbewährung und biomechanischen Aspekte einer festsitzenden Versorgung auf nur 4 Implantaten siehe auch Kapitel 42.5.5.

In der Regel kommt für eine festsitzende Brückenversorgung eine Suprakonstruktion mit einem Metallgerüst und Keramikverblendung mit zahnfarbenen und rosa Keramikanteilen zum Einsatz. Eine Gestaltung mit einem Metallgerüst, Kunststoffzähnen und rosa Kunststoff zum Ersatz der fehlenden Weichgewebe erscheint aus ästhetischen und funktionellen Gründen weniger vorteilhaft.

Für die Verankerung einer derartigen Suprakonstruktion sind idealerweise Implantate in der Region der zentralen Schneidezähne, der Eckzähne, der Prämolaren sowie der endständigen Molaren erforderlich.

#### Ausgeprägte Atrophie

Die Ansprüche im Hinblick auf Ästhetik und Phonetik einer Oberkieferversorgung sind wesentlich höher als im Unterkiefer. Deshalb muss in der präimplantologischen Planung mittels eines Set-ups die angestrebte prothetische Versorgung modelliert werden, um dann die prothetisch korrekte Implantatposition dreidimensional festzulegen. Eine festsitzende Komplettversorgung ist im Oberkiefer sehr anspruchsvoll und kommt vor allem bei leichteren bis mittelschweren Atrophiegraden in Betracht. In Fällen schwerer und extremer Atrophie müssen die fehlenden Hart- und Weichgewebe prothetisch ersetzt werden, um eine befriedigende Ästhetik und Phonetik zu erzielen (siehe Kap. 44.1.3). Dabei bewähren sich abnehmbare Deckprothesen besser als festsitzende Brücken, bei denen neben den Zähnen auch die fehlenden Weichgewebe mit rosa Keramik ersetzt werden müssen. Dies kann trotz sorgfältiger Vorgehensweise immer auch zu ästhetischen und phonetischen Problemen führen. Eine festsitzende Versorgung sollte deshalb immer mittels eines einfachen Kunststoffprovisoriums ausgetestet werden. In einer klinischen Studie konnte diesbezüglich gezeigt werden, dass sich nach Probetragen von festsitzenden und abnehmbaren Oberkieferrestaurationen nur 30 % der Patienten für die festsitzende Lösung, aber 70 % für die abnehmbare Deckprothese im Oberkiefer entschieden (*Heydecke* et al. 2003).

#### 42.4.4.3 Differentialtherapeutische Betrachtung

Die differentialtherapeutische Betrachtung des zahnlosen Kiefers ist komplex und es stellt sich zunächst die Frage, ob der Kiefer festsitzend oder herausnehmbar versorgt werden soll.

Im Falle der **herausnehmbaren Versorgung** ist die Entscheidung bezüglich einer beweglichen und einer starren Lagerung gegeneinander abzuwägen. Bei der beweglichen Lagerung verliert der Patient nie ganz das Gefühl, eine Prothese zu tragen, während die starre Lagerung eher das Gefühl „echter Zähne" vermittelt. Die minimal bewegliche Lagerung wird durch Kugelköpfe oder Locator realisiert. Sie ist lediglich bei sehr starkem vertikalen Knochenverlust, und damit einer hohen Bauhöhe der Prothese, kontraindiziert. Durch die dabei entstehenden hohen Hebelkräfte kommt es an der Kugelkopfverbindung zu einem ungewünschten Lösen der Verbindung und einer erhöhten Abnutzung der Druckknopfelemente. Diese Problematik tritt bei der starren Lagerung nicht auf. Sie ist sowohl über parallelwandig gefräste Stege als auch über teleskopierende Abutments realisierbar. Bei den Teleskop-Prothesen wird das Konzept der Galvanoteleskope favorisiert (siehe „Doppelkronenverbindung" in Kap. 44.4.4.2). Alle Versorgungsformen werden in der Regel als Deckprothese gestaltet.

Beim Wunsch nach **festsitzender Versorgung** ist der vertikale Knochenverlust als entscheidend zu berücksichtigen. In jedem Fall sollte eine festsitzende Versorgung vor Anfertigen der definitiven Restauration bezüglich Funktion, Phonetik, Ästhetik und Hygienefähigkeit über ein festsitzendes Langzeitprovisorium ausgetestet werden. Falls der Patient mit diesem Langzeitprovisorium nicht zurechtkommt, ist der Wechsel auf eine starr abgestützte herausnehmbare Versorgung ohne Probleme möglich. Bei der herausnehmbaren Versorgung sind etwaige Probleme mit der Lippenstütze, der Sprache, der sagittalen und vertikalen Position der Oberkieferfrontzähne sowie der Hygienefähigkeit der Versorgung einfacher zu lösen als im Falle der festsitzenden Versorgung. Falls das Langzeitprovisorium allerdings gut funktioniert, kann es in eine festsitzende Versorgung umgesetzt werden (*Wolfart* 2014).

Diese komplexe Betrachtung ist in Form eines Entscheidungsbaums in Abbildung 42-24 dargestellt.

## 42.5 Biomechanische Aspekte bei der Versorgung von Implantaten

Mit Misserfolgen aus biomechanischen Gründen ist zu rechnen, wenn die physiologischen oder materialspezifischen Belastungsgrenzen überschritten werden (*Szmukler-Moncler* et al. 2000, *Isidor* 1997, *Rangert* et al. 1995), wobei Krafthöhe und Zeitdauer der Einwirkung eine Rolle spielen.

### 42.5.1 Kaukräfte

Die maximalen Kaukräfte betragen im Frontzahnbereich ca. 250 N und im Seitenzahnbereich zwischen 500 und 750 N (*Körber* und *Ludwig* 1983), wobei Männer

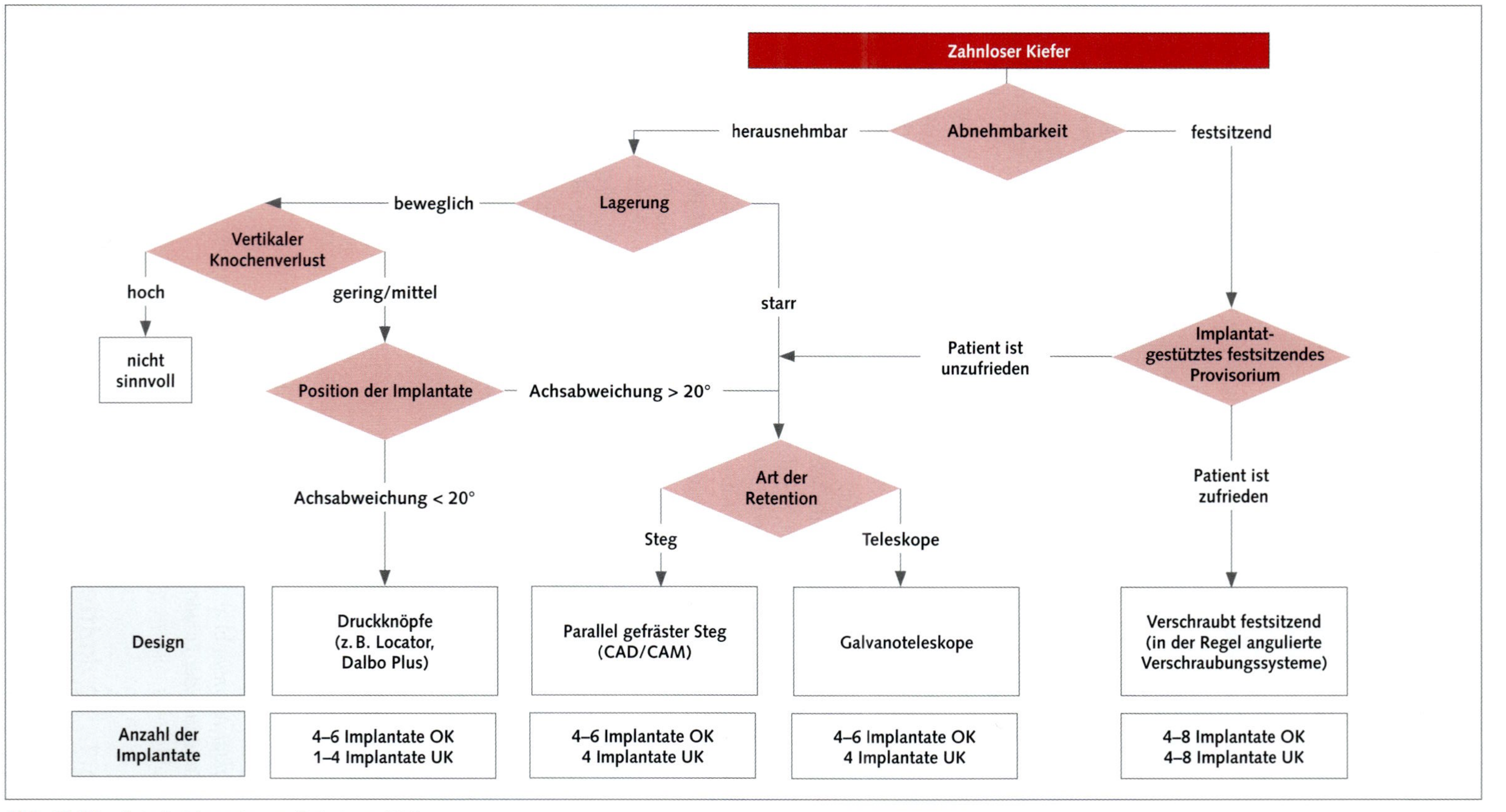


**Abb. 42-24** Entscheidungsbaum: Zahnloser Kiefer.

in der Regel höhere Kaukräfte als Frauen aufweisen. Diese maximalen Kaukräfte und auch mögliche Parafunktionen führen zu vertikal und horizontal wirkenden Kräften, die neben der Axialbelastung auch Biegemomente bewirken. Diese Kräfte erzeugen durch Dehnung und Stauchung Spannungsgradienten im Implantat-Abutment-System und im angrenzenden Knochen.

Die physiologischen Kaukräfte, die beim Zerkleinern von Nahrung typischerweise auftreten, sind mit 20–70 N in der Regel glücklicherweise deutlich geringer (*Bates* et al. 1976, *De Boever* et al. 1978). Allerdings werden sie stark vom Kaugut beeinflusst und betrugen z. B. beim Kauen von Gummibärchen bis zu 280 N im Seitenzahnbereich (*Morneburg* und *Pröschel* 2003). Die dabei gleichzeitig gemessenen Biegemomente reichten bis zu 27 Ncm.

Die vom Patienten selbst ausgeübten Kaukräfte sind nicht dauerhaft zu beeinflussen. In der Einheilphase sollte allerdings der Patient aufgefordert werden, vorübergehend nur weiche Nahrung zu sich zu nehmen, um z. B. im Falle von Sofortbelastungen die einwirkenden Kräfte zu begrenzen.

Schädliche Angewohnheiten (sog. Habits) können durch Selbstbeobachtung und Selbstkontrolle des Patienten teilweise reduziert werden. Bei nächtlicher Aktivität im Sinne von Knirschen und Pressen sollte eine okklusal adjustierte Aufbissschiene empfohlen werden. Ansonsten sind Belastungen in physiologischen Grenzen als erwünscht anzusehen, da nur eine funktionelle Beanspruchung des Knochens dessen Abbau verhindert und zur Verdichtung des beanspruchten Knochens in der Umgebung der Implantate führt. Die einwirkenden Kräfte dürfen also nur nicht zu einer Überbelastung des Knochens führen.

## 42.5.2 Überbelastung von Implantaten

Ein typisches Beispiel einer Überbelastung in der Einheilphase ist die bindegewebige Einheilung des Implantates aufgrund von Mikrobewegungen. Hierbei werden Mikrobewegungen über 50 µm als problematisch eingestuft (*Szmukler-Moncler* et al. 2000). Bei bereits osseointegrierten Implantaten stellt sich die Frage, ob okklusale Vorkontakte die Osseointegration gefährden können. Dies wurde in einem Übersichtsartikel untersucht (*Naert* et al. 2012). Aus der vorhandenen Literatur wurde geschlossen, dass okklusale Vorkontakte an einem gesunden Implantat zu keiner Verschlechterung der Osseointegration führen. Im Gegensatz dazu führen Vorkontakte in Kombination mit einer bereits etablierten Periimplantitis zu einer Zunahme der bereits vorliegenden Knochenresorption.

## 42.5.3 Verblockung von Implantaten

Durch Verblockungen von implantatgetragenen Suprakonstruktionen werden sowohl axiale als auch extraaxiale Belastungen auf die Implantate verteilt und so deren Belastung verringert. Primäre Verblockungen werden über Stege, verschraubte oder zementierte Suprakonstruktionen erzielt, während sekundäre Verblockungen über Doppelkronen erzielt werden können. Die primäre Verblockung ist stabiler, während bei sekundären Verblockungen die Hygienefähigkeit und die Erweiterungsfähigkeit verbessert sind. Grundsätzlich können extraaxiale Belastungen durch die Verblockung von mehr als drei Implantaten zu einem Unterstützungspolygon reduziert werden. Je mehr Implantate durch eine Verblockung miteinander verbunden werden, desto eher lassen sich ungünstige Kraftspitzen auf dem einzelnen Implantat verhindern. In Finite-Element-Analysen wurden bei geeigneter Verblockung Unterschiede für die Knochenbelastung bis zu 1000 % errechnet (*Kregzde* 1993). Eine Verblockung von Implantaten ist dabei umso effektiver, je größer das Unterstützungspolygon ist. Daher sind lineare Verblockungen im Seitenzahnbereich deutlich weniger wirkungsvoll als bogenförmige im Frontzahnbereich.

Ein genereller Nachteil von verblockten gegenüber unverblockten Implantaten ist, dass eine spannungsfreie Passung der Suprastruktur schwieriger zu erzielen ist. Besonders bei verschraubten Konstruktionen können durch Passungenauigkeiten erhebliche Kräfte auf die Implantate ausgeübt werden (*Watanabe* et al. 2000). Bei der Verschraubung von Brückengerüsten mit Passungenauigkeiten treten Zug- und Druckspannungen auf den Implantaten auf, die durch Hebelwirkungen verstärkt werden können. Wissenschaftlich gesehen ist immer noch unklar, welche Spannungen auf Dauer biologisch toleriert werden und welche sich schädlich auf die Osseointegration bzw. die Implantat-Abutment-Verbindung auswirken (*Kallus* et al. 1994). Trotzdem sollte die Herstellung spannungsfreier Gerüste schon allein aus prophylaktischen und forensischen Gründen angestrebt werden. Denn nur durch die Vermeidung schlecht passender Suprakonstruktionen können zusätzliche Belastungsfaktoren vermieden werden. Auf Implantaten ist ein spannungsfreier Sitz der Suprastrukturen wesentlich schwieriger zu erzielen als auf natürlichen Pfeilerzähnen, da die unbeweglichen Implantate geringfügige herstellungsbedingte Diskrepanzen nicht ausgleichen können, wie dies bei der physiologischen Zahnbeweglichkeit natürlicher Pfeilerzähne der Fall ist. Die Summe dieser Faktoren mag dafür verantwortlich sein, warum in einer klinischen Untersuchung drei verblockte Oberkieferseitenzahnimplantate klinisch schlechter abgeschnitten haben als drei nebeneinander positionierte Einzelzahnimplantatkronen. Der Anteil der Restaurationen mit prothetischen Komplikationen lag nach 6 Jahren Beobachtungszeit bei 32 % (verblockte Kronen) im Vergleich zu 15 % (unverblockte Kronen) (*Ravida* et al. 2019).

### 42.5.4 Kronen-Implantat-Verhältnis

Bei der Frage, ob mehrere nebeneinander positionierte Implantate mit verblockten oder unverblockten Kronen versorgt werden sollten, spielt das sogenannte Krone-zu-Implantat-Verhältnis eine wichtige Rolle. Denn je länger die Krone im Verhältnis zum Implantat ist, desto stärker nimmt die Belastung auf das Implantat und auf die Implantat-Abutment-Verbindung zu. Um diese Kräfte zu reduzieren, kann man mehrere Implantate miteinander verblocken. Mit unverblockten Kronen erzielt man dagegen eine physiologischere Situation und verbessert die Ästhetik und Reinigbarkeit der Restauration. Ein aktueller Übersichtsartikel hat dieses Thema untersucht und festgestellt, dass ein Krone-zu-Implantat-Verhältnis von 0,9 bis 2,2 keinen negativen Einfluss auf das Auftreten von technischen und biologischen Komplikationen an Einzelkronen hat (*Meijer* et al. 2018). Diese Untersuchung hat verschiedene Implantatsysteme eingeschlossen. Damit kommt der Übersichtsartikel zu der klinischen Empfehlung, dass im Falle einer reduzierten Knochenhöhe in Kombination mit einem erhöhten interokklusalen Raum Einzelkronen mit einem Krone-zu-Implantat-Verhältnis von 0,9 bis 2,2 klinisch zu verantworten sind. Dies gilt auch bei der Verwendung kurzer Implantate mit einer Länge zwischen 6 bis 8 mm und einem Standarddurchmesser (*Hämmerle* et al. 2018).

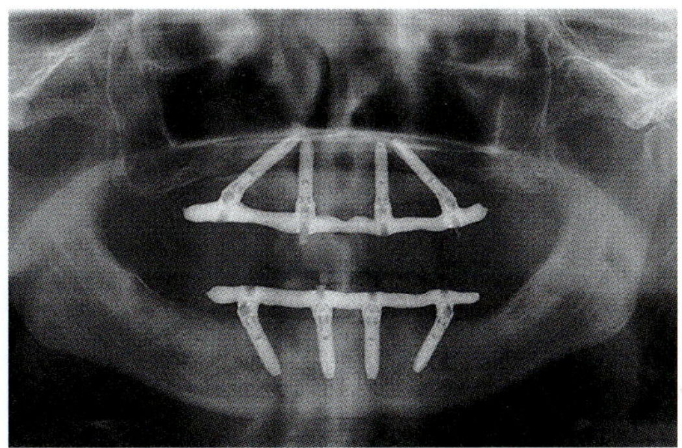

**Abb. 42-25** Bei dem Konzept der angulierten Implantate werden jeweils in die Frontzahnregion achsengerechte Implantate gesetzt. In die Region des zweiten Prämolaren wird jeweils ein stark nach distal anguliertes Implantat positioniert.

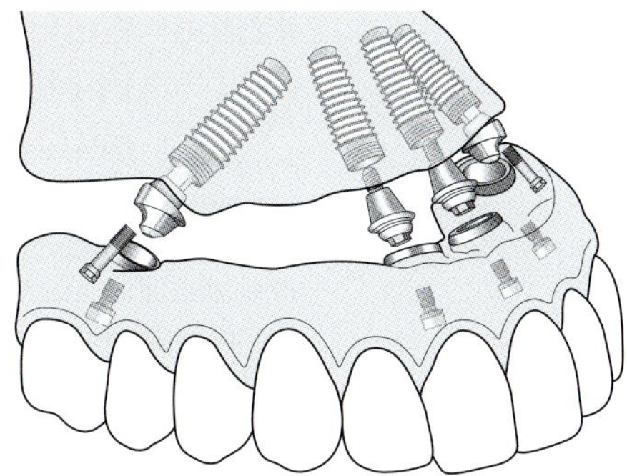

**Abb. 42-26** Über die nach distal angulierten Implantate erreicht man ein maximal großes Unterstützungspolygon zur Fixierung einer festsitzenden implantatgetragenen Brückenversorgung auf 4 Implantaten mit jeweils einer distalen Extension im Bereich des ersten Molaren. Die beiden langen distalen Schrauben sichern die angulierten Abutments.

## 42.5.5 Angulierte Implantate

Vor allem bei zahnlosen Patienten wird heutzutage das Konzept der angulierten Implantate verfolgt. Bei diesem Konzept werden in der Frontzahnregion achsengerecht positionierte Implantate gesetzt; in die Region des zweiten Prämolaren wird jeweils ein stark nach distal anguliertes Implantat positioniert. Damit ist es im Oberkiefer möglich, einen Kieferhöhlenaufbau zu vermeiden und die Implantatschulter zugleich möglichst weit nach distal zu positionieren. Somit erreicht man ein maximal großes Unterstützungspolygon zur Fixierung einer festsitzenden implantatgetragenen Brückenversorgungen auf 4 Implantaten mit jeweils einer distalen Extension im Bereich des ersten Molaren. Das gleiche gilt auch im Unterkiefer, nur dass man hier nicht die Kieferhöhle umgeht, sondern den Austrittspunkt des Nervus mentalis (Abb. 42-25 und 42-26). Dieses Konzept wird inzwischen von unterschiedlichen Implantatherstellern angeboten. Die erste Beschreibung erfolgte durch die Firma Noble Biocare unter dem Namen „All on 4". Inzwischen liegen sowohl für den Oberkiefer als auch für den Unterkiefer Langzeituntersuchungen über 10 Jahre vor, die die erfolgreiche Anwendung dieser Therapieoption dokumentieren (*Malo* et al. 2019a, *Malo* et al. 2019b).

In einer Übersichtsarbeit wurde die Bewährung angulierter Implantate untersucht. Bei der Analyse von über 7000 Implantaten in einem Nachsorgezeitraum von 3 bis 5 Jahren konnte kein Unterschied bezüglich der Überlebensrate und dem Knochenabbau zwischen geraden und angulierten Implantaten (Angulation in mesio-distaler Richtung) festgestellt werden (*Apaza Alccayhuaman* et al. 2018). Trotz dieses positiven Ergebnisses darf nicht außer Acht gelassen werden, dass die Auswirkungen auf das Weichgewebe und auf die prothetische Rekonstruktion bisher nur unzureichend untersucht wurden. Insofern sollte die Entscheidung für ein schräges Implantat zur Umgehung bestimmter anatomischer Limitationen immer sorgfältig abgewogen werden. Vorteil der geraden Implantate ist die Vermeidung weitspanniger Extensionen, der Nachteil ist die dafür oft notwendige Knochenaugmentation. Deshalb sollten die verschiedenen Optionen ausführlich mit dem Patienten diskutiert werden und der Behandlungsplan letztendlich auf die individuellen Bedürfnisse des Patienten abgestimmt sein (*Hämmerle* et al. 2018).

### 42.5.6 Funktionelles Zusammenspiel osseointegrierter Implantate und deren Restaurationen mit natürlichen Zähnen

Die hier zugrundeliegende Frage ist, wie sich die unterschiedliche Verankerungsart von Zähnen und Implantaten auf deren gemeinsame Interaktion in der Dentition über die Jahre auswirkt. So weist das osseointegrierte Implantat eine Art ankylotische Verbindung mit dem Knochen auf, die keine Positionsveränderung zulässt. Hingegen kann es bei natürlichen Zähnen auch nach der Wachstumsperiode zu kontinuierlichen Veränderungen zwischen den fazialen Strukturen kommen (*Thilander* 2009). Hierzu beschreibt eine Meta-Analyse die Häufigkeiten von Infrapositionen (fehlender Kontaktpunkt zum Antagonisten) und fehlenden Approximalkontakten zwischen einer Implantatversorgung und den natürlichen Nachbarzähnen. Innerhalb eines Beobachtungszeitraumes von 4 bis 18 Jahren wiesen 50 % aller Implantatrestaurationen eine okklusale Infraposition auf. Sie lag im Mittel bei 0,6 mm und in 21 % der Fälle war sie größer als 1 mm. Sie trat häufiger bei Frauen als bei Männern auf. Die Häufigkeit für das Fehlen eines Kontaktpunktes lag bei 46 % und nahm mit längerem Beobachtungszeitraum zu (*Papageorgiou* et al. 2018).

Es kann zusammengefasst werden, dass Positionsänderungen zwischen der natürlichen Dentition und den implantatverankerten Restaurationen häufig auftreten. Diese sollten dokumentiert und beobachtet werden. Außerdem sollte der Patient über daraus eventuell in der Zukunft resultierende Therapiemaßnahmen aufgeklärt werden. Zahnärzte sollten diese möglichen Veränderungen sorgfältig in der Behandlungsplanung berücksichtigen, besonders unter dem Aspekt, dass die Veränderungen bei jungen Patienten häufiger auftreten und sich im Alter reduzieren (*Hämmerle* et al. 2018).

### 42.5.7 Okklusionskonzepte in der Implantologie

Die Gestaltung der Okklusalflächen sollte gemäß den Richtlinien der konventionellen Prothetik erfolgen. Schädliche posteriore Kontakte in dynamischer Okklusion sollten vermieden werden. Ansonsten beruhen die Empfehlungen zur Okklusion bei implantatgetragenen Restaurationen weitgehend auf theoretischen Erwägungen, da aussagekräftige klinische Studien fehlen und dieser Faktor deshalb auch bei der Risikoanalyse von implantatgetragenen Restaurationen nicht berücksichtigt wird (*Aglietta* et al. 2009).

## Literatur

Aglietta M., Siciliano V.I., Zwahlen M., Brägger U., Pjetursson B.E., Lang N.P., Salvi G.E.: A systematic review of the survival and complication rates of implant supported fixed dental prostheses with cantilever extensions after an observation period of at least 5 years. Clin Oral Implants Res 2009;20:441-451.

Anibali S., Cristalli M.P., Dell'Aquila D., Bignozzi I., La Monaca G., Pilloni A.: Short dental implants: a systematic review. J Dent Res 2012;91:25-32.

Apaza Alccayhuaman K.A., Soto-Penaloza D., Nakajima Y., Papageorgiou S.N., Botticelli D., Lang N.P.: Biological and technical complications of tilted implants in comparison with straight implants supporting fixed dental prostheses. A systematic review and meta-analysis. Clin Oral Implants Res 2018;29 Suppl 18:295-308.

Attard N.J., Zarb G.A.: Long-term treatment outcomes in edentulous patients with implant-fixed prostheses: The Toronto study. Int J Prosthodont 2004a;17:417-424.

Attard N.J., Zarb G.A.: Long-term treatment outcomes in edentulous patients with implant overdentures: The Toronto study. Int J Prosthodont 2004b;17:425-433.

Bates J.F., Stafford G.D., Harrison A.: Masticatory function – a review of the literature. III. Masticatory performance and efficiency. J Oral Rehabil 1976;3:57-67.

Brandt S., Winter A., Weigl P., Brandt J., Romanos G., Lauer H.C.: Conical zirconia telescoping into electroformed gold: A retrospective study of prostheses supported by teeth and/or implants. Clin Implant Dent Relat Res 2019;21:317-323.

Brånemark P.I., Zarb G.A., Albrektsson T. (Hrsg): Tissue-Integrated Prosthesis. Osseointegration in Clinical Dentistry. Chicago-Berlin: Quintessence, 1985.

Canullo L., Fedele G.R., Iannello G., Jepsen S.: Platform switching and marginal bone-level alterations: the results of a randomized-controlled trial. Clin Oral Implants Res 2010;21: 115-121.

Cho G.C., Chee W.W.: Apparent intrusion of natural teeth under an implant-supported prosthesis: A clinical report. J Prosthet Dent 1992;68:3-5.

De Boever J.A., McCall W.D., Holden S., Ash M.M.: Functional occlusal forces: An investigation by telemetry. J Prosthet Dent 1978;40:326-333.

Deutsche Gesellschaft für Zahn- Mund- und Kieferheilkunde (DGZMK): Implantologie in der Zahnheilkunde. Stand 7/2005. Dtsch Zahnärztl Z 2005;60:915-916.

Eckert S E., Choi Y.G., Sanchez A.R., Koka S.: Comparison of dental implant systems: quality of clinical evidence and prediction of 5-year survival. Int J Oral Maxillofac Implants 2005;20:406-415.

Feine J.S., de Grandmont P., Boudrias P., Brien N., LaMarche C., Taché R., Lund J.P.: Within-subject comparisons of implant-supported mandibular prostheses: Choice of prosthesis. J Dent Res 1994;73:1105-1111.

Feine J.S., Carlsson G.E., Awad M.A., Chehade A., Duncan W.J., Gizani S., Head T., Lund J.P., MacEntee M. et al.: The McGill consensus statement on overdentures. Mandibular two-implant overdentures as first choice standard of care for edentulous patients. Montreal, Quebec, May 24-25, 2002. Int J Oral Maxillofac Implants 2002;17: 601-602.

Fobbe H., Rammelsberg P., Lorenzo Bermejo J., Kappel S.: The up-to-11-year survival and success of implants and abutment teeth under solely implant-supported and combined tooth-implant-supported double crown-retained removable dentures. Clin Oral Implants Res 2019;30:1134-1141.

Groß D.: Ethik in der Zahnmedizin. Ein praxisorientiertes Lehrbuch mit 20 kommentierten klinischen Fällen. 1. Aufl. Quintessenz, Berlin 2012.

Gunne J., Åstrand P., Lindh T., Borg K., Olsson M.: Tooth-implant and implant supported fixed partial dentures: A 10 year report. Int J Prosthodont 1999;12:216-221.

Hämmerle C.H.F., Cordaro L., Alccayhuaman K.A.A., Botticelli D., Esposito M., Colomina L.E., Gil A., Gulje F.L., Ioannidis A., Meijer H., Papageorgiou S., Raghoebar G., Romeo E., Renouard F. et al.: Biomechanical aspects: Summary and consensus statements of group 4. The 5(th) EAO Consensus Conference 2018. Clin Oral Implants Res 2018;29 Suppl 18:326-331.

Härle F.: Atlas der präprothetischen Operationen. Hanser, München 1989.

Heydecke G., Boudrias P., Awad M.A., De Albuquerque R.F., Lund J.P., Feine J.S.: Within-subject comparisons of maxillary fixed and removable implant prostheses: Patient satisfaction and choice of prosthesis. Clin Oral Implants Res 2003;14:125-130.

Heydecke G., Zwahlen M., Nicol A., Nisand D., Payer M., Renouard F., Grohmann P., Mühlemann S., Joda T.: What is the optimal number of implants for fixed reconstructions: a systematic review. Clin Oral Implants Res 2012;23 Suppl 6:217-228.

Heymann C., Weigl P., Seiz J., Nentwig G.H.: Implantatprothetik versus konventionelle Prothetik bei Freiendsituationen. Z Zahnärztl Implantol 2000;16:190-195.

Isidor F.: Histological evaluation of peri-implant bone at implants subjected to occlusal overload or plaque accumulation. Clin Oral Implants Res 1997;8:1-9.

Jokstad A., Brägger U., Brunski J.B., Carr A.B., Naert I., Wennerberg A.: Quality of dental implants. Int Dent J 2003;53:409-443.

Jung R.E., Zembic A., Pjetursson B.E., Zwahlen M., D S.T.: Systematic review of the survival rate and the incidence of biological, technical, and aesthetic complications of single crowns on implants reported in longitudinal studies with a mean follow-up of 5 years. Clinical Oral Implants Research 2012;23 Suppl 6:2-21.

Kallus T., Bessing C.: Loose gold screws frequently occur in full-arch fixed prostheses supported by osseointegrated implants after 5 years. Int J Oral Maxillofac Implants 1994; 9:169-178.

Kern M., Wolfart S.: Kontrovers diskutiert: Versorgung von Frontzahnlücken bei Jugendlichen nach Abschluss der kieferorthopädischen Therapie. Dtsch Zahnärztl Z 2018;73:330-337.

Kern J.S., Kern T., Wolfart S., Heussen N.: A systematic review and meta-analysis of removable and fixed implant-supported prostheses in edentulous jaws: post-loading implant loss. Clin Oral Implants Res 2016;27:174-195.

Kern M., Behrendt C., Fritzer E., Kohal R.J., R.G. L., Frfr. v. Maltzahn N., Rädel M., Reissmann D.R., Schwindling F.S., Wolfart S., Passia N.: 5-year randomized multicenter clinical trial on single dental implants placed in the midline of the edentulous mandible. Clin Oral Implants Res 2021;32:212-221.

Kern M., Passia N.: Das Einzelimplantat als Minimalversorgung im zahnlosen Unterkiefer – Bewährt es sich längerfristig? Implantol 2021;29:25-35.

Körber K.H., Ludwig K.: Maximale Kaukraft als Berechnungsfaktor zahntechnischer Konstruktionen. Dent Labor 1983;31:55-60.

Kraus R.D., Epprecht A., Hämmerle C.H.F., Sailer I., Thoma D.S.: Cemented vs screw-retained zirconia-based single implant reconstructions: A 3-year prospective randomized controlled clinical trial. Clin Implant Dent Relat Res 2019;21:578-585.

Kregzde M.: A method of selecting the best implant prosthesis design option using three-dimensional finite element analysis. Int J Oral Maxillofac Implants 1993;8:662-673.

Krennmair G., Seemann R., Weinlander M., Piehslinger E.: Comparison of ball and telescopic crown attachments in implant-retained mandibular overdentures: A 5-year prospective study. Int J Oral Maxillofac Implants 2011;26:598-606.

Lazzara R.J., Porter S.S.: Platform switching: a new concept in implant dentistry for controlling postrestorative crestal bone levels. The International Journal of Periodontics & Restorative Dentistry 2006;26:9-17.

Lindh T., Dahlgren S., Gunnarsson K., Josefsson T., Nilson H., Wilhelmsson P., Gunne J.: Tooth-implant supported fixed prostheses: a retrospective multicenter study. Int J Prosthodont 2001;14:321-328.

Malo P., de Araujo Nobre M., Lopes A., Ferro A., Botto J.: The All-on-4 treatment concept for the rehabilitation of the completely edentulous mandible: A longitudinal study with 10 to 18 years of follow-up. Clin Implant Dent Relat Res 2019a;21:565-577.

Malo P., de Araujo Nobre M., Lopes A., Ferro A., Nunes M.: The All-on-4 concept for full-arch rehabilitation of the edentulous maxillae: A longitudinal study with 5-13 years of follow-up. Clin Implant Dent Relat Res 2019b;21:538-549.

Meijer H.J.A., Boven C., Delli K., Raghoebar G.M.: Is there an effect of crown-to-implant ratio on implant treatment outcomes? A systematic review. Clin Oral Implants Res 2018;29 Suppl 18:243-252.

Mericske-Stern R.: Oral tactile sensibility recorded in overdenture wearers with implants or natural roots: a comparative study. Part 2. Int J Oral Maxillofac Implants 1994;9:63-70.

Mori G., Oda Y., Sakamoto K., Ito T., Yajima Y.: Clinical evaluation of full-arch screw-retained implant-supported fixed prostheses and full-arch telescopic-retained implant-supported fixed prostheses: A 5-12 year follow-up retrospective study. Clin Oral Implants Res 2019;30:197-205.

Morneburg T.R., Pröschel P.A.: In vivo forces on implants influenced by occlusal scheme and food consistency. Int J Prosthodont 2003;16:481-486.

Naert I., Alsaadi G., Quirynen M.: Prosthetic aspects and patient satisfaction with two-implant-retained mandibular overdentures: a 10-year randomized clinical study. Int J Prosthodont 2004a;17:401-410.

Naert I., Alsaadi G., van Steenberghe D., Quirynen M.: A 10-year randomized clinical trial on the influence of splinted and unsplinted oral implants retaining mandibular overdentures: peri-implant outcome. Int J Oral Maxillofac Implants 2004b;19:695-702.

Naert I., Duyck J., Vandamme K.: Occlusal overload and bone/implant loss. Clin Oral Implants Res 2012;23 Suppl 6:95-107.

Nisand D., Picard N., Rocchietta I.: Short implants compared to implants in vertically augmented bone: a systematic review. Clin Oral Implants Res 2015;26 Suppl 11:170-179.

Papageorgiou S.N., Eliades T., Hämmerle C.H.F.: Frequency of infraposition and missing contact points in implant-supported restorations within natural dentitions over time: A systematic review with meta-analysis. Clin Oral Implants Res 2018;29 Suppl 18: 309-325.

Passia N., Wolfart S., Kern M.: Ten-year clinical outcome of single implant-retained mandibular overdentures. A prospective pilot study. J Dent 2019;82:63-65.

Pesun I.J.: Intrusion of teeth in the combination implant-to-natural-tooth fixed partial denture: A review of the theories. J Prosthodont 1997;6:268-277.

Pieralli S., Kohal R.J., Jung R.E., Vach K., Spies B.C.: Clinical outcomes of zirconia dental implants: A systematic review. J Dent Res 2017;96:38-46.

Pieralli S., Kohal R.J., Rabel K., von Stein-Lausnitz M., Vach K., Spies B.C.: Clinical outcomes of partial and full-arch all-ceramic implant-supported fixed dental prostheses. A systematic review and meta-analysis. Clin Oral Implants Res 2018;29 Suppl 18:224-236.

Pjetursson B.E., Thoma D., Jung R., Zwahlen M., Zembic A.: A systematic review of the survival and complication rates of implant-supported fixed dental prostheses (FDPs) after a mean observation period of at least 5 years. Clin Oral Implants Res 2012;23 Suppl 6:22-38.

Pjetursson B.E., Sailer I., Latyshev A., Rabel K., Kohal R.J., Karasan D.: A systematic review and meta-analysis evaluating the survival, the failure, and the complication rates of veneered and monolithic all-ceramic implant-supported single crowns. Clin Oral Implants Res 2021;32 Suppl 21:254-288.

Pjetursson B.E., Valente N.A., Strasding M., Zwahlen M., Liu S., Sailer I.: A systematic review of the survival and complication rates of zirconia-ceramic and metal-ceramic single crowns. Clin Oral Implants Res 2018;29 Suppl 16:199-214.

Rabel K., Spies B.C., Pieralli S., Vach K., Kohal R.J.: The clinical performance of all-ceramic implant-supported single crowns: A systematic review and meta-analysis. Clin Oral Implants Res 2018;29 Suppl 18:196-223.

Rammelsberg P., Bernhart G., Lorenzo Bermejo J., Schmitter M., Schwarz S.: Prognosis of implants and abutment teeth under combined tooth-implant-supported and solely implant-supported double-crown-retained removable dental prostheses. Clin Oral Implants Res 2014;25:813-818.

Rangert B., Krogh P.H., Langer B., Van Roekel N.: Bending overload and implant fracture: a retrospective clinical analysis. Int J Oral Maxillofac Implants 1995;10:326-334.

Ravida A., Tattan M., Askar H., Barootchi S., Tavelli L., Wang H.L.: Comparison of three different types of implant-supported fixed dental prostheses: A long-term retrospective study of clinical outcomes and cost-effectiveness. Clin Oral Implants Res 2019;30:295-305.

Richter E.-J., Wyndorps P., Lambert S., Klöppel H.: Quantitative Messung der Verankerungsfestigkeit von Zähnen und Implantaten. Dtsch Zahnärztl Z 1995;50:204-209.

Rodriguez A.M., Aquilino S.A., Lund P.S., Ryther J.S., Southard T.E.: Evaluation of strain at the terminal abutment site of a fixed mandibular implant prosthesis during cantilever loading. J Prosthodont 1993;2:93-102.

Rodriguez A.M., Aquilino S.A., Lund P.S.: Cantilever and implant biomechanics: A review of the literature, Part 2. J Prosthodont 1994;3:114-118.

Romeo E., Storelli S.: Systematic review of the survival rate and the biological, technical, and aesthetic complications of fixed dental prostheses with cantilevers on implants reported in longitudinal studies with a mean of 5 years follow-up. Clin Oral Implants Res 2012;23 Suppl 6:39-49.

Sailer I., Mühlemann S., Kohal R.J., Spies B.C., Pjetursson B.E., Lang N.P., Gotfredsen K.L., Ellingsen J.E., Francisco H., Ozcan M., Hassan B., Pardo G.E., Bardaji J.A., Kraus R.D. et al.: Reconstructive aspects: Summary and consensus statements of group 3. The 5(th) EAO Consensus Conference 2018. Clin Oral Implants Res 2018;29 Suppl 18:237-242.

Schiegnitz E., Al-Nawas B.: Narrow-diameter implants: A systematic review and meta-analysis. Clin Oral Implants Res 2018;29 Suppl 16:21-40.

Schwarz S., Bernhart G., Hassel A.J., Rammelsberg P.: Survival of double-crown-retained dentures either tooth-implant or solely implant-supported: an 8-year retrospective study. Clin Implant Dent Relat Res 2014;16:618-625.

Slotte C., Gronningsaeter A., Halmoy A.M., Ohrnell L.O., Mordenfeld A., Isaksson S., Johansson L.A.: Four-Millimeter-Long Posterior-Mandible Implants: 5-Year Outcomes of a Prospective Multicenter Study. Clin Implant Dent Relat Res 2015;17 Suppl 2:e385-e395.

Spiekermann H.E. (Hrsg.): Implantologie. Stuttgart, Thieme 1994.

Standlee J.P., Caputo A.A., Chwu M.Y., Sun T.T.: Accuracy of mechanical torque-limiting devices for implants. Int J Oral Maxillofac Implants 2002;17:220-224.

Steinebrunner L., Bößmann K., Kern M.: Implantat-Abutment-Verbindungen – Präklinische Testmethoden. Implantol 2005;13:145-160.

Steinebrunner L., Wolfart S., Ludwig K., Kern M.: Implant-abutment interface design affects fatigue and fracture strength of implants. Clin Oral Implants Res 2008;19:1276-1784.

Steinebrunner L., Harder S., Wolfart S., Freitag-Wolf S., Kern M.: The precision of mechanical torque wrenches used for implants in dental offices. Int J Prosthodont 2015;28:527-530.

Storelli S., Del Fabbro M., Scanferla M., Palandrani G., Romeo E.: Implant supported cantilevered fixed dental rehabilitations in partially edentulous patients: Systematic review of the literature. Part I. Clin Oral Implants Res 2018a;29 Suppl 18:253-274.

Storelli S., Del Fabbro M., Scanferla M., Palandrani G., Romeo E.: Implant-supported cantilevered fixed dental rehabilitations in fully edentulous patients: Systematic review of the literature. Part II. Clin Oral Implants Res 2018b;29 Suppl 18:275-294.

Strassburger C., Kerschbaum T., Heydecke G.: Influence of implant and conventional prostheses on satisfaction and quality of life: A literature review. Part 2: Qualitative analysis and evaluation of the studies. Int J Prosthodont 2006;19:339-348.

Szmukler-Moncler S., Piattelli A., Favero G.A., Dubruille J.H.: Considerations preliminary to the application of early and immediate loading protocols in dental implantology. Clin Oral Implants Res 2000;11:12-25.

Tarnow D.P., Cho S.C., Wallace S S.: The effect of inter-implant distance on the height of inter-implant bone crest. J Periodontol 2000;71:546-549.

Thilander B.: Dentoalveolar development in subjects with normal occlusion. A longitudinal study between the ages of 5 and 31 years. Eur J Orthod 2009;31:109-120.

Thoma D.S., Zeltner M., Husler J., Hämmerle C.H., Jung R.E.: EAO Supplement Working Group 4 - EAO CC 2015 Short implants versus sinus lifting with longer implants to restore the posterior maxilla: a systematic review. Clin Oral Implants Res 2015;26 Suppl 11:154-169.

Thomason J.M., Kelly S.A., Bendkowski A., Ellis J.S.: Two implant retained overdentures--a review of the literature supporting the McGill and York consensus statements. J Dent 2012;40:22-34.

Van Nimwegen W.G., Raghoebar G.M., Tymstra N., Vissink A., Meijer H.J.A.: How to treat two adjacent missing teeth with dental implants. A systematic review on single implant-supported two-unit cantilever FDP's and results of a 5-year prospective comparative study in the aesthetic zone. J Oral Rehabil 2017;44:461-471.

Verma R., Joda T., Brägger U., Wittneben J.G.: A systematic review of the clinical performance of tooth-retained and implant-retained double crown prostheses with a follow-up of ≥ 3 years. J Prosthodont 2013;22:2-12.

von Stein-Lausnitz M., Nickenig H.J., Wolfart S., Neumann K., von Stein-Lausnitz A., Spies B.C., Beuer F.: Survival rates and complication behaviour of tooth implant-supported, fixed dental prostheses: A systematic review and meta-analysis. J Dent 2019;88:103167.

Wagner B., Kern M.: Clinical evaluation of removable partial dentures 10 years after insertion. Success rates, hygienic problems and technical failures. Clin Oral Investig 2000; 4 74-80.

Walter M.H., Dreyhaupt J., Hannak W., Wolfart S., Luthardt R.G., Stark H., Pospiech P., Mundt T., Kern M., Böning K.W., Wostmann B., Scheller H., Jahn F., Reinhardt W. et al.: The Randomized Shortened Dental Arch Study: Tooth Loss Over 10 Years. Int J Prosthodont 2018;31:77-84.

Walther W., Heners M., Surkau P.: Initialbefund und Tragedauer der transversalbügelfreien, gewebeintegrierten Konus-Konstruktion. Eine 17-Jahres-Studie. Dtsch Zahnärztl Z 2000; 55:780-784.

Walton J.N., MacEntee M.I.: Choosing or refusing oral implants: a prospective study of edentulous volunteers for a clinical trial. Int J Prosthodont 2005;18:483-488.

Watanabe F., Uno I., Hata Y., Neuendorff G., Kirsch A.: Analysis of stress distribution in a screw-retained implant prosthesis. Int J Oral Maxillofac Implants 2000;15:209-218.

White S.N., Caputo A.A., Anderkvist T.: Effect of cantilever length on stress transfer by implant-supported prostheses. J Prosthet Dent 1994;71:493-499.

Witter D.J., van Palenstein Helderman W.H., Creugers N.H.J., Käyser A.F.: The shortened dental arch concept and its implications for oral health care. Community Dent Oral Epidemiol 1999;27:249-258.

Wolfart S.: Implantatprothetik – ein patientenorientiertes Konzept. 1. Aufl. Quintessenz, Berlin 2014.

Wolfart S., Kern M.: Zementieren von implantatgetragenen Restaurationen. Implantol 2015;23:161-172.

Wolfart S., Naujokat H., Wiltfang J., Kern M.: Implantologie im zahnlosen Kiefer. Ein Update nach 25 Jahren. Implantol 2017;25:327-344.

# 43 Implantat-Werkstoffe

Jens Fischer, Stefan Wolfart, Jörg Rudolf Strub

Zahnverlust kann zu einer Beeinträchtigung der Kauleistung, der Ästhetik, der Phonetik und der Lebensqualität führen. Der Ersatz verlorener Zähne ist bei kleineren Schaltlücken und einer ausreichenden Restbezahnung mit festsitzendem Zahnersatz möglich. Die bekannten Nachteile einer Brücke sind das notwendige Beschleifen der Pfeilerzähne und die eingeschränkte Zugänglichkeit des Brückengliedes für die orale Hygiene. Größere Schaltlücken und Freiendsituationen können ohne Einsatz von Implantaten nur mit festsitzend-herausnehmbarem oder herausnehmbarem Zahnersatz versorgt werden. Dann ist die orale Hygiene erleichtert, aber Patienten lehnen das Tragen von herausnehmbaren prothetischen Versorgungen häufig ab, da die Prothesen einerseits als Fremdkörper empfunden werden und andererseits das Tragen einer Prothese mit einem fortgeschrittenen Alter assoziiert wird.

In diesem Umfeld haben sich die Implantate als zuverlässige Methode zur Pfeilervermehrung etabliert, nachdem sich Ende des 20. Jahrhunderts die geeigneten Materialien, Formen und Oberflächen herauskristallisiert haben. Es ist vor allem zwei Pionieren zu verdanken, dass eine wissenschaftlich solide Grundlage für diese Aspekte gefunden und ein klinisches Protokoll entwickelt wurde.

*P.-I. Brånemark*, Göteborg, beobachtete bei In-vivo-Untersuchungen zur Knochenneubildung, dass Titankapseln, die er in die Fibula von Kaninchen eingebracht hatte, um die Stadien der Knochenneubildung zu verfolgen, sich nach der Einheilung nicht mehr problemlos aus dem Knochen entfernen ließen (*Brånemark* et al. 1985). Er folgerte daraus, dass es eine innige Verbindung zwischen Knochen und Titanoberfläche gegeben hatte, die er später „Osseointegration" nannte. Er erkannte den Nutzen, den diese Beobachtung für die Zahnmedizin haben könnte, indem man aus Titan gefertigte Implantate an Stelle verlorener Zähne einsetzen könnte.

*A. Schroeder*, Bern, konnte erstmals an entkalkten histologischen Schnitten zeigen, dass aus Titan gefertigte schraubenförmige Implantate im menschlichen Kieferknochen stabil einheilen und der Knochen direkt an die Implantatoberfläche heranwächst (*Schroeder* et al. 1976).

Die Aufhängung der Zahnwurzel im Kieferknochen mit Parodontalfasern lässt sich mit den uns heute bekannten Werkstoffen und Regenerationsmethoden nicht imitieren. Deshalb wird eine dichte Verbindung zwischen Knochen und Implantatoberfläche im Sinne einer funktionellen Ankylose angestrebt. Diese funktionelle Ankylose wird heute einheitlich als Osseointegration bezeichnet und als funktionelle Verbindung zwischen lebendem Knochen und der Oberfläche eines belasteten Implantates definiert.

## 43.1 Anforderungen an Implantat-Werkstoffe

Die Funktion der Implantate bestimmt die Grundanforderungen an die Implantatmaterialien. Einerseits müssen die verwendeten Materialien eine ausreichende Sicherheit gegenüber mechanischem Versagen bieten, auf der anderen Seite muss dem Gewebe eine Oberfläche angeboten werden, die eine dauerhafte knöcherne

Einheilung und einen guten Weichgewebeabschluss beim Durchtritt durch die Mukosa ermöglicht.

### 43.1.1 Mechanische Eigenschaften

Die Festigkeit des Implantates wird zum einen vom Material selbst bestimmt, zum anderen aber auch von der Form. Entscheidend ist, dass bei Belastung weder eine zu starke elastische Verformung noch ein frühzeitiges Versagen durch Bruch erfolgt. Die durchschnittlichen maximalen Kaukräfte, die im Frontzahnbereich bei ca. 250 N und im Seitenzahnbereich zwischen 500 und 750 N (*Körber* und *Ludwig* 1983) liegen, sollen über eine relativ steife Konstruktion in den Knochen weitergeleitet werden.

### 43.1.2 Gewebeverträglichkeit

Werkstoffe, die langfristig im Organismus verbleiben und dort ihre Funktion störungsfrei ausüben sollen, müssen das Kriterium der Biokompatibilität erfüllen (*Osborn* 1985). Voraussetzung ist ein primär inertes Verhalten des Werkstoffes, das heißt, der Werkstoff darf während der Implantationszeit weder vom Wirtsorganismus abgebaut werden, noch Material in Form von Korrosionsprodukten freisetzen, damit keine pathologischen Reaktionen ausgelöst werden. Für die Implantatwerkstoffe gilt zusätzlich, dass eine Knochenapposition an der Oberfläche induziert oder wenigstens gefördert wird und die Mukosa sich an der Durchtrittsstelle straff um das Implantat legt, um eine Diffusionsbarriere gegen Mikroorganismen zu bilden.

## 43.2 Werkstoffe für dentale Implantate

Der heute bei weitem gebräuchlichste Werkstoff für Implantate ist Titan, das entweder als sogenanntes Reintitan oder auch in Form von Legierungen eingesetzt wird. Titanlegierungen bieten gegenüber Reintitan eine höhere mechanische Stabilität und werden deshalb insbesondere für stark belastete Komponenten wie Schrauben und Aufbauteile verwendet. Titan und Titanlegierungen haben sich über Jahrzehnte als Implantatmaterial bewährt und sind umfangreich untersucht worden. Der Trend zu vollkeramischen Lösungen hat aber auch in der Implantologie zu neuen Denkansätzen geführt. Derzeit laufen In-vitro- und In-vivo-Versuche zur Eignung von Zirkonoxid als Implantatmaterial. Inzwischen sind diverse Implantate aus Zirkonoxidkeramik auf dem Markt erhältlich und zeigen auch eine gute Osseointegration (*Wenz* et al. 2008, *Pieralli* et al. 2017).

### 43.2.1 Reintitan

Titan (Ti) ist ein chemisches Element und gehört aufgrund seiner geringen Dichte von 4,5 g/cm$^3$ zu den Leichtmetallen. Es steht im Periodensystem in der IV. Nebengruppe. Gewonnen wird Titan aus den natürlichen Lagerstätten Titan-haltiger Minerale, insbesondere Rutil ($TiO_2$) und Ilmenit ($FeTiO_3$). Das Titan wird zunächst aus den Rohstoffen in Form von $TiCl_4$ herausgelöst und dann im sogenannten Kroll-Verfahren unter Schutzgas mit Magnesium zu Reintitan und $MgCl_2$ umgesetzt.

#### 43.2.1.1 Mechanische Eigenschaften

Wichtige Kenngrößen für die Beurteilung der mechanischen Eigenschaften von metallischen Implantatwerkstoffen sind der Elastizitätsmodul und die Dehngrenze. Der Elastizitätsmodul ist ein Maß für die Steifigkeit eines Werkstoffes, das heißt ein Maß für den Widerstand, den ein Werkstoff einer elastischen Verformung entgegensetzt. Die Dehngrenze gibt an, bei welcher Spannung, das heißt bei welcher Kraft bezogen auf den jeweiligen Querschnitt der Probe die plastische Deformation beginnt. Da der Übergang zwischen dem rein elastischen und dem elastisch-plastischen Verhalten oft schwer zu ermitteln ist, wird derjenige Wert als Dehngrenze angegeben, bei dem bereits eine leichte plastische Verformung von 0,2 % der Ausgangslänge erfolgt ist. Der so ermittelte Wert wird dann entsprechend als 0,2-%-Dehngrenze bezeichnet.

Je niedriger die Werte von Elastizitätsmodul und Dehngrenze sind, umso stabiler muss eine Konstruktion ausgelegt sein, damit das Bauteil nicht versagt.

Der Elastizitätsmodul von Reintitan liegt bei etwa 100 GPa, das entspricht beispielsweise den Werten von hochgoldhaltigen Dental-Legierungen. Die Dehngrenze von Titan weist eine große Bandbreite von 170–520 MPa auf, eine Streubreite, die sich ebenfalls – in Abhängigkeit von der jeweiligen Zusammensetzung – bei den dentalen Edelmetall-Legierungen findet. Die Streubreite bei Titan ist mit folgendem Effekt erklärbar: Titan hat eine große Affinität zu Sauerstoff, der in Spuren in den Werkstoff aufgenommen wird.

Daneben löst sich Eisen gut als Spurenelement in Titan. Je nach dem Gehalt an diesen beiden Elementen erreicht das Reintitan unterschiedliche Werte für die Dehngrenze und wird in unterschiedliche Grade eingeteilt (Tab. 43-1). Zusätzlich kann durch eine Kaltverformung, also durch Umformung wie Ziehen und Pressen eine Festigkeitssteigerung des Titans erreicht werden. Die mechanische Einwirkung führt zu einer Deformierung der Körner im Gefüge und damit zu massiven Spannungen im Kristallgitter, so dass die Gitterebenen nicht mehr so leicht übereinander gleiten können. Eine plastische Verformung findet deshalb erst bei einer höheren Spannung statt. Die höchste Verfestigung von Reintitan wird also erzielt, wenn Titan Grad 4 zusätzlich kaltverformt wird.

In der Mundhöhle sind die Materialien wechselnden Lasten ausgesetzt. Diese intermittierenden Kräfte sind für das Material schädlicher, weshalb die Festigkeit bei Wechsellast als Faustregel auf 50 % der statischen Bruchfestigkeit zurückgeht. Titan-Implantate frakturieren eher selten (*Green* et al. 2002). Gehäuft treten Frakturen an Extensionen von Brücken auf (*Luterbacher* et al. 1999). Typischerweise erfolgen die Frakturen nach jahrelanger Funktion. Mikrorisse im Werkstoff wachsen durch die intermittierende Belastung in sehr kleinen Schritten und erst dann, wenn ein kleiner Restquerschnitt verbleibt, kommt es bei vergleichsweise geringer Belastung zum kompletten Versagen.

### 43.2.2 Titanlegierungen

Kaltverformtes Titan Grad 4 weist eine mechanische Festigkeit auf, die für die eigentlichen Implantatkörper ausreichend ist, für die kleindimensionierten Schrauben und Aufbauteile aber zum Teil nicht genügt. Eine weitere Verfestigung von

Tab. 43-1 Zusammensetzung (in Masse-Prozent) und Dehngrenze der einzelnen Titanqualitäten (KV = kaltverformt; max = Maximum; min = Minimum).

| ISO 5832 | N max | C max | H max | Fe max | O max | Al | V | Nb | 0,2%-Dehngrenze (MPa) min |
|---|---|---|---|---|---|---|---|---|---|
| Grad 1 | 0,03 | 0,1 | 0,012 | 0,15 | 0,18 | | | | 170 |
| Grad 2 | 0,03 | 0,1 | 0,012 | 0,20 | 0,25 | | | | 230 |
| Grad 3 | 0,05 | 0,1 | 0,012 | 0,25 | 0,35 | | | | 300 |
| Grad 4 | 0,05 | 0,1 | 0,012 | 0,30 | 0,45 | | | | 440 |
| Grad 4 KV | 0,05 | 0,1 | 0,012 | 0,50 | 0,45 | | | | 520 |
| Ti6Al4V | 0,05 | 0,08 | 0,015 | 0,30 | 0,20 | 5,5–6,75 | 3,5–4,5 | | 780 |
| Ti6Al7Nb | 0,05 | 0,08 | 0,009 | 0,15 | 0,20 | | | 6,5–7,5 | 800 |

Titan kann nur über das Zulegieren von anderen Metallen erreicht werden. Als Implantatwerkstoff bereits lange bekannt ist die Legierung Ti6Al4V. Die Symbole besagen, dass dem Titan als Basis dieser Legierung 6 Masseprozent Aluminium (Al) und 4 Masseprozent Vanadium (V) zulegiert sind. Mit diesen Zusätzen wird die im Reintitan bei 882 °C erfolgende Umwandlung der kubisch-raumzentrierten Hochtemperaturphase zur hexagonalen Tieftemperaturphase teilweise unterbunden (*Freese* et al. 2001). Die Tieftemperaturmodifikation wird auch als α-Phase und die Hochtemperaturmodifikation als β-Phase bezeichnet. Deshalb findet man in der Literatur die Bezeichnungen (α-β)-Legierung oder (α-β)-Titan, weil beide Phasen nebeneinander existieren. Die gleichzeitige Existenz von α- und β-Phase führt zu Gitterverspannungen und damit gegenüber dem Reintitan zu einer deutlichen Erhöhung der Dehngrenze. Die Zytotoxizität von Vanadium (*Valko* et al. 2005) führt allerdings zu Vorbehalten gegenüber der Legierung Ti6Al4V. In einer In-vitro-Untersuchung mit Gingiva-Fibroblasten zeigte sich eine Tendenz zur Abkugelung und einer geringeren Ausbreitung der Zellen auf der Legierungsoberfläche im Vergleich zu einer Reintitanoberfläche, was die Autoren mit der Zytotoxizität von Vanadium erklären (*Eisenbarth* et al. 1996).

Als Alternative zur Legierung Ti6Al4V wird von den Implantatherstellern zunehmend die Legierung Ti6Al7Nb verwendet, die statt 4 Masseprozent Vanadium 7 Masseprozent Niobium (Nb) enthält (*Lenz* und *Lenz* 2002). Die technischen Daten der Legierung liegen im gleichen Bereich wie bei Ti6Al4V (*Freese* et al. 2001). Nb ist als biokompatibles Metall bekannt, die Korrosionsrate von Ti6Al7Nb ist deutlich niedriger als diejenige von Ti6Al4V und sogar vergleichbar mit derjenigen von Reintitan (*Kobayashi* et al. 1998).

Aktuell werden Implantate aus einer Titan-Zirkonium-Legierung (Roxolid, Straumann, CH-Basel) angeboten. Nach Herstelleraussagen weist diese Legierung eine höhere mechanische Stabilität auf als Titan Grad 4 KV (vgl. Tab. 43-1).

#### 43.2.2.1 Biokompatibilität

Biologische Reaktionen nach Inkorporation metallischer Restaurationen können nur durch Metallionen ausgelöst werden und sind somit die Folge von Korrosionsvorgängen im biologischen Milieu. Titan zeichnet sich durch eine hervorragende Biokompatibilität aus. Das konnte in zahlreichen In-vitro- und In-vivo-Untersuchungen im Labor nachgewiesen werden (*Lautenschlager* und *Monaghan* 1993) und spiegelt sich auch in den hohen klinischen Erfolgsraten wider.

Die Ursache für das edle Verhalten von Titan, das in der elektrochemischen Spannungsreihe eigentlich den unedlen Metallen zugeordnet wird, liegt in der extrem starken Affinität zum Sauerstoff. Bereits innerhalb von Nanosekunden bildet sich auf einer frischen Titanoberfläche eine Oxidschicht aus, die das Metall passiviert und gegen aggressive Medien inert macht (*Textor* et al. 2001).

Deshalb zeigt Titan im In-vivo-Korrosionsversuch als Implantat im Gewebe den niedrigsten Korrosionsstrom, was gleichbedeutend ist mit dem höchsten Korrosionswiderstand. Neben der raschen Passivierung des Materials ist aber auch die starke Affinität der in Lösung gegangenen $Ti^{4+}$-Ionen zu den $OH^{-}$-Ionen relevant. Das $Ti^{4+}$-Ion bindet zum Ladungsausgleich vier OH-Gruppen relativ fest und steht deshalb nicht mehr als freies Metallion für die Bildung von Metallo-Protein-Komplexen zur Verfügung.

Trotz dieser positiven Aspekte wird gelegentlich der Verdacht geäußert, dass auch durch Titan Sensibilisierungen und allergische Reaktionen ausgelöst werden könnten. Einzelne Fälle von allergischen Reaktionen gegen Titan werden berichtet (*Tschernitschek* et al. 2005), in einer klinischen Untersuchung wurde dieser Aspekt erstmals systematisch überprüft (*Sicilia* et al. 2008). 35 Patienten aus einem Pool von 1.500 Patienten wurden als Risikogruppe identifiziert. 16 dieser Patienten zeigten nach einer Implantation oder einem unerklärlichen Implantatverlust eine allergische Symptomatik, 19 wiesen anamnestisch eine Allergie gegen andere Substanzen auf oder waren einer starken Titanexposition ausgesetzt. Kutan- und Epikutantests wurden als Allergietest durchgeführt. Bei 9 Patienten wurde eine Titanallergie festgestellt. 8 Patienten davon stammten aus der Gruppe mit einer allergischen Symptomatik, 1 Patient aus der Gruppe mit Titanexposition oder allergischer Disposition. In einer Kontrollgruppe aus 35 Probanden, die zufällig in der allergologischen Klinik ausgewählt worden war, zeigte keiner der Probanden eine Reaktion auf Titan. Bezogen auf die Ausgangszahl von 1.500 Patienten ergab sich eine Prävalenz von 0,6 %. Titanallergien treten demnach auf, sind aber extrem selten.

Befürchtet wird, dass ein zunehmender Kontakt zu Titan die Prävalenz weiter ansteigen lassen kann. Neben den dentalen Implantaten wird Titan auch für Gelenkersatz verwendet, was zu einem großflächigen Kontakt mit Titan führt. Beobachtet wird beispielsweise eine Anreicherung von Titan im periimplantären Gewebe von Hüftgelenken aus der Titanlegierung Ti6Al4V (*Dorr* et al. 1990). Eine weitere mögliche Kontaktquelle sind Sonnencremes, in denen Ti-Oxide als stark lichtbrechende Substanzen enthalten sind, die für den entsprechenden Lichtschutzfaktor sorgen und aufgrund ihrer großflächigen Anwendung auf der Haut bei gleichzeitiger intensiver Sonneneinstrahlung und daraus folgenden Entzündungsreaktionen verstärkt in die Haut eindringen könnten.

Ein aktueller Übersichtsartikel bestätigt, dass Titanpartikel und Abbauprodukte von Titan in oralen und nicht oralen Geweben nachgewiesen werden konnten. Diese Partikel werden im sogenannten Prozess der Tribokorrosion von der Oberfläche der Implantate freigesetzt. Tribokorrosion beinhaltet mechanische Verschleiß- und Umweltfaktoren, insbesondere den Kontakt mit chemischen Mitteln und die Interaktion mit Substanzen, die von anhaftenden Biofilmen und Entzündungszellen produziert werden. In vitro können Titanpartikel die Zellfunktion beeinträchtigen und Entzündungen fördern. Eine zeitliche Verbindung zwischen der Exposition gegenüber Titan und dem Auftreten von Gewebereaktionen deutete in einer begrenzten Anzahl von Fällen auf eine Überempfindlichkeit hin (*Mombelli* et al. 2018).

Titanpartikel werden häufig in gesunden und erkrankten periimplantären Schleimhäuten nachgewiesen und mit niedrigen Werten auch in der Gingiva von

Personen ohne Titan-Implantate. Anstatt der Auslöser einer Erkrankung zu sein, könnten höhere Konzentrationen von Titan im Rahmen einer Periimplantitis die Folge des Vorhandenseins von Biofilmen und Entzündungen sein (*Mombelli* et al. 2018).

Hieraus lässt sich schließen, dass es einen Zusammenhang zwischen Biokorrosion, Vorhandensein von Titanpartikeln und biologischen Implantatkomplikationen gibt. Allerdings gibt es keine ausreichenden Beweise, um eine unidirektionale kausale Beziehung nachzuweisen (*Mombelli* et al. 2018).

Für die klinische Anwendung bedeutet dies, es geht kein erhöhtes Risiko von Titanpartikeln aus, das die Empfehlung für ein anderes Implantatmaterial nach sich ziehen würde. Weiter besteht keine Veranlassung für immunologische Tests bezüglich des Implantatmaterials im Rahmen der Implantatplanung und Nachsorge (*Schliephake* et al. 2018).

#### 43.2.2.2 Osseointegration

Das Ziel der Implantologie, die Osseointegration, wird entscheidend durch das Interface Knochen/Implantat beeinflusst. Erfolg oder Misserfolg spielen sich an dieser Grenzfläche ab. Viele Faktoren beeinflussen den Erfolg der Implantation. Von der Seite des Implantates sind dies Material, Form, Topographie der Oberfläche und Oberflächenchemie. Dazu kommen Faktoren wie Art und Ausmaß der Belastung, die chirurgische Technik und patientenspezifische Aspekte wie Knochenangebot und Knochenqualität (*Puleo* und *Nanci* 1999).

Voraussetzung für eine erfolgreiche Implantation ist die Bildung von physiologischem Knochen an der Grenzfläche zum Implantat. Eine bindegewebige Einscheidung findet dabei nicht statt, weshalb man nach erfolgreicher Osseointegration auch nicht von einer Fremdkörperreaktion im Sinne einer Abkapselung des Fremdkörpers Implantat sprechen sollte (Davies 2019). Im Zusammenhang mit der Osseointegration von Titan-Implantaten müssen aus materialkundlicher Sicht zwei Parameter diskutiert werden, die Auswirkung auf die Osseointegration haben: Die Oberflächenmorphologie und die Oberflächenchemie. Die Oberflächenchemie ist primär durch den Werkstoff bedingt, kann aber durch Beschichtungen und Modifikationen in der Zusammensetzung sowie bestimmte Formen der Aktivierung noch verändert werden.

##### Oberflächenmorphologie

Die Oberflächenmorphologie des Implantates wird immer wieder als ein entscheidender Einflussfaktor für die Geschwindigkeit der Knochenapposition während der Einheilungsphase des frisch gesetzten Implantates gesehen. Allerdings ist die Literatur in Bezug auf die Korrelation zwischen Oberflächenrauigkeit und Knochen-Implantat-Kontakt nicht einheitlich (*Shalabi* et al. 2006). Dennoch deuten die Daten darauf hin, dass eine größere Oberflächenrauigkeit zu einer besseren Osseointegration führt, wenn Parameter wie Knochen-Implantat-Kontakt, Ausstoßkraft oder Ausdrehmoment zur Bewertung der Qualität der Osseointegration herangezogen werden. Wo allerdings das Optimum der Rauigkeit wirklich liegt, ist schwer zu sagen, da die verschiedenen Untersuchungen, die dieser Fragestellung nachgegangen sind, zu heterogen angelegt sind.

Besonders wertvoll ist in diesem Zusammenhang die Untersuchung von *Wennerberg* et al. (1998). Implantate mit einer maschinell gedrehten Oberfläche wurden auf einer Hälfte mittels Korundstrahlen aufgeraut, wobei drei verschiedene Körnungen von Aluminiumoxidpartikeln verwendet wurden, um drei verschiedene

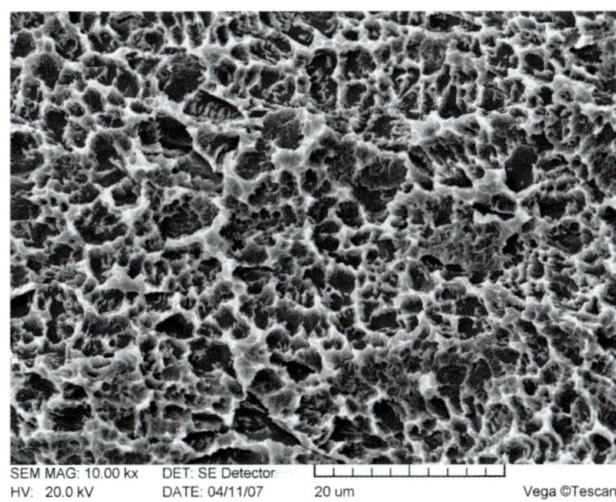


**Abb. 43-1** Straumann-Implantat, rasterelektronenmikroskopische Darstellung der SLA-Oberfläche.

Oberflächenrauigkeiten mit Rautiefen von 1,2 µm, 1,4 µm und 2,2 µm zu erhalten. Die Implantate wurden in der Tibia von Kaninchen eingesetzt. Nach 12 Wochen erfolgte die histomorphometrische Analyse. Der Knochen-Implantat-Kontakt war bei den angerauten Oberflächen stärker als bei der gedrehten Oberfläche. Im Vergleich der drei unterschiedlich angerauten Oberflächen schnitt die mittlere Rautiefe von 1,4 µm am besten ab. Die Ergebnisse beweisen, dass die Oberflächenmorphologie einen nicht zu vernachlässigenden Einfluss auf die Osseointegration hat und einer rauen Oberfläche gegenüber der gedrehten eindeutig der Vorzug zu geben ist. Das Besondere am Design dieser Untersuchung ist die Tatsache, dass erstmals zwei verschiedene Oberflächen, nämlich die gedrehte und eine korundgestrahlte Oberfläche, an einem Implantationsort miteinander verglichen wurden und somit die Beeinflussung der Ergebnisse durch unterschiedliche Implantationsorte, unterschiedliche Knochenqualitäten und unterschiedliche chirurgische Techniken ausgeschlossen werden konnte.

Der Einheilungsprozess ist auf einer gedrehten Oberfläche gegenüber rauen Oberflächen deutlich verlangsamt, weil die Knochenneubildung als sogenannte Distanzosteogenese von der Osteotomiefläche ausgeht. Bei Hunden wurden pro Tag 0,6–1 µm Knochen gebildet. Anders verläuft die Knochenneubildung auf rauen Oberflächen. Auf der osteokonduktiven Oberfläche des Implantates entsteht im Sinne einer Kontaktosteogenese eine zweite Knochenbildungsfront, die mit einer Geschwindigkeit von 30 bis 50 µm pro Tag einen deutlich höheren Anteil an der Knochenneubildung ausmacht (*Abrahamsson* et al. 2004).

Bei Straumann-Implantaten wird die Oberfläche korundgestrahlt und anschließend geätzt, wodurch ein feineres Relief entsteht (Abb. 43-1). Diese Oberfläche erlaubt eine frühe Belastung nach 6 Wochen, vorausgesetzt, der Patient ist gesund und es gibt ein ausreichendes Knochenangebot und eine ausreichende Knochenqualität (*Cochran* et al. 2002). Der Halsbereich, also die Durchtrittsstelle durch das Weichgewebe, wird nicht angeraut, sondern poliert.

Ein anderer Weg zur Erzeugung einer geeigneten Oberflächenmorphologie wird von Nobel Biocare mit der TiUnite-Oberfläche gegangen (*Hall* und *Lausmaa* 2000). Eine poröse Oxidschicht wird mittels anodischer Oxidation aufgebracht. Die Dicke der Oxidschicht, ihre Mikrostruktur und ihre Zusammensetzung werden über die Prozessparameter wie Zusammensetzung des Elektrolyten, das anodische Potential, die Stromstärke, die Temperatur und die Elektrodenform gesteuert. An

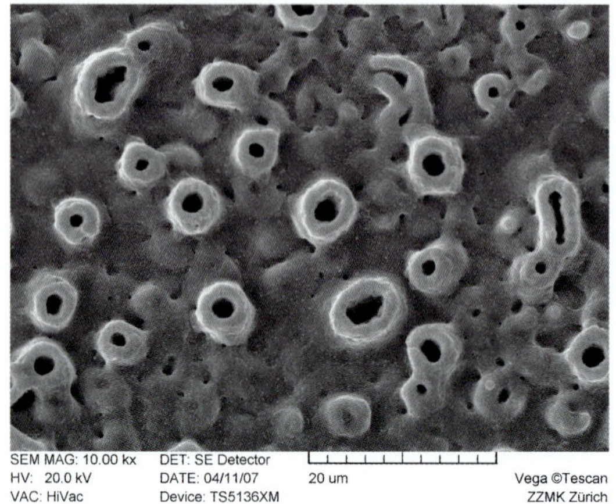


Abb. 43-2 Replace-Implantat (Nobel Biocare), rasterelektronenmikroskopische Darstellung der TiUnite Oberfläche.

der Oberfläche entstehen zahllose offene Porositäten, größere Porositäten wachsen sogar wie Krater 2–5 µm auf der Oberfläche auf (Abb. 43-2). Die Rauigkeit wächst kontinuierlich vom gedrehten oberen Teil bis zum apikalen Ende des Implantates an. Die Zusammensetzung der Oxidschicht wird wie folgt angegeben: 15 % Ti, 55 % O, 20 % C, 5 % P, 1 % S und 1 % Si. Mit Röntgenmethoden konnte teilkristallines $TiO_2$ nachgewiesen werden.

Im Tierversuch zeigte die Messung des Ausdrehmomentes deutlich höhere Werte für die TiUnite-Oberfläche im Vergleich zur gedrehten Oberfläche (*Henry* et a. 2000). Die Momente lagen bei 98 Ncm für die poröse Oberfläche und 55 Ncm für eine gedrehte Oberfläche. Mittels Resonanz-Frequenz-Analyse konnte nachgewiesen werden, dass die Implantatstabilität mit der anodisch oxidierten Oberfläche über einen Beobachtungszeitraum von 6 Wochen stabil blieb, während sie bei der gedrehten Oberfläche nach 3 Wochen abfiel und erst nach 6 Wochen wieder den Wert der anodisch oxidierten Oberfläche erreichte (*Rompen* et al. 2000). Daraus kann gefolgert werden, dass die poröse TiUnite-Oberfläche im Vergleich zur gedrehten Oberfläche das Risiko einer Implantatlockerung durch Fehlbelastung während der Einheilphase reduziert und damit eine frühere Belastung erlaubt.

### Oberflächenbeschichtung

Um die Knochenapposition zu beschleunigen, wurden Titan-Implantate mit **Hydroxylapatit** beschichtet. Die Dicke der Beschichtung lag zwischen 50 und 100 µm, weshalb die Beschichtung leicht beschädigt werden konnte. Abgelöste Hydroxylapatit-Partikel wirkten als Auslöser einer Periimplantitis (*Whitehead* et al. 1993). Dünnere Schichten stabil an Titanoberflächen abzuscheiden, bedarf einer ausgefeilten Technologie (*Telleman* et al. 2009). Heute werden Hydroxylapatit-Beschichtungen bei einigen im Handel befindlichen Systemen angeboten (z. B. Bicon, USA-Boston), spielen aber eher eine untergeordnete Rolle.

Eine neuere Methode der Implantatoberflächenbeschichtung beinhaltet die Ablagerung von Hydroxylapatitpartikeln als Nanopartikel. Durch die Vorbehandlung der doppeltgeätzten Titanoberfläche mit 3-Aminopropyltriethoxysilan und Hydroxylapatit-Kolloiden kommt es zu einer Ausfällung von Hydroxylapatit-Nanopartikeln mit einer Korngröße zwischen 20–40 nm auf der Oberfläche und einem chemischen Verbund mit $TiO_2$ (*Nishimura* et al. 2007). Die ersten Tier- und Humanuntersuchungen zeigten an derartig behandelteten Titanoberflächen einen

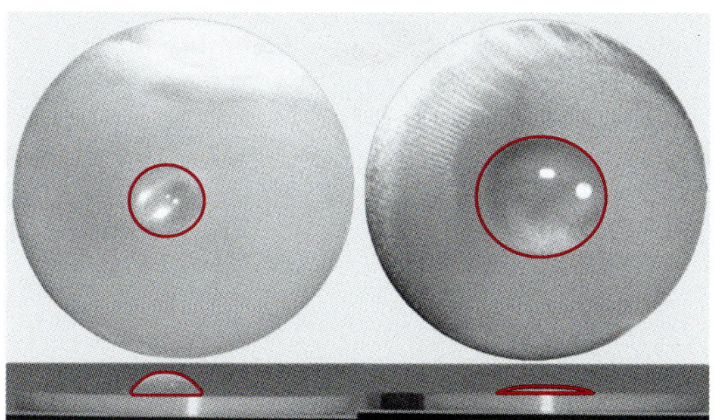

**Abb. 43-3** Beispiel der Oberflächenaktivierung durch Behandlung mit UV-Strahlung. Die Bilder zeigen Zirkonoxidplättchen vor (links) und nach (rechts) der Funktionalisierung mit UV-Strahlung. Der deutlich veränderte Kontaktwinkel eines Wassertröpfchens auf der aktivierten Oberfläche macht die Konvertierung der Oberflächenbenetzbarkeit von hydrophob zu hydrophil deutlich.

deutlich höheren Knochen-Implantat-Kontakt sowie eine schnellere und bessere Osseointegration als an nicht behandelten, angeätzten Oberflächen (*Telleman* et al. 2009). Weitere klinische Untersuchungen werden jedoch zeigen müssen, ob diese Methode sich bewährt. Die Oberfläche ist unter dem Namen NanoTite (Biomet 3I, USA-Palm Beach Gardens) im Handel.

## Oberflächenaktivierung

Um die Knochenapposition weiter zu beschleunigen, wird die SLA-Oberfläche der Straumann-Implantate zusätzlich chemisch aktiviert. Die Implantate werden nach dem **Ätzprozess** in isotonischer NaCl-Lösung gelagert, um eine Kontamination mit Molekülen aus der Atmosphäre zu vermeiden. Im Tierversuch mit Minipigs wurde nach 2 und 4 Wochen im Vergleich zur reinen SLA-Oberfläche ein deutlich höherer Knochen-Implantat-Kontakt beobachtet (*Buser* et al. 2004). Diese Oberfläche ist unter dem Namen SLActive im Handel.

Eine weitere Innovation in der Oberflächenaktivierung wurde durch die Behandlung mit **UV-Strahlung** möglich. Laboruntersuchungen zeigten, dass die Behandlung mit UVC-Strahlung die Kontamination der Implantatoberfläche durch Moleküle, wie beispielsweise Kohlendioxid, welches sich aus der Atmosphäre, z. B. der Luft der Implantatverpackung, an die Oberfläche lagert, beseitigt (*Aita* et al. 2009a). Zusätzlich wird die Benetzbarkeit der Oberfläche von hydrophob zu superhydrophil (Abb. 43-3), und die Oberflächenspannung von negativ zu positiv konvertiert (*Att* et al. 2009a,b). Durch diese Veränderungen werden die Oberflächen biofunktionalisiert. Die ersten Zell- und Tierstudien zeigten, dass photobiofunktionalisierte Implantatoberflächen zu einer deutlich besseren Osteoblastenreaktion (Abb. 43-4) sowie einem höheren Implantat-Knochen-Kontakt und einer stärkeren und schnelleren (bis zu 3mal) Osseointegration führen (*Suzuki* et al. 2009). Bevor diese Methode zur täglichen Anwendung empfohlen werden kann, müssen klinische Untersuchungen durchgeführt werden.

Magnesium scheint den Knochen-Implantat-Kontakt zu optimieren. In einem Versuch an Kaninchen wurden nach 6 Wochen die höchsten Ausdrehmomente erzielt, wenn die anodisch oxidierte Oberfläche etwa 9 Atom-% Magnesium enthielt (*Sul* et al. 2005).

Auch durch eine Flusssäure-Behandlung kann die Implantat-Oberfläche in Bezug auf eine Kontaktosteogenese positiv beeinflusst werden (*Ellingsen* et al.

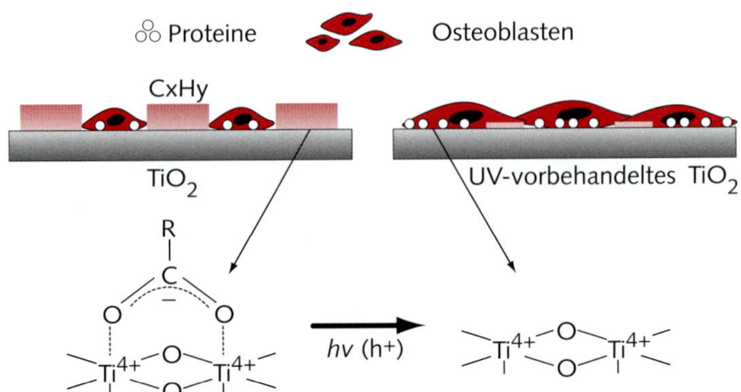


**Abb. 43-4** Schematische Darstellung der vorgeschlagenen Fotofunktionalisierung von $TiO_2$. Die Behandlung der Oberfläche mit UV-Strahlung reinigt sie von Kohlendioxidmolekülen und konvertiert die Oberflächenspannung von negativ zu positiv. Eine solche Fotogenerierung von $TiO_2$-Oberflächen beschleunigt und verbessert Proteinanlagerungen sowie Osteoblastenadhäsion und -verteilung (*Aita* et al. 2009).

2004). Im Kaninchen kam es sowohl nach 1 Monat als auch nach 3 Monaten zu einem erhöhten Knochen-Implantat-Kontakt und analog dazu zu einer signifikanten Erhöhung der Ausdrehmomente. In einer prospektiven klinischen Untersuchung wurden nach 12 Monaten radiographisch keine Unterschiede zum Ausgangsbefund beobachtet, das heißt das Knochenniveau hatte sich im Beobachtungszeitraum nicht verändert (*Oxby* et al. 2006). Diese Oberfläche ist unter der Marke OsseoSpeed (Astra Tech, Dentsply Implants Manufacturing, D-Mannheim) im Handel. In einer Tierstudie an Kaninchen konnte allerdings nachgewiesen werden, dass die OsseoSpeed-Oberfläche in den Ausdrehmomenten den Mg-modifizierten Oberflächen und der anodisch oxidierten TiUnite-Oberfläche unterlegen war (*Sul* et al. 2006).

### 43.2.2.3 Weichgewebeabschluss

Um ihre Funktion als Träger der Suprastruktur ausüben zu können, müssen Implantate die Mukosa penetrieren. Damit ein Implantat dauerhaft in situ verbleiben kann, muss diese Durchtrittsstelle durch das Weichgewebe so dicht sein, dass keine Mikroorganismen eindringen können (*Rompen* et al. 2006). Die Durchtrittsstelle durch das Weichgewebe hat eine Länge von 3–4 mm in Richtung der Implantatlängsachse, die sogenannte biologische Breite. Die biologische Breite setzt sich aus zwei Zonen zusammen, dem ca. 2 mm langen Epithelsaum und dem ca. 2 mm langen bindegewebigen Attachment (*Berglundh* und *Lindhe* 1996). Der Ursprung des Epithels liegt eindeutig in der oralen Mukosa, es ist histologisch weder mit dem Sulkusepithel noch mit dem Saumepithel verwandt. Die Anheftung des Epithels erfolgt mit einer Basalmembran und Hemidesmosomen (*Kawahara* et al. 1998). Interessant ist, dass diese Strukturen zumindest in vitro leichter auf metallischen Oberflächen als auf Hydroxylapatit (*Foti* et al. 1999) oder keramischen Oberflächen (*Räisänen* et al. 2000) gebildet werden.

Die Adsorption von Fibronektin auf Titanoberflächen ist auf polierten Flächen doppelt so hoch wie auf geätzten oder korundgestrahlten und geätzten (SLA) Oberflächen (*Foti* et al. 1999). Auch die Zellproliferation erfolgt auf polierten Flächen stärker als auf korundgestrahlten oder säuregeätzten Flächen. Dies trifft sowohl auf Fibroblasten (*Hormia* und *Kononen* 1994, *Kononen* et al. 1992) als auch auf Epithelzellen aus humaner Gingiva (*Hormia* et al. 1991) zu. Die Epithelzellen scheinen sich bei zunehmender Rauigkeit der Oberfläche nur auf den erhöhten Arealen anzusiedeln und überspannen die Vertiefungen, ohne sich dort einzulagern (*Baharloo* 2005, *Di Carmine* et al. 2003).

#### 43.2.2.4 Suprastrukturen für Titan-Implantate

Implantate ersetzen den enossalen Anteil des Zahnes, müssen aber noch mit einer Suprastruktur versorgt werden. Titan und Titanlegierungen gelten als inert und hoch korrosionsresistent. Werden Rekonstruktionen mit metallischen Anteilen verwendet, so entsteht ein galvanisches Element. Dann besteht trotz der Titanoxid-Schutzschicht das Risiko einer erhöhten Korrosionsrate. Insbesondere in Anteilen, die nicht mit Sauerstoff belüftet sind, also beispielsweise in Spalträumen, können sich Korrosionsprodukte bilden. In-vitro-Untersuchungen haben gezeigt, dass bei der Kombination von Titan-Implantaten mit Goldlegierungen das Titan als Anode reagiert und in Lösung geht, also den elektrochemisch schwächeren Partner stellt (*Reclaru* et al. 1994).

Interessant sind die Daten von In-vivo-Untersuchungen an Affen, denen in beiden Unterkieferseiten Implantate eingesetzt und dann die eine Seite mit einer Suprastruktur aus einer Goldlegierung, die andere Seite mit einer Suprastruktur aus Titan versorgt wurden (*Foti* et al. 1999). Nach Versuchsende wurden Gewebeproben in der Umgebung der Implantate entnommen. Auf der mit der Goldlegierung versorgten Seite fanden sich Titan-Ionen im Gewebe, auf der mit Titan versorgten Seite konnte keine erhöhte Metallionen-Konzentration nachgewiesen werden. Das Titan hat in diesem Fall gegenüber der Goldlegierung als Anode reagiert und Ionen freigesetzt.

### 43.2.3 Zirkonoxid

#### 43.2.3.1 Mechanische Eigenschaften und Osseointegration

Im Zuge der Einführung von Zirkonoxid in die restaurative Zahnmedizin ist die Anwendung dieser Hochleistungskeramik auch für Implantate ins Auge gefasst worden. Zirkonoxid hat eine Biegefestigkeit im Bereich von 1000 MPa und liegt damit weit über den Werten anderer bekannter Materialien. Zirkonoxid weist neben der hohen Festigkeit eine weitere positive Eigenschaft auf: Die Bruchzähigkeit liegt deutlich höher als bei anderen Keramiken. Sie ist ein Maß für den Widerstand, den das Material einem fortschreitenden Riss entgegenstellt.

Die guten mechanischen Werte resultieren aus der sogenannten Umwandlungsverstärkung. Zirkonoxid liegt bei Raumtemperatur in einer monoklinen Kristallstruktur vor. Beim Aufheizen wandelt sich das monokline Gitter bei 1170 °C in ein tetragonales Gitter um, was mit einer Volumenabnahme von 4–5 % verbunden ist. Beim Abkühlen passiert das Umgekehrte. Die tetragonale Phase wird wieder zur monoklinen, das Volumen dehnt sich wieder um 4–5 % aus. Mit einem Zusatz von 3 Mol-Prozent Yttrium (Y) wird die Rückumwandlung tetragonal → monoklin aber unterbunden. Die tetragonale Phase bleibt bis Raumtemperatur stabil. Eine übermäßige mechanische Belastung kann aber, insbesondere an Rissspitzen, diese Phasenumwandlung auslösen. Damit verbunden ist die Volumenzunahme, die nun zu einer Druckvorspannung führt. Dadurch wird der Riss quasi blockiert und an seiner weiteren Ausbreitung gehindert.

Der Nachweis einer ausreichenden Osseointegration dieser Implantate erfolgte in Experimenten an Affen über einen Beobachtungszeitraum von 2 Jahren (Akagawa et al. 1998). In einer weiteren, vergleichenden Untersuchung wurden Zirkonoxid- und Titan-Implantate in Affen gesetzt, nach 9 Monaten prothetisch versorgt und nach weiteren 5 Monaten zusammen mit dem umgebenden Gewebe explantiert. In der Histologie wurde der Knochen-Implantat-Kontakt ausgemessen. Die Werte von Titan- und Zirkonoxid-Implantaten waren vergleichbar (Kohal et al. 2004).

#### 43.2.3.2 Klinische Bewährung

Inzwischen werden Zirkonoxid-Implantate als einteilige und zweiteilige Implantate von unterschiedlichen Herstellern angeboten und sind für die intraorale Anwendung am Menschen freigegeben. Dieser neue Implantat-Typ muss sich an den über Jahrzehnte dokumentierten sehr guten Langzeitergebnissen der Titan-Implantate messen lassen. Inzwischen liegen einige sehr gute klinische Kurzzeitergebnisse vor. In einem aktuellen systematischen Review konnten die Daten von insgesamt 326 Patienten mit 398 Zirkonoxid-Implantaten ausgewertet werden (Pieralli et al. 2017). Der Beobachtungszeitraum lag zwischen 12 und 60 Monaten. Die meisten Implantatverluste ereigneten sich innerhalb der ersten 12 Monate und besonders häufig innerhalb der Einheilungszeit. Für das erste Jahr konnte eine Implantat-Überlebensrate von 95,6 % angegeben werden. Ab dann wird eine jährliche Verlustrate von 0,05 % (bzw. 0,25 % nach 5 Jahren) angenommen. Weiter konnte ein marginaler Knochenverlust von 0,8 mm nach 12 Monaten berechnet werden. Dabei hatten weder die genaue Keramikzusammensetzung, das Implantatdesign (einteilige versus zweiteilige Implantate), die darauf verankerte Restaurationsform, die Durchführung kleinerer Knochenaufbauten während der Implantation, die Art der provisorischen Versorgung noch der Zeitpunkt der Belastung einen signifikanten Einfluss auf das periimplantäre Knochenniveau. Zusammenfassend zeigt dieses Review ein vielversprechendes Kurzzeitüberleben der Implantate und erfolgsversprechende marginale Knochenniveaus um die Implantate. Allerdings weist der Artikel ausdrücklich darauf hin, dass noch weitere Daten und vor allem Langzeitdaten folgen müssen, um die Vorhersagbarkeit dieser Implantate zu bestätigen.

Für die klinische Praxis bedeuten diese Daten, dass von der Einzelzahnlücke bis zum Ersatz von 3 nebeneinander stehenden Zähnen bei Zirkonoxid-Implantaten über eine mittelfristige Beobachtungszeit von 5 Jahren mit einem ähnlichen Erfolg wie bei Titan-Implantaten zu rechnen ist. Für erweiterte Indikationen sind aktuell keine klinischen Daten verfügbar. Aufgrund des nachgewiesenen fehlenden Einflusses der provisorischen Versorgung kann bei den einteiligen Implantaten eine sofortige provisorische Versorgung erfolgen und auf die Anfertigung sogenannter „Schutzschienen" verzichtet werden. Nachdem einteilige Implantate im Rahmen der Implantation keinen vollständigen Wundverschluss ermöglichen, ist festzustellen, dass gleichzeitig durchgeführte kleinere Knochenaufbauten keine negativen Auswirkungen auf das periimplantäre Knochenniveau hatten (Pieralli et al. 2017).

#### 43.2.3.3 Patientenentscheidung

Interessant ist abschließend die Frage: Für welche Patientengruppe sind Zirkonoxid-Implantate aktuell das Mittel der Wahl? Um diese Frage zu beantworten, seien kurz die wichtigsten Vor- und Nachteile der Zirkonoxid-Implantate zusammengefasst:

- Zirkonoxid-Implantate zeigen eine gute mittelfristige klinische Bewährung. Allerdings steht die von Titan-Implantaten bekannte Langzeitbewährung noch aus.
- Es gibt erste Anhaltspunkte dafür, dass die Weichgewebsadaptation der periimplantären Mukosa an Zirkonoxid-Implantaten besser ist als an Titan-Implantaten. Hierzu prüfte *Degidi* et al. (2006) die Weichgewebereaktion auf Zirkonoxid-Implantate an 5 Patienten. Die Autoren verglichen das Zirkonoxid mit Titan, indem sie Einheilkappen der jeweiligen Materialien verwendeten. Der Entzündungsgrad war mit Zirkonoxid signifikant niedriger als mit Titan.
- Zirkonoxid-Implantate sind „metallfrei und weiß" im Vergleich zu den „dunklen" Titan-Implantaten. Dadurch vermitteln sie bei einer dafür empfänglichen Patientengruppe das subjektive Gefühl einer verbesserten Biokompatibilität.
- Da aber ein lege artis gesetztes und versorgtes Implantat nicht durch die Schleimhaut hindurchschimmert, spielt zumindest der Farbaspekt nur bei kompromittierten Implantaten eine Rolle.

Es lässt sich zusammenfassen, dass es aktuell keinen medizinisch überzeugenden Vorteil für die Zirkonoxid-Implantate gegenüber den Titan-Implantaten gibt. Da auf der anderen Seite innerhalb der beschriebenen Indikationen aber auch nichts dagegenspricht, diese Implantate zu verwenden, liegt die Entscheidung letztendlich beim Patienten selbst. Patienten, die aus persönlichen Beweggründen „metallfrei" und „weiß" versorgt werden wollen, kann dieser Wunsch erfüllt werden. Aufgrund der vorliegenden Evidenz für Zirkonoxid-Implantate ist das hier zu vertretende Risiko überschaubar. Wichtig ist eine ausführliche Aufklärung des Patienten über die Vor- und Nachteile dieser Implantate im Vergleich zum Goldstandard, den Titan-Implantaten.

## Literatur

Abrahamsson I., Berglundh T., Linder E., Lang N.P., Lindhe J.: Early bone formation adjacent to rough and turned endosseous implant surfaces. An experimental study in the dog. Clin Oral Impl Res 2004;15:381-392.

Aita H., Att W., Ueno T., Yamada M., Hori N., Iwasa F. et al.: Ultraviolet light-mediated photofunctionalization of titanium to promote human mesenchymal stem cell migration, attachment, proliferation and differentiation. Acta Biomater 2009;5:3247-3257.

Akagawa Y., Hosokawa R., Sato Y., Kamayama K.: Comparison between freestanding and tooth-connected partially stabilized zirconia implants after two years' function in monkeys: A clinical and histologic study. J Prosthet Dent 1998; 80:551-558.

Att W., Hori N., Iwasa F., Yamada M., Ueno T., Ogawa T.: The effect of UV-photofunctionalization on the time-related bioactivity of titanium and chromium-cobalt alloys. Biomaterials 2009a;30:4268-4276.

Att W., Takeuchi M., Suzuki T., Kubo K., Anpo M., Ogawa T.: Enhanced osteoblast function on ultraviolet light-treated zirconia. Biomaterials 2009b;30:1273-1280.

Baharloo B., Textor M., Brunette D.M.: Substratum roughness alters the growth, area, and focal adhesions of epithelial cells, and their proximity to titanium surfaces. J Biomed Mater Res 2005;74:12-22.

Berglundh T., Lindhe J.: Dimension of the periimplant mucosa. Biological width revisited. J Clin Periodontol 1996;23:971-973.

Brånemark P.-I.: Introduction to osseointegration. In: Brånemark P.-I., Zarb G.A., Albrektsson T (Hrsg.): Tissue integrated prostheses – Osseointegration in clinical dentistry. Quintessence, Chicago 1985.

Buser D., Broggini N., Wieland M., Schenk R.K., Denzer A.J., Cochran D.L., Hoffmann B., Lussi A., Steinemann S.G.: Enhanced bone apposition to a chemically modified SLA titanium surface. J Dent Res 2004;83:529-533.

Cochran D.L., Buser D., ten Bruggenkate C.M., Weingart D., Taylor T.M., Bernar J.-P., Peters F., Simpson J.P.: The use of reduced healing times on ITI® implants with a sandblasted and acid-etched (SLA) surface: Early results from clinical trials on ITI® SLA implants. Clin Oral Impl Res 2002;13:144-153.

Davies J.E.: Is osseointegration a foreign body reaction? Int J Prosthodont 2019;32:133-136.

Degidi M., Artese L., Scarano A., Perrotti V., Gehrke P., Piattelli A.: Inflammatory infiltrate, microvessel density, nitric oxide synthase expression, vacular endothelial growth factor expression, and proliferative activity in periimplant soft tissues around titanium and zirconium oxide healing caps. J Periodontol 2006;77:73-80.

Di Carmine M., Toto P., Feliciani C., Scarano A., Tulli A., Strocchi R., Piattelli A.: Spreading of epithelial cells on machined and sandblasted titanium surfaces: an in vitro study. J Periodontol 2003;74:289-295.

Dorr L.D., Bloebaum R., Emmanual J., Meldrum R.: Histologic, biochemical, and ion analysis of tissue and fluids retrieved during hip arthroplasty. Clin Orthop 1990;261:82-95.

Eisenbarth E., Meyle J., Nachtigall W., Breme J.: Influence of the surface structure of titanium materials on the adhesion of fibroblasts. Biomater 1996;17:1399-1403.

Ellingsen J.E., Johansson C.B., Wennerberg A., Holmen A.: Improved retention and bone-to-implant contact with fluoride-modified titanium implants. Int J Oral Maxillofac Impl 2004; 19: 659-666.

Foti B., Tavitian P., Tosello A., Bonfil J.J., Franquin J.C.: Polymetllism and osseointegration in oral implantology: Pilot study on primate. J Oral Rehab 1999;26:495-502.

Freese H.L., Volas M.G., Wood J.R.: Metallurgy and technological properties of titanium and titanium alloys. In: Brunette D.M., Tengvall P., Textor M., Thomsen P. (Hrsg.): Titanium in Medicine. Springer, Berlin 2001:31-35.

Green N.T., Machtei E.E., Horwitz J., Peled M.: Fracture of dental implants: Literature review and report of a case. Implant Dentistry 2002;11:137-142.

Henry, P.J., Tan A.E.S., Brent P.A., Hall J., Johansson C.: Removal torque comparison of TiUnite and turned implants in the Greyhound dog mandible. Appl Osseointegr Res 2000;1:15-17.

Hormia M., Kononen M., Kivilathi J., Virtanen I.: Immunolocalization of proteins specific for adhaerens junctions in human gingival epithelial cells grown on differently processed titanium surfaces. J Periodont Res 1991;26:491-497.

Hormia M., Kononen M.: Immunolocalization of fibronectin and vibronectin receptors in human gingival fibroblasts spreading on titanium surfaces. J Periodont Res 1994;29:146-152.

Kawahara A., Kawahara D., Hashimoto K., Takashima Y., Ong J.L.: Morphologic studies on the biologic seal of titanium dental implants. Report 1: In vitro study on the epithelialization mechanism around the dental implant. Int J Oral Maxillofac Impl 1998;13:457-464.

Kobayashi E., Wang T.J., Doi H., Yoneyama T., Hamanaka H.: Mechanical properties and corrosion resistance of Ti-6Al-7Nb alloy dental casting. J Mater Sci Mater Med 1998;9:567-574.

Körber K.H., Ludwig K.: Maximale Kaukraft als Berechnungsfaktor zahntechnischer Konstruktionen. Dent Labor 1983;31:55-60.

Kohal R.J., Wenig D., Bächle M., Strub J.R.: Loaded custom-made zirconia and titanium implants show similar osseointegration: An animal experiment. J Periodontol 2004; 75:1262-1268.

Kononen M., Hormia M., Kivilahti J., Hautaniemi J., Thesleff I.: Effect of surface processing on the attachment, orientation, and proliferation of human gingival fibroblasts on titanium. J Biomed Mater Res 1992;26:1325-1241.

Lautenschlager E.P., Monaghan P.: Titanium and titanium alloys as dental materials. Int J Dent 1993;43:245-253.

Lenz E., Lenz U.: Studie zum Einsatz einer Titan-Aluminium-Niob-Legierung in der zahnärztlichen Prothetik. Quintessenz Zahntech 2002;28:122-134.

Luterbacher S., Fourmousis I., Lang N.P., Brägger U.: Fractured prosthetic abutments in osseointegrated implants. A technical complication to cope with. Clin Oral Implants Res 1999;11:163-170.

Mombelli A., Hashim D., Cionca N.: What is the impact of titanium particles and biocorrosion on implant survival and complications? A critical review. Clin Oral Implants Res 2018;29 Suppl 18:37-53.

Nishimura I., Huang Y., Butz F., Ogawa T., Lin A., Wang J.C.: Discrete deposition of hydroxyapatite nanoparticles on a titanium implant with predisposing substrate microtopography accelerated osseointegration. Nanotechnology 2007;18:1-9.

Osborn J.F.: Implantatwerkstoff Hydroxylapatit. Quintessenz, Berlin 1985.

Oxby G., Lindquist J., Nilsson P.: Early loading of Astra Tech OsseoSpeed implants placed in thin alveolar ridges and fresh extraction sockets. Appl Osseoint Res 2006;5:68-72.

Pieralli S., Kohal R.J., Jung R.E., Vach K., Spies B.C.: Clinical outcomes of zirconia dental implants: A systematic review. J Dent Res 2017;96:38-46.

Puleo D.A., Nanci A.: Understanding and controlling the bone-implant interface. Biomaterials 1999;20:2311-2321.

Räisänen L., Kononen M., Juhanoj J., Varpavaara P., Hautaniemi J., Kivilahti J., Hormia M.: Expression of cell adhesion complexes in epithelial cells seeded on biomaterial surfaces, J Biomed Mater Res 2000;49:79-87.

Reclaru L., Meyer J.M.: Study of corrosion between a titanium implant and dental alloys. J Dent 1994;22:159-168.

Rompen E., da Silva D., Lundgren A.-K., Gottlow J., Sennerby L.: Stability measurements of double-threaded titanium implant design with turned and oxidized surface. An experimental resonance frequency analysis study in the dog mandible. Appl Osseoint Res 2000;1:18-20.

Rompen E., Domken O., Degidi M., Pontes A.E.F., Piattelli A.: The effect of material characteristics, of surface topography and of implant components and connections on soft tissue integration: A literature review. Clin Oral Impl Res 2006;17(Suppl 2):55-67.

Schliephake H., Sicilia A., Nawas B.A., Donos N., Gruber R., Jepsen S., Milinkovic I., Mombelli A., Navarro J.M., Quirynen M., Rocchietta I., Schiodt M., Schou S., Stahli A. et al.: Drugs and diseases: Summary and consensus statements of group 1. The 5(th) EAO Consensus Conference 2018. Clin Oral Implants Res 2018;29 Suppl 18:93-99.

Schroeder A., Pohler O., Sutter F.: Gewebsreaktion auf ein Titan-Hohlzylinderimplantat mit Titan-Spritzschicht-Oberfläche. Schweiz Monatsschr Zahnheilk 1976;86:713-727.

Shalabi M.M., Gortemaker A., Van't Hof M.A., Jansen J.A., Creugers N.H.J.: Implant surface roughness and bone healing: a systematic review. J Dent Res 2006;85:496-500.

Sicilia A., Cuesta S., Coma G., Arregui I., Guisasola C., Ruiz E. , Maestro A.: Titanium allergy in dental implant patients – a clinical study on 1500 consecutive patients. Clin Oral Impl Res 2008;19:823-835.

Sul Y.-T., Johansson C., Albrektsson T.: Which surface properties enhance bone response to implants? Comparison of oxidized Magnesium, TiUnite, and Osseotite implant surfaces. Int J Prosthodont 2006;19:319-328.

Sul Y.-T., Johansson C., Wennerberg A., Cho L.-R., Chang B.-S., Albrektsson T.: Optimum surface properties of oxidized implants for reinforcement of osseointegration: Surface chemistry, oxide thickness, porosity, roughness, and crystal structure. Int J Oral Maxillofac Impl 2005;20:349-359.

Suzuki T., Hori N., Att W., Kubo K., Iwasa F., Ueno T., Maeda H., Ogawa T.: Ultraviolet treatment overcomes time-related degrading bioactivity of titanium. Tissue Eng Part A 2009; 15:3679-3688.

Telleman G., Albrektsson T., Hoffman M., Johansson C.B., Vissink A., Meijer H.J. et al.: Peri-implant endosseous healing properties of dual acid-etched mini-implants with a nanometer-sized deposition of CaP: A histological and histomorphometric human study. Clin Implant Dent Relat Res 2009.

Textor M., Sittig C., Frauchiger V., Tosatti S.: Properties and biological significance of natural oxide films on titanium and its alloys. In: Brunette D.M., Tengvall P., Textor M., Thomsen P. (Hrsg.): Titanium in Medicine. Springer, Berlin 2001:31-35.

Tschernitschek H., Borchers L., Geurtsen W.: Nonalloyed titanium as a bioinert metal – a review. Quintessence Int 2005;36:523-530.

Valko M., Morris H., Cronin M.T.: Metals, toxicity and oxidative stress. Curr Med Chem 2005;12:1161-1208.

Wennerberg A., Hallgren C., Johansson C., Danelli S.: A histomorphometric evaluation of screw-shaped implants each prepared with two surface roughnesses. Clin Oral Impl Res 1998;9:11-19.

Wenz H.-J., Bartsch J., Wolfart S., Kern M.: Osseointegration and clinical success of zirconia dental implants. A systematic review. Int J Prosthodont 2008;21:21-36.

Whitehead R.Y., Lacefield W.R., Lucas L.C.: Structure and integrity of a plasma sprayed hydroxylapatite coating on titanium. J Biomed Mater Res 1993;27:1501-1507.

# 44 Implantologie: Klinisches und labortechnisches Vorgehen

## 44.1 Behandlungsplanung

### 44.1.1 Anamnese

#### 44.1.1.1 Indikationseinschränkungen

Anamnese und klinische Befunde werden entsprechend den Kapiteln 4 und 5 erhoben. Bezüglich der sich daraus eventuell ableitenden medizinischen Indikationseinschränkungen besagte bereits eine gemeinsame Stellungnahme der DGZMK und DGI aus dem Jahre 2005 folgendes: „Für die Implantologie gelten dieselben Indikationseinschränkungen wie für elektive operative Eingriffe in der Zahn-, Mund- und Kieferheilkunde. Sie können allgemeinmedizinisch bedingt oder lokal auf das Implantationsgebiet begrenzt sein. Weitere Indikationseinschränkungen bestehen bei mangelnder Bereitschaft zur Mundhygiene und bei unzureichender Kooperation der Patienten".

Eine temporäre allgemeinmedizinische Indikationseinschränkung besteht bei Infekten und Erkrankungen, die eine zeitlich begrenzte Reduktion der Abwehrlage bewirken. Ob weitere allgemeinmedizinische Erkrankungen zu einem erhöhten Implantatverlustrisiko führen, kann aufgrund der schlechten Datenlage aktuell nicht beantwortet werden. Auch konnte bisher kein direkter Zusammenhang zwischen einer vorhandenen Osteoporose und dem Scheitern einer Osseointegration dentaler Implantate nachgewiesen werden (*Mombelli* und *Cionca* 2006), während jedoch Rauchen die Erfolgsrate reduziert (*Moy* et al. 2005).

Zu den temporären lokalen Kontraindikationen zählen eine nicht abgeschlossene Wundheilung nach operativer Entfernung von z. B. Wurzelresten, Zysten oder ostitischen Herden.

Lokale Kontraindikationen sind rezidivierende Mundschleimhauterkrankungen, Zustand nach Bestrahlungstherapie im Gesichts-, Kiefer- und Halsbereich sowie Osteomyelitis.

#### 44.1.1.2 Bisphosphonat und Antiresorptive Therapie

Bisphosphonate (BP) werden erfolgreich beim multiplen Myelom, bei der ossären Metastasierung solider Tumore und der Osteoporose eingesetzt. Die Therapie beinhaltet allerdings das Risiko einer Bisphosphonat-assoziierten Kiefernekrose (BP-ONJ). Diese liegt vor, wenn die Trias (1) mehr als 8 Wochen freiliegender Kieferknochen, (2) Bisphosphonat-Medikation und (3) keine Kopf-Hals-Bestrahlung in der Anamnese zutrifft (*Schiegnitz* et al. 2018). Inzwischen werden diese Erkrankungen aber auch mit anderen Medikamentengruppen, wie zum Beispiel Denosumab, behandelt. Deshalb wird im Folgenden die Begrifflichkeit von der BP-Medikation auf die Antiresorptive Medikation (ARDs) erweitert. Aus der aktuellen Literatur (*Stavropoulos* et al. 2018, *Schliephake* et al. 2018) lassen sich die folgenden klinischen Empfehlungen ableiten:

- Die niedrigdosierte orale BP-Aufnahme zur Osteoporose-Behandlung per se ist keine Kontraindikation für die Implantatinsertion. Es liegen keine Daten über die niedrigdosierte subkutane und intravenöse ARD-Einnahme in Verbindung mit der Implantattherapie vor, die Rückschlüsse zulassen. Basierend auf epidemiologischen Daten gibt es jedoch keinen Grund, bei diesen ARD-Gruppen von einem höheren Komplikationsrisiko auszugehen, als bei einer niedrigdosierten oralen BP-Aufnahme.

- Derzeit können keine Empfehlungen zur Knochenaugmentation in Verbindung mit der Implantattherapie bei Patienten mit niedrigdosierten ARDs gegeben werden. Eine individuelle Patientenbeurteilung mit Fokus auf bekannte Risikofaktoren ist zwingend erforderlich, z. B. lokale Faktoren, Rauchen, systemische Erkrankungen, Co-Medikationen und Dauer der ARD-Aufnahme.
- Basierend auf Informationen aus Zahnextraktionsstudien an Patienten mit hochdosierter ARD-Aufnahme werden Maßnahmen zur Primärheilung (z. B. gedeckte Einheilung der Implantate), einschließlich des prophylaktischen Einsatzes von Antibiotika und postoperativen Antiseptika (z. B. Chlorhexidin), empfohlen, wenn Implantattherapie und/oder Knochenaugmentationsverfahren bei Patienten mit niedrigdosierter ARD-Aufnahme durchgeführt werden.
- Ein Absetzen der Medikation sollte nur nach Rücksprache mit dem behandelnden Arzt in Betracht gezogen werden.
- Implantattherapie und/oder Knochenaugmentationsverfahren werden derzeit bei Patienten mit hochdosierter ARD-Einnahme nicht empfohlen.

Eine S3-Leitlinie (*Grötz* et al. 2016) hat hierzu mehrere konsensbasierte Empfehlungen gegeben, die bei der implantologischen Behandlung von Patienten mit ARDs berücksichtigt werden sollen. Zur Risikoeinschätzung bzgl. der Grunderkrankung und der therapeutischen Faktoren kann der „DGI-Laufzettel Risiko-Evaluation" verwendet werden (Abb. 44-1). Hier werden chronologisch die Grunderkrankung, die Medikation selbst und weitere Risikofaktoren erhoben und der Risikograd farblich gekennzeichnet (grün = niedriges, gelb = mittleres, rot = hohes ONJ-Risiko). Neben diesen drei systemischen Anamneseinhalten kann die individuelle Kompromittierung der Knochenneubildungsrate und des Bone Remodeling anhand lokaler radiologischer (persistierende Alveole) und klinischer (scharfe Knochenkanten) Befunde erhoben werden, die ebenfalls im DGI-Laufzettel aufgenommen sind (*Wolfart* 2014).

### 44.1.2 Festlegung des Behandlungsziels

Das Erstellen eines aussagekräftigen Wax-ups und Set-ups ist in der Implantologie einer der zentralen diagnostischen Arbeitsschritte. Es wird auf den montierten Studienmodellen hergestellt und sollte klinisch anprobiert werden. Es legt die angestrebten Dimensionen der späteren prothetischen Restauration fest und ist somit die Grundlage aller folgenden Behandlungsschritte. Nach Vornehmen notwendiger Änderungen wird es in die Röntgenschablone und anschließend in die Bohrschablone umgewandelt.

### 44.1.3 Röntgendiagnostik

Das standardisierte Herstellen und Verwenden einer suffizienten Röntgen- und Bohrschablone ist bei jeder Art von Implantation zum Erreichen eines möglichst guten Ergebnisses, aber auch aus forensischen Gründen unerlässlich.

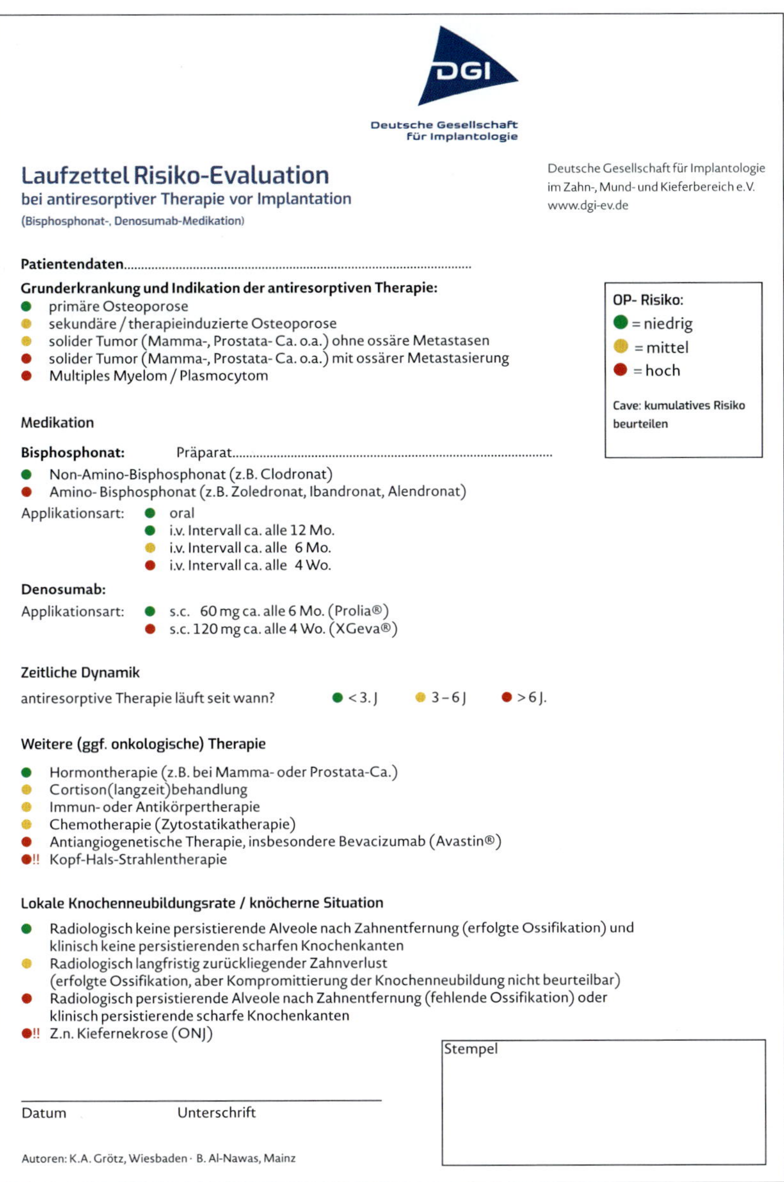

Deutsche Gesellschaft für Implantologie

**Laufzettel Risiko-Evaluation**
**bei antiresorptiver Therapie vor Implantation**
(Bisphosphonat-, Denosumab-Medikation)

Deutsche Gesellschaft für Implantologie im Zahn-, Mund- und Kieferbereich e.V.
www.dgi-ev.de

**Patientendaten**..............................................

**Grunderkrankung und Indikation der antiresorptiven Therapie:**
- ● primäre Osteoporose
- ● sekundäre / therapieinduzierte Osteoporose
- ● solider Tumor (Mamma-, Prostata-Ca. o.a.) ohne ossäre Metastasen
- ● solider Tumor (Mamma-, Prostata-Ca. o.a.) mit ossärer Metastasierung
- ● Multiples Myelom / Plasmocytom

**OP- Risiko:**
● = niedrig
● = mittel
● = hoch

Cave: kumulatives Risiko beurteilen

**Medikation**

**Bisphosphonat:** Präparat..............................................
- ● Non-Amino-Bisphosphonat (z.B. Clodronat)
- ● Amino- Bisphosphonat (z.B. Zoledronat, Ibandronat, Alendronat)

Applikationsart:
- ● oral
- ● i.v. Intervall ca. alle 12 Mo.
- ● i.v. Intervall ca. alle 6 Mo.
- ● i.v. Intervall ca. alle 4 Wo.

**Denosumab:**
Applikationsart:
- ● s.c. 60 mg ca. alle 6 Mo. (Prolia®)
- ● s.c. 120 mg ca. alle 4 Wo. (XGeva®)

**Zeitliche Dynamik**
antiresorptive Therapie läuft seit wann? ● < 3. J ● 3 – 6 J ● > 6 J.

**Weitere (ggf. onkologische) Therapie**
- ● Hormontherapie (z.B. bei Mamma- oder Prostata-Ca.)
- ● Cortison(langzeit)behandlung
- ● Immun- oder Antikörpertherapie
- ● Chemotherapie (Zytostatikatherapie)
- ● Antiangiogenetische Therapie, insbesondere Bevacizumab (Avastin®)
- ●!! Kopf-Hals-Strahlentherapie

**Lokale Knochenneubildungsrate / knöcherne Situation**
- ● Radiologisch keine persistierende Alveole nach Zahnentfernung (erfolgte Ossifikation) und klinisch keine persistierenden scharfen Knochenkanten
- ● Radiologisch langfristig zurückliegender Zahnverlust (erfolgte Ossifikation, aber Kompromittierung der Knochenneubildung nicht beurteilbar)
- ● Radiologisch persistierende Alveole nach Zahnentfernung (fehlende Ossifikation) oder klinisch persistierende scharfe Knochenkanten
- ●!! Z.n. Kiefernekrose (ONJ)

Stempel

Datum Unterschrift

Autoren: K.A. Grötz, Wiesbaden · B. Al-Nawas, Mainz

**Abb. 44-1** Zur Risikostratifizierung bzgl. der Grunderkrankung und der therapeutischen Faktoren kann der „DGI-Laufzettel Risiko-Evaluation" herangezogen werden.

Nach Überführung des Wax-ups und Set-ups in die Röntgenschablone aus glasklarem Kunststoff werden im Bereich der geplanten Implantate Metallkugeln mit Wachs befestigt bzw. Hülsen oder Stifte einpolymerisiert. Sie kennzeichnen in der Röntgen-Messaufnahme die geplante Position der Implantate und die voraussichtliche Implantatlänge. Hülsen und Stifte haben den Vorteil, dass die Achsneigung der geplanten Bohrung bereits beurteilbar ist, haben aber den Nachteil, dass röntgenologische Verzerrungen auftreten können. Metallkugeln sind in der Regel verzeichnungsfrei, lassen aber die Achsrichtung nicht beurteilen. Wichtig ist, dass die Maße der Kugeln und Hülsen bekannt sind und am besten auf dem Modell vermerkt werden. Über diese Referenzmaße kann anschließend der Vergrö-

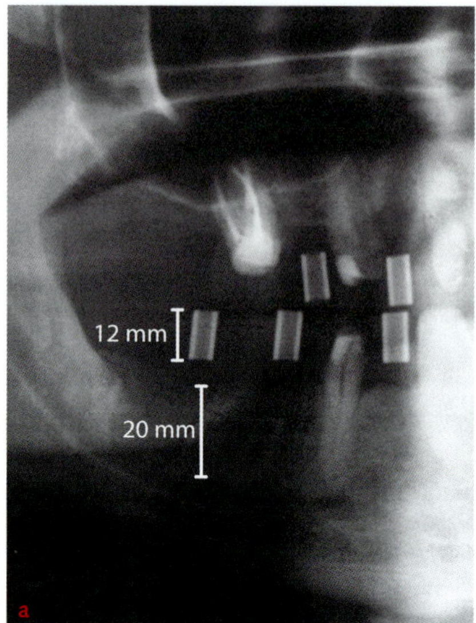


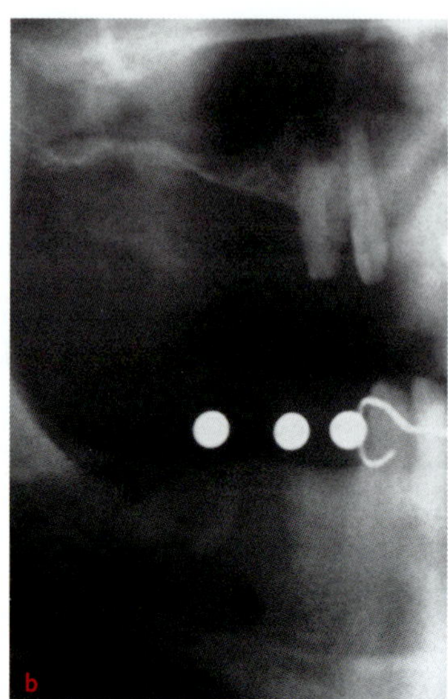


**Abb. 44-2** Beispiele für eine Messaufnahme mit Metallhülsen (a) bzw. Metallkugeln (b). Am Beispiel der Aufnahme mit den Metallhülsen kann für die Position 46 die reale Knochenhöhe über dem Nervus alveolaris inferior berechnet werden. Die Längen der Hülsen betragen im Röntgenbild 12 mm und die Knochenhöhe oberhalb des Nervs 20 mm. Die Originallänge der Hülse liegt bei 10 mm. Die Originalknochenhöhe lässt sich jetzt nach folgender Formel berechnen: Original-Länge der Hülse / Länge der Hülse im Röntgenbild * Höhe des Knochens im Röntgenbild. Im obigen Beispiel: 10 mm/12 mm * 20 mm = 16 mm.

ßerungsfaktor der Röntgenaufnahme bestimmt und die reale Knochendimension berechnet werden (Abb. 44-2).

Je präziser die Röntgenschablone abgestützt ist, desto genauer ist das Röntgenbild bzw. desto sicherer ist die daraus umgearbeitete Bohrschablone stabilisierbar. Deswegen sollten die Schablonen möglichst direkt auf den benachbarten bzw. vorhandenen Zähnen abgestützt werden (Abb. 44-3). Sind keine oder nur noch wenige Restzähne vorhanden, müssen die Schablonen auch gingival abgestützt werden.

Im Falle eines zahnlosen Kiefers hat die Röntgenschablone die Abmessungen einer Totalprothese. Die dazu notwendige Zahnaufstellung verläuft dabei analog zur Herstellung der Wachsaufstellung in der Totalprothetik (siehe Kap. 41). Nach Überführen der Aufstellung in eine glasklare Kunststoffschablone ist der Kieferkamm durch die eingesetzte Schablone hindurch sichtbar und die prothetisch zu überbrückende interalveoläre Distanz abschätzbar (Abb. 44-4). Dieser Parameter ist für die geplante prothetische Versorgung von entscheidender Bedeutung, da diese Distanz entweder vom späteren Zahnersatz überbrückt werden muss bzw. im Vorfeld mittels Kieferkammaugmentation chirurgisch verringert werden kann. Falls der Patient sich für eine prothetische Defektüberbrückung entscheidet, kann man den fehlenden Alveolarfortsatz entweder mit rosa Kunststoff (Deckprothese) oder mit festsitzenden Brücken ersetzen. Bei Letzteren werden die Zähne entweder sehr lang, oder man ersetzt die fehlenden Bereiche mit gingivafarbenen keramischen Massen. In beiden Fällen können ästhetische und phonetische Probleme auftreten. Nur wenn die interalveoläre Distanz regelrecht ist, kann von einer ästhetisch und funktionell guten Ausgangssituation für festsitzenden Zahnersatz gesprochen werden.

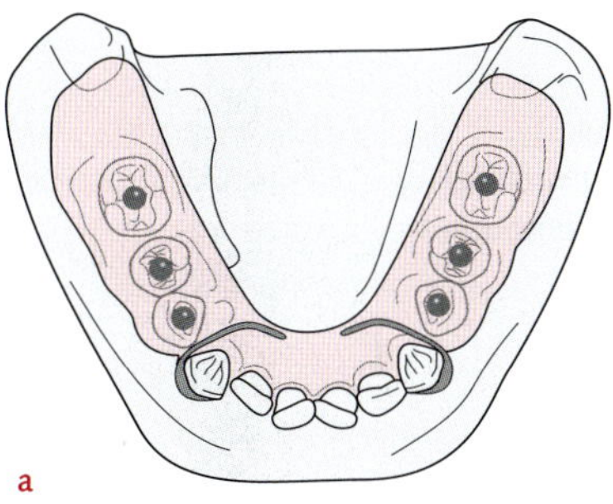


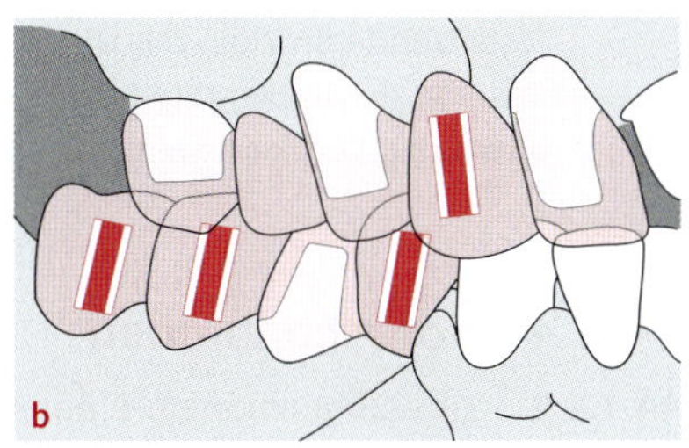


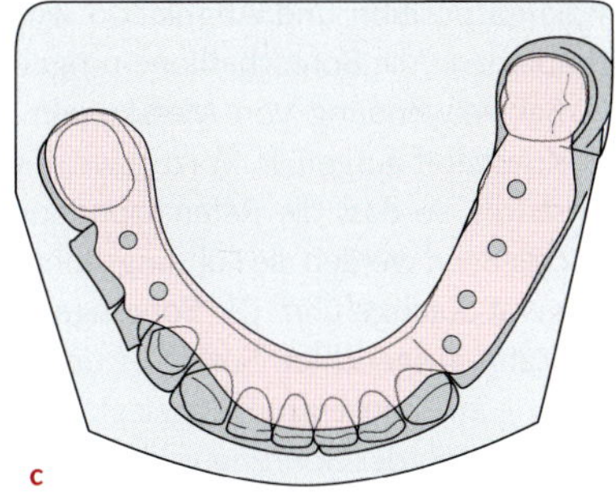


**Abb. 44-3** Beispiele für eine **a** über Klammern abgestützte Röntgenschablone, **b** auf präparierten Nachbarzähnen aufgesteckte und **c** über unbeschliffene Nachbarzähne fixierte Kappenschiene (Zähne 38 und 47).

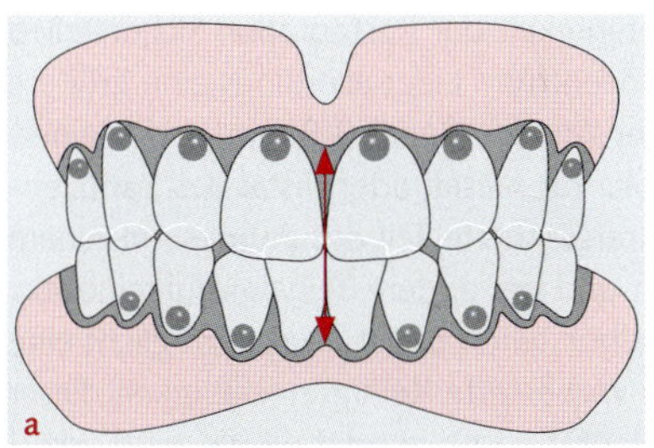


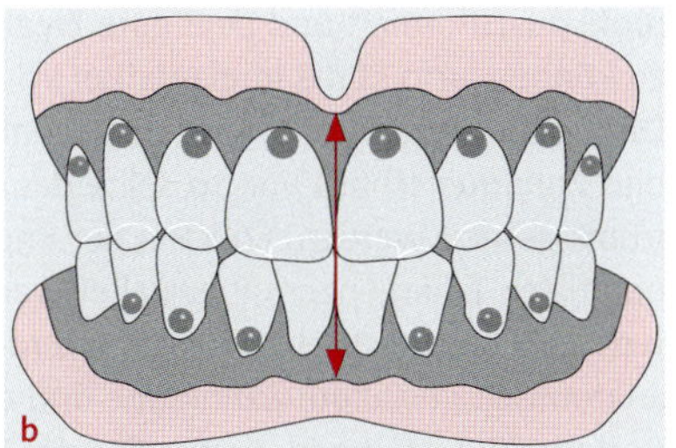


**Abb. 44-4** Bei eingesetzter Röntgenschablone (mit Mess- bzw. Metallkugeln) ist der Kieferkamm durch die Schablone hindurch sichtbar und die prothetisch zu überbrückende interalveoläre Distanz (roter Pfeil) abschätzbar. Man unterscheidet **a** eine regelrechte (keine Kieferkammatrophie), eine zu geringe und **b** eine zu große interalveoläre Distanz (moderate bis starke Kieferkammatrophie).

Die Konsequenzen/Strategien bei Vorliegen einer regelrechten, zu geringen bzw. zu großen interalveolären Distanz lassen sich wie folgt zusammenfassen:

- regelrecht:
  - festsitzende bzw. abnehmbare Brücken
  - Position der Implantate sehr wichtig!
- zu gering:
  - Platzangebot ausreichend für die geplante Restauration?
  - periimplantäre hygienische Voraussetzungen unter Umständen erschwert
  - alternativ: vertikale Distanz erhöhen und über provisorische Versorgung austesten

- zu groß:
  - abnehmbare Deckprothesen
  - festsitzende Brücken mit rosa Keramik
  - Position der Implantate nicht ganz so wichtig!
  - alternativ: vertikale Kieferkammaugmentation

## 44.1.4 Bohrschablonen

### 44.1.4.1 Zweidimensionale Planung

Nach Durchführung der Röntgendiagnostik mit anschließender Festlegung der Implantatposition und Angulation wird im zahntechnischen Labor die Röntgenschablone in die Bohrschablone umgewandelt.

Bei Verwendung von **Messkugeln** werden diese entfernt und die Hohlräume mit Kunststoff aufgefüllt. Vorzugsweise verwendet man hierfür einen andersfarbigen Kunststoff, so dass die Referenzpositionen zum Röntgenbild nicht verloren gehen. Anschließend werden die Führungsbohrungen für die Implantation möglichst in einem Fräsgerät durchgeführt. Die Bohrungen werden primär nach dem später zu ersetzenden Zahn ausgerichtet. Sofern es unter dieser Voraussetzung möglich ist, sollte die Bohrung im Zahnzentrum angelegt und auf die Kieferkammmitte ausgerichtet sein.

Bezüglich der Bohrung in der Zahnmitte gibt es beim Ersatz von Molaren eine Sonderregel. Dort ist die Implantatposition in mesio-distaler Richtung auch vom Verhältnis des verwendbaren Implantatdurchmessers zur Größe des Zahnquerschnittes abhängig: Wenn der verwendbare Durchmesser groß genug ist (in der Regel 4,3 mm und größer), um bei zentraler Positionierung ein optimales Emergenzprofil auszuformen und eine gute Hygienefähigkeit der Restauration sicherstellen zu können, erfolgt die Implantation im Zahnzentrum. Liegt allerdings eine größere Diskrepanz zwischen Implantatdurchmesser (in der Regel 3,8 mm und kleiner) und Zahnquerschnitt vor, so sollte das Implantat mesial oder distal des Zahnzentrums gesetzt werden. So kann der implantatgestützte Teil des Zahnes mit einem optimalen Emergenzprofil gestaltet werden und der andere Teil als Wurzelpontic, welches Führungsflächen für das Interdentalbürstchen bietet. Dies ermöglicht eine anatomisch gestaltete Zahnkrone und eine verbesserte Reinigungsfähigkeit dieser Restauration. Wenn in diesem Fall das Implantat mittig gesetzt würde, sind unzugängliche Schmutznischen oft nicht zu vermeiden (*Tuna* et al. 2019) (Abb. 44-5).

Die Notwendigkeit ausreichender Implantatabstände wurde bereits in Kapitel 42.4 dargestellt. Ob diese Abstände in der hergestellten Schablone berücksichtigt wurden, sollte nach den erfolgten Bohrungen erneut überprüft werden. Dabei ist es hilfreich, die geplanten Implantatdurchmesser auf dem gebohrten Modell einzuzeichnen, um die daraus resultierenden Abstände zwischen Implantat und Nachbarzahn und Implantat zu Implantat berücksichtigen zu können (Abb. 44-6).

Beim Ausarbeiten der Bohrschablone muss der Zahntechniker darauf achten, dass intraorale Abstützungsflächen gewählt werden, die während der Implantation erhalten bleiben. Bereiche, in die während des Eingriffs Lappen mobilisiert werden, müssen entsprechend hohl gelegt bzw. ausgeschliffen werden. Nur so kann eine sichere Positionierung der Schablone intraoperativ gewährleistet werden.

Die einfachste Ausführung einer Bohrschablone erhält vestibuläre Aussparungen im Bereich der Bohrungen, damit einerseits die Implantatpositionen eindeutig gekennzeichnet und andererseits eine gute Bohrerführung, Sicht und Kühlung gewährleistet sind (Abb. 44-7). Zudem kann der Behandler während der Implan-

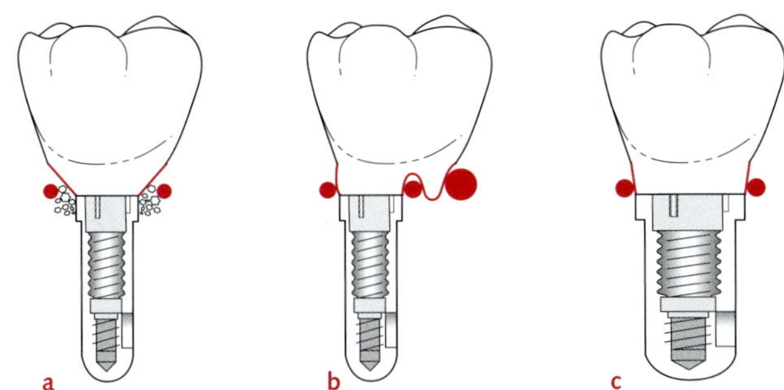


**Abb. 44-5** Schematische Darstellung eines bei kleinem Implantatdurchmesser **a** mittig gesetzten Implantats mit Schmutznischen, **b** distal gesetzten Implantats mit Pontic-Gestaltung und damit optimaler Reinigungsmöglichkeit und **c** zentral gesetzten Implantats mit großem Durchmesser mit optimalen Emergenzprofil und ebenfall guter Reinigungsmöglichkeit. Die Kreise markieren die Putzmöglichkeiten mittels Interdentalbürstchen.

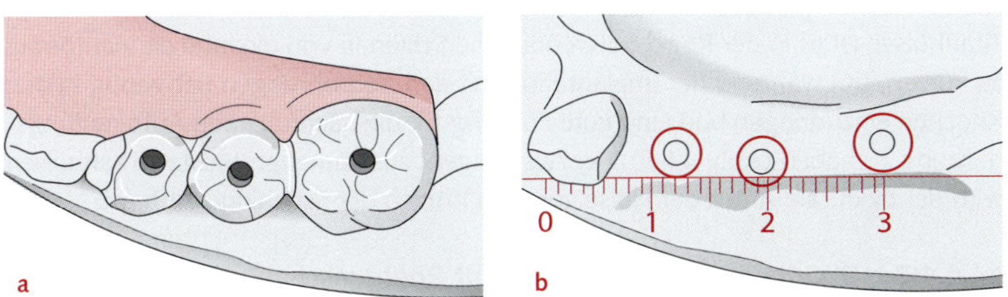


**Abb. 44-6** Nach Anlegen der Führungsbohrungen (**a**) kann auf dem Gipsmodell kontrolliert werden, ob die notwendigen Implantatabstände eingehalten wurden (**b**).

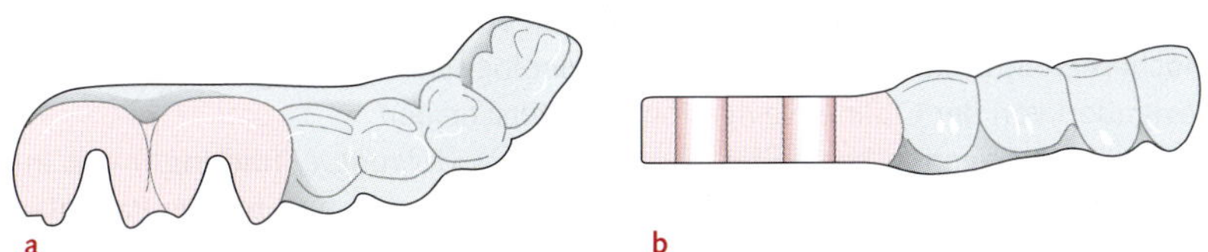


**Abb. 44-7** Umgearbeitete Standardbohrschablone mit vestibulären Aussparungen.

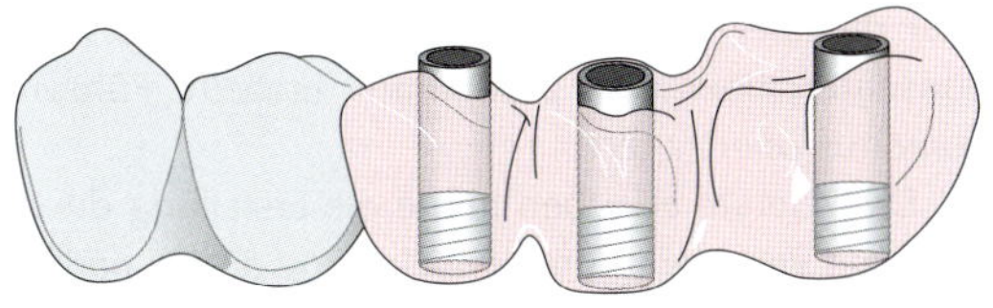

**Abb. 44-8** Bohrschablone mit Titanhülsen.

tation geringfügige Abweichungen von der geplanten Implantationsposition vornehmen.

Falls in der Röntgenschablone **Titanhülsen** verwendet wurden, kann diese Schablone ohne Umarbeitung einfach als Bohrschablone weiterverwendet werden, sofern die Achsen und Positionen der Hülsen im Röntgenbild korrekt erscheinen. Müssen die Achsen/Positionen korrigiert werden, werden die Hülsen entfernt, die Löcher mit Kunststoff aufgefüllt und die Hülsen in korrigierter Achse neu gebohrt. Dadurch ist der Pilotbohrer bei der späteren Implantation starr und sicher geführt und weist keine Freiheitsgrade auf (Abb. 44-8).

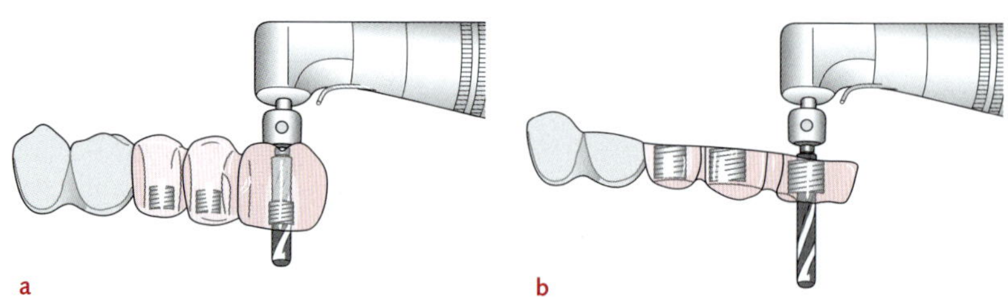


**Abb. 44-9** **a** Eine fehlende okklusale Reduktion der Bohrschablone verhindert trotz Entfernung des okklusalen Anteils der zweiteiligen Titanhülse eine ausreichende Bohrtiefe des Vorbohrers in den Knochen. **b** Eine okklusal plateauförmig gekürzte Schiene ermöglicht hingegen ein ausreichend tiefes Eindringen der Vorbohrer.

Sowohl bei der Standard-Bohrschablone als auch bei der Bohrschablone mit Titanhülsen ist es in der Regel notwendig, die Schienen von okklusal plateauförmig zu kürzen, um während der Implantation mit den Vorbohrungen tief genug in den Knochen einzudringen und eine gute Führung für die nachfolgende Aufbereitungsbohrung zu haben (Abb. 44-9). Bei zweiteiligen, zusammengesteckten Titanhülsen wird der okklusale Anteil der Hülse vor dem Kürzen der Schablone entfernt.

#### 44.1.4.2 Dreidimensionale Planung mit Röntgenschablone

Digital gestützte Diagnose- und Planungssysteme ermöglichen die virtuelle Planung der Implantatposition auf der Basis dreidimensionaler Darstellungen der knöchernen Strukturen des Operationsgebietes und des geplanten Zahnersatzes sowie deren anschließende Übertragung in den operativen Situs, d. h. in die realen knöchernen Strukturen des Patienten. Terminologisch ist die sogenannte Online-Navigation von der Offline-Navigation zu unterscheiden.

Online-Navigation beinhaltet die räumliche Verfolgung („Tracking") von Instrumenten, deren Position in Echtzeit mit den anatomischen Daten der Patienten und dem präoperativ erstellten Therapieplan in Übereinstimmung gebracht werden (z. B. System Robodent, Robodent, D-Ismaning).

Bei der Offline-Navigation werden die mittels Computertomographie (CT) oder digitaler Volumentomographie (DVT) gewonnenen Patientendaten/Positionsdaten über eine präoperativ erstellte Führungsschablone in den Operationssitus übertragen.

DVT-Geräte erlauben heute die Erstellung dreidimensionaler Volumendatensätze mit geringerer Strahlenbelastung als bei herkömmlicher Computertomographie direkt in der zahnärztlichen Praxis (*Ludlow* und *Ivanovic* 2008). Im Vergleich zu konventionellen Panoramaschichtaufnahmen weisen moderne DVT-Geräte eine zwei- bis vierfach höhere Strahlendosis abhängig von Gerätetyp und eingestellter Feldgröße auf (*Schulze* et al. 2004).

Im DVT werden sogenannte DICOM-Datensätze generiert. DICOM steht für „Digital Imaging and Communications in Medicine" und ist ein universelles Dateiformat, das die Übermittlung und Speicherung sogenannter Datenfelder (Bilder, Befunde, Studien, Serien etc.) und Metainformationen (Patienten- und Arztnamen, Geräteparameter, Aufnahmedatum etc.) erlaubt.

Offline navigierte Systeme mit Scanschablone sehen in der Regel folgende Arbeitsschritte vor:

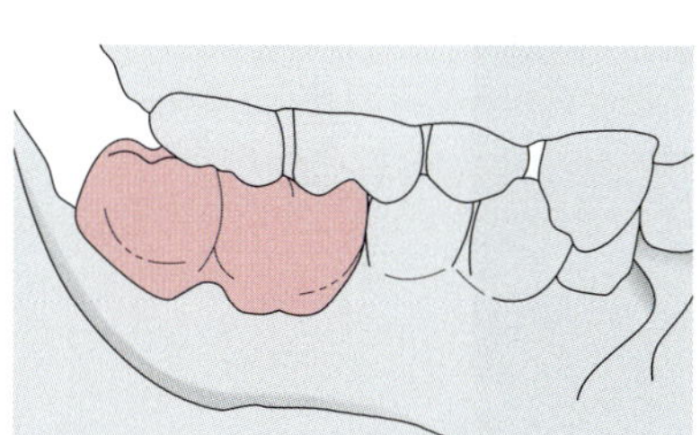

**Abb. 44-10** Aus einem Full-Wax-up hergestellte Bariumsulfat-Form.

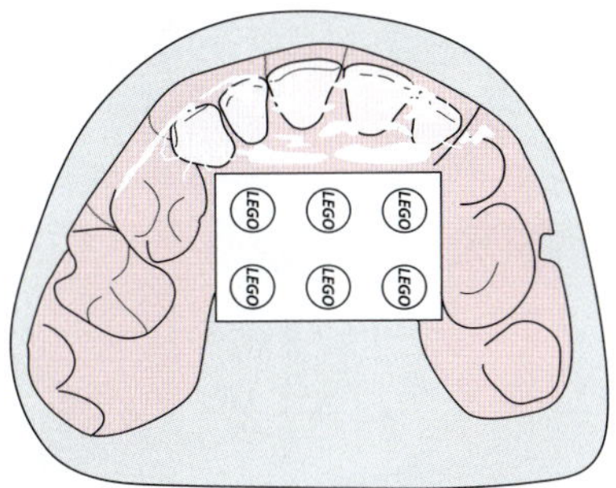


**Abb. 44-11** Scanschablone für die Offline-Navigation mit radiopakem Lego-Baustein als Registriermarke (CeHa Implant).

- Erstellen eines diagnostischen Wax-ups/Set-ups und Überführung der Zahnreihen in Kunststoff, der mit radiopakem Bariumsulfat angereichert ist (Abb. 44-10)
- Erstellen einer Scan-Schablone mit Integration der zuvor erstellten Bariumsulfat-Zahnformen und radiopaken geometrischen Referenzkörpern (Abb. 44-11). Zusätzlich ist es sinnvoll, jeweils eine zentrale zahnachsengerechte Bohrung (Durchmesser ca. 2 mm) in den bariumsulfathaltigen Zähnen anzulegen. Diese Bohrung ist bei der anschließenden dreidimensionalen Planung des Implantates eine gute Orientierungshilfe für die optimale Implantatposition und -achse.
- Erstellen eines DVT mit eingesetzter Scan-Schablone
- Einlesen des DICOM-Datensatzes in die Planungssoftware und virtuelle Implantatpositionierung
- Überführen der virtuellen Implantatposition in eine Bohrschablone mit entsprechenden Bohrführungshülsen
- Implantation

Im Gegensatz zur konventionellen Röntgenschablone aus glasklarem Kunststoff wird das am Patienten überprüfte Wax-up/Set-up in eine Röntgen- bzw. Scanschablone aus mit radiopakem Bariumsulfat angereichertem Kunststoff überführt. Eine röntgenopake Scanschablone ist für die spätere virtuelle Implantatpositionierung unerlässlich, da erst die Sichtbarkeit der Suprakonstruktion die korrekte Dimensionierung und Positionierung des zu verwendenden Implantats sowie bei einigen Systemen auch schon eine Vorauswahl der später zu verwendenden Abutments ermöglicht (Abb. 44-10 und 44-12). Auf den alleinigen Einsatz konfektionierter radiopaker Zähne sollte verzichtet werden, da die Information über die Schleimhautdicke im DVT nur gewonnen werden kann, wenn auch die basalen und marginalen Bereiche der Suprastruktur wiedergegeben werden, die der Mundschleimhaut unmittelbar aufliegen sollten (vgl. Abb. 44-10).

Die Scanschablone sollte möglichst stabil und verwindungssteif gestaltet werden, um eine hohe Präzision bei der Übertragung der virtuellen in die reale Implantatposition zu erreichen. Die Schablone sollte stabil an der vorhandenen Restbezahnung abgestützt werden. Die Reproduzierbarkeit der Schablonenposition im Patientenmund ist die Voraussetzung sowohl für die Übertragbarkeit der Patientensituation in die Planungssoftware als auch für die Übertragbarkeit der virtuellen Implantatposition in die reale Bohrposition. Sollte eine ausreichende Ab-

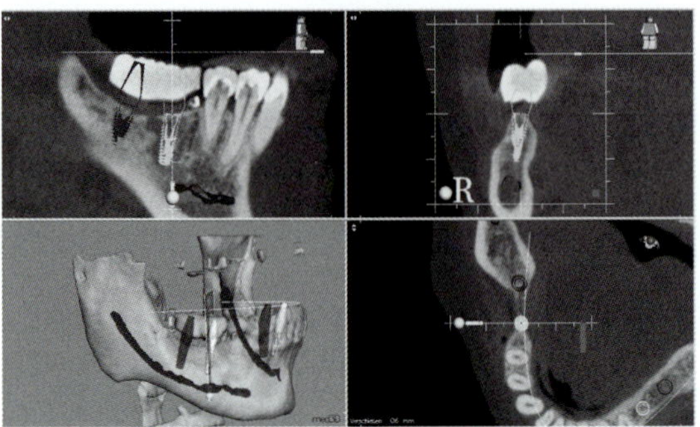

**Abb. 44-12** Deutlich sichtbare Bariumsulfat-Form der geplanten prothetischen Suprakonstruktion im DVT.

stützung nicht zu gewährleisten sein (zu geringe und/oder ungünstige Verteilung der Restbezahnung oder stark erhöhte Zahnbeweglichkeit), muss die Schablone entweder über temporäre Implantate abgestützt werden oder es muss von der Verwendung navigierter Systeme Abstand genommen werden, da eine präzise Übertragung der virtuellen Implantatposition in die reale Bohrposition nicht sichergestellt werden kann.

Die Synchronisation zwischen der realen Position der Scan- und späteren Bohrschablone im Patientenmund während der Aufnahme und ihrer virtuellen Position im DICOM-Datensatz wird durch die Verwendung von radiopaken Registriermarken (radiopake Glaskugeln, bariumsulfathaltige Bausteine) ermöglicht. In der Planungssoftware sind analog zu diesen realen, in der späteren Aufnahme sichtbaren Registriermarken analoge virtuelle Marken hinterlegt. Diese werden mit den realen Marken in Deckung gebracht und somit die Scanschablone und die knöchernen Strukturen mit der Software synchronisiert („Matching") (Abb. 44-13).

Im Anschluss an die virtuell geplante Implantatpositionierung erfolgt deren Umsetzung in die reale Position der Bohrhülse. Die derzeit am Markt befindlichen Systeme unterscheiden sich in diesem wesentlichen Punkt. Bei einigen Systemen erfordert die Überführung der virtuellen Implantatposition in die reale Bohrposition das Versenden der Scan-Schablone und des DICOM-Datensatzes mit der Implantations-Planung an den jeweiligen Hersteller (z. B. SimPlant, Facilitate, SICAT). Hier werden dann entweder die Bohrschablonen im Stereolithografieverfahren hergestellt (SimPlant, Facilitate) oder die Scan- zur Bohrschablone umgebaut (SICAT). Bei anderen Systemen erfolgt die Überführung mittels Bohrplan und sogenannter Positionierer im zahntechnischen Labor oder durch den Operateur selbst (z. B. CeHa implant oder IMPLA 3D) (Abb. 44-14).

Unabhängig davon, welches Verfahren zur Anwendung kommt, muss immer der Zahnarzt bzw. Operateur die Verantwortung für die korrekte Positionierung der Implantate und der korrekten Markierung anatomisch sensibler Strukturen wie Nervenverläufe, Nasennebenhöhlen oder Abgrenzung der knöchernen Strukturen gegenüber dem umgebenden Weichgewebe etc. übernehmen.

Bei den verwendeten Hülsen zur schablonengeführten Implantatbettaufbereitung kommen Ein-Hülsen-Systeme, bei denen die Hülsengeometrie (Innendurchmesser und Hülsenhöhe) auf Führungszylinder der Implantatbohrer und -einbringinstrumente abgestimmt sind (z. B. Camlog-Guide) oder sogenannte Hülsen-in-Hülsen-Systeme, bei denen der Innendurchmesser der Hülsen durch Einsteckhilfen/-hülsen reduziert bzw. erweitert werden kann, zum Einsatz (Abb. 44-15).

Einer der Vorteile der navigierten Implantation ist, dass im Falle eines ausreichenden Knochenangebots, einer ausreichend breiten keratinisierten Gingiva und

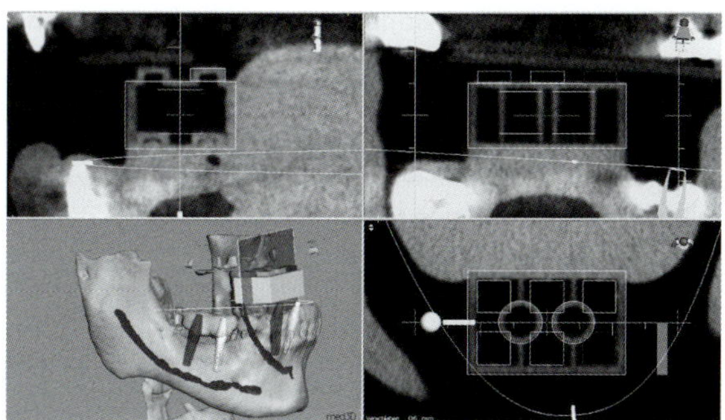

**Abb. 44-13** Synchronisation („Matching“) zwischen realer Registriermarke (Baustein) und virtueller Registriermarke der Software.

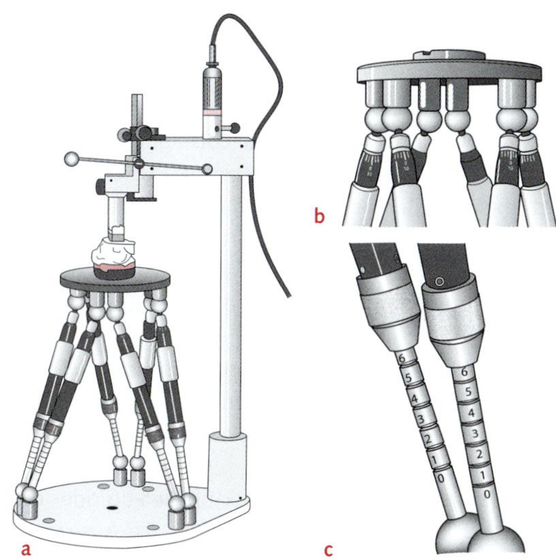


| Position: 3 6 | | |
|---|---|---|
| Hülse 4.0 mm | | |
| D 2.35 / D 3.50 | | |
| 65d78caddb003ceb 4.0<br>b7d99a01fad2441c 3.5 | | |
| A | 6 | 6.41 |
| B | 7 | 7.40 |
| C | 9 | 7.87 |
| D | 7 | 4.76 |
| E | 10 | 4.65 |
| F | 8 | 6.14 |
| ok ? | | |
| ok ? | | |

d

**Abb. 44-14** Positionierer (System CeHa-Implant) (**a**). Zur Übertragung der virtuellen Implantatposition in die reale Bohrposition werden die Werte aus dem Bohrplan (**d**) für jedes Implantat an den Grob- (**c**) und Feinstellschrauben (**b**) eingestellt.

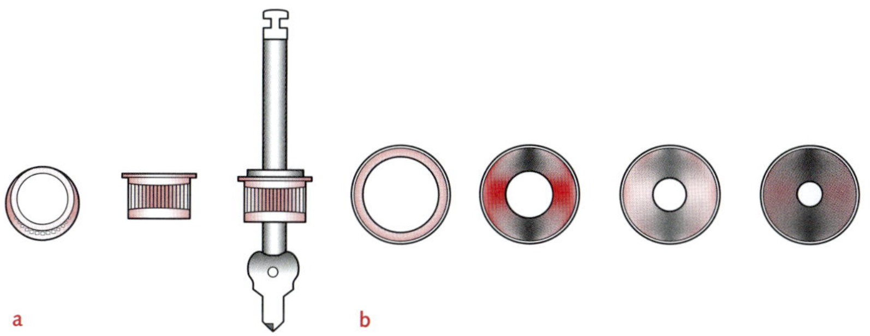


**Abb. 44-15** **a** Ein-Hülsen-System (Camlog-Guide) und **b** Hülse-in-Hülse-System (Hafner Dental).

einer präzise gefertigten Führungsschablone bei der Implantatinsertion auf die Bildung eines Mukoperiostlappens verzichtet werden kann (lappenfreier Eingriff, „flapless surgery“). Augmentationen können anhand der Planungssoftware in allen Dimensionen geplant und zuvor mit dem Patienten abgesprochen werden. Zudem kann ein anhand der geplanten Implantatposition bereits vor der Implantatinsertion angefertigter langzeitprovisorischer Zahnersatz im Rahmen einer Sofortversorgung eingegliedert werden.

#### 44.1.4.3 Dreidimensionale Planung ohne Röntgenschablone

Inzwischen ist es in vielen klinischen Fällen möglich, das DVT direkt ohne Röntgenschablone durchzuführen. Der Vorteil bei dieser Technik ist, dass bei Erstellung des DVTs nicht auch noch der Aufwand und die Kosten für ein Wax-up/Set-up und die Röntgenschablone anfallen. Dies reduziert die finanzielle Belastung des Patienten, falls er sich aufgrund von Befunden, die erst durch das DVT evident werden, dazu entschließt, die Implantation doch nicht durchführen zu lassen (z. B. die notwendigen Knochenaugmentationen sind dem Patienten zu invasiv).

Um eine solche modellfreie navigierte Implantatplanung durchzuführen, sind eine ausreichende Anzahl von Nachbarzähnen notwendig. Diese müssen ohne Streustrahlung, wie sie zum Beispiel aufgrund von Metallrestaurationen oder Füllungen entstehen, durch das DVT abgebildet werden können. Außerdem benötigt man einen digitalen Datensatz (Scan-Modell) von der intraoralen Situation. Dieser kann entweder durch Einscannen eines Situationsmodells oder durch einen intraoralen Scan erstellt werden.

Anschließend erfolgt eine Verlinkung des DVT-Datensatzes mit dem Scan-Modell in der dazugehörigen Implantatplanungssoftware (z. B. coDiagnostiX, Dental Wings, CAN-Montréal, oder SMOP, Swissmeda AG, CH-Luzern). Das bezeichnet man als „Matching" und wird über die Markierung bestimmter Referenzpunkte auf dem DVT-Datensatz und dem Scan-Modell durchgeführt (Abb. 44-16).

Um die Implantate passend planen zu können, müssen auf die zahnlosen Abschnitte des Kiefers Zähne aufgestellt werden. Hierzu gibt es drei Möglichkeiten (Abb. 44-17):

- Die Zahnaufstellung erfolgt direkt in der Implantatplanungssoftware. Diese ist jedoch nur orientierend möglich, da hier kein Gegenkiefer berücksichtigt werden kann. Diese Option ist bei Einzelzahnlücken eine gute und schnelle Alternative.
- Es wird ein weiterer Scan von einem vollständigen Wax-up/Set-up oder der Ausgangssituation durchgeführt. Letzteres ist sinnvoll, sofern die Ausgangssituation bereits eine suffiziente Zahnaufstellung aufwies. Dieser prothetische Entwurf wird anschließend mit dem DVT/Scan-Modell zusammengeführt.
- Der geplante Zahnersatz wird digital unter Zuhilfenahme eines virtuell einartikulierten Gegenkiefers in einer speziellen zahntechnischen Planungssoftware erstellt. Vorteil ist hier, dass unter Berücksichtigung der Gegenbezahnung eine sehr gute Positionierung der Zähne durchgeführt werden kann. Diese Zahnaufstellung wird anschließend mit dem DVT/Scan-Modell in Übereinstimmung gebracht.

Anschließend wird die Implantatposition an der jetzt virtuell vorhandenen Zahnaufstellung ausgerichtet und auf die knöchernen Strukturen optimiert ausgerichtet (Abb. 44-18). Abschließend erfolgt die digitale Konstruktion der Bohrschablone direkt in der Implantatplanungssoftware. Die Daten dieses Entwurfs werden an ein Fräszentrum übertragen, die Bohrschablone dort gefräst und an die Zahnarztpraxis geliefert (Abb. 44-19).

#### 44.1.4.4 Genauigkeit 3D-geplanter und schablonengeführter Systeme

Insgesamt kann eine computerunterstützte navigierte Implantation zu sehr präzisen Resultaten führen, allerdings muss auch mit signifikanten Abweichungen gerechnet werden. Hierzu stehen verschiedene computergestützte Verfahren zur Verfügung. Diese unterscheiden sich in Software, Schablonenherstellung, Führungsvorrichtung, Stabilisierung und Fixierung. Eine Übersichtsarbeit schluss-

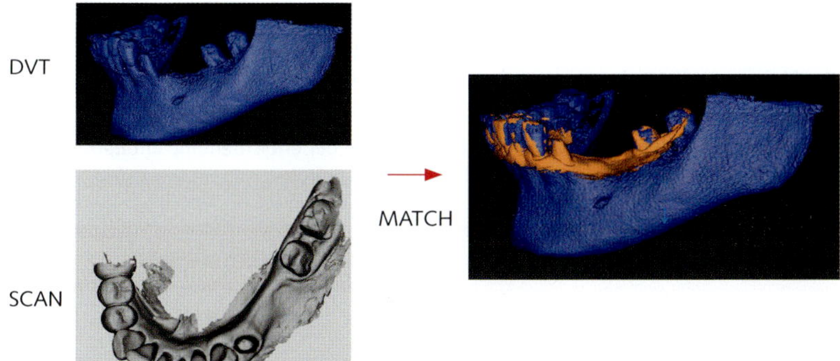


**Abb. 44-16** Matching des DVT-Datensatzes mit dem Intraoralscan der Ausgangssituation.

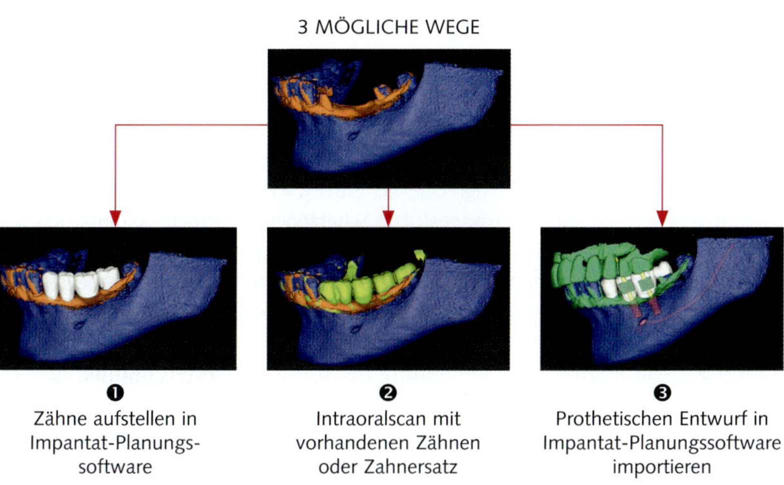


**Abb. 44-17** Möglichkeiten zur digitalen Zahnaufstellung.

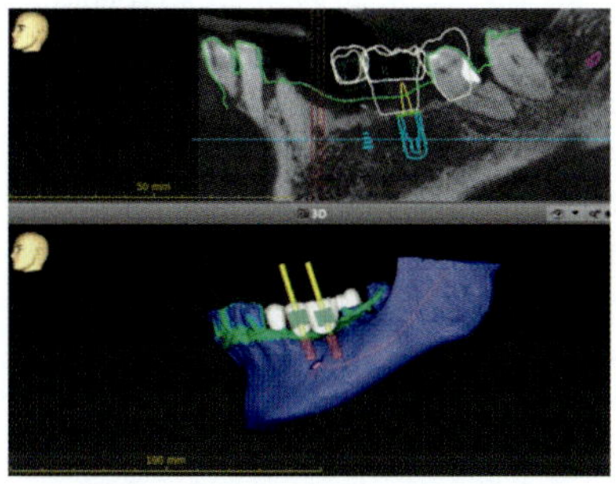

**Abb. 44-18** Planung der Implantatposition und Positionieren der Bohrhülsen.

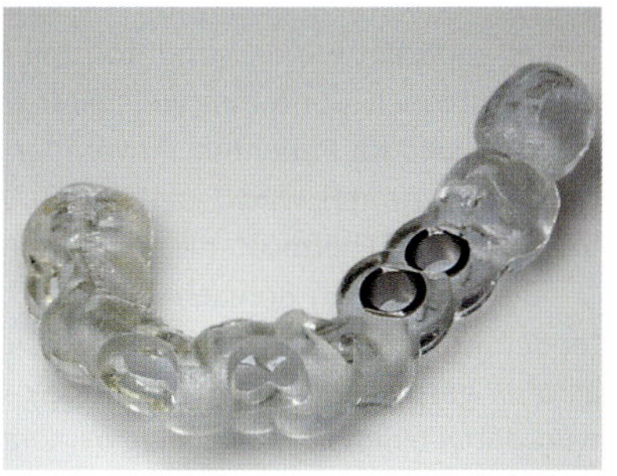

**Abb. 44-19** Gedruckte Bohrschablone mit eingearbeitetem Hülsensystem erstellt.

folgert, dass man mit einer Ungenauigkeit von ± 2,0 mm rechnen muss. Diese erscheint zunächst groß, ist aber deutlich kleiner als bei der nicht geführten Implantation. Eine Verbesserung der Genauigkeit auf unter 0,5 mm Abweichung scheint extrem schwierig zu sein (*Vercruyssen* et al. 2014). Im Detail sind die Abweichungen zwischen der geplanten und der erreichten Implantatposition (Tab. 44-1) in einem weiteren Übersichtsartikel analysiert worden (*Van Assche* et al. 2012). Hierfür wurden folgende räumliche Abweichungen definiert:

- horizontale Abweichung am Eingangspunkt der Bohrung in das Implantatlager
- horizontale Abweichung am Apex des Bohrers oder des Implantats
- Neigungsabweichungen in der Implantat- oder Bohrerachse

**Tab. 44-1** Abweichung zwischen der geplanten und der erreichten Implantatposition in vitro (*Van Assche* et al. 2012).

| Abweichung | Mittlere Abweichung | Minimale und maximale Abweichung |
|---|---|---|
| horizontal: Eingangspunkt | 1,0 mm | 0–6,5 mm |
| horizontal: Apex | 1,2 mm | 0–6,9 mm |
| Neigungswinkel | 3,8° | 0–24,9° |

Speziell im zahnlosen Kiefer ist die Abstützung der Schablonen aufgrund fehlender Pfeilerzähne besonders schwierig. Durch eine Fixierung der Schablone über Pins direkt am Knochen können hier die Abweichungen generell reduziert werden (*Van Assche* et al. 2012). In einer systematischen Übersichtsarbeit werden für den zahnlosen Kiefer sowohl Knochen- als auch mukosagestützte Schablonen untersucht. Es zeigt sich eine mittlere Abweichung am Eingangspunkt von 0,2 bis 2,2 mm, am Apex von 0,8 bis 2,9 mm und eine Abweichung des Neigungswinkels von 1,9 bis 8,4°. Dabei sind die Abweichungen im Oberkiefer generell höher als im Unterkiefer (*Marliere* et al. 2018).

#### 44.1.4.5 Materialien zur Herstellung der Bohrschablonen und deren Sterilisierbarkeit

Bohrschablonen werden im Medizinproduktegesetz den Medizinprodukten der Klasse „Kritisch B" zugeordnet. Diese Einteilung erfolgt gemäß dem Deutschen Arbeitskreis für Hygiene in der Zahnmedizin (*Deutscher Arbeitskreis für Hygiene in der Zahnmedizin* 2003), da die Schablonen mit direktem Kontakt zum Wundgebiet appliziert werden und dort mit Blut in Berührung kommen. Somit müssen die Schablonen „und ihre Herstellungsverfahren so ausgelegt sein, dass das Infektionsrisiko für Patienten, Anwender und Dritte ausgeschlossen oder soweit wie möglich verringert wird." (*MPG* 2007). Diese Anforderungen werden durch das Verfahren der Thermosterilisation ohne Restrisiko sichergestellt.

Bei gedruckten Bohrschablonen ist dies durch die Verwendung von lichthärtenden Kunstharzen möglich. Diese werden gedruckt, anschließend in Isopropylalkohol gespült und in einer Lichtbox vollständig ausgehärtet. Diese Aushärtung wird durch einen Farbumschlag ins Orange sichtbar. Anschließend kann die Schablone bei 134 °C autoklaviert werden und zeigt danach einen erneuten Farbumschlag ins Transparente. Hingegen sind gefräste, aus Kaltpolymerisat hergestellte bzw. aus thermoplastischen Materialien geformte Schablonen nicht generell bei 134 °C autoklavierbar, sondern häufig nur desinfizierbar. Eine Dissertation zu diesem Thema zeigte, dass Materialien auf Basis von Methacrylaten (wie z. B. Orthocryl, Dentaurum, D-Ispringen oder Palavit G, Kulzer, D-Hanau) den Anforderungen der Sterilisation und Formstabilität nicht genügen. Allerdings werden lichthärtendes Urethanoligomer (z. B. Eclipse, Dentsply, D-Konstanz) und lichthärtendes MMA- und peroxidfreies Komposit-Material (z. B. Primosplint, Primotec, D-Bad Homburg) diesen speziellen Anforderungen gerecht (*Mehnert* 2013).

### 44.1.5 Augmentationsschablonen

Neben Position und Angulation der Implantate zeigt die Röntgen- und Bohrschablone auch vorliegende Kammdefekte auf. Bei Kammdefekten muss entschieden werden, ob die Implantatachse anguliert (d. h. geplante Verwendung angulierter Abutments, zementierter Restaurationen oder angulierter Verschraubungssysteme) oder eine Kammaugmentation durchgeführt werden soll.

Um einen natürlichen Verlauf der Weichgewebe („rote Ästhetik") zu erzielen, müssen evtl. Hart- und Weichgewebsdefekte vor oder im Rahmen der Implantation aufgebaut werden (*Terheyden* 2006). Das Ausmaß des zu augmentierenden Gewebes kann mittels einer Augmentationsschablone visualisiert werden. Sie wird durch den Zahntechniker auf dem Modell erstellt, auf welchem zuvor die periimplantären Hart- und Weichgewebe sowie die zu ersetzenden Zähne in Anlehnung an die natürlichen Nachbarzähne in idealisierter Weise aufgewachst wurden (*Witkowski* et al. 1998). Im Regelfall kann die Augmentationsschablone später als Röntgen- und Bohrschablone weiterverwendet werden.

## 44.2 Implantationszeitpunkt und Belastungsprotokolle

### 44.2.1 Zeitpunkt der Implantation

Grundsätzlich unterscheidet man 3 bewährte Implantationszeitpunkte voneinander: (1) Bei der Sofortimplantation erfolgt die Implantation zum Zeitpunkt der Zahnentfernung. (2) Bei der verzögerten Sofortimplantation wird die Implantation 4 bis 8 Wochen (nur Weichgewebsheilung) bzw. 12 bis 16 Wochen (mit Knochenheilung) nach Zahnentfernung durchgeführt. (3) Bei der klassischen Spätimplantation nach einem Zeitraum von mehr als 6 Monaten.

Bei richtiger Indikationsstellung kann ein möglichst frühzeitiger Implantationszeitpunkt insbesondere das erzielbare ästhetische Ergebnis verbessern. Die Festlegung des optimalen Zeitpunktes für die Implantation ist dabei von unterschiedlichen Risikofaktoren abhängig (*Hämmerle* et al. 2004):

- medizinische Risikofaktoren
- Rauchen
- dentale Risikofaktoren
- anatomische Risikofaktoren

Bei den **medizinischen Risikofaktoren** muss abgewogen werden, ob es sich um einen gesunden, kooperativen Patienten mit einer guten Immunabwehr oder einen Patienten mit einem reduzierten Immunsystem handelt. Beim Rauchen wird der Nichtraucher vom Gelegenheitsraucher und vom starken Raucher (mehr als 20 Zigaretten/Tag) unterschieden. Zu den **dentalen und anatomischen Risikofaktoren** zählen die Lachlinie (hohes Risiko: Patienten mit einer hohen Lachlinie), die Dicke des Zahnfleisches (dicker, mittlerer und dünner Biotyp), die Form der benachbarten Zahnkrone, der Knochenverlauf an den Nachbarzähnen, lokale Entzündungsprozesse im Bereich des zu extrahierenden Zahnes, Art der Restaurationen an den Nachbarzähnen, Breite des entstehenden zahnlosen Bereiches, Weichteilanatomie und Knochendefekte im Bereich des Implantationsgebietes.

Dieses komplexe Zusammenspiel der unterschiedlichen Risikofaktoren in Kombination mit der richtigen Einschätzung des Schwierigkeitsgrades der Behandlung, der Nutzen-Risiko-Analyse für den Patienten und dem Kosten-Nutzen-Verhältnis führt letztendlich im individuellen Fall zur richtigen Entscheidung. Für Details wird auf die weiterführende Literatur in diesem Bereich verwiesen (*Chen* et al. 2008).

Man sollte jedoch generell bedenken, dass man sich bei Restaurationen im ästhetisch nicht mehr relevanten Seitenzahnbereich besser für die risikoärmere verzögerte Sofortimplantation als für die Sofortimplantation entscheiden sollte.

## 44.2.2 Belastungsprotokolle

Für die Belastungszeitpunkte von Implantaten gelten entsprechend einer Konferenz (*Aparicio* et al. 2003) und Konsensuserklärung (*Chen* et al. 2004) folgende Definitionen:

- **Sofortversorgung:** Eingliederung von Zahnersatz ohne Okklusionskontakt bis spätestens 48 Stunden nach der Implantation
- **Sofortbelastung:** Eingliederung von Zahnersatz mit Okklusionskontakt bis spätestens 48 Stunden nach der Implantation
- **Frühbelastung:** Eingliederung von Zahnersatz mit Okklusionskontakt frühestens 48 Stunden und spätestens 3 Monate nach der Implantation
- **Konventionelle Spätbelastung:** Eingliederung von Zahnersatz nach 3 bis 6 Monaten Einheildauer in Kombination mit einem zweiten Eingriff (Freilegungsoperation)
- **Verzögerte Spätbelastung:** Eingliederung von Zahnersatz nach frühestens 6 Monaten Einheildauer in Kombination mit einem zweiten Eingriff (Freilegungsoperation)

## 44.2.3 Klinische Empfehlungen bezüglich Implantationszeitpunkt und Belastung

### 44.2.3.1 Teilbezahnter Kiefer

Ein systematischer Übersichtsartikel (*Gallucci* et al. 2018) analysiert detailliert das Zusammenspiel zwischen Implantationszeitpunkt und Belastung bei festsitzenden Implantatversorgungen im teilbezahnten Kiefer. Dabei wurden alle Kombinationen aus Implantations- UND Belastungszeitpunkt bezüglich der vorhandenen wissenschaftlichen Datenlage überprüft und die dazugehörigen Erfolgsraten erfasst.

Wissenschaftlich hochwertige klinische Studien liegen für die Kombination aus Sofortimplantation/verzögerter Sofortimplantation/Spätimplantation UND einer Spätbelastung vor. Das gilt auch für die Kombination Spätimplantation UND Frühbelastung. Dazu konnten Implantatüberlebensraten von über 96 % nachgewiesen werden (Beobachtungszeiträume zwischen 31 und 98 Monaten).

Hingegen sind die Kombinationen aus verzögerter Sofortimplantation UND einer Sofort- bzw. Frühbelastung klinisch nur unzureichend dokumentiert und sollten deshalb vermieden werden.

### 44.2.3.2 Zahnloser Kiefer

#### Festsitzender Zahnersatz

In einem Übersichtsartikel (*Papaspyridakos* et al. 2014) konnten 62 Studien mit einem Nachsorgezeitraum von 1 bis 10 Jahren eingeschlossen werden. Alle Patienten wurden mit festsitzenden Restaurationen versorgt. Die Anzahl der gesetzten Implantate lag im Oberkiefer zwischen 4 und 12 Implantaten und im Unterkiefer zwischen 4 und 10 Implantaten. Bezüglich der **Sofortversorgung** zeigte sich eine Überlebensrate der Implantate von 90 bis 100 % und ein Überleben der festsitzenden Restauration von 94 bis 100 %. Auch bei der **Frühbelastung** lag das Implantatüberleben über 94 %. Bei der **Spätbelastung** zeigten sich eine Überlebensrate für die Implantate von 95 bis 100 % und bei den Restaurationen von 88 bis 100 %. Es konnte kein Unterschied zwischen Ober- und Unterkiefer festgestellt werden. Die Autoren schlussfolgern, dass bei einer guten Patientenauswahl und der Verwendung rauer Implantatoberflächen mit einer Sofortbelastung ähnliche Überlebensraten (Implantate/Restaurationen) erzielt werden können wie bei einer Spätbelastung.

Ebenfalls sehr gute Ergebnisse für die Sofortversorgung zeigt das Konzept der angulierten Implantate (siehe Kap. 42.4.1.8). Bei diesem Konzept werden in der Frontzahnregion achsengerecht positionierte Implantate gesetzt. In die Region des zweiten Prämolaren wird jeweils ein stark nach distal anguliertes Implantat positioniert. Inzwischen liegen für den Unterkiefer (Beobachtungszeitraum: 10–18 Jahre) und für den Oberkiefer (Beobachtungszeitraum: 5–13 Jahre) retrospektive Langzeitdaten vor. Die erfolgreiche Anwendung dieser Therapieoption wurde dabei an 470 Patienten im Unterkiefer und an 1072 Patienten im Oberkiefer dokumentiert. Für den Unter- sowie den Oberkiefer liegen die Überlebensraten der festsitzenden Versorgung bei 99 % und die geschätzten 10-Jahres-Überlebensraten der Implantate bei 97 % (*Malo* et al. 2019a, *Malo* et al. 2019b).

#### Herausnehmbarer Zahnersatz

Auch bei herausnehmbaren Restaurationen auf 2 bis 4 Implantaten wird eine Sofortbelastung zumindest im Unterkiefer in Erwägung gezogen. In einem Übersichtsartikel (*Zygogiannis* et al. 2016) zeigten die eingeschlossenen Studien vergleichbare Ergebnisse zwischen Spät- und Sofortbelastungsprotokollen bei herausnehmbaren Versorgungen. Die minimale Eindrehkraft bei den Implantaten wurde dabei auf 30 Ncm festgelegt. Diese Daten sollten jedoch aufgrund der Unterschiede im Studiendesign und der kleinen Stichprobengrößen vorsichtig interpretiert werden.

Eine weitere Studie untersucht das Überleben eines einzelnen medianen Implantats, das in den zahnlosen Unterkiefer eingesetzt und mit einem Kugelkopfattachment versorgt wird. Die Ergebnisse zeigen, dass die Sofortbelastung eines einzelnen Implantats im zahnlosen Unterkiefer ein schlechteres Überleben zeigt als die Spätbelastung (*Kern* et al. 2018).

Bezüglich einer möglichen Frühbelastung im zahnlosen Kiefer in Kombination mit herausnehmbaren Versorgungen haben die klinischen Empfehlungen der 3. ITI-Konsensuskonferenz 2003 (*Belser* et al. 2004, *Chen* et al. 2004, *Hämmerle* et al. 2004) noch heute Gültigkeit. Dabei ist die generelle Voraussetzung für eine Frühbelastung, dass die Implantate eine raue Titanoberfläche aufweisen und mindestens 6 Wochen einheilen:

- Zahnloser Unterkiefer: Auf 2 bis 4 Implantaten können Deckprothesen mit oder ohne verblockten Steg eingegliedert werden.

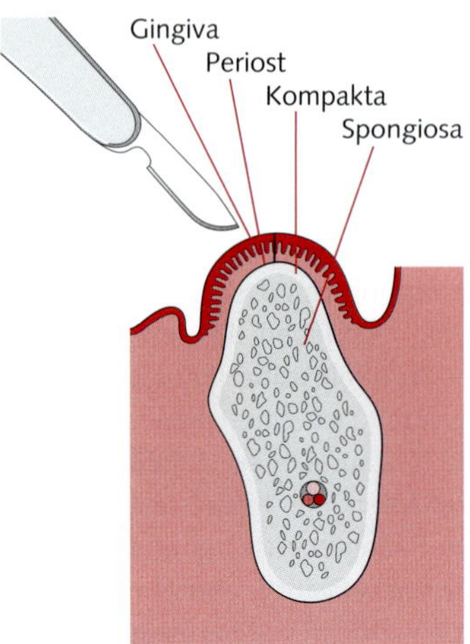


Abb. 44-20 Implantation im Unterkiefer: Ausgangssituation.

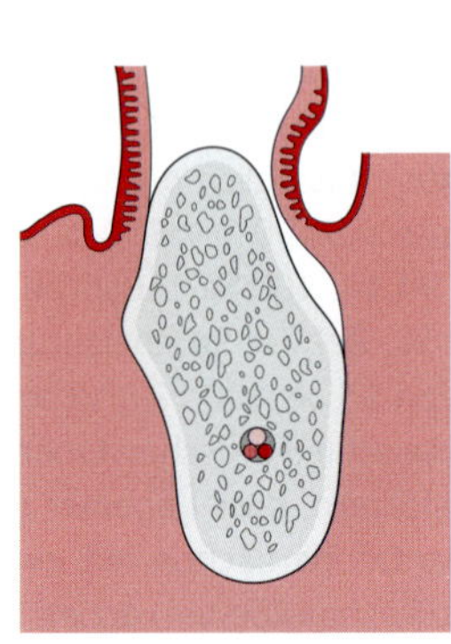

Abb. 44-21 Inzision und Präparation eines Mukoperiostlappens.

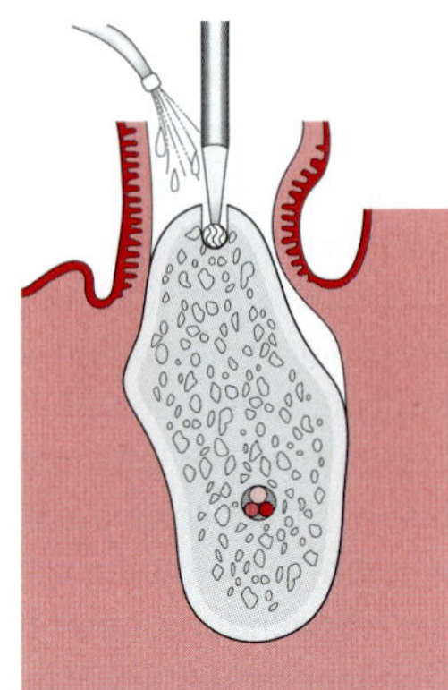

Abb. 44-22 Ankörnung mit Rosenbohrer (Bohrschablone nicht dargestellt)

- Zahnloser Oberkiefer: Auf 4 und mehr Implantaten kann eine Deckprothese mit oder ohne verblockten Steg eingegliedert werden. Dabei müssen die Implantationsstellen eine gute bis hohe Knochendichte aufweisen (Typ 1–3)[1].

Damit lassen sich diese Daten für den zahnlosen Kiefer wie folgt zusammenfassen: Im zahnlosen Ober- und Unterkiefer ist eine Sofortversorgung mit festsitzenden Restaurationen möglich und erzielt ähnliche Überlebensraten wie eine Spätversorgung. Bei herausnehmbaren Restaurationen sollte, wenn überhaupt, nur der Unterkiefer sofort versorgt werden. Eine ausreichende Anzahl von Implantaten ist entscheidend. Aufgrund der unsicheren Datenlage sollte jedoch besser eine Früh- bzw. Spätbelastung geplant werden.

## 44.3 Chirurgisches Vorgehen

Im Folgenden wird am Beispiel eines Schraubenimplantates das operative Vorgehen beispielhaft beschrieben. Es handelt sich um eine verzögerte Sofortimplantation mit Knochenheilung und konventioneller Spätbelastung mit einer Freilegungsoperation nach 2 bis 3 Monaten und anschließender Eingliederung des Zahnersatzes.

---

1 Definition der Knochenqualität nach *Lekholm* (*Lekholm* und *Zarb* 1985): Typ 1 = Nahezu der ganze Kiefer besteht aus einer homogenen Schicht von kompaktem Knochen; Typ 2 = Eine dicke Schicht aus kompaktem Knochen umgibt dichten trabekulären Knochen; Typ 3 = Eine dünne Schicht aus kompaktem Knochen umgibt dichten trabekulären Knochen; Typ 4 = Eine dünne Schicht aus kompaktem Knochen umgibt aufgelockerten trabekulären Knochen.

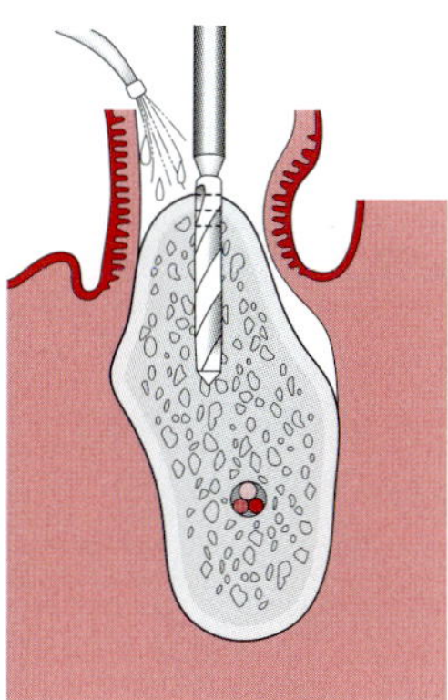

**Abb. 44-23** Bohrung mit dem dünnen Pilotbohrer.

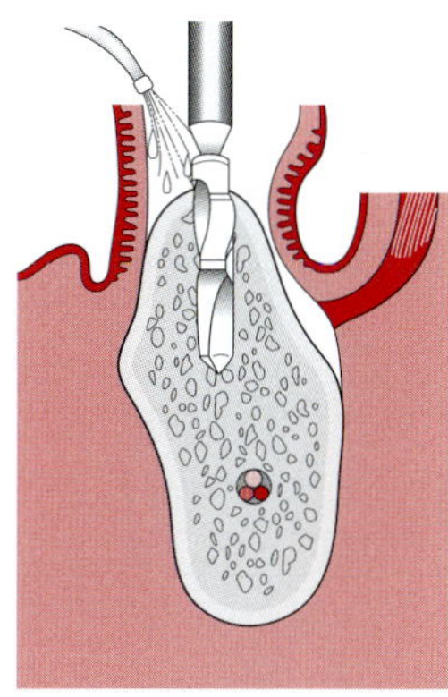

**Abb. 44-24** Bohrung mit dem dicken Erweiterungsbohrer.

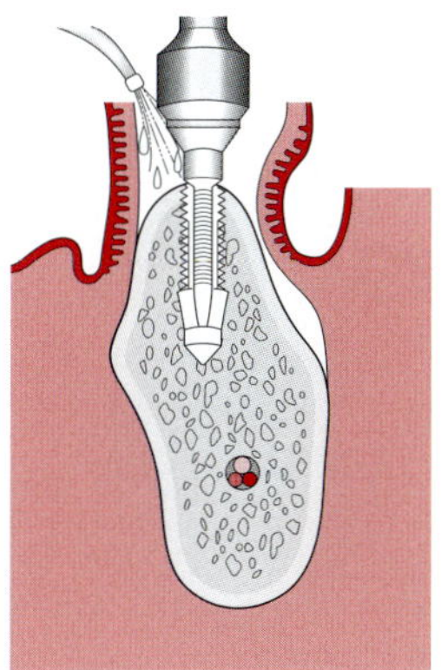

**Abb. 44-25** Gewindeschneider.

## 44.3.1 Implantation

Vor der Implantation erfolgt die optionale Prämedikation mit Antibiose (z. B. 2 g orales Amoxicillin, 1 h vor Eingriff) und ggf. Sedierung (z. B. Valium, 10 bis 15 mg, 1 h vor Eingriff) und die Vorbereitung des Patienten (Mundspülung mit Chlorhexidin).

Nach erfolgter Lokalanästhesie wird im Unterkiefer (Ausgangssituation: Abb. 44-20) ein Kieferkammschnitt mit eventueller anteriorer und/oder posteriorer vertikaler Entlastung durchgeführt. Es wird ein voll mobilisierter Mukoperiostlappen präpariert und der Kieferknochen freipräpariert (Abb. 44-21). Daran schließt sich unter Verwendung der Bohrschablone die Ankörnung mit einem Rosenbohrer an (2.000 U/min) (Abb. 44-22) Die Lage der Ankörnung wird anschließend kontrolliert. Es folgt unter erneuter Verwendung der Bohrschablone eine Vorbohrung mit einem implantatspezifischen Pilotbohrer bis auf die geplante Implantatlänge (2.000 U/min) (Abb. 44-23). Dabei ist, wie bei allen Bohr- und Schneidevorgängen, eine ausreichende externe und gegebenenfalls auch interne Kühlung mit steriler Kochsalzlösung wichtig. Zur Implantatstollenerweiterung schließen sich je nach System unterschiedliche Erweiterungsbohrer, Profilbohrer und Gewindeschneider an. Mit den Erweiterungsbohrern kann auch noch die Richtung und Tiefe der Implantatbohrung korrigiert werden (2.000 U/min) (Abb. 44-24). Die Bohrabfolge endet mit einem zum Implantat formschlüssigen Bohrer. Bei einem Knochen mit sehr stark ausgebildeter Kompakta (meist im Unterkiefer) empfiehlt es sich, vor dem Setzen des Implantates noch ein Gewinde mit dem Gewindeschneider vorzuschneiden (Abb. 44-25). Dies erfolgt ebenso wie das Setzen des Implantates (Abb. 44-26) drucklos und bei niedriger Tourenzahl (15 bis 20 U/min).

Nach Einbringen des Implantats wird die Implantat-Einbringhilfe abgenommen und die Deckschraube eingeschraubt (Abb. 44-27). Die Implantathohlräume werden dabei mit Chlorhexidindigluconatgel (Chlorhexamed 1 %) zur Entzündungsprophylaxe aufgefüllt. Anschließend erfolgt ein speicheldichter und spannungsfreier Nahtverschluss mit Matratzennähten bzw. Einzelknopfnähten (Abb. 44-28). Direkt nach dem Eingriff ist ein Röntgenbild, in der Regel eine Pano-

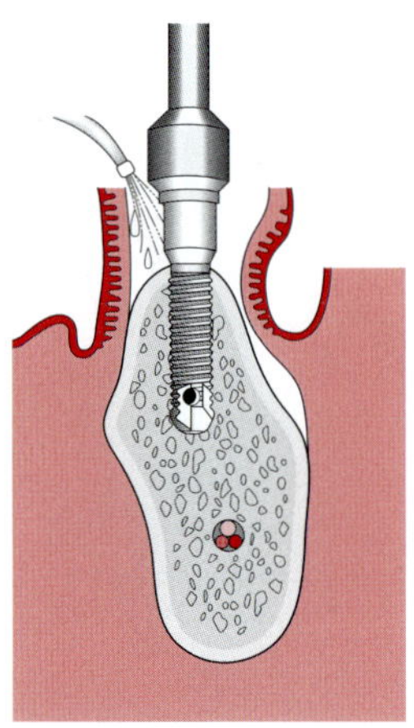

**Abb. 44-26** Setzen des Implantates.

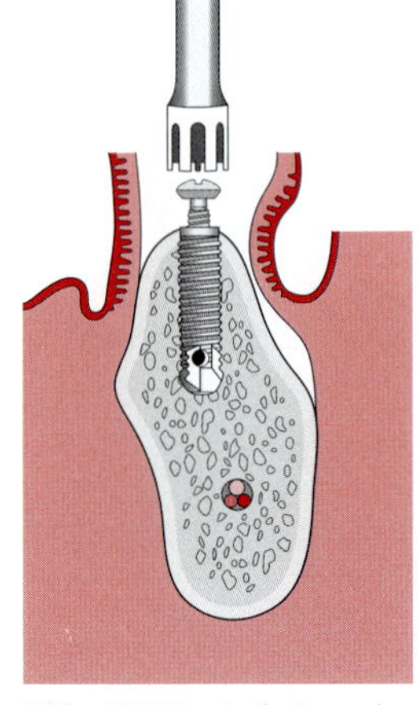

**Abb. 44-27** Aufsetzen der Deckschraube.

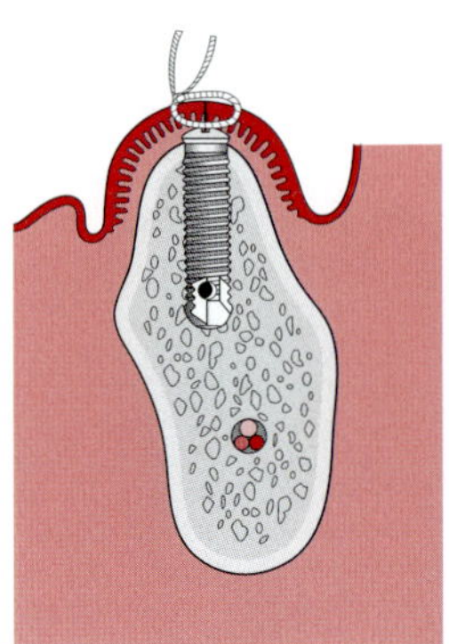

**Abb. 44-28** Dichter Nahtverschluss mit vertikaler Matratzennaht.

ramaschichtaufnahme (ggf. halbseitig), zur postoperativen Kontrolle der korrekten Implantatposition anzufertigen.

Äußerlich sind zur Schwellungsprophylaxe kalte Kompressen anzuwenden. Antiphlogistika und Analgetika werden nach Bedarf verordnet. Eine Woche lang soll dreimal täglich mit 0,2 % Chlorhexidindigluconat gespült werden. Für die ersten Wochen ist weiche Nahrung zu empfehlen. Die Nähte werden nach 8 bis 10 Tagen entfernt.

Bei Patienten mit herausnehmbarem Zahnersatz sollen die Prothesen im Bereich der Implantate ausgeschliffen und weichbleibend unterfüttert werden, um möglichst wenig Druck auf das Wundgebiet auszuüben. Nach 4 Wochen können die Prothesen in der Regel definitiv unterfüttert werden.

## 44.3.2 Freilegungsoperation

In der Regel erfolgt die Freilegung des Implantates nach ca. 3 Monaten durch eine leicht lingual bzw. palatinal verlagerte horizontale Inzision mit jeweils mesialer und distaler vertikaler Entlastung. Es wird ein reiner Mukosalappen bis über die muko-gingivale Grenze hinaus präpariert (Abb. 44-29). Mit dieser Technik ist es möglich, keratinisierte Gingiva nach bukkal zu verlagern und das Band an angewachsener Gingiva um das Implantat insgesamt zu verbreitern. Nach dem Aufsuchen und Freilegen des Implantates wird die Deckschraube entfernt. Die Implantathohlräume werden mit 0,2%iger Chlorhexidindigluconatlösung gespült und dann erneut mit Chlorhexidindigluconatgel (Chlorhexamed, 1 %) aufgefüllt (Abb. 44-29 und 44-30). Ein passender Gingivaformer wird aufgeschraubt (Abb. 44-31). Idealerweise ist dieser konisch geformt und formt das Weichgewebe bereits im Sinne eines optimierten Emergenzprofils aus. Der präparierte Mukosalappen wird nach bukkal verlagert und mit Einzelknopfnähten fixiert und dabei idealerweise über Periostnähte direkt in der gewünschten Position fixiert (Abb. 44-32). Abnehmbarer Zahnersatz muss im Bereich der Gin-

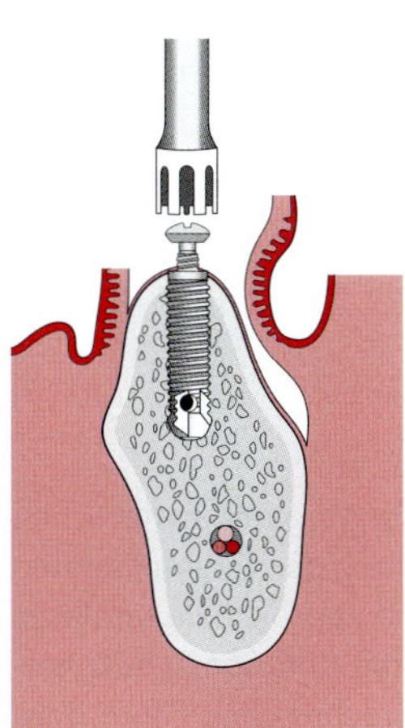

Abb. 44-29 Präparation des Mukosalappens und Entfernung der Deckschraube.

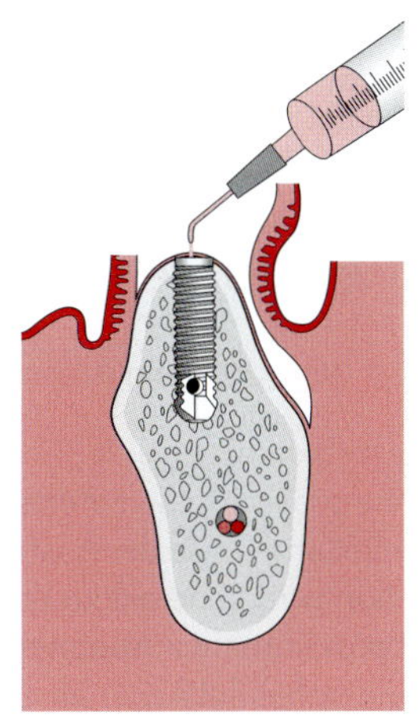

Abb. 44-30 Einbringen des CHX-Gels.

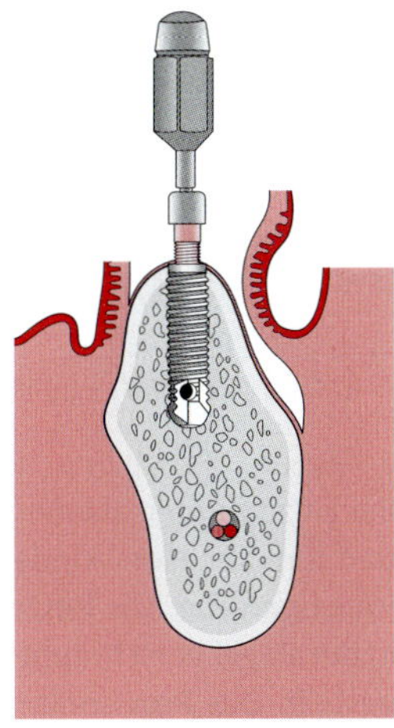

Abb. 44-31 Aufschrauben des Gingivaformers.

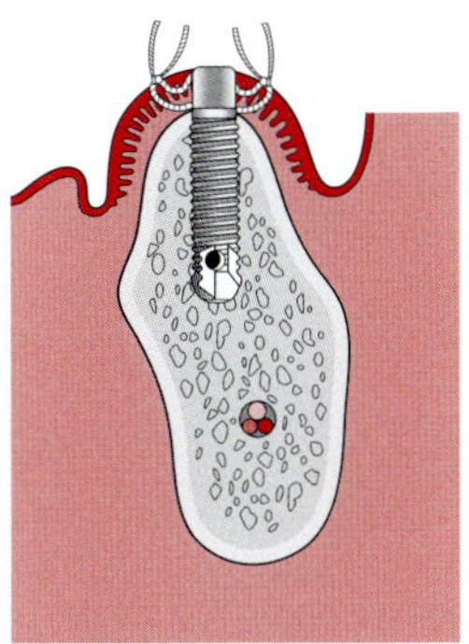

Abb. 44-32 Zustand mit aufgeschraubtem Gingivaformer und vernähtem Mukosalappen.

givaformer ausgeschliffen werden, bevor er mit weichbleibendem Kunststoff unterfüttert werden kann. Eine Woche lang soll täglich zwei- bis dreimal für 1 Minute mit 0,2%iger Chlorhexidindigluconatlösung gespült werden. Die Nähte werden nach 8 bis 10 Tagen entfernt.

### 44.3.3 Komplikationen

Folgende Komplikationen können im Zuge der Implantation auftreten (in Klammern sind die jeweils einzuleitenden Therapiemaßnahmen genannt):

- Nachblutung (blutungsstillende Maßnahmen, Kompression, Optimierung der Naht, Anwendung eines Antifibrinolyticums, z. B. Tranexamsäure)
- Schwellung (Verwendung von Coolpacks bzw. kalten Umschlägen)
- Hämatom
- Parästhesie/Sensibilitätsstörung (Ist durch die postoperative Röntgendiagnostik zu vermuten, dass der N. alv. inf. während der Implantation verletzt wurde, sollte je nach Röntgenbefund das Implantat sofort entfernt und der Patient an einen Neurochirurgen/MKG-Chirurgen überwiesen werden. In Zweifelsfällen sollte eine DVT-Röntgendiagnostik durchgeführt werden.)
- postoperative Abszesse (Inzision des Abszesses mit Spülung und Streifeneinlage; Antibiotika verschreiben)
- unerwünschtes Freiliegen der Deckschraube während der postoperativen Heilungsphase (verstärkte Plaquekontrolle)

### 44.3.4 Nachsorge

Der Patient sollte 1 Tag, 10 Tage und danach alle 4 Wochen nach der Implantation kontrolliert werden. Besonderes Augenmerk muss dabei auf den Zustand der Schleimhaut über den Implantaten und die Mundhygiene gelegt werden. Gegebenenfalls muss die Prothese ausgeschliffen oder unterfüttert werden. Nach Freilegung der Implantate muss zusätzlich eine Kontrolle des periimplantären Gewebes erfolgen.

# 44.4 Prothetisches Vorgehen

## 44.4.1 Provisorische Versorgung

### 44.4.1.1 Provisorische Sofortversorgung der Implantate

Bei Einzelzahnersatz dient eine provisorische Sofortversorgung der ästhetischen und funktionellen Wiederherstellung sowie der Ausformung der periimplantären Weichgewebe. Die Restauration wird ohne okklusale und approximale Kontakte in der Regel verschraubt auf provisorischen Abutments mit Rotationsschutz hergestellt. Das Provisorium kann dabei entweder im zahntechnischen Labor bzw. chairside angefertigt werden. Das laborgefertigte Provisorium wird nach intraoperativer Registrierung der Implantatposition im zahntechnischen Labor mit idealem Austrittsprofil hergestellt. Die intraoperative Registrierung erfolgt mit einem okklusalen Schlüssel und Autopolymerisat (vgl. Abb. 44-36) oder mittels digitaler Abformung.

Bei dem chairside hergestellten Provisorium wird ein provisorisches Abutment auf das Implantat aufgeschraubt und im Mund bzw. außerhalb des Mundes auf die richtige Größe und Form korrigiert. Anschließend erfolgt die Herstellung des Provisoriums über eine Tiefziehschiene auf dem eingeschraubten Abutment. Das ideale Emergenzprofil kann anschließend extraoral mit Kunststoff korrigiert und das fertige Provisorium ausgearbeitet werden (Abb. 44-33).

Die sofortige provisorische Versorgung eines primärstabilen Einzelzahnimplantates ist bei richtiger Indikationsstellung die beste provisorische Versorgung, da das ideal gestaltete Provisorium das Weichgewebe während der Einheilung formt und kein abnehmbares Provisorium die Weichgewebe traumatisiert. Statische und dynamische Okklusionskontakte sind dabei sicher zu vermeiden.

Bei Sofortversorgung mehrerer primärstabiler Implantate können diese auch sofort okklusal belastet werden. Voraussetzung dafür ist eine Verblockung der Implantate über miteinander verbundene Provisorien. Wichtig ist, dass hierfür provisorische Brückenabutments ohne Rotationssicherung verwendet werden, da die Rotationssicherung sonst bei kleinsten Abweichungen der Implantatachsen schon zu Klemmwirkungen am verschraubten Brückenprovisorium führt.

### 44.4.1.2 Provisorische Versorgung bei Früh- bzw. Spätbelastung

Bei geschlossener Einheilung der Implantate ist eine provisorische Versorgung immer dann erforderlich, wenn sich die Implantate im sichtbaren Bereich befinden bzw. wenn für die Aufrechterhaltung von Ästhetik, Kaufunktion und Phonetik ein Zahnersatz während der Einheilung der Implantate benötigt wird.

Als provisorische Versorgung kommen Interimszahnersatz mit gebogenen Klammern und einer Kunststoffbasis, Interimszahnersatz mit gegossenen Klammern und einem Metallgerüst, Adhäsivbrücken bzw. adhäsiv befestigte Zähne sowie konventionelle Brückenprovisorien in Betracht; Letztere nur, wenn die entsprechenden Pfeilerzähne ohnehin mit neuen Kronen versorgt werden müssen.

Interimsprothesen mit gebogenen Klammern sind ein kostengünstiger Ersatz im Bereich von Schalt- und Freiendlücken, der vor allem aus finanziellen Grün-

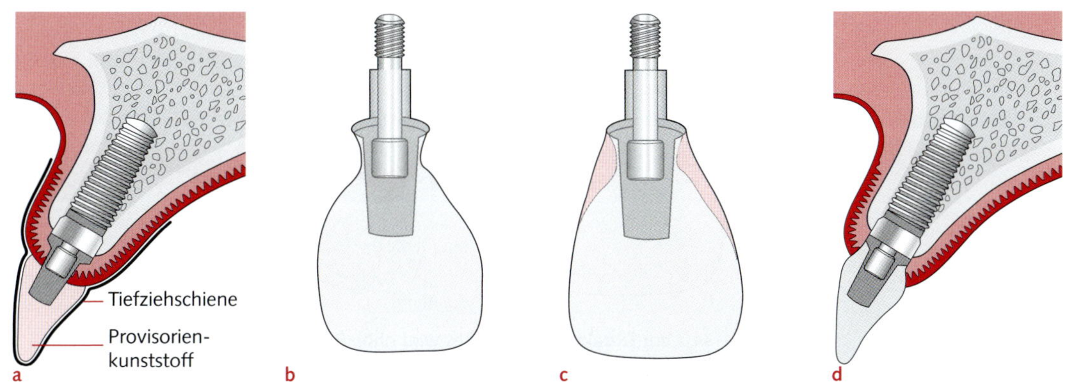


**Abb. 44-33** Über dem individualisierten provisorischen Abutment wird das Provisorium mit Hilfe einer Tiefziehschiene hergestellt (a). Das noch verbesserungswürdige Emergenzprofil (b) kann extraoral mit Kunststoff korrigiert werden (c) und zur optimalen Weichgewebsausformung eingegliedert werden (d).

den verwendet wird. Nachteile bestehen bezüglich der höheren Belastung der die Implantate bedeckenden Weichgewebe und der Bruchgefahr. Insofern ist die Verwendung von Gussklammerprothesen vor allem für größere Schaltlücken und Freiendsituationen die erste Wahl.

Provisorische Adhäsivbrücken weisen Vorteile für kleine Schaltlücken (ein Zahn) auf. In der Regel bestehen sie aus einem kunststoffverblendeten NEM-Gerüst. Aufgrund der immer einfacheren Fertigungsmöglichkeiten im CAD/CAM-Verfahren sind inzwischen auch provisorische Adhäsivbrücken aus Zirkonoxidkeramik realisierbar. Beide Optionen weisen gute Ästhetik und Tragekomfort auf. Sie können in ästhetisch wichtigen Bereichen gleichzeitig zur Weichgewebekonditionierung verwendet werden. Dabei lässt sich der Klebeverbund und damit die Abnehmbarkeit der provisorischen Versorgung über die Konditionierung und Ausdehnung des Klebeflügels steuern. Ein erhöhter Zeitaufwand beim Abnehmen und der erneuten adhäsiven Befestigung muss jedoch einkalkuliert werden.

Vor allem bei herausnehmbaren provisorischen Versorgungen ist darauf zu achten, dass sie insbesondere nach Augmentationen und/oder Implantation, die Weichgewebe und damit auch indirekt das Augmentat bzw. die Implantate nicht überlasten. Ansonsten kann es zu Entzündungen, Perforationen und zum Verlust des Augmentats bzw. der Implantate kommen. Abnehmbare provisorische Versorgungen sollten daher nach Extraktion, Augmentation, Implantation, Freilegung, Abutmentwechsel jeweils mit weichbleibendem Kunststoff (z. B. Softliner, GC, J-Tokio; Visco-Gel, Dentsply Sirona, D-Bensheim; Ufi-Gel, VOCO, D-Cuxhaven) unterfüttert werden. Im Anschluss an operative Eingriffe mit entsprechenden Verschlussnähten sollten bei der Unterfütterung besonders weiche Materialien wie z. B. Softliner verwendet werden, da diese keine feste Verbindung zum Nahtmaterial eingehen. Aufgrund ihrer raschen Alterung sollten sie schon nach 3 bis 4 Wochen erneuert oder durch eine festere Unterfütterung ersetzt werden. Die weichbleibende Unterfütterung vermeidet punktuelle Überbelastungen der Gewebe bzw. der Implantate und verbessert nach der Implantatfreilegung auch den Halt des provisorischen Zahnersatzes.

### 44.4.1.3 Provisorische Versorgung in der ästhetischen Zone

Das folgende zweizeitige provisorische Verfahren soll das Weichgewebe von der Zahnextraktion bis hin zur fertigen implantatgetragenen Restauration erhalten

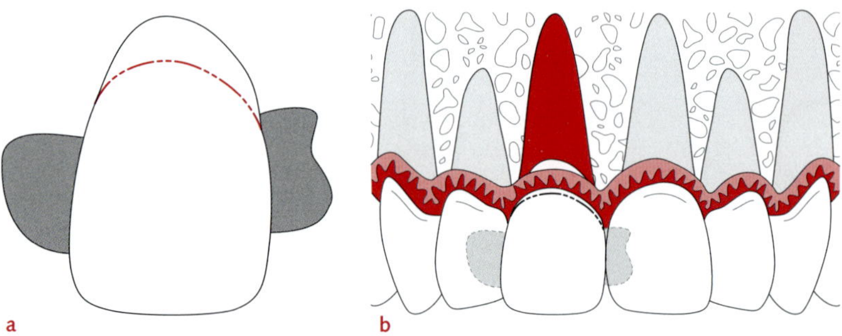


**Abb. 44-34** Vor Extraktion des Zahnes wird ohne Präparation der Nachbarzähne eine kunststoffverblendete Adhäsivbrücke mit CoCr-Gerüst angefertigt (**a**), welche mit einem ovoid geformten Brückenzwischenglied ca. 2–3 mm (siehe gestrichelte Markierung) in die spätere Alveole des frisch extrahierten Zahnes hineinragt (**b**).

und zugleich ein optimiertes Emergenzprofil ausformen. Unter Emergenzprofil versteht man den Übergangsbereich vom kreisrunden Durchmesser des Implantates zum individuellen Querschnitt der Krone im Bereich des Austritts aus dem Weichgewebe. Ein optimales Emergenzprofil ermöglicht dann eine ideale physiologische Kronenform im Bereich der Durchtrittsstelle am Margo gingivalis.

Im Idealfall wird während der gesamten Behandlungsphase die Anfertigung von zwei verschiedenen Provisorien notwendig. Dabei ist das erste Provisorium nach der Extraktion zahngestützt. Für das zweite implantatgestützte Provisorium wird eine intraoperative Registrierung der Implantatposition bei der Implantatinsertation durchgeführt. Das Provisorium wird anschließend im zahntechnischen Labor hergestellt. Abschließend erfolgt die Übertragung des klinisch ausgeformten Emergenzprofils auf das Meistermodell und damit auf die definitive Restauration.

### Erstes Provisorium: Provisorische Adhäsivbrücke bzw. eingeklebter natürlicher Zahn

Vor Extraktion des Zahnes wird eine kunststoffverblendete Adhäsivbrücke mit CoCr-Gerüst angefertigt (ohne Präparation der Nachbarzähne), welche mit einem ovoid geformten Brückenzwischenglied ca. 2–3 mm in die spätere Alveole des frisch extrahierten Zahnes hineinragt (Abb. 44-34). Für die ideale Gestaltung des Pontics wird der Ponticbereich auf dem Situationsmodell vom Zahntechniker bis zur richtigen Tiefe (ca. 3 mm) im Gips konkav reduziert. Im folgenden Behandlungsschritt wird der Zahn möglichst atraumatisch entfernt. Anschließend wird die provisorische Adhäsivbrücke eingeklebt. Ein mögliches Vorgehen ist, die Metallflügel vor Eingliederung korundzustrahlen ($Al_2O_3$, 50 µm, 2,5 bar), die Schmelzoberfläche anzuätzen und die Brücke mit einem phosphatmonomerhaltigen Kompositkleber einzusetzen (z. B. Panavia 21 Ex, Kuraray, J-Osaka). Da die Brücke im weiteren Therapieverlauf noch zweimal entfernt werden muss, bietet es sich an, die Verklebung so „einzustellen", dass sie wieder lösbar ist und dennoch die provisorische Phase überdauert. Hierzu können entweder die Metallflügel in ihrer Größe reduziert hergestellt werden oder aber die Schmelzoberfläche wird nur mit einem selbstadhäsiven Primer (ED-Primer, Kuraray) konditioniert. Der Verzicht auf eine Ätzung mit Phosphorsäure halbiert dabei die Schmelzhaftung. Um die Adhäsivbrücke während der Verklebung sicher positionieren zu können, verwendet man einen inzisalen Einbringschlüssel, den man entweder direkt im Mund aus Provisorienkunststoff herstellt bzw. durch den Zahntechniker auf dem Modell anfertigen lässt (*Dimaczek* und *Kern* 2007).

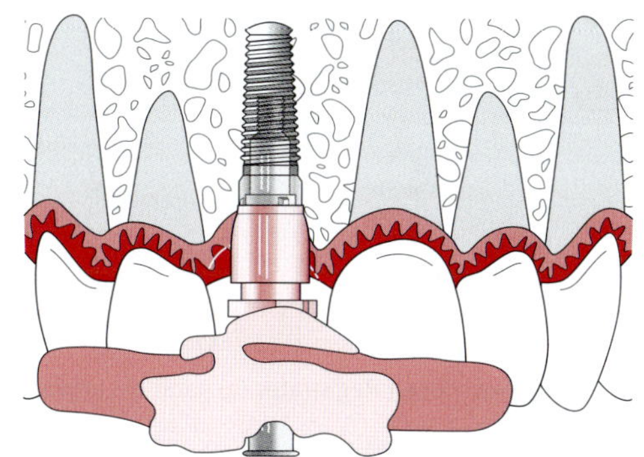

**Abb. 44-35** Nach Aufschrauben des Abformpfostens auf dem inserierten Implantat wird der vorbereitete Kunststoffschlüssel positioniert und mittels Kompositkunststoff mit dem aufgeschraubten Abformpfosten verbunden.

Alternativ zu der im zahntechnischen Labor hergestellten Adhäsivbrücke kann auch der extrahierte Zahn bzw. ein Prothesenzahn als festsitzendes Provisorium verwendet und approximal mit dünn fließendem Kompositkunststoff (z. B. Tetric Flow) befestigt werden. Oral kann der Ponticzahn zusätzlich mit einem Glasfaser- oder Teflonfasernetz (z. B. Ribbond, Ribbond, USA-Seattle) verstärkt werden. Speziell im Oberkiefer kann ein ausgeprägter Tiefbiss hierfür eine Kontraindikation darstellen.

### Intraoperative Abformung

Das erste Provisorium wird erst zur Implantatinsertion wieder abgenommen. Nach der Implantation erfolgt die intraoperative Registrierung der Implantatposition. Hierzu wird ein Abformpfosten auf dem definitiv eingebrachten Implantat verschraubt. Ein inzisaler Kunststoffschlüssel, welcher zuvor auf einem Modell hergestellt wurde und auf den Nachbarzähnen abgestützt ist, wird intraoperativ eingesetzt. Dieser positionierte Kunststoffschlüssel wird dann mittels Provisorienkunststoff (z. B. Luxatemp, DMG, D-Hamburg) mit dem aufgeschraubten Abformpfosten verbunden (Abb. 44-35).

Alternativ zu diesem Vorgehen kann das Provisorium auch im CAD/CAM-Verfahren erstellt werden. Hierzu werden intraoperativ Scanpfosten auf das Implantat aufgeschraubt und mit einem Intraoralscanner gescannt. Die Herstellung des Provisoriums erfolgt dann in einem systemspezifischen CAD/CAM-Workflow. Der Vorteil der intraoralen optischen Abformung im Vergleich zum Kunststoffschlüssel liegt in dem berührungsfreien Vorgehen, so dass hier das Risiko einer Kontamination des Operationsgebiets deutlich reduziert wird (*Wolfart* 2014).

Nach Abschluss der Implantation wird die provisorische Adhäsivbrücke bzw. der zum Pontic umgestaltete extrahierte Zahn erneut adhäsiv befestigt.

### Zweites Provisorium: Laborgefertigtes Provisorium mit optimiertem Emergenzprofil

Mit Hilfe des intraoperativ gewonnenen Registrats kann die Implantatposition auf das Ausgangsmodell übertragen (Abb. 44-36) und dort ein laborgefertigtes Provisorium mit idealisiertem Emergenzprofil hergestellt werden (Abb. 44-37). Dabei sollte das Emergenzprofil leicht unterkonturiert werden, um dem labialen Weichgewebe genug Raum zu geben, eine ausreichende Weichgewebsstärke von mindestens 1–2 mm entwickeln bzw. beibehalten zu können. Je nach Implantatposition und -angulation kann entweder ein verschraubbares oder ein zementierbares Provisorium hergestellt werden.

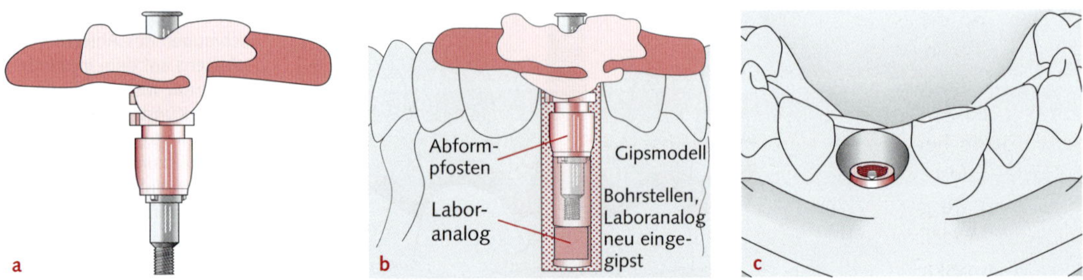


**Abb. 44-36** Mit Hilfe des intraoperativ gewonnenen Registrates (**a**) kann die Implantatposition auf das Ausgangsmodell übertragen werden (**b** und **c**).

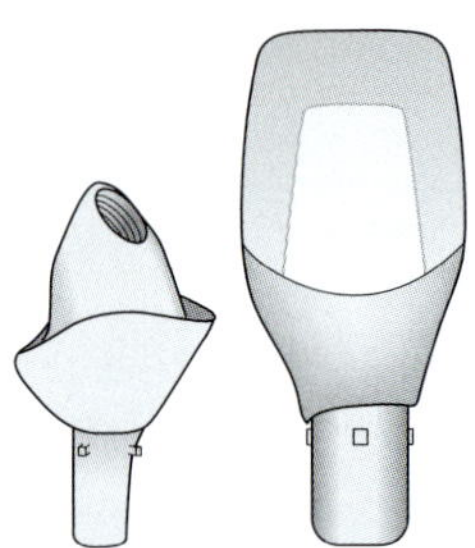

**Abb. 44-37** Zementierbares Provisorium mit optimiertem Emergenzprofil.

Zur Freilegungsoperation wird die eingeklebte provisorische Versorgung erneut entfernt. Nach erfolgter Freilegung und eventuell durchgeführtem Weichgewebsaufbau wird das laborgefertigte implantatgestützte Provisorium eingegliedert, um das bereits gut vorkonditionierte periimplantäre Weichgewebe nun optimal auszuformen. Es ersetzt somit einen standardisierten Gingivaformer und erfüllt die Funktion sowohl eines festsitzenden Provisoriums als auch eines „optimierten individualisierten Gingivaformers". Falls sich während der Abheilungsphase herausstellt, dass noch Änderungen am Emergenzprofil vorgenommen werden müssen, um die Weichgewebssituation weiter zu verbessern, kann dies mittels Kompositkunststoff jederzeit ohne großen Aufwand erfolgen. Das so erzielte Emergenzprofil des Provisoriums kann dann wie in Kapitel 44.4.2.4 beschrieben auf die definitive Abformung übertragen werden.

#### 44.4.1.4 Provisorische Implantate

Provisorische Implantate sind einteilige Schrauben aus Titanlegierungen mit reduziertem Durchmesser (z. B. 2,8 mm). Zur parallelen Ausrichtung der konischen Implantatköpfe werden die Halsbereiche der Implantate zurechtgebogen. Auf die Köpfe passende Metall- oder Kunststoffkäppchen werden dann in das Provisorium einpolymerisiert. Aufgrund der glatten Implantatoberfläche und der geringen Gewindetiefe können die provisorischen Implantate nach Einheilung der definitiven Implantate wieder entfernt werden. Provisorische Implantate erlauben die geschlossene und unbelastete Einheilung der definitiven Implantate und ermöglichen es häufig, festsitzende Provisorien an Stelle von abnehmbarem Interimsersatz einzugliedern.

### 44.4.2 Abformtechnik

In der Implantologie werden in der Regel Abformtechniken angewendet, die mit speziellen auf das jeweilige Implantatsystem abgestimmten Abformpfosten arbeiten. Diese können entweder nach Entfernung der Abformung aus dem Munde in die Abformung reponiert werden (geschlossene Abformung oder Repositionstechnik) oder sie verbleiben in der Abformung (offene Abformung oder Pick-up-Technik).

#### 44.4.2.1 Repositionstechnik

Die sog. Repositionstechnik sieht die Übertragung der Mundsituation auf das Arbeitsmodell meist mit einem Stecksystem vor. Über die auf das Implantat geschraubten Abformpfosten wird eine Abformung mit einem okklusal geschlossenen Abformlöffel genommen. Hierbei werden die aufgeschraubten Abformpfosten wie die Pfeiler in der konventionellen Kronen-Brücken-Technik in der Abformmasse reproduziert. In der Regel besitzen die Abformpfosten zusätzliche Übertragungskappen, die in der Abformung verbleiben (Abb. 44-38). Nach Entfernung der Abformung aus dem Mund werden die im Mund verbliebenen Abformpfosten herausgeschraubt und mit der Abformung an das zahntechnische Labor geliefert. Zur Modellherstellung werden die Abformpfosten auf die Modellimplantate geschraubt und in der Abformung reponiert. Der Abformpfosten mit dem Modellimplantat hält in der Abformung entweder über die verbliebene Übertragungskappe oder durch kleine Unterschnitte am Abformpfosten. Die Repositionstechnik ist allerdings nicht für stärker divergierende Implantate geeignet. In diesen Fällen wird bei der Entnahme der Abformung aus dem Mund die Rückstellfähigkeit des Materials im Bereich der Abformpfosten überbeansprucht und die Abformung kann sich dauerhaft verformen.

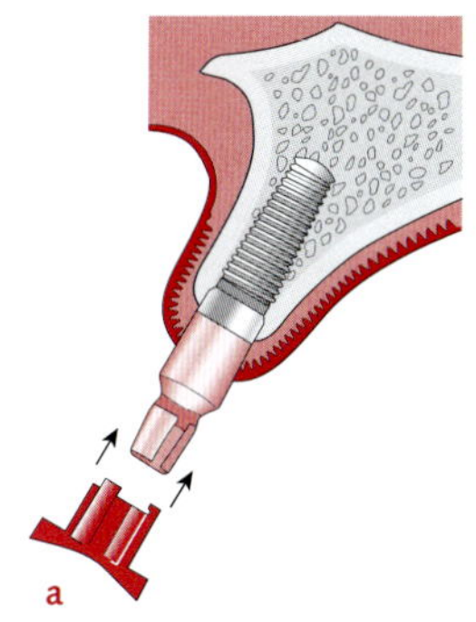


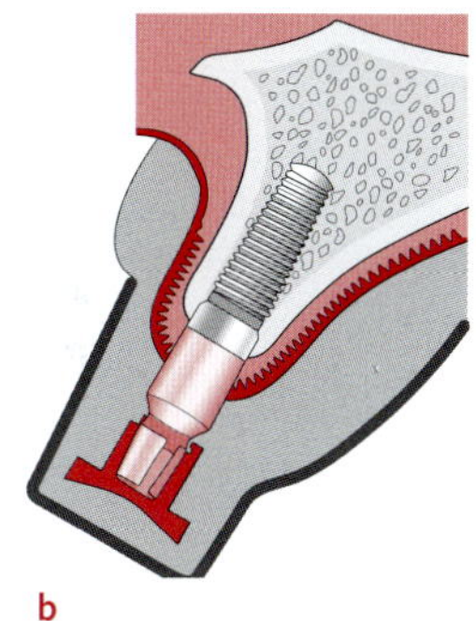


**Abb. 44-38** Abformpfosten für die Repositionstechnik **a** ohne und **b** mit aufgesetzter Übertragungskappe und erfolgter Abformung.

### 44.4.2.2 Pick-up-Technik

Für die Pick-up-Technik ist die Herstellung eines individuellen Löffels mit okklusalen Öffnungen im Bereich der Implantate unumgänglich. Bei komplexen Situationen (multiple Implantate mit unterschiedlichen Achsneigungen) ist es sinnvoll, hierfür eine Situationsabformung bei aufgeschraubten Abformpfosten durchzuführen, um einen optimal passenden Löffel herstellen lassen zu können (Abb. 44-39).

Die retentiv gestalteten Abformpfosten werden auf die Implantate aufgeschraubt. Anschließend wird die Passung des Löffels überprüft und eventuell angepasst. Nun werden die Öffnungen im Löffel mit Wachsplatten verschlossen und der Löffel mit einem Adhäsiv bestrichen. Der Verschluss der Öffnungen verhindert, dass Abformmaterial beim Befüllen und beim Einsetzen des Löffels aus den Öffnungen herausquillt. Beim Einsetzen des befüllten Löffels ist darauf zu achten, dass die Schraubenzugänge der Abformpfosten die Wachsplatten durchstoßen und aus dem Löffel herausragen (*Wolfart* und *Yilmaz* 2019). Nur so kann nach Aushärten des Abformmaterials die Verschraubung gelöst und die Abformung zusammen mit den integrierten Abformpfosten aus dem Mund entnommen werden.

Zur Modellherstellung wird das Modellimplantat mit Hilfe der gleichen Verschraubung fest an dem Abformpfosten befestigt.

Die Genauigkeit der beiden Abformtechniken wurde von *Lee* et al. (2008) in einem systematischen Review untersucht. In Situationen mit ein bis drei Implantaten zeigten die meisten Studien keine Genauigkeitsunterschiede zwischen der Repositionstechnik und der Pick-up-Technik; bei mehr als drei Implantaten konnte eine höhere Genauigkeit mit der Pick-up-Technik erreicht werden. Daher wird die einfachere Repositionstechnik vor allem für Einzelzahnrestaurationen und kleinere Einheiten verwendet, während die etwas genauere, aber aufwendigere Pick-up-Technik bei größeren miteinander verblocken Restaurationen vorteilhaft ist.

### 44.4.2.3 Digitale Abformung

Alle derzeitig am Markt erhältlichen intraoralen Abformgeräte basieren auf optischen Verfahren (vgl. Kap. 19). Mit diesen Verfahren ist es generell möglich, intraorale Strukturen zu erfassen und ein 3-D-Modell zu berechnen. Bei der digitalen Abformung von Implantaten werden spezielle Scanpfosten auf die Implantate aufgeschraubt. Diese weisen ähnlich wie die Abformpfosten für die konventionelle Abformung eine Indexierung auf und sind implantatspezifisch eindeutig zu positionieren. Nachdem die Pfosten eingeschraubt wurden, werden diese mit einem Intraoralscanner gescannt. Nach Übertragung des Scans in eine spezielle Konstruk-

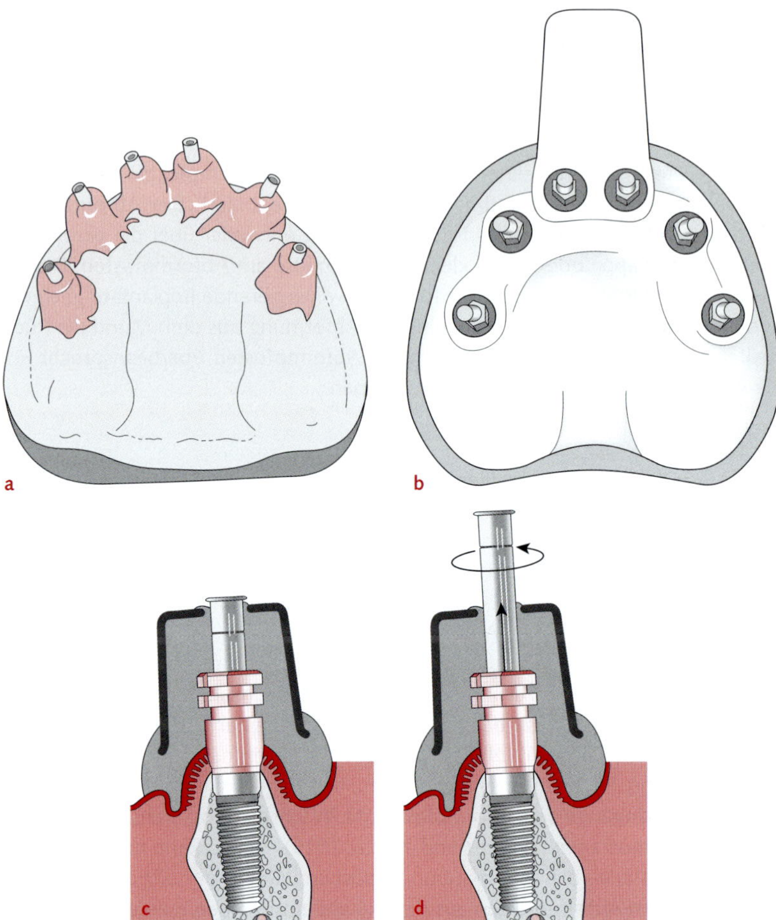


Abb. 44-39 Gipsmodell mit aufgeschraubten Abformpfosten zur Herstellung eines individuellen Löffels mit okklusalen Perforationen. a Vor Herstellung des individuellen Löffels werden die Abformpfosten mit Wachs ausgeblockt. b Fertiggestellter individueller Löffel aus Autopolymerisat. c Aufgeschraubter Abformpfosten mit Abformung während der Abbindezeit. d Anschließendes Lösen der Halteschraube von okklusal und Entfernung der Abformung.

tionssoftware werden die Pfosten über spezielle Formmerkmale von der Software erkannt (vgl. Abb. 44-50). Damit ist die genaue Position des Implantats in dem virtuellen 3-D-Modell erfasst. Es ist unbedingt darauf zu achten, dass die Scanpfosten nicht nur kompatibel zu dem jeweiligen Implantat sein müssen, sondern auch zu der angewendeten Konstruktionssoftware bzw. dem folgenden digitalen Workflow. Es gibt also unterschiedliche Scanpfosten für das gleiche Implantatsystem, passend zu unterschiedlichen digitalen CAD/CAM-Workflows, die dort von der verwendeten Konstruktionssoftware erkannt werden müssen.

Obwohl Fallbeschreibungen und praktische Erfahrungen über erfolgreiche weitspannige Versorgungen existieren, ist bis zum jetzigen Zeitpunkt nur die Genauigkeit von Quadrantenabformungen belegt (*Reich* 2018). Ein Übersichtsartikel zeigt, dass für Einzelkronen und Brückenversorgungen auf Implantaten der komplette digitale Workflow, und damit auch die digitale Abformung, als sicheres Verfahren eingestuft werden kann (*Joda* et al. 2017). Da sich die Ergebnisse der einzelnen Studien allerdings nicht genau auf andere Intraoralscanner, andere optische Verfahren und alternative digitale Workflows übertragen lassen, bleibt bezüglich der Genauigkeit eines spezifischen Workflows immer eine gewisse Unsicherheit (*Joda* et al. 2017). Bei der Scangenauigkeit im zahnlosen Kiefer fehlen aktuell noch ausreichende klinische Daten. Allerdings zeigen In-vitro-Untersuchungen, dass die digitale Abformung die gleiche bzw. sogar eine höhere Genauigkeit aufweisen kann als die konventionelle Abformung (*Papaspyridakos* et al. 2016, *Amin* et al. 2016). Eine Meta-Analyse von 64 Studien zur Genauigkeit digitaler und konventioneller Implantatabformungen weist eine große Heterogenität der Daten auf, so dass daraus keine validen klinischen Empfehlungen gezogen werden konnten (*Flügge* et al. 2018).

#### 44.4.2.4 Individualisierter Abformpfosten

Nachdem das periimplantäre Weichgewebe durch das Provisorium ausgeformt wurde, kann es über die definitive Abformung exakt auf das Meistermodell übertragen werden. So kann der Zahntechniker das definitive Abutment dieser Situation so genau wie möglich anpassen. Ein dafür geeignetes Verfahren ist die Herstellung eines individualisierten Abformpfostens (*Buser* et al. 2007, *Zuhr* et al. 2007). Hierzu wird das provisorische Abutment mit dem idealisierten Emergenzprofil auf ein passendes Laboranalog aufgeschraubt (Abb. 44-40). Diese Einheit wird in einer passenden Form (z. B. Kupferring oder kleiner Kunststoffbehälter) mit Abformmasse (z. B. Permadyne Garant, 3M, D-Seefeld) bzw. schnellhärtendem Registrierungssilikon (z. B. Futar Okklusion, Kettenbach, D-Eschenburg) bis über das Emergenzprofil des Abutments hinaus umspritzt (Abb. 44-41). Nach Abbinden der Masse wird das provisorische Abutment vom Modellimplantat entfernt, ein Abformpfosten aufgeschraubt und die Negativform des Emergenzprofils mit Autopolymerisat (z. B. Pattern Resin, GC, J-Tokio; Luxatemp, DMG, D-Hamburg) aufgefüllt (Abb. 44-42). Nach Aushärten des Autopolymerisats wird der Abformpfosten vom Modellimplantat entfernt. Am Abformpfosten befindet sich jetzt eine präzise Kopie des Emergenzprofils der provisorischen Versorgung (Abb. 44-43). Der individualisierte Abformpfosten wird auf das abzuformende Implantat aufgeschraubt und die Abformung durchgeführt. Der individualisierte Abformpfosten formt die inzwischen leicht kollabierten periimplantären Weichgewebsverhältnisse wieder aus und überträgt nun zuverlässig das Emergenzprofil des Provisoriums auf das definitive Arbeitsmodell. Dieses Profil sollte der Zahntechniker anschließend genau auf die definitive Restauration übertragen.

#### 44.4.2.5 Abformtechnik bei einteiligen Implantaten

Bei einteiligen Implantaten wird der in die Mundhöhle hineinragende Implantatanteil in der Regel wie ein Zahnstumpf durch Nachpräparation individualisiert und dann unter Zuhilfenahme von Retraktionsfäden wie in der Kronen-Brücken-Technik üblich abgeformt.

### 44.4.3 Klinische und labortechnische Arbeitsabläufe: Festsitzende Restaurationen

Bezüglich der klinischen und labortechnischen Abläufe in der Implantologie werden im Folgenden die wichtigsten Konstruktionsmerkmale und Behandlungsschritte beschrieben. Wie bereits in Kapitel 42.3.3 dargestellt, unterscheiden sich

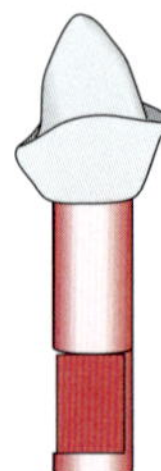

**Abb. 44-40** Individualisiertes provisorisches Abutment auf dem Laboranalog verschraubt.

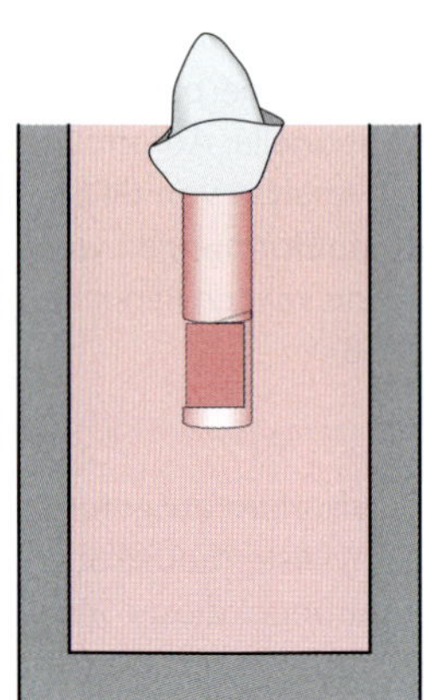

**Abb. 44-41** Abutment und Laboranalog in einem Modellring mit schnellhärtendem Registrierungssilikon umspritzt.

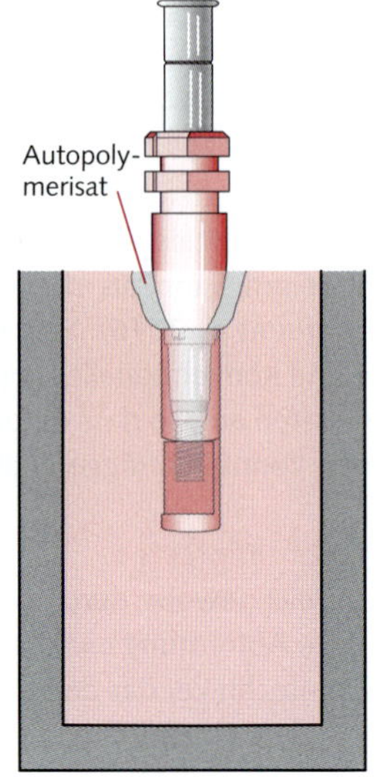


**Abb. 44-42** Nach Aufschrauben des Abformpfostens auf dem Laboranalog wird die Negativform des Emergenzprofils mit Autopolymerisat aufgefüllt.

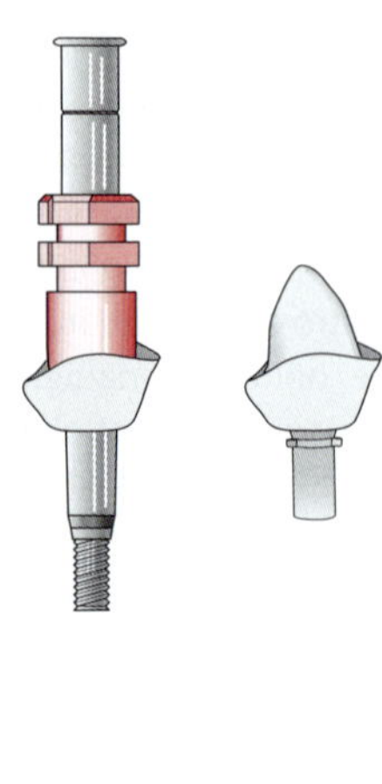

**Abb. 44-43** Am Abformpfosten befindet sich eine präzise Kopie des Emergenzprofils der provisorischen Versorgung.

die verschiedenen Implantatsysteme im Bereich der Implantat-Abutment-Verbindung zum Teil erheblich, was oft Unterschiede im zahntechnischen und klinischen Vorgehen mit sich bringt. Dieses systemspezifische Wissen muss durch spezielle Fachliteratur bzw. systemspezifische Fortbildungen erworben werden.

#### 44.4.3.1 Einzelzahnersatz

##### Aktuelle Konzepte

Einzelimplantatkronen sind wissenschaftlich gut dokumentiert (siehe Tab. 42-1) und können in verschraubte bzw. zementierte Restaurationen unterteilt werden.

- Einzelzahnersatz direkt auf dem Implantat verschraubt:
  - vollverblendete Metallkeramikkrone mit individuell anatomisch gestaltetem Metallgerüst; die Implantatanschlussgeometrie ist im Gerüst vorhanden
  - monolithische Lithiumdisilikatkrone (bemalt) mit Titanklebebasis
  - verblendete bzw. monolithische Zirkonoxidkrone (bemalt) mit verklebter Titanklebebasis
- individuell hergestelltes, auf Implantat geschraubtes Abutment und darauf zementierte Krone:
  - Metallkeramikkrone mit Titanabutment
  - monolithische Lithiumdisilikatkrone (bemalt) mit Zirkonoxidabutment und darin verklebter Titanklebebasis (zementiert)
  - verblendete bzw. monolithische Zirkonoxidkrone (bemalt) mit Zirkonoxidabutment und darin verklebter Titanklebebasis (zementiert)
- komplett digitaler Workflow:
  - monolithische Lithiumdisilikatkrone oder Zirkonoxidkrone (bemalt) mit verklebten Titanklebebasen (verschraubt)

- monolithische Lithiumdisilikatkrone oder Zirkonoxidkrone (bemalt) mit Zirkonoxidabutment und darin verklebter Titanklebebasis (zementiert)

## Metallkeramikkrone direkt auf dem Implantat verschraubt

Nach Abformung der Implantate erfolgt die Herstellung des Meistermodells und der Krone. Dafür wird ein vorfabrizierter angussfähiger Zylinder mit Implantatanschlussgeometrie verwendet, daran das Gerüst in Wachs modelliert, gegossen und anschließend verblendet (Abb. 44-44 und 44-45). Alternativ kann das Gerüst in einem CAD/CAM-Verfahren hergestellt werden. Nach erfolgter Rohbrandanprobe wird die Krone im Labor fertiggestellt.

Zur Eingliederung der Krone wird der Implantathohlraum mit einem antibakteriellen Gel (z. B. Chlorhexidin 1 %, Chlorhexamed 1 % Gel, GlaxoSmithKline, D-Hamburg) gefüllt. Nur bei selbstsichernden konischen Innenverbindungen sollte hierauf verzichtet werden, um die konische Verkeilung im Implantat nicht zu kompromittieren. Die Krone wird mit normierter Anzugskraft (20–35 Ncm, je nach Hersteller) mit einer neuen Abutment-Halteschraube (Titan- bzw. Goldlegierung) fixiert. Die okklusale Schraubenzugangsöffnung in der Krone wird über der Schraube mit weißem Stangenguttapercha bzw. sterilisiertem Teflonband bedeckt und im okklusalen Bereich mit einem zahnfarbenen Kompositkunststoff verschlossen (Abb. 44-46).

Dieses Verfahren wird auch bei der Herstellung von Langzeitprovisorien angewendet. In diesen Fällen wird anstatt des angussfähigen ein provisorisches Abutment verwendet, das individuell beschliffen und anschließend mit Kunststoff

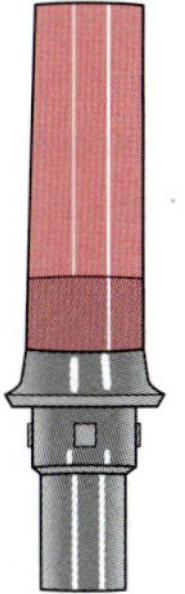

**Abb. 44-44a** Ein vorfabrizierter angussfähiger Zylinder mit Implantatanschlussgeometrie wird angepasst.

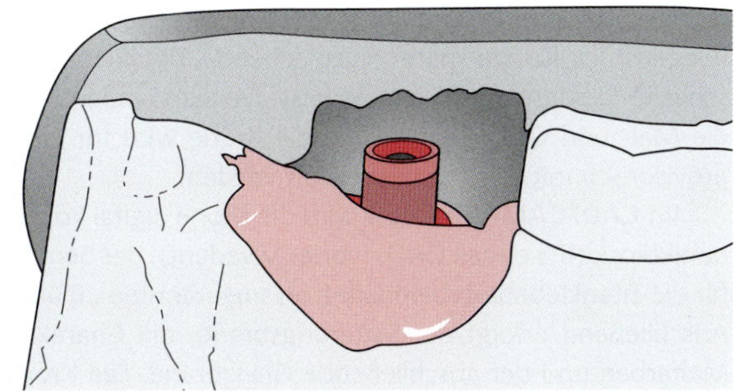

**Abb. 44-44b** Der Silikonvorwall gibt die Ausmaße der geplanten Krone wieder.

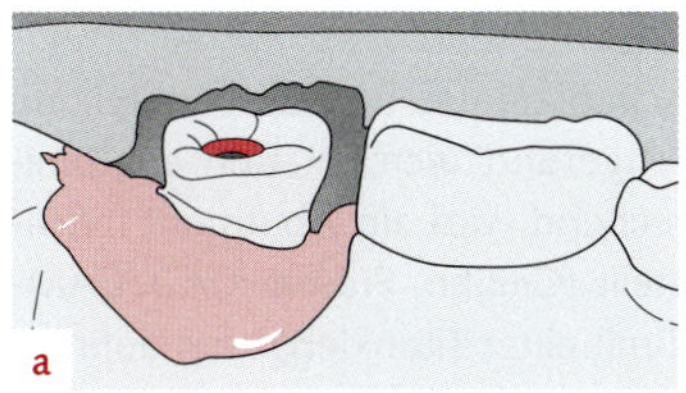


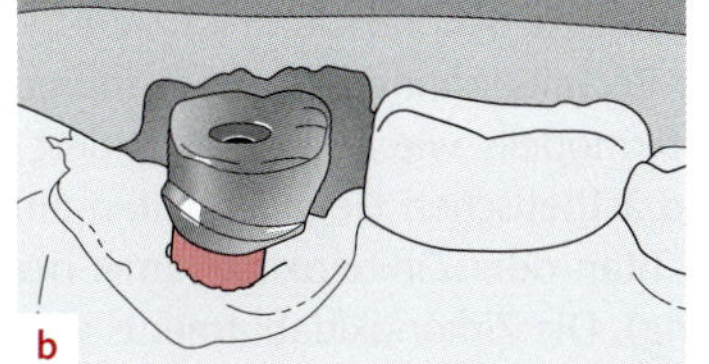


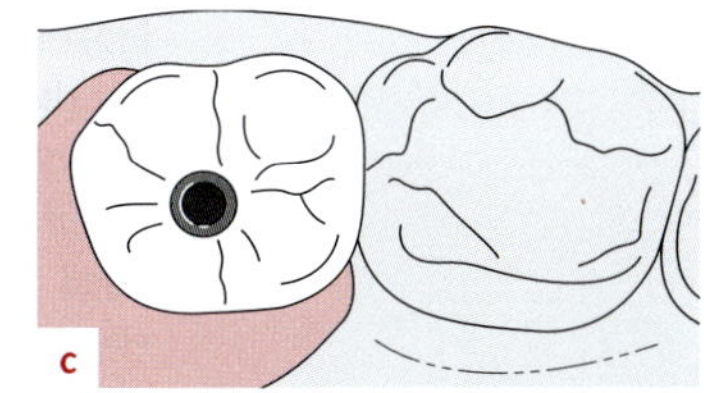


**Abb. 44-45** Wachsmodellation (**a**) und gegossenes Gerüst (**b**). Eine ausreichende Schichtstärke für die Verblendung ist eingeplant und durch den Silikonschlüssel überprüfbar. Es folgt die Verblendung und Fertigstellung der okklusal verschraubten Restauration (**c**).

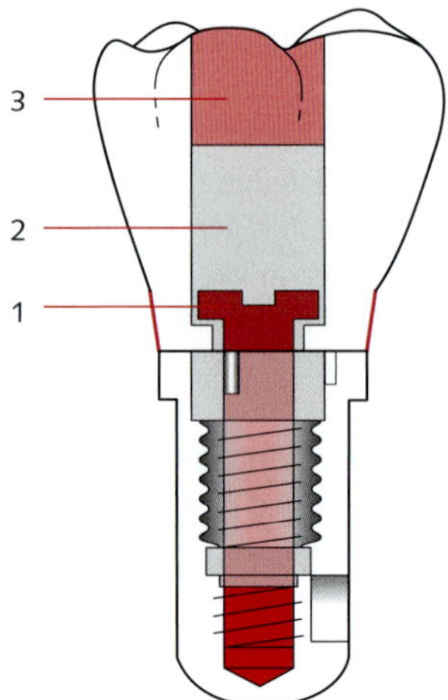


**Abb. 44-46** (1) Die Krone wird im Mund mit normierter Anzugskraft mit einer Abutment-Halteschraube auf dem Implantat fixiert (je nach Implantathersteller und Halteschraube zwischen 20 und 35 Ncm). (2) Die okklusale Schraubenzugangsöffnung in der Krone wird über der Schraube mit weißem Stangenguttapercha bzw. sterilisiertem Teflonband bedeckt und (3) im okklusalen Bereich mit einem zahnfarbenen Kompositkunststoff verschlossen.

verblendet wird. Da dieses Provisorium am Stück verschraubt wird, müssen hier keine Zementreste entfernt werden, wie das bei zementierbaren provisorischen Restaurationen notwendig wäre.

### Monolithische Lithiumdisilikatkrone mit Titanklebebasis direkt auf dem Implantat verschraubt (Tab. 44-2)

Nach Abformung der Implantate erfolgt im Labor die Herstellung des Meistermodells. Im **konventionellen Workflow** wird die Krone auf einer Modellierhilfe (Gegenstück für die später einzuklebende Titanklebebasis) aufgewachst und anschließend gepresst (IPS e.max press, Ivoclar Vivadent, FL-Schaan). Dann erfolgen die Mal- und Glasurbrände und die Krone wird für eine Einprobe am Patienten provisorisch mit der Titanklebebasis verklebt.

Im **CAD/CAM-Workflow** wird die Krone digital konstruiert und aus einem Keramikblock (IPS e.max CAD, Ivoclar Vivadent), der bereits die Anschlussgeometrie für die Titanklebebasis beinhaltet, im sogenannten „Blue-state" herausgeschliffen. Anschließend erfolgt der Sinterungsbrand, die Charakterisierung der Krone mit Malfarben und der abschließende Glanzbrand. Die Krone wird für eine Einprobe am Patienten provisorisch mit der Titanklebebasis verklebt.

Nach erfolgreicher Anprobe wird die Krone – bei beiden Herstellungsprozessen identisch – definitiv mit der Titanklebebasis verklebt (z. B. Multilink Hybrid Abutment, Ivoclar Vivadent) und kann anschließend eingegliedert werden. Die Eingliederung der Krone erfolgt analog zum bereits beschriebenen Vorgehen (Abb. 44-46).

### Einzelzahnersatz auf individuellen Abutments zementiert (Tab. 44-2)

Bei dieser Technik können die Abformung des Implantates und die Herstellung des Meistermodells wie zuvor geschildert durchgeführt werden. Den anatomischen und ästhetischen Gegebenheiten entsprechend wird ein Abutment individuell aus Titan oder Zirkonoxidkeramik hergestellt (Gießen, Fräsen, CAD/CAM-Herstellung). Die Zirkonoxidabutments werden mit einer Titanklebebasis definitiv verklebt (z. B. Multilink Hybrid Abutment, Ivoclar Vivadent).

In ästhetisch sensiblen Situationen ist die Anprobe des fertiggestellten Abutments sinnvoll. Dabei wird überprüft, ob die durch den Zahntechniker festge-

Tab. 44-2 Übersicht über das klinische und labortechnische Vorgehen bei einer zementierten bzw. verschraubten implantatgetragenen vollkeramischen Krone.

| Klinik | Labor |
|---|---|
| Anamnese, Befundaufnahme, Röntgen, Situationsabformung, Planung | |
| | Situationsmodelle, Set-up, Röntgenschablone |
| Röntgenmessaufnahme | |
| | Umarbeitung der Röntgenschablone in die Bohrschablone, inzisaler Kunststoffschlüssel (intraoperative Implantatregistrierung) |
| Implantation, intraoperative Implantatregistrierung | |
| | Modellherstellung mittels intraoperativer Registrierung und Herstellung eines Langzeitprovisoriums (verschrauben oder zementieren) |
| Nahtentfernung | |
| Freilegungsoperation des Implantats, Einsetzen des Langzeitprovisoriums | |
| Nahtentfernung | |
| | individueller Abformlöffel mit okklusaler Perforation (Pick-up-Technik) bzw. geschlossener Gestaltung (Repositionstechnik) |
| Abformung des Implantats mit individuellem Abformlöffel und individualisiertem Abformpfosten, extra- und intraorale Kieferrelationsbestimmung (falls notwendig) | |
| | Farbauswahl durch den Zahntechniker,<br>Herstellung des Meistermodells,<br>Herstellung der Abutments (zementierte Krone) |
| optional: Anprobe des Abutments, Kontrolle der 1 mm subgingival verlaufenden Abutmentschulter | |
| | Nacharbeiten des Abutments falls notwendig, Herstellung der Krone auf dem Abutment (zementierte Krone) bzw. Herstellung der monolithischen Krone und provisorische Verklebung mit der Titanklebebasis (verschraubte Krone) |
| Rohbrand- bzw. Glanzbrandanprobe der Krone | |
| | Fertigstellung der Krone und definitive Verklebung der Krone mit der Titanbasis (verschraubte Krone) |
| Eingliederung der vollkeramischen Krone (verschrauben oder zementieren) | |
| Kontrolle nach 2 Tagen | |
| Kontrolle nach 3 Monaten | |
| Nachsorge nach 6 Monaten und Festlegung des Nachsorgeintervalls | |

legte Abutmentschulter (spätere Zementierungsfuge) dem Gingivaverlauf zirkulär 0,5–1 mm subgingival folgt. Im Falle einer zu geringen Tiefe kann es durch sichtbare Anteile des Abutments zu ästhetischen Einbußen kommen. Bei zu stark subgingival verlaufenden Rändern kann die Entfernung der Zementreste Schwie-

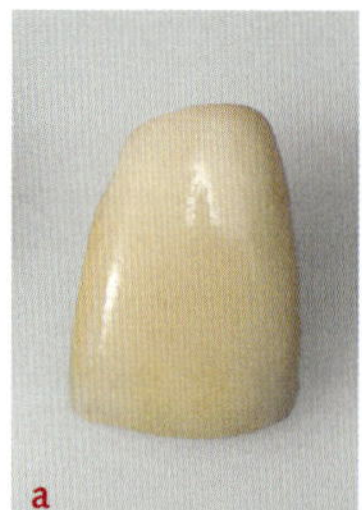

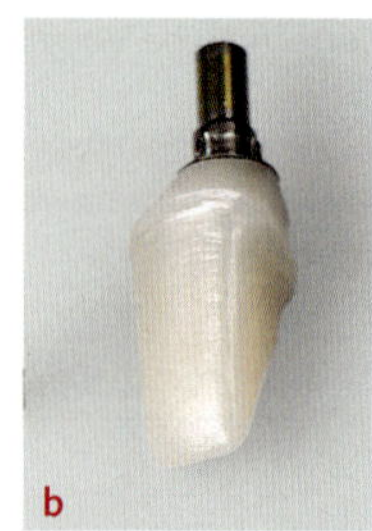

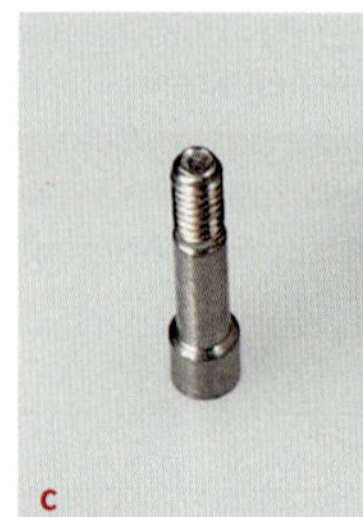

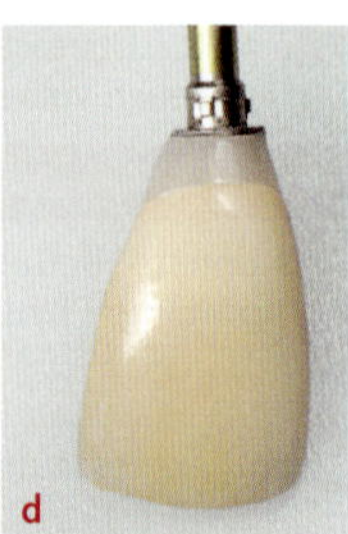


**Abb. 44-47** **a** Zirkonoxidkrone, **b** CAD/CAM-gefertigtes Zirkonoxidabutment mit Titanklebebasis und **c** Halteschraube für das Abutment. **d** Die zusammengesetzte Abutment/Kronen-Kombination zeigt den Verlauf der geschwungenen Abutmentschulter, die 1 mm subgingival zu liegen kommen wird.

rigkeiten bereiten. In der Regel werden für Titan-Abutments im Anschluss metallkeramische Kronen, für Abutments aus Zirkonoxidkeramik vollkeramische Kronen gefertigt (Abb. 44-47).

Zur definitiven Eingliederung der Restaurationen kann eine im zahntechnischen Labor hergestellte Einbringhilfe verwendet werden. Sie ist am Abutment und den Nachbarzähnen abgestützt und hält das Abutment in einer definierten Position. Das Abutment wird dann unter Verwendung eines Drehmomentschlüssels definitiv verschraubt. Um das Risiko einer Schraubenlockerung zu minimieren, sollte nach 5 bis 10 Minuten die Schraube erneut auf das empfohlene Drehmoment nachgezogen werden (*Spazzin* et al. 2010, *Farina* et al. 2014). Der Schraubenzugangskanal im Abutment wird mit weißem Stangenguttapercha bzw. sterilisiertem Teflonband verschlossen (Abb. 44-48).

Metallkeramische Kronen auf Titanabutments werden abschließend entweder mit temporären Befestigungszementen auf Zinkoxid-Eugenol-Basis (z. B. TempBond NE) bzw. definitiven Befestigungszementen wie Zinkphosphatzement oder Glasionomerzement eingegliedert.

Vollkeramische Kronen auf Zirkonoxidabutments werden entweder mit einem definitiven Befestigungszement (z. B. Zinkphosphatzement, Glasionomerzement) bzw. mittels adhäsiver Befestigung (z. B. Panavia V5 oder Variolink Esthetic) eingegliedert. Bei der adhäsiven Befestigung wird nach definitiver Fixierung des vollkeramischen Abutments ein Retraktionsfaden in den Sulkus eingelegt. Idealerweise wird das Abutment dann mit Kofferdam isoliert und mit Aluminiumoxid (50 µm bei 1 bar) mit einem intraoral anwendbarem Abstrahlgerät abgestrahlt. Das Eingliedern und die Vorbehandlung der Restauration erfolgen analog zu dem in Kapitel 28.12.3 beschriebenen Vorgehen für die adhäsive Befestigung von vollkeramischen Restaurationen.

#### 44.4.3.2 Brücken

Das Prozedere bei implantatgetragenen Brückenrestaurationen unterscheidet sich von den im vorangegangenen Abschnitt beschriebenen Arbeitsschritten bei Einzelzahnrestaurationen in den Materialkombinationen und einer zusätzlich notwendigen Gerüstanprobe. Damit wird einerseits der exakte, schaukelfreie und passive Sitz des Gerüstes sichergestellt und andererseits kann eine erneute Kieferrelationsbestimmung auf den Gerüsten durchführt werden.

Implantatgetragene Brücken sind wissenschaftlich gut dokumentiert (siehe Tab. 42-1) und können in verschraubte bzw. zementierte Restaurationen unterteilt

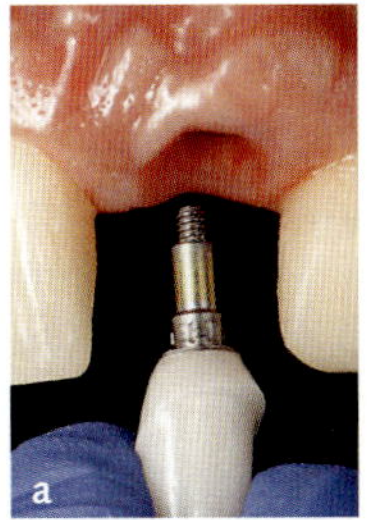

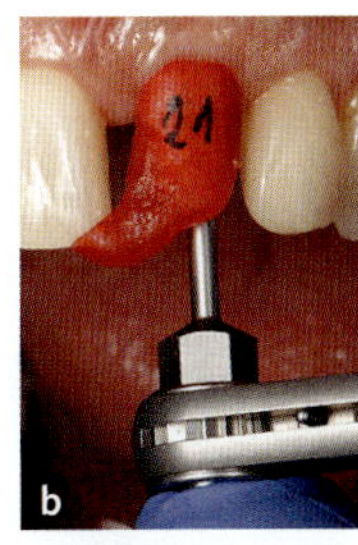

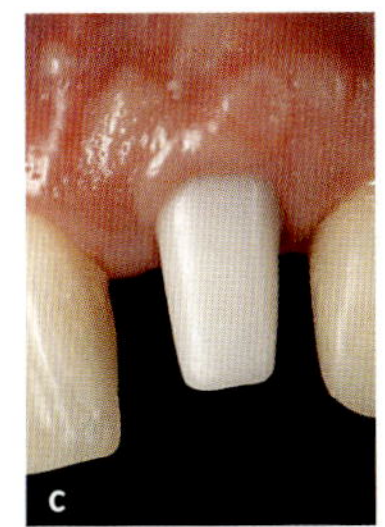

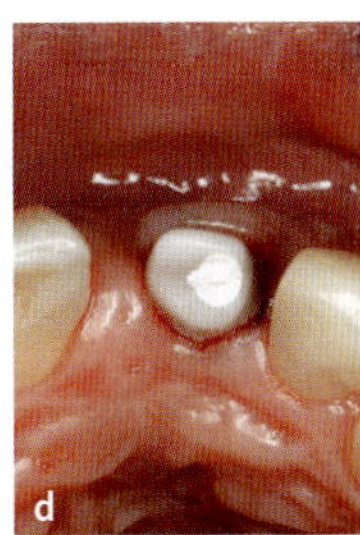


**Abb. 44-48** **a** Einsetzen des Zirkonoxidabutments (Hohlkehlenverlauf folgt dem Gingivaverlauf); **b** Aufsetzen des Einbringschlüssels aus Kunststoff (rot) mit Abstützung auf dem Nachbarzahn und definitive Verschraubung des Abutments mit dem Drehmomentschlüssel (25 Ncm); **c** eingeschraubtes Abutment: die Zementierungsfuge verläuft 1 mm subgingival; **d** Schraubenzugangsöffnung mit weißem Stangenguttapercha verschlossen.

werden. Zu monolithischen Zirkonoxidbrücken fehlen jedoch noch ausreichende klinische Daten.

- Brücken (3- bis 4-gliedrig) direkt auf den Implantaten verschraubt
  - verblendete Metallkeramikbrücke mit individuell anatomisch gestaltetem Metallgerüst, Implantatanschlussgeometrie im Gerüst vorhanden
  - verblendete bzw. monolithische Zirkonoxidbrücke mit Titanklebebasen
- Brücken (3- bis 4-gliedrig) mit individuell hergestellten Abutments. Die Abutments werden auf die Implantate geschraubt und die Brücke anschließend zementiert:
  - verblendete Metallkeramikbrücke mit Titanabutments
  - verblendete bzw. monolithische Zirkonoxidbrücke mit Zirkonoxidabutments
- Brücken (3- bis 4-gliedrig) im komplett digitalen Workflow
  - monolithische Zirkonoxidbrücke mit Titanklebebasen (verschraubt)
  - monolithische Zirkonoxidbrücke mit Zirkonoxidabutments (zementiert)

### Metallkeramikbrücke direkt auf den Implantaten verschraubt

Nach Abformung der Implantate erfolgt im Labor die Herstellung des Meistermodells. Der Zahntechniker wachst zunächst die Brücke auf. Auf Grundlage dieser Informationen kann das Gerüst hergestellt werden. Dieses wird entweder auf herkömmliche Weise mit angussfähigen Abutments im Gussverfahren oder im CAD/CAM-Workflow hergestellt. Im CAD/CAM-Verfahren werden die zuvor am Computer konstruierten Gerüste komplett mit der notwendigen Anschlussgeometrie in speziellen Fräszentren gefräst (Abb. 44-49). Es erfolgt die Gerüstanprobe im Mund. Die Passgenauigkeit kann bei Bedarf durch Trennen und Lasern verbessert werden. Als nächster Schritt erfolgt die Verblendung des Gerüsts und die Rohbrandanprobe. Es werden Okklusion, Approximalkontakte, Brückenzwischengliedauflage, Ästhetik, Phonetik und Hygienefähigkeit überprüft. Nach Durchführung notwendiger Korrekturen wird die Arbeit mit dem Glanzbrand fertiggestellt. Zur Eingliederung der Brücke werden die Implantat-Hohlräume mit einem antibakteriellen Gel gefüllt. Die Brücke wird mit normierter Anzugskraft fixiert und die okklusalen Schraubenzugangsöffnungen über der Schraube mit weißem Stangenguttapercha bzw. sterilisiertem Teflonband bedeckt und im okklusalen Bereich mit einem zahnfarbenen Kompositkunststoff verschlossen (vgl. Abb. 44-46).

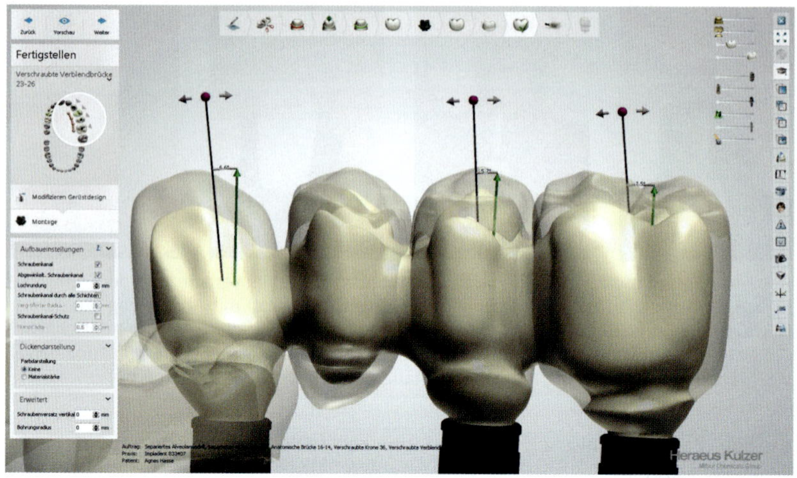


**Abb. 44-49** Das CoCr-Gerüst wird mittels CAD/CAM-Verfahren konstruiert und inklusive Anschlussgeometrie zu den Implantaten aus einem Block herausgefräst. Transparent dargestellt ist der Platzbedarf für die Verblendkeramik.

## Zirkonoxidbrücke direkt auf den Implantaten verschraubt

Bei der verblendeten bzw. monolithischen Zirkonoxidbrücke wird mittels CAD/CAM-Verfahren ein Gerüst bzw. die monolithische Brücke aus einer Zirkonoxidkeramik hergestellt. Diese wird mit Titanklebebasen im Labor provisorisch verklebt und am Patienten anprobiert. Gerüste bzw. monolithische Brücken, die bei der Anprobe keine akzeptable Passung auf den Implantaten aufweisen, müssen neu angefertigt werden.

Nach erfolgreicher Anprobe kann das Gerüst keramisch verblendet bzw. die monolithische Brücke mit einem Malfarbenbrand versehen und poliert werden. Abschließend werden die Titanklebebasen definitiv mit der Brücke verklebt und die Restauration kann eingegliedert werden.

Alle weiteren klinischen Schritte sind bei der Metallkeramikbrücke beschrieben.

## Zirkonoxidbrücke auf Zirkonoxidabutments zementiert

Die Zirkonoxidabutments werden mittels CAD/CAM-Verfahren aus einer Zirkonoxidkeramik hergestellt und mit einer Titanklebebasis im zahntechnischen Labor verklebt. Anschließend erfolgt die Herstellung des Zirkonoxidgerüsts bzw. der monolithischen Zirkonoxidbrücke.

Zur Gerüstanprobe werden die Abutments am Patienten eingeschraubt und das Gerüst bzw. die monolithische Zirkonoxidbrücke anprobiert. Anschließend erfolgt die Verblendung der Gerüste bzw. der Malfarbenbrand und das Polieren der monolithischen Brücke. Zur definitiven Eingliederung der Restaurationen kann eine im zahntechnischen Labor hergestellte Einbringhilfe aus Kunststoff (z. B. Pattern Resin) verwendet werden. Sie ist auf den Abutments und den Nachbarzähnen abgestützt und hält die Abutments beim Einschrauben in einer definierten Position. Die Abutmentschrauben werden definitiv mit einem Drehmomentschlüssel auf das vorgesehene Drehmoment angezogen. Der Schraubenzugangskanal im Abutment wird mit weißem Stangenguttapercha bzw. sterilisiertem Teflonband verschlossen und die Brücke zementiert. Die Zementierung erfolgt entweder mit temporärem Befestigungszement auf Zinkoxid-Eugenol-Basis (z. B. TempBond NE) bzw. mit definitiven Befestigungszementen wie Zinkphosphatzement oder Glasionomerzement.

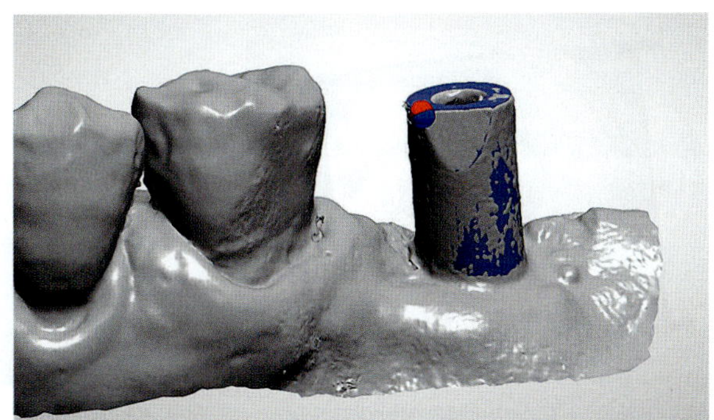

**Abb. 44-50** Auf die Implantate werden sogenannte Scanpfosten aufgeschraubt und eingescannt. Diese können über die speziellen Formmerkmale von der Software erkannt werden und definieren die genaue Position des Implantats.

#### 44.4.3.3 Digitaler Workflow

Monolithische Einzelkronen bzw. kurzspannige Brücken, die mit vorgefertigten Titanklebebasen verklebt werden, können sehr gut im digitalen Workflow hergestellt werden.

Die klinische Situation kann durch berührungslose Übertragung mit einem intraoralen optischen Scanner digital erfasst werden. Im Gegensatz zum Laborweg (konventionelle Abformung und Einscannen des Modells in einem Laborscanner) kann die intraorale Situation des Patienten sofort chairside digitalisiert werden (*Chochlidakis* et al. 2016). Der Einsatz eines intraoralen optischen Scanners ermöglicht die Echtzeit-Auswertung der klinischen Situation, die Möglichkeit des Chairside-Fräsens sowie ein komfortables und patientenfreundliches Behandlungskonzept (*Joda* und *Brägger* 2016).

Die auf die Implantate aufgeschraubten sogenannten Scanpfosten (abgestimmt auf die jeweilig verwendete Software) werden ebenso wie die Nachbarzähne und der Gegenkiefer eingescannt (Abb. 44-50). Dann erfolgt eine digitale Registrierung der gescannten Kiefer zueinander. Im anschließenden CAD/CAM-Prozess erfolgt das virtuelle Design der Restauration am Computer (Abb. 44-51 und 44-52). Diese wird dann aus einem Keramikblock gefräst, anprobiert, bemalt und in einem abschließenden Sinterbrand fertiggestellt. Die Titanbasen werden danach definitiv mit der Restauration verklebt und die okklusal verschraubbare implantatgetragene Restauration kann eingegliedert werden.

Die größten zeitlichen und finanziellen Vorteile eines digitalen Workflows beziehen sich auf die zahntechnische Produktion. In der festsitzenden Prothetik sind Rekonstruktionen somit nicht mehr auf die Aufwachs- und Gusstechnik oder auf gefräste Gerüste mit geschichteter Verblendung beschränkt, sondern es stehen auch digitale Verblendtechniken bzw. die bereits beschriebenen monolithischen Restaurationen zur Auswahl (*Joda* et al. 2017).

Die Vorteile eines komplett digitalisierten Workflows sind reduzierte Produktionskosten und verbesserte Zeiteffizienz, aber auch die Wahrnehmung der Patienten, von einem modernen Behandlungskonzept profitieren zu können (*Joda* et al. 2017).

Ein vollständig digitaler Ansatz für die Behandlung mit implantatgetragenem Zahnersatz ist jedoch noch nicht ausreichend wissenschaftlich erforscht und daher für den Routineeinsatz derzeit noch nicht empfehlenswert. Dies hängt auch damit zusammen, dass unterschiedliche digitale Systeme unterschiedliche Workflow-Protokolle anbieten. Ergebnisse einer bestimmten Workflow-Sequenz sind nicht unbedingt auf andere Workflow-Sequenzen übertragbar (*Joda* et al. 2017).

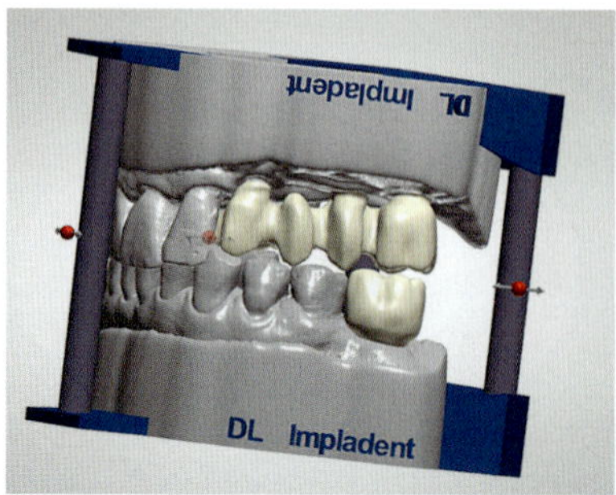


Abb. 44-51 Im virtuellen Artikulator erfolgt das Design der monolithischen Krone (Regio 36) und das Design des Zirkonoxidgerüstes für die Brücke im zweiten Quadranten. Darstellung mit Modellgestaltung zum Drucken der Modelle (optional).

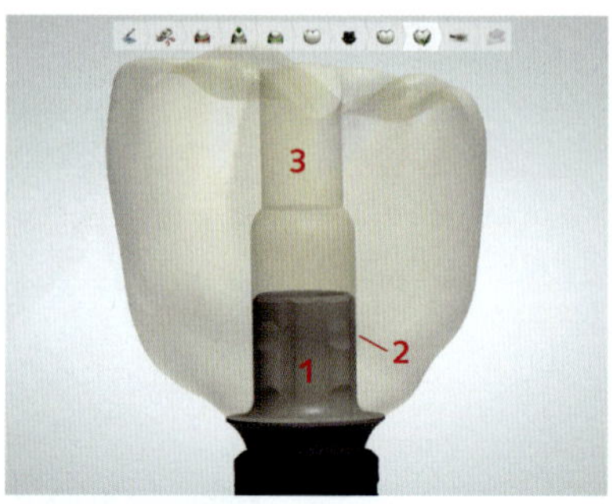


Abb. 44-52 Die fertig konstruierte, okklusal verschraubbare Krone mit der eingeblendeten Titanklebebasis (1). Die hierfür notwendige Anschlussgeometrie (2) und der Schraubenzugangskanal (3) sind in den Keramikblöcken bereits vorhanden.

## 44.4.4 Klinische und labortechnische Arbeitsabläufe: Herausnehmbare Restaurationen

### 44.4.4.1 Stark reduziertes Restgebiss (Tab. 44-3)

Grundsätzlich bestehen bei einer geplanten strategischen Pfeilervermehrung mit Implantaten im stark reduzierten Restgebiss drei unterschiedliche Verfahrensweisen. Sofern **keine suffiziente prothetische Versorgung** vorhanden ist, kann die spätere Situation entweder mit einer Doppelkronenarbeit (z. B. Galvanoteleskope) oder einer Mischversorgungsform versorgt werden. Bei der Doppelkronenversorgung werden sowohl die Restpfeilerzähne als auch die Implantate mit Doppelkronen versorgt. Bei der Mischversorgungsform werden die Restpfeilerzähne mit Doppelkronen und die Implantate mit Druckknopfattachments versorgt. Für den Fall, dass eine **vorhandene suffiziente Teilprothese** vorliegt, können die Implantate mittels Druckknopfattachments in die vorhandene prothetische Restauration integriert werden (*Wolfart* et al. 2009).

#### Klinisches und labortechnisches Vorgehen bei vorhandener suffizienter Teilprothese

Die Passgenauigkeit der Prothesenbasis der vorhandenen Teilprothese wird mittels Fließsilikon (z. B. Fit-Checker, GC, J-Tokio) überprüft. Im Fall einer unzureichenden Passung der Prothesenbasis würde man sie in diesem Stadium unterfüttern. Über die vorhandene Teilprothese wird eine Alginatabformung genommen und mit der Prothese ins zahntechnische Labor gegeben. Dort erfolgt die Herstellung eines Gipsmodells sowie eines Duplikats der Prothese aus durchsichtigem Kunststoff, welches auf das Gipsmodell passt. Anhand des Modells ist es anschließend möglich, die Kieferkammsituation zu analysieren und die optimalen Implantatpositionen für die angestrebte Pfeilervermehrung zu bestimmen.

Die Röntgenmesskugeln werden an den festgelegten Positionen eingebaut und es wird eine Panoramaschichtaufnahme mit der so hergestellten Röntgenschablone angefertigt. Nach Analyse des Röntgenbildes wird die Röntgenschablone in eine Bohrschablone umgewandelt. Im Idealfall erfolgen die Führungsbohrungen für die spätere Implantatvorbohrung in einem Parallelometer. So kann die Implantatausrichtung in Bezug auf die Einschubrichtung der vorhandenen

Tab. 44-3 Übersicht über das klinische und labortechnische Vorgehen bei der strategischen Pfeilervermehrung mit Implantaten unter einer vorhandenen Doppelkronenprothese.

| Klinik | Labor |
|---|---|
| Anamnese, Befundaufnahme, Röntgen, Situationsabformung, Planung | |
| Optional: Unterfütterung der vorhandenen Prothese | |
| Überabformung über die vorhandene Teilprothese (Alginat) | |
| | Herstellung eines Gipsmodells (Prothese verbleibt hierzu in der Abformung) und einer Duplikatprothese in durchsichtigem Kunststoff, Umarbeitung der Duplikatprothese zur Röntgenschablone |
| Röntgen-Messaufnahme | |
| | Umarbeitung der Röntgenschablone zur Bohrschablone |
| Implantation | |
| Nahtentfernung | |
| Freilegungsoperation, Gingivaformer einsetzen, Ausschleifen der Prothese | |
| Nahtentfernung | |
| Einbau der Kugelkopfmatrizen in die vorhandene Prothese | |
| Kontrolle nach 2 Tagen | |
| Kontrolle nach 3 Monaten | |
| Nachsorge nach 6 Monaten und Festlegung des Nachsorgeintervalls | |

Doppelkronen geplant werden. Dies ist wichtig, da zwischen den Druckknopfattachments und der Einschubrichtung der Teilprothese eine maximale Divergenz von 15 bis 20° (z. B. Dalbo Plus, Cendres+Métaux, CH-Biel; Locator, Zest Anchors, USA-Escondido) vorliegen darf. Die so festgelegte Achsausrichtung der Implantate sollte bei der Implantation möglichst optimal umgesetzt werden. In der vertikalen Dimension ist darauf zu achten, dass die Implantatschulter tief genug gesetzt wird, so dass anschließend das Platzangebot ausreicht, um die Kugelkopfmatrizen stabil in der Prothese verankern zu können.

#### Umarbeitung der vorhandenen Prothese und Einpolymerisation der Kugelkopfmatrizen

Bei der Freilegungsoperation werden Gingivaformer auf die Implantate aufgeschraubt, und die Prothese wird von basal im Bereich der Gingivaformer freigeschliffen. Da in dieser Phase oft schon Anteile des Gerüstes mit entfernt werden müssen, ist ein gezieltes Ausschleifen unter Kontrolle von Fließsilikonproben (z. B. Fit-Checker, GC) wichtig, um das Gerüst nicht mehr als nötig zu reduzieren. Nachdem die Prothese wieder in ihre Endposition einsetzbar ist, kann sie in diesem Bereich zur sicheren Abstützung auf den Implantaten zusätzlich mit einem autopolymerisierenden rosafarbenen Provisorienkunststoff auf Kompositbasis (z. B. LuxaPick-up, DMG, D-Hamburg) unterfüttert werden.

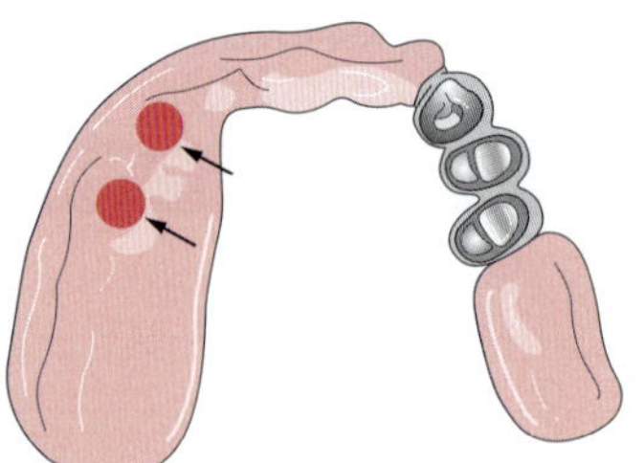

**Abb. 44-53** Ausgeschliffene Oberkieferprothese (siehe Pfeile).

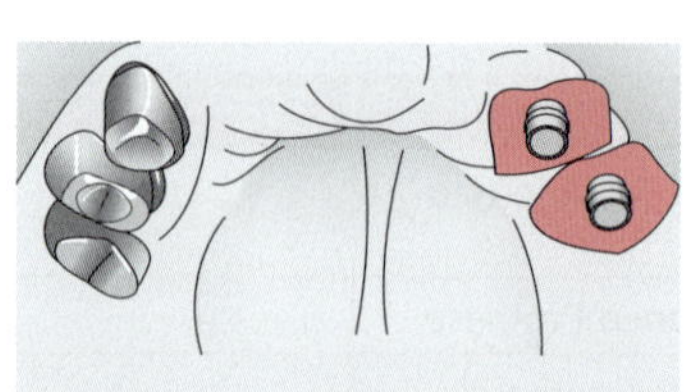

**Abb. 44-54** Kofferdam zum Ausblocken von Unterschnitten an den Kugelkopfattachments beim Klebevorgang.

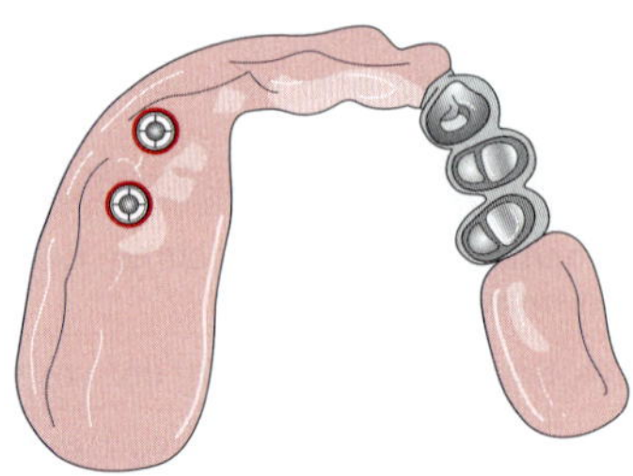

**Abb. 44-55** Prothese nach Einpolymerisieren der Matrizen.

Im Anschluss an die Abheilung der Gewebe (ca. 4 Wochen nach Freilegung) wird die Prothese definitiv unterfüttert, um sie an die veränderte Weichgewebssituation anzupassen. Danach erfolgt der Einbau der Druckknopfattachments. Hierzu werden die Gingivaformer abgeschraubt, die Implantathohlräume mit 0,2%iger Chlorhexidindigluconat-Lösung gespült und dann mit Chlorhexidindigluconat-Gel (Chlorhexamed, 1%iges Gel) aufgefüllt. Die Druckknopfattachments werden mit dem vorgeschriebenen Drehmoment mit einem manuellen Drehmomentschlüssel angezogen, wobei die Pfostenhöhe nach individueller Höhe der periimplantären Weichgewebe ausgewählt wird. Bei Verwendung von Kugelkopfmatrizen (z. B. Dalbo Plus, Cendres+Métaux) werden diese auf die Kugelkopfpatrize aufgesetzt und achsengerecht in Einschubrichtung der Prothese ausgerichtet. Die Prothese wird im Bereich der Matrizen ausgeschliffen (Abb. 44-53). Um das Platzangebot innerhalb der freigeschliffenen Aussparungen zu überprüfen, erfolgen weitere Fließsilikonproben.

Im nächsten Schritt werden die Matrizen wieder entfernt und im Labor silikatisiert und silanisiert (Rocatec, 3M, D-Seefeld). Die Prothese wird im Bereich der Aussparungen für die Matrizen ebenfalls konditioniert. Hierzu wird der Bereich mit 50 µm $Al_2O_3$ gestrahlt und anschließend mit einem Kunststoffprimer vorbehandelt (z. B. Glaze & Bond, DMG). Nun wird ein kleines gestanztes Stück Kofferdam über die Kugelköpfe gezogen, und die Matrizen werden aufgesetzt und in horizontaler Richtung ausgerichtet (Abb. 44-54). Es ist erneut wichtig, dass die Ausrichtung sich nicht primär nach den Implantatachsen, sondern nach der Einschubrichtung der Doppelkronenprothese richtet. Ggf. kann die korrekte Ausrichtung der Matrizen mit provisorischem Kunststoff (z. B. Telio, Ivoclar Vivadent) in ihrer Position gesichert werden. Eine Kontamination der Matrizen mit Speichel sollte vermieden werden. Die Aussparungen der Prothese werden mit autopolymerisierendem Kompositkunststoff (z. B. LuxaPick-up) gefüllt und die Prothese wird eingegliedert. Nach Aushärtung des Kunststoffs wird die Prothese wieder abgenommen und die Randbereiche des Kunststoffs um die Matrizen werden ausgearbeitet (Abb. 44-55).

Die Haftkraft der Kugelkopfmatrizen kann durch Herein- oder Herausschrauben des Lamellenretentionseinsatzes nach Patientenwunsch individuell zwischen 2 und 10 N eingestellt werden (*Busch* und *Kern* 2009).

### Neuversorgung mit Doppelkronen

Im Falle einer Neuversorgung des stark reduzierten Restgebisses ist es sinnvoll, sowohl die Restpfeilerzähne als auch die Implantate mit Doppelkronen zu versorgen. Ein hierfür besonders geeignetes Doppelkronen-Versorgungskonzept sind die Galvanoteleskope (siehe Kap. "Doppelkronenverbindung" in Kap. 44.4.4.2).

#### 44.4.4.2 Zahnloser Kiefer

Für den zahnlosen Kiefer stehen für die Verankerung von implantatgestützten bzw. implantatretinierten Restaurationen unterschiedliche Verankerungs- und Verbindungselemente wie zum Beispiel Magnete, Druckknopfverbindungen, Stege oder Doppelkronen zur Verfügung. Die unterschiedlichen Indikationen werden bereits in Kapitel 42.4.4 dargestellt. Die klinischen und labortechnischen Abläufe bei Einsatz dieser Verankerungselemente unterscheiden sich zum Teil deutlich. Im Bereich der Verankerungselemente sollte generell ein Metallgerüst zur Verstärkung eingearbeitet werden, um einer Fraktur der Prothese in diesem geschwächten Bereich vorzubeugen.

##### Druckknopfverbindung (Tab. 44-4)

Eine typische Form der Druckknopfverbindungen sind die Kugelkopfattachments. Sie bieten eine sehr einfache Form der retentiven Verankerung, d. h. dem Patienten wird beim Einsetzen der Prothese das Gefühl des Einrastens vermittelt. Die Retention kann durch eine Aktivierung im Bereich der Matrize bzw. der Patrize eingestellt werden. Frühere Kugelkopfattachments erwiesen sich häufig mechanisch als nicht stabil genug, während sie heute bei guten Systemen längerfristig stabil zu sein scheinen (*Wolf* et al. 2009). Ein bewährtes Element stellt der Kugelkopfanker Dalbo Plus (Cendres+Métaux, CH-Biel) dar, bei dem die Haftkraft durch Ein- oder Herausdrehen des haubenförmigen Retentionseinsatzes in der Matrize gezielt eingestellt werden kann (Abb. 44-56). Tritt nach einiger Tragezeit ein Verschleiß des Retentionseinsatzes mit einem Haftkraftverlust auf, kann der geschraubte Retentionseinsatz besonders einfach und schnell ausgetauscht werden. Zusätzlich sind stärker fassende Tuningeinsätze erhältlich, mit denen auch bei einem Verschleiß der Kugelköpfe die Retention wiederhergestellt werden kann. Kugelkopfsysteme sind auch bei Implantatachsabweichungen von 15 bis 20° zur Prothesen-Einschubrichtung anwendbar (*Ludwig* et al. 2006).

Ein weiteres Druckknopfsystem für Deckprothesen ist der Locator (Zest, USA-Carlsbad). Er zeichnet sich durch eine besonders geringe Bauhöhe aus (3,2 mm). Beim Locator wird eine Patrize mit definiertem Drehmoment auf dem Implantat befestigt. Bei mehreren Implantaten können die Matrizen Achsdivergenzen einzelner Implantate bis zu 20° zur Einschubrichtung ausgleichen. Die Matrize besteht aus einem Gehäuse, welches in die Prothese einpolymerisiert wird. Darin wird der sogenannte Retentionseinsatz eingesetzt, der eine dauerhafte Friktion gewährleisten soll. Dieser Retentionseinsatz aus Polyethylen ist austauschbar (Abb. 44-57) und in verschiedenen Friktionsstufen mit unterschiedlichen Farben erhältlich.

Neuere Druckknopfsysteme wie zum Beispiel CM LOC (Cendres+Métaux, CH-Biel) oder Novaloc (Medentika, D-Hügelsheim) ermöglichen zusätzlich einen physikalischen Achsausgleich bei nicht parallel stehenden Implantaten. Dabei erfolgt die Ausrichtung beim CM LOG FLEX stufenlos und wird abschließend mit einem Kompositkleber definitiv fixiert. Beim Novaloc ist der Divergenzausgleich über 15° abgewinkelte Abutments möglich. Außerdem sind für beide Systeme Friktionselemente aus PEEK erhältlich. In-vitro-Untersuchungen zeigen, dass PEEK-Retentionseinsätze generell höhere Friktionswerte erreichen als Polyethylen-Einsätze. Die dort gemessenen Friktionskräfte lagen zwischen 8 und 20 N und zeigten bei 30.000 Füge-Zyklen eine Abnahme der Friktionskraft über die Zeit (*Passia* et al. 2016, *Wichmann* et al. 2020).

**Tab. 44-4** Übersicht über das klinische und labortechnische Vorgehen bei der Herstellung von implantatgetragenen Hybridprothesen mit Druckknopfverbindung.

| Klinik | Labor |
|---|---|
| Anamnese, Befundaufnahme, Röntgen, Situationsabformung, Planung | |
| | Situationsmodelle, Set-up, Röntgenschablone |
| Röntgenmessaufnahme | |
| | Umarbeitung der Röntgenschablone zur Bohrschablone |
| Implantation | |
| Nahtentfernung | |
| Freilegungsoperation, Einsetzen der Gingivaformer, Ausschleifen der Prothese, weichbleibende Unterfütterung | |
| Nahtentfernung, Alginatabformung | |
| | Herstellen eines individuellen Abformlöffels mit okklusaler Perforation (Pick-up-Technik) |
| Abformung der Implantate mit individuellem Abformlöffel und Funktionsrandgestaltung | |
| | Herstellung des Meistermodells und der implantatgestützten Registrierschablone |
| extra- und intraorale Kieferrelationsbestimmung, Farb- und Zahnauswahl | |
| | Montage der Meistermodelle im Artikulator, Wachsaufstellung |
| Anprobe der Wachsaufstellung (implantatgestützt auf Gingivaformern) | |
| | Verschlüsseln der Zahnaufstellung (Vorwälle dienen der Dimensionskontrolle), Erstellung eines Einbettmassenmodells, Wachsmodellation des Gerüsts, Gießen und Ausarbeiten des Gerüsts, Ausmodellierung der Zahnaufstellung |
| Anprobe der Gesamtaufstellung mit Locator-Elementen | |
| | Einbetten, Kunststoff pressen, Reokkludieren, Ausarbeiten, optional: Einpolymerisierung der Matrizen in die Prothese |
| definitives Einschrauben der Druckknopfelemente mit dem Drehmomentschlüssel<br>ideal: Erzielen eines „Passive Fit" durch Verklebung der Matrizen im Mund, Eingliederung der Prothese | |
| Kontrolle nach 2 Tagen | |
| Kontrolle nach 3 Monaten | |
| Nachsorge nach 6 Monaten und Festlegen des Nachsorgeintervalls | |

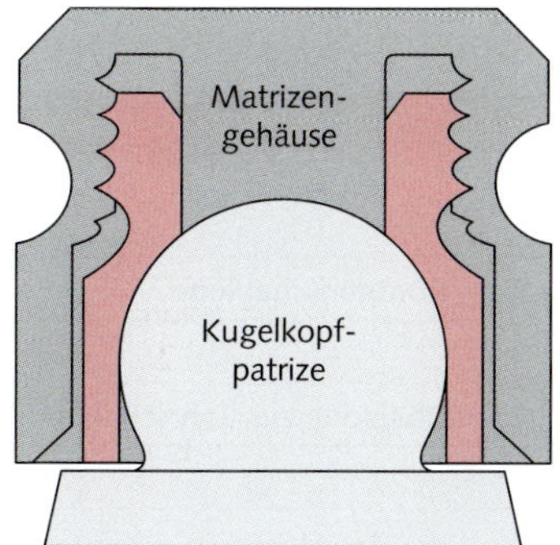


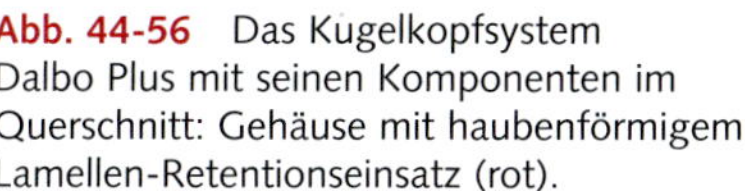

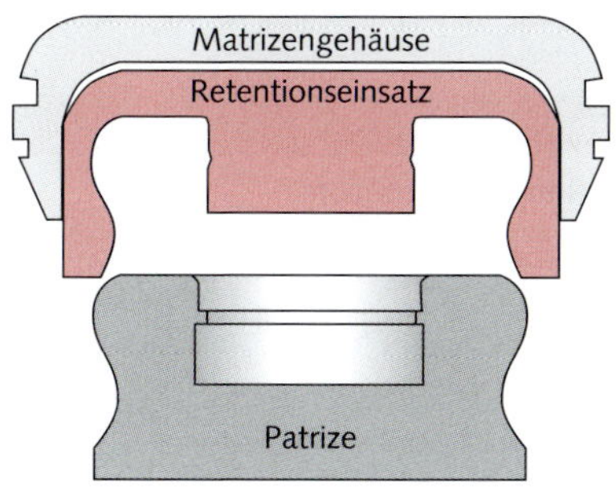


**Abb. 44-56** Das Kugelkopfsystem Dalbo Plus mit seinen Komponenten im Querschnitt: Gehäuse mit haubenförmigem Lamellen-Retentionseinsatz (rot).

**Abb. 44-57** Das Druckknopfsystem Locator mit seinen Komponenten im Querschnitt.

**Klinisches und labortechnisches Vorgehen**
Im ersten Arbeitsschritt erfolgt die Abformung der Implantate mit einem individuellen Löffel und der Repositionstechnik bzw. der Pick-up-Technik. In schwierigen Situationen (z. B. hoch einstrahlende Bänder, geringe Kieferkammhöhe) ist es sinnvoll, im Vorfeld eine Funktionsrandgestaltung z. B. mit Kerr durchzuführen. Die Erstellung des Meistermodells schließt sich an. Auf diesem kann die richtige Höhe der Kugelkopfelemente ausgewählt werden. Dabei sollte das Plateau, auf dem die Kugel befestigt ist, ungefähr 1 mm aus der Gingiva herausragen. Sitzt das Druckknopfattachment zu tief, wird die Kugel mit der Zeit von Gingiva bedeckt. Sitzt das Druckknopfattachment hingegen zu hoch, ist in der späteren Hybridprothese zu wenig Platz für die Matrize. Es folgt die Herstellung der Registrierschablonen. Hierzu werden Übertragungselemente (z. B. umgearbeitete Abformpfosten, Gingivaformer) in die Schablone eingearbeitet und mit Autopolymerisat fixiert bzw. die Schablone darauf abgestützt. Darüber kann die Schablone anschließend intraoral sicher fixiert werden. Das weitere Vorgehen gliedert sich in Gesichtsbogenübertragung, Registrierung, Kontrolle der Wachsaufstellung, Gerüstherstellung, Fertigstellung der Arbeit mit Einpolymerisierung der Matrizen in die Prothese. Letzteres erfolgt idealerweise im Mund und nicht im zahntechnischen Labor. So kann ein spannungsfreier Sitz der Hybridprothese sichergestellt werden, da durch die intraorale Verklebung Ungenauigkeiten der Abformung oder der Modellherstellung ausgeglichen werden können („Passive Fit").

## Steggeschiebe/Stege (Tab. 44-5)

Generell unterscheidet man bei den implantatgetragenen Stegen eine Versorgung von zwei Implantaten mit einem Steggelenk nach *Dolder* (1971) (Doldersteg) und die Versorgung von mindestens vier Implantaten mit einem Steggeschiebe. Dabei haben die einfachen Versorgungskonzepte der Druckknopfsysteme den Doldersteg in dieser Indikation größtenteils abgelöst.

Steggeschiebe bewirken eine direkte Verblockung der Implantate, führen durch die parallelen Passungsflächen zu einer starren Lagerung der Prothese und können entweder gusstechnisch mit anschließender Parallelfräsung des Stegs oder direkt in einem CAD/CAM-Verfahren gefräst hergestellt werden. Die Passgenauigkeit der CAD/CAM-Stege auf den Implantaten ist dabei präziser als bei den gegossenen Edelmetall-Stegen (*Torsello* et al. 2008).

**Tab. 44-5** Übersicht über das klinische und labortechnische Vorgehen bei einer implantatgetragenen CAD/CAM-gefrästen Stegprothese im Oberkiefer.

| Klinik | Labor |
|---|---|
| Anamnese, Befundaufnahme, Röntgen, Situationsabformung, Planung | |
| | Situationsmodelle, Set-up, Röntgenschablone |
| Röntgenmessaufnahme | |
| | Umarbeitung der Röntgenschablone zur Bohrschablone |
| Implantation | |
| Nahtentfernung | |
| Freilegungsoperation der Implantate | |
| Nahtentfernung, Alginatabformung für die Herstellung des individuellen Löffels bei eingeschraubten Gingivaformern | |
| | Herstellung eines individuellen Abformlöffels |
| Abformung der Implantate | |
| | Herstellen der Meistermodelle und einer implantatgestützten Registrierschablone |
| extra- und intraorale Kieferrelationsbestimmung, Zahn- und Farbauswahl | |
| | Montage der Meistermodelle im Artikulator, Wachsaufstellung |
| Wachsanprobe | |
| | Verschlüsseln der Zahnaufstellung (Vorwälle dienen der Dimensionskontrolle), Einscannen der Zahnaufstellung, digitale Stegkonstruktion und Übermittlung der Daten an das Fräszentrum, Fräsen des Titanstegs |
| Stegeinprobe | |
| | Anfertigung des Gerüsts unter Verwendung des Vorwalls, Gießen des Gerüstes, Ausarbeiten und Aufpassen auf dem Meistermodell, Zahnaufstellung mit Vorwall übertragen, gegebenenfalls Verblendung des Gerüsts, Ausmodellierung |
| Gesamtanprobe | |
| | Einbetten, Kunststoff pressen, Reokkludieren, Ausarbeiten |
| definitive Stegbefestigung, Eingliederung | |
| Kontrolle nach 2 Tagen | |
| Kontrolle nach 3 Monaten | |
| Nachsorge nach 6 Monaten und Festlegung des Nachsorgeintervalls | |

**Klinisches und labortechnisches Vorgehen**

Im CAD/CAM-Verfahren folgt nach Abformung der Implantate, Herstellung des Meistermodells und Kieferrelationsbestimmung die Zahnaufstellung und Einprobe. Im zahntechnischen Labor kann dann sowohl das Meistermodell mit den Implantat-

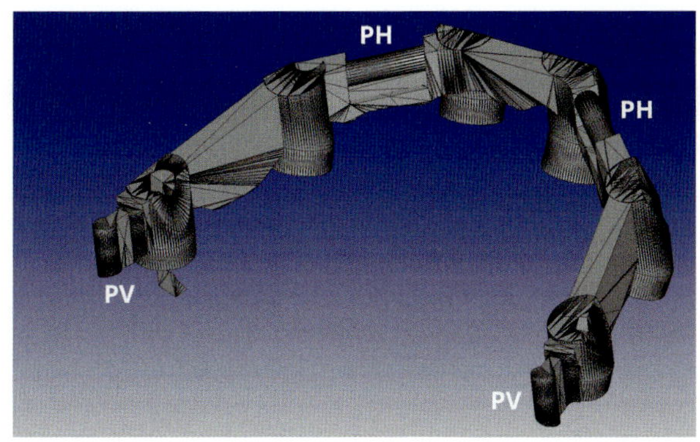


**Abb. 44-58** Konstruktion des parallelgefrästen Titanstegs: Als Friktionselemente sind zwei endständige Preci-Vertix-Geschiebe (PV) und zwei horizontal ausgerichtete Preci-Horix-Geschiebe (PH) eingearbeitet worden.

positionen als auch die Wachsaufstellung gescannt werden. Beide Informationen benötigt das Fräszentrum als Grundlage für die virtuelle Konstruktion. Dazu erfolgt der Versand des Arbeitsmodells und der Zahnaufstellung an ein Scan- und Designcenter. Dort wird die virtuelle Konstruktion des Stegs nach den zahnärztlichen und zahntechnischen Vorgaben durchgeführt (*Rinke* und *Fischer* 2012). Dabei sind unterschiedlichste Stegkonstruktionen und Halteelemente denkbar. Als Friktionselemente eignen sich zum Beispiel das Preci-Vertix-Geschiebe und das Preci-Horix-Geschiebe (Ceka-Vertrieb, D-Hannover) (Abb. 44-58).

Am Patienten erfolgt die Steganprobe. Hier ist die Überprüfung auf einen spannungs- und schaukelfreien Sitz von besonderer Wichtigkeit. Anschließend wird ein Einbettmassenmodell vom Meistermodell mit Steg hergestellt. Direkt über den Steg wird dann das Gerüst in Wachs modelliert und in einer CoCr-Legierung gegossen und ausgearbeitet. Die Übertragung der Zahnaufstellung auf das Gerüst erfolgt mit Hilfe eines Vorwalls. Die komplett aufgestellte und ausgearbeitete Prothese in Wachs wird am Patienten anprobiert. Sofern diese Anprobe erfolgreich war, kann die Stegprothese fertiggestellt werden. Bei der Eingliederung am Patienten wird der Steg auf den Implantaten aufgesetzt, mit entsprechendem Drehmoment angezogen und die fertiggestellte Arbeit eingesetzt. Die Retentionseinsätze werden einerseits so leicht gewählt, dass der Patient die Arbeit gut entfernen kann und andererseits so fest gewählt, dass die Prothese sich bei normaler Funktion nicht eigenständig löst.

In Fallbeispielen werden in der Literatur auch parallel gefräste Zirkonoxidkeramikstege beschrieben. Diese werden mit Titanbasen verklebt und über diese dann mit den Implantaten verschraubt. Durch die Verklebung zwischen dem Zirkonoxidkeramiksteg und den Titanklebebasen erzielt man eine vollkommen spannungsfreie Passung und gleicht damit alle produktionsbedingten Fehler aus (*Ellmann* et al. 2017).

### Doppelkronenverbindung (Tab. 44-6)

Ab vier Implantaten im Unter- oder Oberkiefer können abnehmbare Suprakonstruktionen auch über Doppelkronen auf den Implantaten verankert werden. Es können klassische Konuskronen, Doppelkronen mit zusätzlichen retentiven Elementen und Galvanoteleskope zur Anwendung kommen (siehe Kap. 36.4). Konventionelle Herstellungsverfahren der Primärteile mit einer späteren Fixationsabformung und Herstellung der Suprakonstruktion auf dem Modell führen zu Passungenauigkeiten, die zwar von physiologisch beweglichen Zähnen, nicht aber von osseointegrierten starren Implantaten ausgeglichen werden können.

**Tab. 44-6** Übersicht über das klinische und labortechnische Vorgehen bei der Herstellung einer implantatgetragenen Doppelkronenprothese mit Galvanoteleskopen.

| Klinik | Labor |
|---|---|
| Anamnese, Befundaufnahme, Röntgen, Situationsabformung, Planung | |
| | Situationsmodelle, Set-up, Röntgenschablone |
| Röntgenmessaufnahme | |
| | Umarbeitung der Röntgenschablone zur Bohrschablone |
| Implantation | |
| Nahtentfernung | |
| Freilegungsoperation der Implantate | |
| Nahtentfernung, Alginatabformung für die Herstellung des individuellen Löffels bei eingeschraubten Gingivaformern | |
| | Herstellung eines individuellen Abformlöffels |
| Abformung der Implantate | |
| | Herstellung der Meistermodelle und der Registrierschablone |
| extra- und intraorale Kieferrelationsbestimmung, Zahn- und Farbauswahl | |
| | Montage der Meistermodelle im Artikulator, Wachsaufstellung |
| Wachseinprobe | |
| | Verschlüsseln der Zahnaufstellung (Vorwälle dienen der Dimensionskontrolle), Herstellung der Titanabutments mit 1 oder 2° Konuswinkel (Primärteile), Einbringhilfe für die Primärteile, Galvanokäppchen, Sekundärgerüst, auf dem Sekundärgerüst abgestützte Registrierschablonen (Kunststoff), provisorische Versorgung (Duplikat der Wachsaufstellung) |
| definitive Eingliederung der implantatgetragenen Abutments, intraorale Verklebung der Galvanokäppchen mit dem Sekundärgerüst („Passive Fit"), Kieferrelationsbestimmung auf dem Sekundärgerüst (Registrierschablone), Überabformung über das Sekundärgerüst (Polyether, Alginat), Umarbeitung der vorhandenen provisorischen Versorgung auf die eingegliederten Primärteile bzw. Eingliederung der optional neu hergestellten provisorischen Versorgung | |
| | Herstellen neuer Meistermodelle, Montage der Meistermodelle im Artikulator, Verblenden des Gerüsts und Übertragung der Ersatzzähne durch den Vorwall, Ausmodellation |
| optional: Gesamteinprobe auf dem Gerüst | |
| | Einbetten, Kunststoff pressen, Reokkludieren, Ausarbeiten |
| Anprobe der fertigen Arbeit und Eingliederung | |
| Kontrolle nach 2 Tagen, Verschluss der Schraubenzugangskanäle | |
| Kontrolle nach 3 Monaten | |
| Nachsorge nach 6 Monaten und Festlegung des Nachsorgeintervalls | |

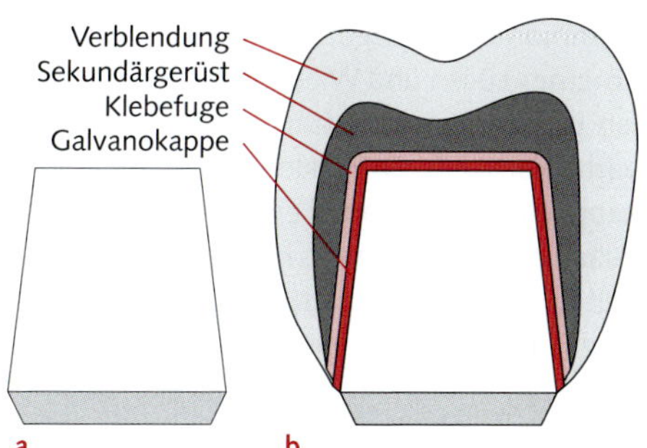


**Abb. 44-59** Darstellung des konisch (1–2°) beschliffenen Implantatabutments (**a**) mit darauf eingegliederter Doppelkrone (**b**), bestehend aus einem vollverblendeten Sekundärgerüst, in welches intraoral die Galvanokappe verklebt wurde.

Deswegen wird für implantatgetragene Doppelkronenarbeiten empfohlen, eine Sekundärkonstruktion herzustellen, die intraoral mit den Galvanokronen verklebt wird, wodurch eine exzellente Passgenauigkeit („Passive Fit") der Suprakonstruktion auf den Primärteilen erreicht wird (Abb. 44-59). Sowohl die Kombination von metallischen als auch von keramischen Primärteilen mit Galvanokäppchen wurde beschrieben (*Weigl* et al. 1999). Besondere Vorteile der implantatgetragenen Doppelkronenarbeiten sind ihre gute Kombinierbarkeit mit vitalen Pfeilerzähnen, die gute Hygienefähigkeit und die gute Erweiterungsfähigkeit nach einem möglichen Implantat- bzw. Zahnverlust.

### Klinisches und labortechnisches Vorgehen

Die Abformung erfolgt mit einem individuellen Löffel mit der Pick-up- bzw. Repositionstechnik. Nach erfolgter Abformung werden im Labor Meistermodelle und Registrierschablonen hergestellt, die auf den Implantaten mit abgestützt sind (z. B. auf eingeschraubten Gingivaformern, definitiven Abutments, umgearbeiteten Abformpfosten, implantatspezifischen Registrierelementen). Am Patienten erfolgt die extra- und intraorale Registrierung. Nach Montage der Meistermodelle im Artikulator wechseln sich die Aufstellung der Zähne in Wachs im Labor und die Anprobe am Patienten ab, bis eine zufriedenstellende Ästhetik, Phonetik und Okklusion erzielt worden sind. Die endgültige Wachsaufstellung wird anschließend durch den Zahntechniker auf dem Meistermodell mit Silikon verschlüsselt. Dieser Vorwall hilft dem Techniker bei der korrekten Dimensionierung der Gerüstanteile und stellt sicher, dass anschließend noch genug Platz für das Aufstellen der Ersatzzähne bzw. für das Verblenden der Gerüste vorhanden ist. Unter Dimensionskontrolle durch den Vorwall erfolgt die Herstellung der Primärkronen, die mit einem Konuswinkel von 1 oder 2° gefertigt werden. Als Primärkronen eignen sich prinzipiell direkt beschliffene Titanabutments, Titanabutments mit zusätzlich darauf angefertigten Zirkonoxid-Kappen oder direkt gefräste Zirkonoxidabutments mit einer Titanklebebasis. Die Galvanokappen werden auf die Primärkronen aufgalvanisiert (Wandstärke ca. 0,2 mm), das Sekundärgerüst (CoCr-Legierung) modelliert und gegossen, eine Registrierschablone hergestellt und optional eine auf den Primärkronen abgestützte provisorische Versorgung angefertigt (Duplikat der Wachsaufstellung).

In der darauffolgenden klinischen Sitzung erfordert das intraorale Einkleben der Galvanokappen in das Sekundärgerüst eine sichere Trockenlegung, was diese Behandlungssitzung besonders aufwändig macht: Als erstes werden die Primärteile mittels Positionierungsschlüssel eingesetzt und dann mittels Drehmomentschlüssel definitiv festgeschraubt. Um das Risiko einer späteren Schraubenlockerung zu minimieren, sollte nach 5 bis 10 Minuten die Schraube erneut auf das empfohlene

Drehmoment nachgezogen werden (*Spazzin* et al. 2010, *Farina* et al. 2014). Ein erneutes Lösen und Wiederanziehen der Befestigungsschraube könnte zu minimalen Ungenauigkeiten führen und einen späteren spannungsfreien Sitz der Arbeit verhindern. Für die Verklebung werden die zuvor in Alkohol gereinigten Galvanokappen auf die intraoral eingegliederten Primärteile aufgesetzt und mit einem Metallprimer (Alloy-Primer, Kuraray, J-Osaka) konditioniert. Das ebenfalls vorbehandelte CoCr-Sekundärgerüst (Strahlen mit Aluminiumoxid 50 µm, 2,5 bar) wird mit einem autopolymerisierenden Kompositkleber (z. B. Panavia 21 Ex, Kuraray) bestrichen und intraoral mit den Galvanokappen verklebt (Abb. 44-60). Anschließend wird das verklebte Gerüst entnommen und von Kleberresten gereinigt. Es erfolgt eine Kieferrelationsbestimmung auf dem Sekundärgerüst und eine anschließende Überabformung über das Sekundärgerüst mit Polyethermaterial (z. B. Impregum Penta, 3M) (Abb. 44-61). Anschließend muss die provisorische Versorgung an die neue intraorale Situation mit eingegliederten Primärteilen angepasst werden. Dazu wird entweder die vorhandene provisorische Versorgung umgearbeitet oder die optional im Labor hergestellte und auf den Primärkronen abgestützte provisorische Versorgung eingegliedert. Anschließend wird im zahntechnischen Labor ein neues Meistermodell mit Kunststoff-Stümpfen (z. B. Pattern Resin, GC, J-Tokio) im Bereich der Galvanoteleskope hergestellt (Abb. 44-62). Das Modell wird mit Hilfe der neuen Kieferrelationsbestimmung im Artikulator montiert und die Doppelkronenarbeit fertiggestellt. Optional kann noch eine Gesamtanprobe in Wachs vorgeschaltet werden. Sofern hier keine größeren Veränderungen notwendig sind, kann die Prothese in der nächsten Behandlungssitzung eingegliedert werden. Die Eingliederung ist dabei wesentlich weniger aufwändig als die vorherige Sitzung. Die Doppelkronenarbeit wird nur auf die bereits im Mund befindlichen Primärkronen aufgesetzt, die Okklusion und Artikulation korrigiert und die Passung der Prothese kontrolliert (Abb. 44-63).

Die in der letzten Sitzung optional neu hergestellte provisorische Versorgung hat nach Eingliederung der definitiven Arbeit ihre Funktion nicht komplett verloren, sondern dient dem Patienten ab jetzt als Zweitprothese. Sie kommt zum Beispiel bei Reparaturen an der definitiven Arbeit zum Einsatz und erhöht damit den Komfort des Patienten in diesen Situationen erheblich.

## 44.5 Nachsorge

Die Nachsorge bei implantatgetragenem Zahnersatz folgt den in Kapitel 46 beschriebenen Prinzipien. Die Sondierungstiefe und Bleeding on Probing (BOP) an Implantaten wird genauso wie bei natürlichen Zähnen evaluiert. War früher die routinemäßige Sondierung um Implantate umstritten, so ist heute nachgewiesen, dass dies ohne Schäden erfolgen kann und zunehmende Sondierungswerte sowie Blutung auf Sondieren Frühzeichen einer Periimplantitis sein können (*Salvi* und *Lang* 2004). Bei Sondierung mit der Parodontalsonde wird zwar das Saumepithel von der Implantatoberfläche separiert (Sondierungskraft von 0,2 N), die bindegewebige Adaptation am Implantat wird aber nicht zerstört. Die „Heilung" des epithelialen Attachments ist nach 5 Tagen abgeschlossen (*Etter* et al. 2002). Neben erhöhten Sondierungstiefen sind Plaque-Index, Zustand der Mukosa, BOP, Breite der keratinisierten Gingiva, Sulkusfluid, Pusabfluss, Implantatbeweglichkeit, Schmerzen und radiologische Veränderungen weitere diagnostische Parameter zur Beurteilung der periimplantären Verhältnisse (siehe Kap. 45).

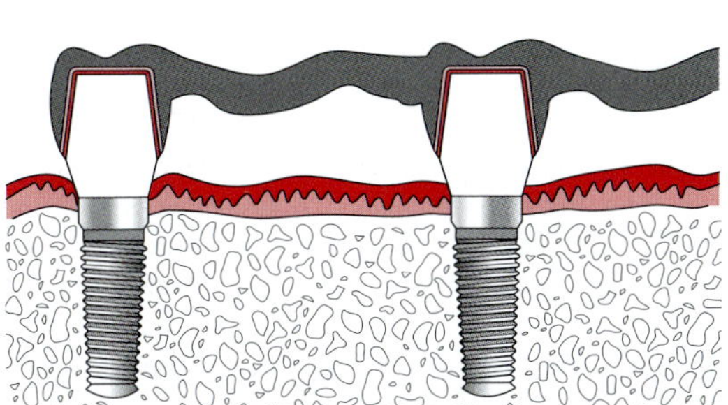

**Abb. 44-60** Intraorales Einkleben der Galvanokappen in das Sekundärgerüst.

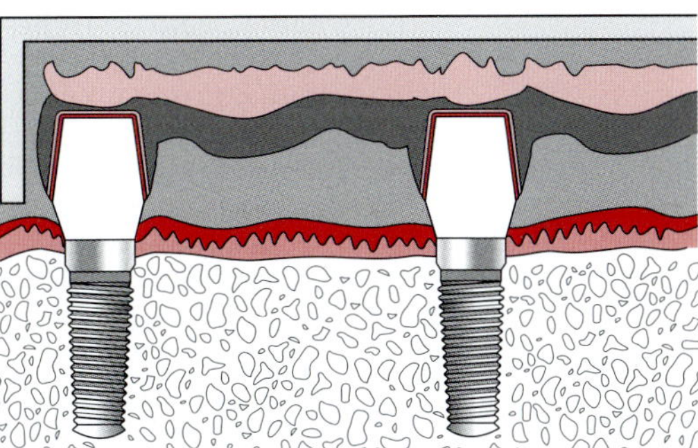

**Abb. 44-61** Nach erfolgter Kieferrelationsbestimmung auf dem Sekundärgerüst wird anschließend eine Überabformung über das Sekundärgerüst mit Polyether durchgeführt.

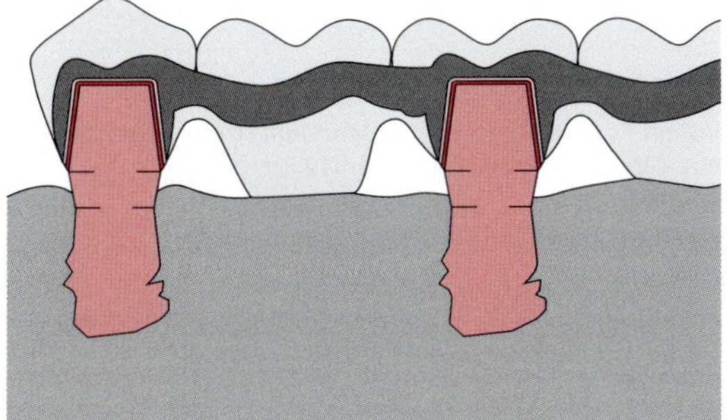

**Abb. 44-62** Danach wird im zahntechnischen Labor ein neues Meistermodell mit Kunststoff-Stümpfen im Bereich der Galvanoteleskope hergestellt und das Sekundärgerüst verblendet.

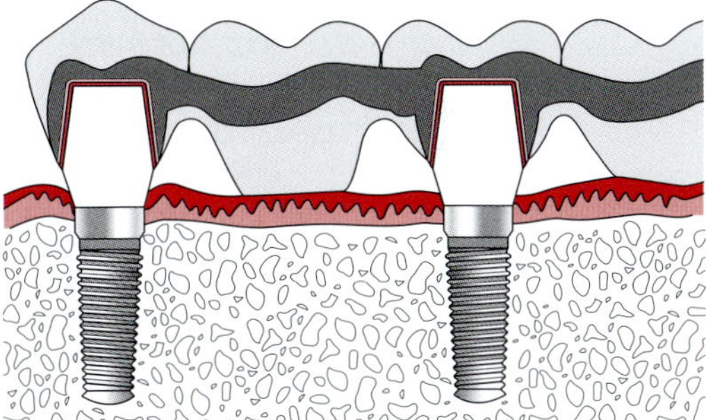

**Abb. 44-63** Intraoral eingegliederte Galvanoteleskoparbeit.

Werden Abutments oder andere prothetische Komponenten abgeschraubt bzw. ausgewechselt, sollten die Innenräume der Implantate mit Chlorhexidinlösung desinfiziert und vor dem erneuten Verschrauben mit einem Chlorhexidingel gefüllt werden, da dies längerfristig die Keimbesiedlung der Hohlräume reduziert (*Paolantonio* et al. 2008).

# Literatur


Amin S., Weber H.P., Finkelman M., El Rafie K., Kudara Y., Papaspyridakos P.: Digital vs. conventional full-arch implant impressions: a comparative study. Clin Oral Implants Res 2016:1-8.

Aparicio C., Rangert B., Sennerby L.: Immediate/early loading of dental implants: a report from the Sociedad Espanola de Implantes World Congress consensus meeting in Barcelona, Spain, 2002. Clin Implant Dent Relat Res 2003;5:57-60.

Belser U., Buser D., Higginbottom F.: Consensus statements and recommended clinical procedures regarding esthetics in implant dentistry. Int J Oral Maxillofac Implants 2004;19 Suppl: 73-74.

Busch R., Kern M.: Wiederherstellung der Retention bei dem schraubaktivierbaren Kugelkopfattachment Dalbo Plus. Quintessenz 2009;60:713-717.

Buser D., Belser U., Wismeijer D.: ITI-Treatment Guide. Ästhetische Implantattherapie – Einzelzahnersatz. Quintessenz, Berlin 2007.

Chen S., Buser D.: ITI Treatment Guide: Implant Placement in Post-Extraction Sites. Quintessenz, Verlag, Berlin 2008.

Chen S.T., Wilson T.G. Jr., Hämmerle C.H.: Immediate or early placement of implants following tooth extraction: review of biologic basis, clinical procedures, and outcomes. Int J Oral Maxillofac Implants 2004;19 Suppl: 12-25.

Chochlidakis K.M., Papaspyridakos P., Geminiani A., Chen C.J., Feng I.J., Ercoli C.: Digital versus conventional impressions for fixed prosthodontics: A systematic review and meta-analysis. J Prosthet Dent 2016;116:184-190.

Deutscher Arbeitskreis für Hygiene in der Zahnmedizin (Hrsg): Hygieneleitfaden, 12. Aufl. Schülke & Mayr, Norderstedt 2018.

Deutsche Gesellschaft für Zahn- Mund- und Kieferheilkunde (DGZMK): Implantologie in der Zahnheilkunde. Stand 7/2005. Dtsch Zahnärztl Z 2005;60:915-916.

Deutsche Gesellschaft für Zahn- Mund- und Kieferheilkunde (DGZMK): Zahnärztliche Betreuung von Patienten unter/nach Bisphosphonat-Medikation. Dtsch Zahnärztl Z 2006;60:915-916.

Dimaczek B., Kern M.: Langzeitprovisorische Wiederherstellung von Funktion und Ästhetik mittels direkter adhäsiver Befestigung eines extrahierten Zahnes. Quintessenz 2007;58:829-833.

Dolder E.: Steg-Prothetik. 3. Aufl. Hüthig, Heidelberg 1971.

Ellmann D., Rübeling G., Blankenstein F.: Funkenerosion zur spannungsfreien Passung eines Zirkonoxidsteges. Quintessenz Zahntechnik 2017;43:500-512.

Etter T.H., Hakanson I., Lang N.P., Trejo P.M., Caffesse R.G.: Healing after standardized clinical probing of the periimplant soft tissue seal: a histomorphometric study in dogs. Clin Oral Implants Res 2002;13:571-180.

Farina A.P., Spazzin A.O., Consani R.L., Mesquita M.F.: Screw joint stability after the application of retorque in implant-supported dentures under simulated masticatory conditions. J Prosthet Dent 2014;111:499-504.

Flügge T., van der Meer W.J., Gonzalez B.G., Vach K., Wismeijer D., Wang P.: The accuracy of different dental impression techniques for implant-supported dental prostheses: A systematic review and meta-analysis. Clin Oral Implants Res 2018;29 Suppl 16:374-392.

Gallucci G.O., Hamilton A., Zhou W., Buser D., Chen S.: Implant placement and loading protocols in partially edentulous patients: A systematic review. Clin Oral Implants Res 2018;29 Suppl 16:106-134.

Grötz K.A., Walter C., Al-Nawas B., Haßfeld S., Sader R., Ullner M.: S3-Leitlinie Zahnimplantate bei medikamentöser Behandlung mit Knochenantiresorptiva (inkl. Bisphosphonate). (Registernummer 083-026). AWMF (Arbeitsgemeinschaft der Wissenschaftlichen Medizinischen Fachgesellschaften) 2016. Online abrufbar unter: https://www.awmf.org/leitlinien/detail/ll/083-026.html

Hämmerle C.H., Chen S.T., Wilson T.G. Jr.: Consensus statements and recommended clinical procedures regarding the placement of implants in extraction sockets. Int J Oral Maxillofac Implants 2004;19 Suppl:26-28.

Joda T., Brägger U.: Patient-centered outcomes comparing digital and conventional implant impression procedures: a randomized crossover trial. Clin Oral Implants Res 2016;27:e185-e189.

Joda T., Ferrari M., Gallucci G.O., Wittneben J.G., Brägger U.: Digital technology in fixed implant prosthodontics. Periodontol 2000 2017;73:178-192.

Kern M., Att W., Fritzer E., Kappel S., Luthardt R.G., Mundt T., Reissmann D.R., Radel M., Stiesch M., Wolfart S., Passia N.: Survival and complications of single dental implants in the edentulous mandible following immediate or delayed loading: A randomized controlled clinical trial. J Dent Res 2018;97:163-170.

Lee H., So J.S., Hochstedler J.L., Ercoli C.: The accuracy of implant impressions: a systematic review. J Prosthet Dent 2008;100:285-291.

Lekholm U., Zarb G.A.: Patient Selection and Preparation. In: Brånemark P.I., Zarb G.A., Albrektsson T. (Hrsg). Tissue-Integrated Prosthesis. Osseointegration in Clinical Dentistry. Quintessence, Chicago-Berlin 1985.

Ludlow J.B., Ivanovic M.: Comparative dosimetry of dental CBCT devices and 64-slice CT for oral and maxillofacial radiology. Oral Surg Oral Med Oral Pathol Oral Radiol Endod 2008;106:106-114.

Ludwig K., Cretsi X., Kern M.: In-vitro-Untersuchung zu Abzugskräften von Kugelkopf-Attachments bei Implantatdivergenzen. Dtsch Zahnärztl Z 2006;61:142-146.

Malo P., de Araujo Nobre M., Lopes A., Ferro A., Botto J.: The All-on-4 treatment concept for the rehabilitation of the completely edentulous mandible: A longitudinal study with 10 to 18 years of follow-up. Clin Implant Dent Relat Res 2019a;21: 565-577.

Malo P., de Araujo Nobre M., Lopes A., Ferro A., Nunes M.: The All-on-4 concept for full-arch rehabilitation of the edentulous maxillae: A longitudinal study with 5-13 years of follow-up. Clin Implant Dent Relat Res 2019b;21:538-549.

Marliere D.A.A., Demetrio M.S., Picinini L.S., Oliveira R.G., Netto H.: Accuracy of computer-guided surgery for dental implant placement in fully edentulous patients: A systematic review. Eur J Dent 2018;12:153-160

Mehnert J.: Untersuchung der Formstabilität verschiedener Kunststoffe zur Herstellung steriler dentaler Implantatschablonen, Dissertation Göttingen 2013.

Mombelli A., Cionca N.: Systemic diseases affecting osseointegration therapy. Clin Oral Implants Res 2006;17:97-103.

Moy P.K., Medina D., Shetty V., Aghaloo T.L.: Dental implant failure rates and associated risk factors. Int J Oral Maxillofac Implants 2005;20:569-577.

MPG (Medizinproduktegesetz): Richtlinie 93 / 42 / EWG des Rates über Medizinprodukte (ABl. EG Nr. L 169 S. 1), zuletzt geändert durch Artikel 2 der Richtlinie 2007/47 vom 5. September 2007 (Abl. L 247 S. 21), Rat der Europäischen Gemeinschaften 2007.

Paolantonio M., Perinetti G., D'Ercole S., Graziani F., Catamo G., Sammartino G., Piccolomini R.: Internal decontamination of dental implants: an in vivo randomized microbiologic 6-month trial on the effects of a chlorhexidine gel. J Periodontol 2008;79: 1419-1425.

Papaspyridakos P., Chen C.J., Chuang S.K., Weber H.P.: Implant loading protocols for edentulous patients with fixed prostheses: a systematic review and meta-analysis. Int J Oral Maxillofac Implants 2014;29 Suppl:256-270.

Papaspyridakos P., Gallucci G.O., Chen C.J., Hanssen S., Naert I., Vandenberghe B.: Digital versus conventional implant impressions for edentulous patients: accuracy outcomes. Clin Oral Implants Res 2016;27:465-472.

Passia N., Ghazal M., Kern M.: Long-term retention behaviour of resin matrix attachment systems for overdentures. J Mech Behav of Biomed Mater 2016;57:88-94.

Reich S.: Digitaler Workflow, Scannen und Co –Was geht mich das an? Wissen Kompakt 2018;12:75-87.

Rinke S., Fischer C.: CAD/CAM-gefertigte Stegkonstruktionen. Implantologie 2012;20:65-74.

Salvi G.E., Lang N.P.: Diagnostic parameters for monitoring peri-implant conditions. Int J Oral Maxillofac Implants 2004;19 Suppl:116-127.

Schiegnitz E., Al-Nawas B., Hoefert S., Otto S., Pautke C., Ristow O., Voss P., Grötz K.A.: Antiresorptiva-assoziierte Kiefernekrose (AR-ONJ). (Registernummer 007 – 091). AWMF (Arbeitsgemeinschaft der Wissenschaftlichen Medizinischen Fachgesellschaften) 2018. Online abrufbar unter: https://www.awmf.org/leitlinien/detail/ll/007-091.html

Schliephake H., Sicilia A., Nawas B.A., Donos N., Gruber R., Jepsen S., Milinkovic I., Mombelli A., Navarro J.M., Quirynen M., Rocchietta I., Schiodt M., Schou S., Stahli A. et al.: Drugs and diseases: Summary and consensus statements of group 1. The 5(th) EAO Consensus Conference 2018. Clin Oral Implants Res 2018;29 Suppl 18:93-99.

Schulze D., Heiland M., Thurmann H., Adam G.: Radiation exposure during midfacial imaging using 4- and 16-slice computed tomography, cone beam computed tomography systems and conventional radiography. Dentomaxillofac Radiol 2004;33:83-86.

Spazzin A.O., Henrique G.E., Nobilo M.A., Consani R.L., Correr-Sobrinho L., Mesquita M.F.: Effect of retorque on loosening torque of prosthetic screw0s under two levels of fit of implant-supported dentures. Braz Dent J 2010;21:12-17.

Stavropoulos A., Bertl K., Pietschmann P., Pandis N., Schiodt M., Klinge B.: The effect of antiresorptive drugs on implant therapy: Systematic review and meta-analysis. Clin Oral Implants Res 2018;29 Suppl 18:54-92.

Terheyden H.: Sofortrekonstruktion und verzögerte Sofortrekonstruktion der Extraktionsalveole. Implantol 2006;14:365-375.

Torsello F., di Torresanto V.M., Ercoli C., Cordaro L.: Evaluation of the marginal precision of one-piece complete arch titanium frameworks fabricated using five different methods for implant-supported restorations. Clin Oral Implants Res 2008;19:772-779.

Tuna T., Kuhlmann L., Bishti S., Sirazitdinova E., Deserno T., Wolfart S.: Removal of simulated biofilm at different implant crown designs with interproximal oral hygiene aids: An in vitro study. Clin Oral Implants Res 2019;30:627-636.

Van Assche N., Vercruyssen M., Coucke W., Teughels W., Jacobs R., Quirynen M.: Accuracy of computer-aided implant placement. Clin Oral Implants Res 2012;23 Suppl 6:112-123.

Vercruyssen M., Hultin M., Van Assche N., Svensson K., Naert I., Quirynen M.: Guided surgery: accuracy and efficacy. Periodontol 2000 2014;66:228-246.

Weigl P., Kleutges D.: Ein innovatives und einfaches Therapiekonzept für herausnehmbare Suprastrukturen mit neuem Halteelement – konische Keramikpatrize vs. Feingoldmatrize. In: Weber H.-P., Mönkmeyer U. (Hrsg). Implantatprothetische Therapiekonzepte-Die Versorgung des Oberkiefers. Quintessenz, Berlin 1999.

Wichmann N., Kern M., Taylor T., Wille S., Passia N.: Retention and wear of resin matrix attachments for implant overdentures. J Mech Behav Biomed Mater 2020;110:103901.

Witkowski S., Schirra C., Kern M.: Konditionierung des periimplantären Weichgewebes mit prothetischen Hilfsmitteln. Quintessenz Zahntech 1998;24:986-1005.

Wolf K., Ludwig K., Hartfil H., Kern M.: Analysis of retention and wear of ball attachments. Quintessence Int 2009;40:405-412.

Wolfart S.: Implantatprothetik - ein patientenorientiertes Konzept. 1. Aufl. Quintessenz, Berlin 2014.

Wolfart S., Brunzel S., Kern M.: Strategische Pfeilervermehrung mit Implantaten unter vorhandenen Doppelkronenprothesen. Quintessenz 2009;60:1053-1059.

Wolfart S., Yilmaz B.: A technique for facilitating open-tray implant impressions. J Prosthet Dent 2019;122:417-419.

Zuhr O., Fickl S., Wachtel H., Bolz W., Hürzeler M.B.: Die Erhaltung des Emergenzprofils als Schlüsselfaktor für ästhetische implantatgetragene Restaurationen. Implantologie 2002;10:85-100.

Zygogiannis K., Wismeijer D., Aartman I.H., Osman R.B.: A systematic review on immediate loading of implants used to support overdentures opposed by conventional prostheses: factors that might influence clinical outcomes. Int J Oral Maxillofac Implants 2016;31:63-72.

# 45 Ursachen und Therapie der periimplantären Mukositis und Periimplantitis

## 45.1 Einleitung

Hart- und Weichgewebe, die ein dentales Implantat umgeben, weisen Gemeinsamkeiten, aber auch Unterschiede gegenüber dem Parodontium des natürlichen Zahnes auf. Während der Begriff Parodontium mit Gingiva, Desmodont, Wurzelzement und knöcherner Alveole zahngebundene Strukturen bezeichnet, hat sich für die das Implantat umgebenden Strukturen der Überbegriff periimplantäre Hart- und Weichgewebe etabliert. Im Einzelnen unterscheidet man die periimplantäre Mukosa und den periimplantären Knochen. Entzündliche Prozesse, die sich auf die Weichgewebe beschränken, werden analog zur Gingivitis als periimplantäre Mukositis bezeichnet und sind reversibel. In Analogie zur Parodontitis lautet die Diagnose Periimplantitis, sobald der umgebende Knochen beteiligt ist und Knochenresorptionen manifest werden.

Im schlimmsten Fall mündet eine periimplantäre Erkrankung in einen Implantatverlust. Hier unterscheidet man grundsätzlich zwischen Früh- und Spätverlusten. **Frühe Implantatverluste** werden innerhalb der ersten Wochen oder Monate nach Insertion bzw. bis zu einem Jahr nach funktioneller Belastung beobachtet. Sie sind auf Komplikationen während der Einheilung bzw. auf das Ausbleiben der Osseointegration zurückzuführen, wie es zum Beispiel durch fehlerhafte chirurgische Techniken oder funktionelle Überbelastungen zu beobachten ist. Bei den chirurgischen Komplikationen seien Hitzenekrosen während der Implantatbettaufbereitung, Wunddehiszenzen nach augmentativen Verfahren sowie gelockerte Sekundärteile genannt. Zu Misserfolgen durch okklusale Überbelastungen kann es durch eine zu frühe Belastung während der Einheilungsphase des Implantates oder durch eine inkorrekte Gestaltung der Suprastruktur kommen (*Rosenberg* et al. 1991).

Die im Rahmen einer Periimplantitis verursachten Implantatverluste sind sogenannte **Spätverluste**. Sie treten aufgrund ausgeprägter Entzündungsvorgänge und Knochenverluste nach einer initial erfolgreichen Osseointegration und funktionellen Belastung auf.

## 45.2 Formen der periimplantären Entzündungen

### 45.2.1 Periimplantäre Mukositis

Die periimplantäre Mukositis ist eine entzündliche Läsion des Weichgewebes im Bereich des Implantatabutment-Interface. Dies bezeichnet den Übergangsbereich zwischen Implantatschulter und prothetischer Restauration. Hierbei handelt es sich um eine reine Weichgewebsentzündung ohne Beteiligung oder Verlust des umgebenden Knochens. Ein Ursache-Wirkungszusammenhang zwischen dem Ausmaß der bakteriellen Besiedlung (Biofilm) um Titan-Implantate und der Entwicklung einer entzündlichen Reaktion wurde nachgewiesen. Die periimplantäre Mukositis ist dabei durch ein entzündliches Zellinfiltrat im Bindegewebe gekennzeichnet. Bei einer langjährig bestehenden Mukositis ist ein größeres Entzündungszellinfiltrat nachweisbar als bei frühen Läsionen. Wichtig ist, dass die biofilminduzierte periimplantäre Mukositis reversibel ist, sobald der Biofilm entfernt und diese gesäuberte Situation stabil gehalten werden kann. Daher ist einer optimalen Biofilmentfernung sowohl für die Prävention als auch für die Therapie der periimplantären Mukositis hohe Priorität einzuräumen. Das vollständige Abklingen der klinischen Anzeichen einer Entzündung kann dabei mehr als 3 Wochen dauern. Als Risikofaktoren für eine periimplantäre Mukositis wurden unter anderem Biofilmakkumulation, Rauchen und Bestrahlung identifiziert. Weitere Faktoren wie Diabetes mellitus, Mangel an keratinisierter Gingiva und nicht entfernte Zementreste werden diskutiert (*Heitz-Mayfield* und *Salvi* 2018).

Somit ist eine regelmäßige unterstützende periimplantäre Nachsorge mit Biofilmentfernung eine wichtige präventive Strategie, um die Entstehung einer periimplantäre Mukositis zu vermeiden und auch den Übergang der periimplantären Mukositis zur Periimplantitis zu verhindern (*Heitz-Mayfield* und *Salvi* 2018).

Außerdem können insuffiziente Restaurationen auf den Implantaten ein erhöhtes Risiko darstellen. Schlecht passende Implantataufbauteile (z. B. Abutments, Stege, Brückengerüste), nicht entfernte Zementreste, undichte Implantat-Abutmentverbindungen (Mikroleakage), inkorrekt gestaltete nicht reinigbare Suprakonstruktionen, partiell gelöste Suprakonstruktionen mit Mikrobewegungen zwischen Implantat und Abutment/Restauration können ebenfalls zur Biofilmakkumulation führen und damit eine periimplantäre Mukositis auslösen. Ohne Korrekturmaßnahmen der Suprakonstruktionen kann sich diese zu einer Periimplantitis weiterentwickeln.

### 45.2.2 Periimplantitis

Während bei der periimplantären Mukositis das entzündliche Zellinfiltrat auf das Weichgewebsinterface am Implantat begrenzt ist, breitet sich dieses bei der Periimplantitis auf das knöcherne Implantatlager aus (*Lindhe* et al. 2008).

Dabei wird die Entstehung der Periimplantitis vornehmlich durch Rauchen, Diabetes mellitus, fehlende Prophylaxe und ausgeheilte bzw. aktive Parodontitis begünstigt. Hingegen stellen das Alter der Patienten, das Geschlecht und die Lokalisation der Implantate (Ober- versus Unterkiefer) keine Risikofaktoren dar. Weiter gibt es derzeit nur geringe Belege dafür, dass Osteoporose, das Fehlen von angewachsener Gingiva, bestimmte Implantatoberflächenmerkmale oder komplette Zahnlosigkeit das Risiko für das Auftreten einer Periimplantitis erhöhen (*Dreyer* et al. 2018).

## 45.3 Prävalenz der periimplantären Mukositis und Periimplantitis

Das Auftreten (Prävalenz) einer periimplantären Mukositis innerhalb eines Beobachtungszeitraums von 9 Jahren wird bei 19 bis 65 % aller Implantat-Patienten beobachtet. Von einer Periimplantitis sind 1 bis 47 % aller Patienten betroffen. Die durchschnittliche Prävalenz der periimplantären Mukositis wurde in diesem

Übersichtsartikel mit 43 % und die der Periimplantitis mit 22 % angegeben (*Derks* et al. 2015). Eine differenziertere Betrachtung der Periimplantitis erfolgt in einem weiteren Übersichtsartikel (*Dreyer* et al. 2018). Hier liegt die Prävalenz der Periimplantitis bezogen auf das Implantat zwischen 1 und 85 %. Die durchschnittliche Prävalenz der Periimplantitis wird mit 26 % für Patienten mit einem Beobachtungszeitraum von mehr als 5 Jahren angegeben. Die Inzidenz ist dabei mit 0,4 % innerhalb der ersten 3 Jahre gering und nimmt dann bis zu 44 % nach 5 Jahren zu. Für Patienten, die regelmäßig an einem Nachsorgeprogramm teilnehmen, wird eine Prävalenz von 9 %, bei Patienten ohne regelmäßiges Nachsorgeprogramm von 19 % angegeben. Die Prävalenz liegt bei Nichtrauchern bei 9 %, bei Patienten, die mit festsitzenden Restaurationen versorgt wurden, bei 10 % und bei Patienten, die im Vorfeld an einer Parodontitis erkrankt waren, bei 14 % (*Dreyer* et al. 2018).

Der Grund für die große Schwankungsbreite in den Angaben liegt zu einem großen Teil an unterschiedlichen Kriterien, die zur Definition periimplantärer Erkrankungen herangezogen werden (*Schwarz* und *Becker* 2015). Dies betrifft insbesondere die festgelegten Grenzwerte, ab welchen man einen entzündlich bedingten marginalen Knochenverlust als „Periimplantitis" definiert. Sie schwanken je nach Studie zwischen sehr strengen Grenzwerten, bei denen bereits ein Knochenabbau größer 0,4 mm als Periimplantitis bezeichnet wird, und reichen bis zu moderaten Grenzwerten von 5 mm.

## 45.4 Mikrobiologische Aspekte

Mikrobiologisch scheint der Verlauf einer periimplantären Entzündung der einer chronischen Parodontitis zu entsprechen (*Mombelli* et al. 1987). Mit und ohne Vorliegen einer periimplantären Mukositis beherbergen teilbezahnte Patienten eine potentiell pathogenere periimplantäre Mikroflora als zahnlose Patienten. Dabei weisen sie einen höheren Anteil an Bakterien auf, die mit parodontalen und periimplantären Erkrankungen in Verbindung gebracht werden (*de Waal* et al. 2014). Bei teilbezahnten Patienten mit Implantaten kommt es zu einer Übertragung von Bakterien von den Zähnen auf die Implantate. Wenn es sich dabei um parodontopathogene Bakterien handelt, können sie auch eine Periimplantitis verursachen. Bei Implantat-Patienten mit einer aktiven Parodontitis ist somit eine Kreuzinfektion der Implantate zu erwarten. Es gibt jedoch keine ausreichenden Nachweise, um spezifische Unterschiede in der Zusammensetzung des subgingivalen Biofilms von Zähnen und Implantaten aufzuzeigen. Dies gilt sowohl bei vorliegender Parodontitis oder Periimplantitis als auch beim Gesunden (gesunde Zähne versus gesunde Implantate) (*Retamal-Valdes* et al. 2019). Die Annahme für die Existenz spezifischer Mikroorganismen, die verschiedene Oberflächen im Mund besiedeln, basiert auf dem in den 1970er Jahren etablierten Konzept, dass orale Bakterien selektiv an verschiedenen Oberflächen der Mundhöhle haften (*Gibbons* 1971). Diese Studie zeigte auch, dass diese spezifische Adhäsion eine ökologische Determinante für die Etablierung und Verteilung von Bakterien auf Mundoberflächen ist. Der Mangel an Unterschieden zwischen den mikrobiotisch kolonisierten Implantat- und Zahnoberflächen deutet darauf hin, dass sich die ersten Kolonisatoren auf beiden Strukturen wahrscheinlich nicht wesentlich unterscheiden. Dabei sind sie durch eine sehr ähnliche Umgebung geschützt (parodontaler- oder periimplantärer Sulkus/Tasche). Außerdem sind sie denselben Flüssigkeiten (Krevikelflüssigkeit und

Speichel), ähnlichen Ernährungsbedingungen und Redoxpotentialen ausgesetzt. Obwohl es wichtige strukturelle Unterschiede zwischen parodontalen und periimplantären Oberflächen gibt, die zu einigen Unterschieden in der Wirtsreaktion führen, sind diese Unterschiede möglicherweise nicht ausreichend, um unterschiedliche mikrobielle Profile zu erzeugen (*Retamal-Valdes* et al. 2019).

Auf der Oberfläche der transmukosalen Komponente des Implantats bildet sich ein Pellikel, sobald das Implantat eingesetzt wird. Nach Adsorption des Pellikels haften orale Mikroorganismen an dem Pellikel und kolonisieren die transmukosale Komponente des Implantats mit Biofilm. Die bakterielle Adhäsion erfolgt 30 Minuten nach der Implantation und nach 1 bis 3 Monaten ist die Zusammensetzung des maturierten Biofilms subgingival ähnlich wie bei natürlichen Zähnen (*Fürst* et al. 2007). Die Oberflächeneigenschaften der transmukosalen Implantatkomponenten wirken sich direkt auf die Anzahl der ersten Bakterienkolonisatoren aus. Rauere Implantatoberflächen fördern die Anhaftung von Bakterien an der Oberfläche und schützen vor bakterieller Dislokation. Die Rauheit der Implantatoberfläche hat dabei einen wesentlichen Einfluss auf die Bildungsgeschwindigkeit und die Dicke des Biofilms. Bei krestalem Knochenverlust und tieferen Taschen ist die mikrobiologische Komplexität des Biofilms auf Implantatoberflächen sowohl auf rauen als auch auf glatten Oberflächen ähnlich. Es gibt nur wenige Hinweise darauf, dass der Biofilm auf rauen Oberflächen das Fortschreiten der Periimplantitis stärker fördert als auf glatten Oberflächen (*Wilson* und *Blum* 2019). Bei moderneren Abutment-Oberflächen, wie PEEK-Kunststoffen (Polyetheretherketon), ähnelt die Biofilmbildung auf der Oberfläche der von konventionellen Materialien wie Zirkonoxid und Titan (*Hahnel* et al. 2015, *Barkarmo* et al. 2019).

Sowohl Implantate, die von gesunden Weich- und Hartgeweben umgeben sind, als auch Implantate mit vorliegenden periimplantären Erkrankungen werden von parodontopathogenen Mikroorganismen besiedelt. Dabei weist die Periimplantitis-Mikrobiota im Zusammenhang mit Parodontitis häufiger Mikroorganismen des roten Komplexes auf. Hingegen sind bei reinen Periimplantitisläsionen Mikroorganismen des orangen Komplexes, wie Prevotella intermedia und Prevotella nigrescens, eher mit assoziiert. Nicht kultivierbare Mikroorganismen wie asaccharolytische anaerobe grampositive stäbchenassoziierte Arten und nicht kultivierbare anaerobe gramnegative Stäbchen sind eher mit Periimplantitisläsionen assoziiert als mit gesunden Implantaten. Parodontitis und Periimplantitis scheinen in Bezug auf die mikrobielle Zusammensetzung unterschiedlich zu sein. So stellt die Periimplantitis eine heterogene und komplexere Infektion mit überwiegend nicht kultivierbaren gramnegativen Arten als die Parodontitis dar (*Lafaurie* et al. 2017).

## 45.5 Diagnostik bei Verdacht auf periimplantäre Infektionen

Um beginnende Läsionen bereits frühzeitig zu diagnostizieren, ist ein regelmäßiges Erfassen von klinischen Daten während der Nachsorgeuntersuchungen notwendig (*Lang* et al. 1997). Die Autoren empfehlen daher bestimmte klinische und radiologische Parameter regelmäßig zu erheben, um zwischen gesundem und erkranktem periimplantären Gewebe unterscheiden zu können (*Salvi* und *Lang* 2004). Da periimplantäre Infektionen nur selten mit einer ausgeprägten Schmerzsymptomatik einhergehen, kann von einer subjektiven Beschwerdefreiheit des Patienten nicht unbedingt auf den klinischen Erfolg einer Implantatversorgung geschlossen werden (*Schwarz* und *Becker* 2015). Treten jedoch plötzlich Kaubeschwerden auf, dann können möglicherweise eine progredient verlaufende Periimplantitis (*Tabanella* et al. 2009) oder eine Implantatlockerung die Ursache dafür sein.

Da im Rahmen der Periimplantitis die knöcherne Unterstützung initial ausschließlich koronal verloren geht, bleibt das Implantat in dieser Phase weiter osseointegriert und somit auch stabil. Aus diesem Grund ist Implantatmobilität ein höchst unsensibles, zugleich jedoch ein hochspezifisches diagnostisches Kriterium für Periimplantitis.

Höhere Sensibilität und Reliabilität einer sich entwickelnden bzw. etablierten Periimplantitis weisen die Parameter Bleeding on probing (BOP), Sondierungstiefe und die röntgenologische Untersuchung mit Hilfe eines Zahnfilms auf (*Lang* et al. 2000). In Anlehnung an die S3-Leitlinie zur Periimplantitis (*Schwarz* und *Becker* 2016) werden diese Befunde im Folgenden erörtert:

## 45.5.1 Periimplantäre Sondierung

Als klinische Basisdiagnostik ist die Sondierung der periimplantären Weichgewebe mit moderatem Druck (< 0,25 N) mittels einer konventionellen Parodontalsonde anzusehen (*Lindhe* et al. 2008). Nachteilige Effekte, wie zum Beispiel die Beschädigung der Implantatoberfläche, wurden dabei bisher nicht beobachtet.

Eine bei der Sondierung auftretende Blutung (BOP) gilt als Schlüsselparameter für die Diagnostik einer Entzündung der periimplantären Mukosa (Mukositis) bzw. einer Periimplantitis. Bei einer fortgeschrittenen Periimplantitis können die Blutungen außerdem von einer putriden Exsudation begleitet sein (*Schwarz* und *Becker* 2015).

Da mit dem marginalen Knochenabbau um die Implantate in der Regel auch ein Anstieg der periimplantären Sondierungstiefen einhergeht, können die Sondierungstiefen als ein zuverlässiges Kriterium für die Diagnostik einer Periimplantitis herangezogen werden. Um jedoch den Verlauf eines periimplantären Knochenabbaus optimal dokumentieren zu können, sollte idealerweise die Sondierungstiefe zum Zeitpunkt der Eingliederung der prothetischen Versorgung (oder kurz danach) als Referenzwert erhoben werden (*Lang* et al. 2011b).

Kritisch muss jedoch angemerkt werden, dass die Suprakonstruktion auf den Implantaten häufig eine adäquate Sondierung des periimplantären Gewebes erschwert und manchmal sogar unmöglich macht. Es ist daher zu empfehlen die Suprakonstruktion – wenn technisch möglich – abzunehmen, da dadurch die Genauigkeit und Reproduzierbarkeit des Sondierungsvorganges erheblich verbessert werden können (*Serino* et al. 2013).

## 45.5.2 Röntgen

Im Gegensatz zu einer periimplantären Mukositis weist eine Periimplantitis sowohl erhöhte Sondierungstiefen als auch einen radiologisch feststellbaren periimplantären Knochenabbau auf. Da im Rahmen der radiologischen Diagnostik physiologische Remodellationsvorgänge von infektiös bedingten, progredient verlaufenden Knochenresorptionen unterschieden werden müssen (*Schwarz* und *Becker* 2015), empfiehlt sich bei allen Implantatversorgungen die Anfertigung einer radiologischen Referenzaufnahme zum Zeitpunkt der Eingliederung der Suprakonstruktion

(*Lang* et al. 2011a). Nur so lassen sich die Umbauvorgänge über die Zeit dokumentieren und mit vorherigen Aufnahmen vergleichen.

Grundsätzlich ist eine Indikation zur Anfertigung einer radiologischen Kontrollaufnahme bei vorliegenden klinischen Parametern gegeben (*Lindhe* et al. 2008), welche die Verdachtsdiagnose Periimplantitis begründen. Hierzu zählen neben einem positiven BOP sowie putrider Exsudation insbesondere die Zunahme der Sondierungstiefen (*Schwarz* und *Becker* 2015).

## 45.6 Prävention von periimplantären Erkrankungen

Die beste Prävention der periimplantären Destruktion ist eine optimale Plaquekontrolle durch den Patienten. Gleichzeitig sollte der Patient in ein enges Nachsorgeprogramm integriert werden, damit periimplantäre Probleme frühzeitig erkannt und eine regelmäßige professionelle Mundhygiene durchgeführt werden können (*Lang* et al. 1997). Hierfür stehen verschiedene Hilfsmittel zur Verfügung. Die Anwendung einer weichen Nylonzahnbürste führt zu keinen Veränderungen der Oberflächen von Titan-Implantaten, so dass der Patient bei der häuslichen Mundhygiene mit herkömmlichen Hilfsmitteln wie Zahnbürste und Interdentalbürstchen arbeiten kann. Für die professionelle Mundhygiene stehen Kunststoff- und Titanküretten und -scaler sowie weicher Gumminapf, Polierbürstchen und gering abrasive Polierpasten zur Verfügung. Diese Instrumente und Hilfsmittel sind deshalb zu empfehlen, weil sie nur ganz geringe Veränderungen der Implantatoberfläche zur Folge haben.

Die Entfernung von subgingivalem Zahnstein mit Hilfe von Kunststoffküretten ist leider nicht effizient. Daher muss in diesen Bereichen mit Metallküretten oder Ultraschallgeräten gearbeitet werden. Beide Hilfsmittel führen jedoch zu Kratzern auf der Implantatoberfläche, welche Ursache für Korrosionsschäden und vermehrte Plaqueakkumulation sein können.

Eine an die Periimplantitistherapie anschließende regelmäßige Nachsorge ist essentiell, um einen langfristigen Erfolg der Implantattherapie weiter sicherstellen zu können. So konnte in einem aktuellen Übersichtsartikel gezeigt werden, dass eine Periimplantitistherapie mit anschließender regelmäßiger Nachsorge den Therapieerfolg nachhaltig unterstützt und zu einer akzeptablen Implantatüberlebensrate von 75 bis 100 % nach 4 bis 5 Jahren Beobachtungszeit führt. Dabei wurden bei einem Großteil der Patienten sehr vielversprechende Ergebnisse mit einer Verbesserung der klinischen Befunde und stabilen Knochenverhältnissen beobachtet (*Roccuzzo* et al. 2018).

## 45.7 Therapie der periimplantären Mukositis und der Periimplantitis

Generell sollten bei Vorliegen einer perimplantären Mukositis bzw. Periimplantitis systemische und lokale Risikofaktoren identifiziert und eine individuelle Risikoabschätzung vorgenommen werden (*Schwarz* und *Becker* 2016). Zudem sollte die vorhandene implantatprothetische Versorgung auf Mängel überprüft werden. Hierzu zählen fehlende Präzision der Implantataufbauteile, unzureichende Passgenauigkeit der Implantatprothetik, eine Über- bzw. Unterkonturierung der Restaurationen oder eine Fehlpositionierung der Implantate.

Sofern von einem stark negativen Einfluss einer kompromissbehafteten prothetischen Versorgung auf die Gesundheit der periimplantären Weichgewebe auszugehen ist, sollte diese im Vorfeld der Periimplantitistherapie entfernt und durch ein Langzeitprovisorium ersetzt werden. Dies führt neben der Beseitigung der bestehenden Problemstellen zu einer planbaren Abnehmbarkeit der Provisorien bei den jeweils vorgesehenen Eingriffen. Dadurch ist eine verbesserte Übersicht und Zugänglichkeit der Implantate während der notwendigen Mukositis- bzw. Periimplantitistherapie sichergestellt.

Ziel der Mukositis- und Periimplantitistherapie ist die Schaffung eines entzündungsfreien Gewebezustands. Dabei kommen entsprechend der Schwere des Krankheitsbilds (Mukositis oder Periimplantitis) schrittweise nichtchirurgische und chirurgische Behandlungsmaßnahmen zur Anwendung, die im Folgenden in Anlehnung an die S3-Leitlinie zur Periimplantitis (*Schwarz* und *Becker* 2016) erläutert werden.

## 45.7.1 Therapie der periimplantären Mukositis

Die Therapie der periimplantären Mukositis erfolgt durch eine Infektionskontrolle mittels Plaqueentfernung, Plaquekontrolle und antiseptische Maßnahmen (*Lang* et al. 1997). Primär wird dafür eine regelmäßige professionelle, mechanische Plaqueentfernung empfohlen (*Jepsen* et al. 2015), deren Erfolg jedoch durch eine optimale tägliche häusliche Mundhygiene des Patienten positiv beeinflusst werden kann (*Salvi* und *Ramseier* 2015). Alternative oder adjuvante Maßnahmen, wie z. B. Air-Polishing mit Glycinpulver oder auch eine antiseptische/antibiotische Therapie, scheinen keine signifikante Verbesserung der klinischen Effektivität im Vergleich zum manuellen Debridement zu bringen (*Schwarz* et al. 2015). Trotz aller Maßnahmen kann jedoch nicht davon ausgegangen werden, dass die periimplantäre Mukositis bei allen Patienten mit Sicherheit nach einigen Monaten abgeheilt ist (*Jepsen* et al. 2015). Es ist daher sinnvoll, den Patienten in individuell festgelegten, regelmäßigen Zeitabständen (z. B. 3 Monate) zu kontrollieren, um ihn gegebenenfalls frühzeitig nachbehandeln zu können.

## 45.7.2 Nichtchirurgische Therapie der Periimplantitis

Grundsätzlich werden bei der Periimplantitis als erste Maßnahmen die gleichen Behandlungsschritte wie bei der periimplantären Mukositis durchgeführt. Zusätzlich erhöhen alternative bzw. auch unterstützende Maßnahmen den Therapieerfolg und sollten daher zusätzlich eingesetzt werden (*Schwarz* et al. 2015). Zu den wirksamen alternativen Maßnahmen zählen die Anwendung des Er:YAG-Laser und das Air Polishing bei Verwendung eines Glycinpulvers. Als wirksame unterstützende Maßnahmen werden lokale Antibiotika mit kontrollierter Freisetzung (einmalige Anwendung von Doxycyclin), CHX-Chips und antimikrobielle photodynamische Therapie angesehen (*Schwarz* et al. 2015).

Der nichtchirurgischen Therapie der Periimplantitis sind jedoch Grenzen gesetzt. Bei initial tieferen Taschen als 7 mm muss mit einem ungünstigen Behandlungserfolg und nicht nachhaltig stabilen klinischen Ergebnissen gerechnet werden (*Deppe* et al. 2013, *Renvert* et al. 2011). Im Fall eines Misserfolgs sowie bei fortgeschrittenen Läsionen (> 7 mm) sollte daher frühzeitig die Entscheidung für eine chirurgische Therapie getroffen werden.

### 45.7.3 Chirurgische Therapie der Periimplantitis

Ziele einer chirurgischen Periimplantitistherapie sind (1) die Elimination klinischer Anzeichen der Infektion, (2) eine Reduktion der Sondierungstiefen und (3) die Stabilisierung des krestalen Knochenniveaus (*Sanz* et al. 2012). Dabei ist auf die vollständige Entfernung des Granulationsgewebes zu achten. Die chirurgischen Maßnahmen reichen von einer reinen Lappenoperation bis hin zu zusätzlichen resektiven und/oder augmentativen Eingriffen. Bei den resektiven Maßnahmen werden die Weichgewebsexzision zur Taschenreduktion, die chirurgische Knochenremodellation und die Glättung rauer Implantatoberflächen (sogenannte Implantatoplastik) diskutiert. Mehrere Studien untersuchten die klinische Effektivität von unterschiedlichen augmentativen Verfahren zur Defektfüllung (Knochenersatzmaterialien, Eigenknochen, Verwendung von Membranen). Welches der chirurgischen Protokolle zu bevorzugen ist, kann zum gegenwärtigen Zeitpunkt aus der Literatur nicht abgeleitet werden (*Schwarz* et al. 2015).

Starker Konsens besteht bei der großen Bedeutung der Dekontamination der exponierten Implantatoberflächen, wobei sich jedoch keine der bisher angewendeten spezifischen Reinigungsmethoden (z. B. Laser, Air-Polishing, CHX) als überlegen dargestellt hat. Häufig werden daher mechanische (zur Reduktion des Biofilms) und chemische (zur Reduktion und Inaktivierung des Biofilms) Verfahren kombiniert (*Schwarz* et al. 2015). Eine peri- und/oder postoperative Antibiotikagabe scheint nach der bisherigen Evidenzlage keinen zusätzlichen Nutzen zu bringen. Dennoch erfolgt häufig eine unterstützende einmalige Anitibiotikagabe.

Bei allen chirurgischen Verfahren sind die Patienten über das hohe Risiko für die postoperative Entstehung von Rezessionen im Bereich der periimplantären Mukosa aufzuklären. Eine Weichgewebsaugmentation zur Stabilisierung kann erwogen werden (*Schwarz* et al. 2014). Eine Empfehlung ist jedoch aufgrund der niedrigen Evidenzlage offen.

Als letzte chirurgische Maßnahme ist eine Explantation zu erwägen. Eine entsprechende Indikation ist bei vorliegender Implantatlockerung, nicht behebbaren technischen Komplikationen, komplexen Implantatdesigns (z. B. Hohlzylinder), Therapieresistenz oder Übergreifen der Infektion auf anatomische Nachbarstrukturen gegeben (*Schwarz* und *Becker* 2016).

## 45.8 Zusammenfassung

Entzündliche Prozesse, die sich auf die Weichgewebe beschränken, werden analog zur Gingivitis als periimplantäre Mukositis bezeichnet und sind reversibel. Die Diagnose Periimplantitis wird gestellt, sobald zusätzliche Knochenresorptionen manifest werden. Bei der Entstehung dieser pathologischen Veränderungen des periimplantären Weich- und Hartgewebes spielen trotz der teilweise unterschiedlichen anatomischen Verhältnisse ähnliche ätiologische Faktoren eine Rolle wie bei den Parodontopathien. Durch ein professionelles Nachsorgeprogramm und entsprechende Mitarbeit des Patienten ist es möglich, entzündliche periimplantäre Weichgewebsreaktionen zu reduzieren. Damit ist die beste Prävention der periimplantären Destruktion eine optimale Plaquekontrolle durch den Patienten.

Ziel der Mukositis- und Periimplantitistherapie ist die Schaffung eines entzündungsfreien Gewebezustands. Dabei kommen entsprechend der Schwere des Krankheitsbilds (Mukositis oder Periimplantitis) schrittweise nichtchirurgische und chirurgische Behandlungsmaßnahmen zur Anwendung. Die Therapie der periimplantären Mukositis erfolgt durch eine Infektionskontrolle mittels Plaqueentfernung, Plaquekontrolle und antiseptischen Maßnahmen. Ziele einer chirurgischen Periimplantitistherapie sind die Elimination klinischer Anzeichen der Infektion, eine Reduktion der Sondierungstiefen und die Stabilisierung des krestalen Knochenniveaus. Dabei ist auf die vollständige Entfernung des Granulationsgewebes zu achten. Die chirurgischen Maßnahmen reichen von einer reinen Lappenoperation bis hin zu zusätzlichen resektiven und/oder augmentativen Eingriffen.

## Literatur

Barkarmo S., Longhorn D., Leer K., Johansson C.B., Stenport V., Franco-Tabares S., Kuehne S.A., Sammons R.: Biofilm formation on polyetheretherketone and titanium surfaces. Clin Exp Dent Res 2019;5:427-437.

de Waal Y.C., Winkel E.G., Meijer H.J., Raghoebar G.M., van Winkelhoff A.J.: Differences in peri-implant microflora between fully and partially edentulous patients: a systematic review. J Periodontol 2014;85:68-82.

Deppe H., Mucke T., Wagenpfeil S., Kesting M., Sculean A.: Nonsurgical antimicrobial photodynamic therapy in moderate vs severe peri-implant defects: a clinical pilot study. Quintessence Int 2013;44:609-618.

Derks J., Hakansson J., Wennstrom J.L., Tomasi C., Larsson M., Berglundh T.: Effectiveness of implant therapy analyzed in a Swedish population: early and late implant loss. J Dent Res 2015;94:44S-51S.

Dreyer H., Grischke J., Tiede C., Eberhard J., Schweitzer A., Toikkanen S.E., S. G., Krause G., Stiesch M.: Epidemiology and risk factors of peri-implantitis: A systematic review. J Periodontal Res 2018;53:657-681.

Fürst M.M., Salvi G.E., Lang N.P., Persson G.R.: Bacterial colonization immediately after installation on oral titanium implants. Clin Oral Implants Res 2007;18:501-508.

Gibbons R.J., Houte J.: Selective bacterial adherence to oral epithelial surfaces and its role as an ecological determinant. Infect Immun 1971;3:567-573.

Hahnel S., Wieser A., Lang R., Rosentritt M.: Biofilm formation on the surface of modern implant abutment materials. Clin Oral Implants Res 2015;26:1297-1301.

Heitz-Mayfield L.J.A., Salvi G.E.: Peri-implant mucositis. J Clin Periodontol 2018;45 Suppl 20:S237-S245.

Jepsen S., Berglundh T., Genco R., Aass A.M., Demirel K., Derks J., Figuero E., Giovannoli J.L., Goldstein M., Lambert F., Ortiz-Vigon A., Polyzois I., Salvi G.E., Schwarz F. et al.: Primary prevention of peri-implantitis: managing peri-implant mucositis. J Clin Periodontol 2015;42 Suppl 16:S152-157.

Lafaurie G.I., Sabogal M.A., Castillo D.M., Rincón M.V., Gómez L.A., Lesmes Y.A., Chambrone L.: Microbiome and microbial biofilm profiles of peri-implantitis: a systematic review. J Periodontol 2017;88:1066-1089.

Lang N.P., Berglundh T.: Periimplant diseases: where are we now? Consensus of the Seventh European Workshop on Periodontology. J Clin Periodontol 2011a;38 Suppl 11:178-181.

Lang N.P., Bosshardt D.D., Lulic M.: Do mucositis lesions around implants differ from gingivitis lesions around teeth? J Clin Periodontol 2011b;38 Suppl 11:182-187.

Lang N.P., Mombelli A., Tonetti M.S., Brägger U., Hämmerle C.H.: Clinical trials on therapies for peri-implant infections. Ann Periodontol 1997;2:343-356.

Lang N.P., Wilson T.G., Corbet E.F.: Biological complications with dental implants: their prevention, diagnosis and treatment. Clin Oral Implants Res 2000;11 Suppl 1:146-155.

Lindhe J., Meyle J.: Peri-implant diseases: Consensus Report of the Sixth European Workshop on Periodontology. J Clin Periodontol 2008;35:282-285.

Mombelli A., van Oosten M.A.C., Schürch E., Lang N.P.: The microbiota associated with successful or failing osseointegrated titaniumimplants. Oral Microbiol Immunol 1987;2:145-151.

Rams T.E., Feik D., Slots J.: Staphylocci in human periodontal diseases. Oral Microbiol Immunol 1990;5:29-32.

Renvert S., Lindahl C., Roos Jansaker A.M., Persson G.R.: Treatment of peri-implantitis using an Er:YAG laser or an air-abrasive device: a randomized clinical trial. J Clin Periodontol 2011;38:65-73.

Retamal-Valdes B., Formiga M.C., Almeida M.L., Fritoli A., Figueiredo K.A., Westphal M., Gomes P., Feres M.: Does subgingival bacterial colonization differ between implants and teeth? A systematic review. Braz Oral Res 2019;33 Suppl 1:e064.doi: 10.1590/1807-3107

Roccuzzo M., Layton D.M., Roccuzzo A., Heitz-Mayfield L.J.: Clinical outcomes of peri-implantitis treatment and supportive care: A systematic review. Clin Oral Implants Res 2018;29 Suppl 16:331-350.

Rosenberg E.S., Torosian J.P., Slots J.: Microbial differences in 2 clinically distinct types of failures of osseointegrated implants. Clin Oral Impl Res 1991;2:135-144.

Salvi G.E., Lang N.P.: Diagnostic parameters for monitoring peri-implant conditions. Int J Oral Maxillofac Implants 2004;19 Suppl 116-127.

Salvi G.E., Ramseier C.A.: Efficacy of patient-administered mechanical and/or chemical plaque control protocols in the management of peri-implant mucositis. A systematic review. J Clin Periodontol 2015;42 Suppl 16:S187-201.

Sanz M., Chapple I.L.: Clinical research on peri-implant diseases: consensus report of Working Group 4. J Clin Periodontol 2012;39 Suppl 12:202-206.

Schwarz F., Becker J.: Periimplantäre Infektionen. Ein Update zur Epidemiologie, Ätiologie, Diagnostik, Prävention und Therapie. Implantologie 2015;23:1-13.

Schwarz F., Becker J.: S3-Leitlinie: Die Behandlung periimplantärer Infektionen an Zahnimplantaten. (Registernummer 083 – 023). AWMF (Arbeitsgemeinschaft der Wissenschaftlichen Medizinischen Fachgesellschaften) 2016. Aktuelle Version online abrufbar unter: https://www.awmf.org/leitlinien/detail/ll/083-023.html

Schwarz F., Sahm N., Becker J.: Combined surgical therapy of advanced peri-implantitis lesions with concomitant soft tissue volume augmentation. A case series. Clin Oral Implants Res 2014;25:132-136.

Schwarz F., Schmucker A., Becker J.: Efficacy of alternative or adjunctive measures to conventional treatment of peri-implant mucositis and peri-implantitis: a systematic review and meta-analysis. Int J Implant Dent 2015;22:doi:10.1186/s40729-015-0023-1

Serino G., Turri A., Lang N.P.: Probing at implants with peri-implantitis and its relation to clinical peri-implant bone loss. Clin Oral Implants Res 2013;24:91-95.

Tabanella G., Nowzari H., Slots J.: Clinical and microbiological determinants of ailing dental implants. Clin Implant Dent Relat Res 2009;11:24-36.

# 46 Nachsorge in der Prothetik

## 46.1 Einleitung

Die Langzeitprognose von prothetischen Restaurationen ist zum einen von technischen und biophysikalischen, also mit der Herstellung und Belastung des Zahnersatzes zusammenhängenden Faktoren abhängig, und zum anderen von der Kapazität der Restzähne, deren Parodontien respektive der Implantate und des periimplantären Gewebes. Als **technische und biophysikalisch bedingte Misserfolge** sind zu werten: Retentionsverlust, Metallfrakturen, Keramikfrakturen sowie durch die Restauration bedingte Pfeilerzahnfrakturen, Implantat-, Schraubenfrakturen und Schraubenlockerungen. Zu den **biologischen Misserfolgen** nach Eingliederung einer prothetischen Arbeit zählen Karies, Parodontalerkrankungen, Periimplantitis, endodontische Probleme, notwendige Wurzelspitzenresektionen sowie Zahn- bzw. Implantatverluste. Durch eine optimale klinische Behandlung und regelmäßige Nachsorge („Recall") des sanierten Patienten ist es möglich, bei Patienten mit festsitzendem, abnehmbarem und kombiniertem Zahnersatz das Auftreten technischer und biologischer Misserfolge deutlich zu reduzieren. Es zeigte sich jedoch, dass auch unter der Voraussetzung einer regelmäßigen Teilnahme am Nachsorgeprogramm der Nachsorgeaufwand bei herausnehmbaren Restaurationen erheblich höher als bei festsitzenden ist (*Wolfart* et al. 2007). In diesem Zusammenhang zeigten *Luthardt* et al. (2000), dass in der Literatur prinzipielle Übereinstimmung darüber herrscht, dass Teilprothesenträger stärker unter Plaqueakkumulation, Karies, Gingivitis und Parodontitis leiden als Patienten mit festsitzenden prothetischen Restaurationen.

In jedem Fall gilt es, den Patienten über Jahre zu motivieren, an regelmäßigen Nachuntersuchungen teilzunehmen. Dies kann zum Beispiel durch regelmäßiges Einbestellen der Patienten durch das Praxisteam, bzw. durch spezielle Bonussysteme erreicht werden. So kann man auch noch nach 5 Jahren mit einer Teilnahmerate von ca. 80 % der Patienten am Nachsorgeprogramm rechnen (*Wolfart* et al. 2007).

Bei einer alle 2 bis 3 Monate durchgeführten professionellen Prophylaxesitzung gelingt es, die orale Gesundheit über viele Jahre aufrechtzuerhalten (*Axelsson* und *Lindhe* 1981a,b), selbst wenn die Patienten keine adäquate Mundhygiene aufweisen. Aus organisatorischen und personellen Gründen ist es jedoch in der Regel unmöglich, bei prothetisch sanierten Patienten so häufige Prophylaxesitzungen durch geschultes Personal durchführen zu lassen. Aus diesem Grund kommt der Mitarbeit des Patienten eine ausschlaggebende Bedeutung zu: Sofern Patienten im Rahmen der Hygienephase (siehe Kap. 6), der präprothetischen Vorbehandlung und der prothetischen Phase genügend Informationen und Anleitungen über orale Prophylaxe erhalten und konsequent eine sehr gute Mundhygiene betreiben, reicht es sogar aus, wenn sie einmal pro Jahr zur Nachsorge erscheinen (*Strub* et al. 1988). Welches Nachsorgeintervall für welchen Patienten sinnvoll ist, wird in Kapitel 46.3.7 erläutert.

Das im Folgenden vorgestellte Vorgehen, das sich an einen Vorschlag von *Gaberthüel* et al. (1988) anlehnt und sich in Anamnese, Befundaufnahme und Therapie gliedern lässt, ermöglicht eine systematische und lückenlose Nachbefundung. Für eine entsprechende Dokumentation steht ein zweiseitiger Nachbefundbogen zur Verfügung.

# 46.2 Ablauf der Anamnese und Befundaufnahme im Rahmen der Nachsorge

Grundsätzlich lässt sich der Ablauf der Anamnese und Befundaufnahme wie folgt gliedern:

1. Anamnese
2. Befundaufnahme
   - stomatologische Kontrolle
   - parodontale Kontrolle: Plaquebefall, BOP, Sondierungstiefe, Attachmentniveau, Furkationsbefall, Breite der angewachsenen Gingiva, Zahnbeweglichkeit
   - dentale Kontrolle: Karies, Füllungen
   - funktionelle Kontrolle
   - prothetische Kontrolle

## 46.2.1 Anamnese

Da sich die Nachsorge sanierter Patienten über einen Zeitraum von vielen Jahren erstreckt, sollte regelmäßig eine medizinische und zahnmedizinische Anamnese durchgeführt werden, die den aktuellen allgemeinen und oralen Gesundheitszustand erfasst. Änderungen im allgemeinmedizinischen und zahnmedizinischen Zustand werden im Nachbefundbogen dokumentiert. Bei herausnehmbarem Zahnersatz sollten auch anamnestische Angaben zu Tragegewohnheiten und Prothesenpflege erhoben werden.

## 46.2.2 Befundaufnahme

### 46.2.2.1 Stomatologische Kontrolle

Auch im Rahmen der Nachsorge wird, wie bei der Erstbefundung (siehe Kap. 5), die gesamte Mundschleimhaut im Hinblick auf Farb- und Formveränderungen wie Druckstellen, fibromatöse Wucherungen, Prothesenstomatitiden, papilläre Hyperplasien und Leukoplakien (vgl. *Battistuzzi* et al. 1991) abgesucht. Für einen besseren Überblick im Bereich der Zunge und des Mundbodens wird die Zunge mit einem Tupfer an der Spitze gefasst und leicht heraus- und auf die Seite gezogen. Auf diese Weise können Zungenrand, Zungengrund und Mundboden gut kontrolliert werden; sie stellen die häufigsten Lokalisationen von oralen Neoplasmen dar. Auch insuffizienter Zahnersatz und falscher Einsatz von Mundhygienehilfsmitteln können häufig die Ursache ungewünschter Schleimhautveränderungen sein. Eingetretene Änderungen im intraoralen Befund werden im Nachbefundbogen notiert (Abb. 46-1).

### 46.2.2.2 Dentale Kontrolle und Überprüfung der implantatgestützten Restaurationen

Vorhandene Füllungen werden mit Spiegel, Kuhhornsonde und Luftbläser daraufhin untersucht, ob sie glattflächig sind und ob sich aufgrund von Korrosion oder Sekundärkaries Randspalten gebildet haben. Notwendige Rekonturierungen

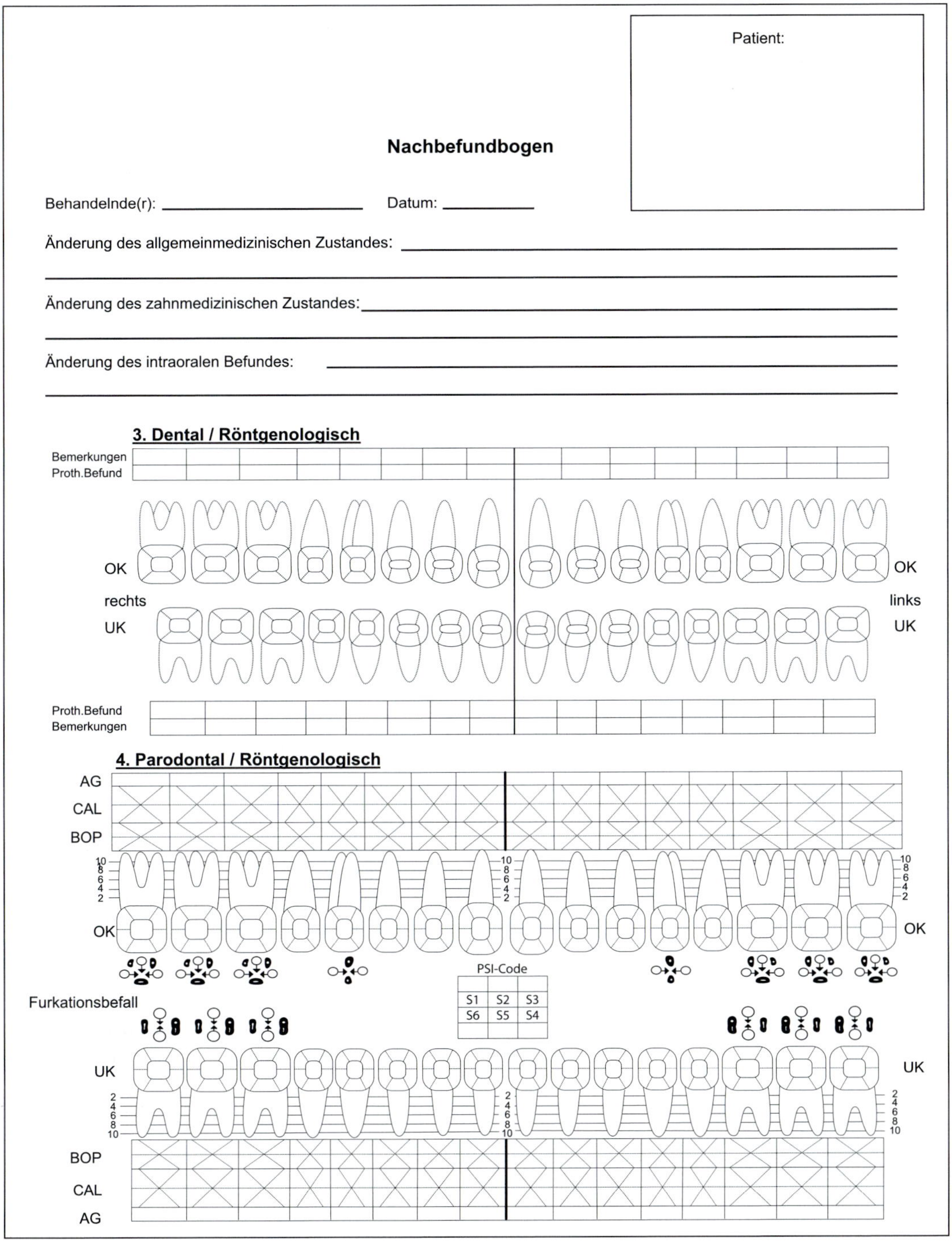

Patient:

**Nachbefundbogen**

Behandelnde(r): ____________ Datum: ________

Änderung des allgemeinmedizinischen Zustandes: ____________

Änderung des zahnmedizinischen Zustandes: ____________

Änderung des intraoralen Befundes: ____________

**3. Dental / Röntgenologisch**

Bemerkungen
Proth.Befund

OK rechts UK

OK links UK

Proth.Befund
Bemerkungen

**4. Parodontal / Röntgenologisch**

AG
CAL
BOP

10 8 6 4 2

OK

Furkationsbefall

PSI-Code

| S1 | S2 | S3 |
|---|---|---|
| S6 | S5 | S4 |

UK

2 4 6 8 10

BOP
CAL
AG

**Abb. 46-1** Nachbefundbogen Seite 1.

**5. Funktionell**

**a) Okklusion** **(x = okklusale Kontakte)**

- **Okklusionstyp:** neutral ☐ distal ☐ mesial ☐ Kreuzbiss ☐ Kopfbiss ☐

Überbiss: ____ mm

sagittale Stufe: ____ mm

Interokklusalraum: ____ mm

**IKP-Kontakte:**

| 18 | 17 | 16 | 15 | 14 | 13 | 12 | 11 | 21 | 22 | 23 | 24 | 25 | 26 | 27 | 28 |
|---|---|---|---|---|---|---|---|---|---|---|---|---|---|---|---|
| | | | | | | | | | | | | | | | |
| | | | | | | | | | | | | | | | |
| 48 | 47 | 46 | 45 | 44 | 43 | 42 | 41 | 31 | 32 | 33 | 34 | 35 | 36 | 37 | 38 |

- **lockere Führung:** nicht möglich ☐ möglich ☐ erschwert ☐

- **ZKP - Vorkontakte**

| 18 | 17 | 16 | 15 | 14 | 13 | 12 | 11 | 21 | 22 | 23 | 24 | 25 | 26 | 27 | 28 |
|---|---|---|---|---|---|---|---|---|---|---|---|---|---|---|---|
| | | | | | | | | | | | | | | | |
| | | | | | | | | | | | | | | | |
| 48 | 47 | 46 | 45 | 44 | 43 | 42 | 41 | 31 | 32 | 33 | 34 | 35 | 36 | 37 | 38 |

- **Abgleitbewegung**

**von ZKP in IKP:** ☐ mm vertikal ☐ mm vorn ☐ mm re ☐ mm li

- **Exkursionsbewegung:**

Protrusion

| 18 | 17 | 16 | 15 | 14 | 13 | 12 | 11 | 21 | 22 | 23 | 24 | 25 | 26 | 27 | 28 |
|---|---|---|---|---|---|---|---|---|---|---|---|---|---|---|---|
| | | | | | | | | | | | | | | | |
| | | | | | | | | | | | | | | | |
| 48 | 47 | 46 | 45 | 44 | 43 | 42 | 41 | 31 | 32 | 33 | 34 | 35 | 36 | 37 | 38 |

Laterotrusion rechts

| | 18 | 17 | 16 | 15 | 14 | 13 | 12 | 11 | 21 | 22 | 23 | 24 | 25 | 26 | 27 | 28 | |
|---|---|---|---|---|---|---|---|---|---|---|---|---|---|---|---|---|---|
| **AS** | | | | | | | | | | | | | | | | | **BS** |
| | 48 | 47 | 46 | 45 | 44 | 43 | 42 | 41 | 31 | 32 | 33 | 34 | 35 | 36 | 37 | 38 | |

Laterotrusion links

| | 18 | 17 | 16 | 15 | 14 | 13 | 12 | 11 | 21 | 22 | 23 | 24 | 25 | 26 | 27 | 28 | |
|---|---|---|---|---|---|---|---|---|---|---|---|---|---|---|---|---|---|
| **BS** | | | | | | | | | | | | | | | | | **AS** |
| | 48 | 47 | 46 | 45 | 44 | 43 | 42 | 41 | 31 | 32 | 33 | 34 | 35 | 36 | 37 | 38 | |

**b) UK-Mobilität** ( + / - )

- **Bewegungsschmerz**
  - Kiefergelenk ☐
  - Muskulatur ☐

- **Deviation** ☐
- **Deflexion** ☐
- **Limitation** ☐
- **Gelenkgeräusche** ☐

**6. Prothetisch** ( + / - )

| | OK/UK | | OK/UK | | OK/UK |
|---|---|---|---|---|---|
| **Passungenauigkeit** | ☐ ☐ | **Retentionsverlust** | ☐ ☐ | **Kauinstabilität** | ☐ ☐ |
| **Unbefried. Ästhetik** | ☐ ☐ | | | | |

Sonstiges: ____________________

____________________

**Intervall für Röntgenuntersuchung:** ____________________

**Recall-Intervall:** ..............................

**Notwendige Therapie:**

- **Mundhygiene:** ____________________
- **dental:** ____________________
- **parodontal:** ____________________
- **funktional:** ____________________
- **prothetisch:** ____________________

Abb. 46-1 Nachbefundbogen Seite 2.

bzw. ein Ausbessern der Füllung sind gegenüber einer Neuanfertigung im Einzelfall abzuwägen.

Die Zähne werden außerdem auf Attritionen bzw. Abrasionen, Erosionen und Frakturen hin kontrolliert. Kronen, Teilkronen, Brückenanker und Doppelkronenränder werden auf etwaige Insuffizienzen (z. B. abstehende Kronenränder) hin abgesucht. Zum Zwecke der Remotivation des Patienten ist es häufig hilfreich, einen Plaque-Index (*O'Leary* et al. 1971) zu erheben. Dabei werden nach Anfärbung der Plaque die plaquebedeckten Flächen eines Zahns im Nachbefundbogen mit einem „+" festgehalten.

Der Plaque-Index (in Prozentangaben) errechnet sich dann nach folgender Formel:

$$\frac{\text{Anzahl der plaquebedeckten Flächen}}{\text{Anzahl der Gesamtflächen}} \times 100$$

### 46.2.2.3 Parodontale bzw. periimplantäre Kontrolle

Die Sondenspitze der Parodontalsonde (PCP 12, Hu-Friedy, D-Leimen) wird mit moderatem Druck (0,2–0,25 N) entlang des Zahns und parallel zur Zahnachse vorsichtig in den Sulcus gingivae nach apikal geschoben. Der Zahn bzw. das Implantat wird zirkulär sondiert. Die jeweils tiefste Sondierung an der mesialen, distalen, vestibulären und oralen Fläche wird als gerundeter Millimeterwert in das Zahnschema eingetragen. Bei Vorliegen eines erhöhten Parodontitis- bzw. Periimplantitis-Risikos, sollte zur Erhöhung der Aussagekraft der Messung eine 6-Punkt-Messung durchgeführt werden. Mit der Messung der Sondierungstiefen lässt sich der Entzündungstest („Bleeding on probing": BOP) verbinden. Der Blutungsindex bzw. das Bluten auf Sondieren dient zum einen als Motivationsmittel für den Patienten, zum anderen ist das Blutungssymptom ein wichtiges Diagnosehilfsmittel bei Gingivitis, Parodontitis und Periimplantitis. Die Breite der angewachsenen Gingiva (AG) wird an Zähnen oder Implantaten an der schmalsten Stelle bestimmt (Oberkiefer nur bukkal, Unterkiefer bukkal und in Spezialfällen auch lingual). Ebenso wird der Attachmentverlust (CAL) eines jeden Zahnes als Distanz von Schmelz-Zement-Grenze zu Taschenboden gemessen. Mehrwurzelige Zähne werden zusätzlich mit der Furkationssonde interradikulär auf Befall der Furkation hin untersucht. Die Beweglichkeit von unverblockten Zähnen sowie von Implantaten wird manuell bestimmt. Speziell bei Implantaten eignet sich zur Objektivierung der Implantatstabilität/Osseointegration das Periotest-Gerät (Medizintechnik Gulden, D-Modautal). Der Periotest-Wert gibt die Dämpfung durch das Parodont bzw. Implantat wieder und korreliert mit der Zahn- bzw. Implantatbeweglichkeit. Alle Messungen sollten anschließend mit den Werten aus den vorangegangenen Nachuntersuchungen verglichen werden. Durch diese Analyse der Patientenhistorie sind Krankheitsverläufe besser einschätzbar und Rückschlüsse auf den momentanen oralen Gesundheitszustand des Patienten möglich. Im Weiteren kann eine Risikoeinschätzung des Patienten bezüglich der Grunderkrankungen Karies und Parodontitis erfolgen, die wiederum die Grundlage für eine fundierte Einschätzung des zu wählenden Nachsorgeintervalls darstellt.

### 46.2.2.4 Funktionelle Kontrolle

Bei Erhebung des funktionellen Befundes werden der Okklusionstyp beurteilt (neutral, distal, mesial), vertikaler Überbiss und sagittale Frontzahnstufe gemessen und der Interokklusalraum beim Sprechen abgeschätzt. Ferner werden die Zahnkontakte in maximaler Interkuspidation („IKP-Kontakte") und in zentrischer Kontaktposition („ZKP-Kontakte") mit Okklusionsfolie dargestellt. Eine dabei eventuell auftretende Abgleitbewegung wird registriert. Die bei den Exkursionsbewegungen auftretenden Okklusionskontakte werden in den betreffenden Schemata markiert. Etwaige Änderungen der Unterkiefermobilität werden festgehalten.

#### 46.2.2.5 Prothetische Kontrolle

Herausnehmbarer Zahnersatz wird auf eine eventuelle Passungenauigkeit und Kauinstabilität hin untersucht. Durch Kontrolle der Passgenauigkeit der Prothesensättel mittels Fließsilikon (Fit-Checker, GC, D-Hanau) wird nachgeprüft, ob eine Unterfütterung notwendig ist. Dabei sollte der Patient nicht zubeißen und der Zahnarzt die Prothese nur im Bereich der Halteelemente belasten. So kann eine Verfälschung des Ergebnisses durch die Okklusion bzw. durch fehlbelastete Ankerzähne vermieden werden.

Die Retention von herausnehmbarem Zahnersatz wird kontrolliert und die Friktion von Halteelementen bewertet und gegebenenfalls korrigiert. Hier bietet es sich an, die notwendigen Abzugskräfte zum Beispiel mit der Correx-Federwaage (Haag-Streit Diagnostics, CH-3098 Koeniz) zu messen und so das subjektive Empfinden des Patienten zu objektivieren und es in der Patientenakte zu vermerken. Herausnehmbarer Zahnersatz wird trocken geblasen, da man auf diese Weise Beschädigungen und Verschmutzungen besser erkennen kann.

## 46.3 Therapie im Rahmen der Nachsorge

Die Therapie im Rahmen der Nachuntersuchung lässt sich in sieben Punkte gliedern:

1. Patientenaufklärung
2. Mundhygieneremotivation
3. Zahnsteinentfernung
4. Zahnreinigung, Politur
5. Fluoridierung
6. weitere Maßnahmen: parodontal, dental, periimplantär, funktionell, prothetisch
7. Festlegen des Nachsorgeintervalls

### 46.3.1 Patientenaufklärung

Der Patient sollte bei der Nachsorge offen und sachlich, aber keinesfalls „von oben herab" oder gar verletzend über das Resultat der Befundaufnahme aufgeklärt werden. Gleichzeitig erfolgt eine Re-Information, indem der Patient nochmals auf die Zusammenhänge zwischen Plaque, Karies, Gingivitis respektive Mukositis und parodontalen Erkrankungen respektive Periimplantitis hingewiesen wird.

### 46.3.2 Mundhygiene-Remotivation und -Reinstruktion

An problembehafteten Stellen erfolgt eine gezielte Nachmotivation bzw. -instruktion. Die Remotivation kann z. B. mit Hilfe des Papillenblutungsindex (PBI) oder einer Plaqueanfärbung geschehen. Bezüglich der verwendeten Mundhygienehilfsmittel ist zu prüfen, ob ihre Anwendung in der bisherigen Form noch indiziert ist oder ob sie durch andere Hilfsmittel ergänzt oder ersetzt werden sollten. Zu diesem Zweck ist es empfehlenswert, dass der Patient seine eigenen Mundhygienehilfsmittel zur Behandlung mitbringt, so dass der Behandler sowohl diese selbst als auch ihre richtige Anwendung überprüfen kann. Die Anwendung neuer Mundhygieneartikel ist nach Instruktion durch den Zahnarzt immer auch durch den Patienten selbstständig durchzuführen. Dies wird durch den Behandler kontrolliert und gegebenenfalls korrigiert.

### 46.3.3 Entfernung von Plaque, Zahnstein und Konkrementen

Mit Hilfe einer Kuhhornsonde und einer PA-Sonde werden die Zahn- respektive Implantatoberflächen auf Konkremente abgesucht. Subgingivales Scaling wird nur dort durchgeführt, wo entweder Zahnstein bzw. Konkremente oder raue Zahnoberflächen vorgefunden oder wo Entzündungen der Gingiva (Blutung nach Sondierung, Pus-, Sekretabfluss) festgestellt werden. Ein routinemäßiges Scaling aller Zähne in der Nachsorge ist nicht zuletzt wegen des Zahnhartsubstanzverlusts und der möglichen Entstehung von Hypersensibilitäten abzulehnen (*Gaberthüel* et al. 1988). Der vollständigen Entfernung von supra- und subgingivaler Plaque (mit Gumminapf und Polierpaste) und Zahnstein ist besondere Beachtung zu schenken. Auf der Wurzeloberfläche verbliebene Reste von Plaque und Zahnstein bzw. Konkrementen, nicht aber eine schlechte Mundhygiene der Patienten, stellen den Hauptgrund für einen fortschreitenden Attachmentverlust innerhalb der Nachsorgephase dar (*Ramfjord* 1989).

Bei Implantaten ist es ratsam, supragingivale Beläge mit einem rotierenden Gumminapf und einer wenig abrasiven Polierpaste zu entfernen. Sobald eine submukosale Reinigung an Implantaten notwendig ist, zeigen Pulverstrahlgeräte (z. B. Perio-flow, EMS, CH-Nyon) unter Verwendung spezieller Aufsätze für die submukosale/subgingivale Reinigung in Kombination mit Glycinpulver signifikant bessere Ergebnisse im Vergleich zur Instrumentierung mit Gracey-Küretten und Ultraschallgeräten. Das Pulverstrahlgerät zeigt ein überlegenes Reinigungspotential bei allen getesteten Defektmorphologien. Außerdem kommt es bei der Glycinpulver-Anwendung zu keinen Oberflächenveränderungen an den Implantaten, im Gegensatz zu den Gracey-Küretten und Ultraschallansätzen (*Ronay* et al. 2017).

### 46.3.4 Zahnreinigung und Politur

Alle rauen oder verfärbten Zahnoberflächen müssen gereinigt und poliert werden. Hierfür haben sich interdental das EVA-System (KaVo, D-Biberach) und dreiecksförmige Plastikansätze bewährt, die mit Polierpaste beschickt werden. Begonnen werden sollte mit der Reinigung der Approximalflächen. Die Bearbeitung der Glattflächen erfolgt mit einem rotierenden Gumminapf, tiefe Fissuren werden mit Polierbürstchen geglättet.

Bei hartnäckigen Verfärbungen kann auch die gezielte und vorsichtige Anwendung von Pulverstrahlgeräten empfohlen werden. Eine effektive Entfernung starker Verfärbungen infolge von Nikotin-, Kaffee- und Rotweinkonsum ist hiermit möglich. Im supragingivalen Bereich kommen Natriumbicarbonatpulver (Partikelgröße ca. 40 µm), Pulver auf Glycinbasis (Partikelgröße ca. 25 µm), bzw. Pulver auf Erythritolbasis (Partikelgröße ca. 18 µm) zur Anwendung. Im subgingivalen Bereich werden hingegen nur die weniger aggressiven Pulver auf Glycin- bzw. Erythritolbasis verwendet.

## 46.3.5 Fluoridierung

Alle Zahnflächen werden regelmäßig fluoridiert (Fluoridlack, Fluoridlösung, Fluoridgel). Der Patient wird beraten, welche Fluoridierungsmaßnahmen er zu Hause ergreifen kann (z. B. Fluoridgels, Spüllösungen; siehe Kap. 7.4).

## 46.3.6 Weitere Maßnahmen

Bei hoher Kariesaktivität, nach Wurzelfüllung oder Wurzelspitzenresektion, bei speziellen parodontalen Problemen (z. B. lokalisierte bzw. generalisierte Parodontitis Stadium III bei jungen Erwachsenen [früher als aggressive Parodontitis bezeichnet]) und nach umfangreichen prothetischen Rehabilitationen werden Röntgenkontrollen individuell nach Befund und Verlauf festgelegt.

Bei Patienten mit hoher Kariesaktivität kann zusätzlich die Fließrate und die Pufferkapazität (Dentobuff, Ivoclar Vivadent, FL-Schaan) des Speichels geprüft sowie Tests zum Nachweis von kariesverursachenden Bakterienarten, nämlich von Streptococcus mutans (Dentocult SM, Ivoclar Vivadent) und von Laktobazillen (Dentocult LB, Ivoclar Vivadent), angewendet werden. Aufgrund der multikausalen Ätiologie der Zahnkaries lässt sich mit diesen Tests allerdings keine hundertprozentige Genauigkeit zur Kariesvorhersage treffen (*Schmeiser* et al. 1993). Die genannten Verfahren bieten aber die Möglichkeit, eine Einschätzung der aktuellen Kariesgefährdung des Patienten zu geben und diesem in Zusammenhang mit anderen Maßnahmen (siehe Kap. 7) die Wichtigkeit einer regelmäßig durchgeführten Mundhygiene klarzumachen. Patienten mit Erosionen, freiliegendem Wurzeldentin oder Zahnhalskaries erhalten zusätzlich eine Ernährungsberatung und evtl. eine allgemeinmedizinische Betreuung.

Im Falle freiliegender Wurzelbereiche und beginnender Wurzelkaries kann die regelmäßige Anwendung von CHX-Lacken zu einer Reduktion der Wurzelkaries führen (*Baca* et al. 2009, *Tan* et al. 2010). In der Studie aus dem Jahre 2009 wurde ein transparenter Lack mit einer Wirkstoffkombination aus Chlorhexidin und Thymol verwendet (Cervitec plus, Ivoclar Vivadent) und die freiliegenden Wurzeloberflächen zweimal in der ersten Woche und dann nach 1, 3, 6, 9 und 12 Monaten behandelt. Die klinische Entwicklung von Läsionen war in der Cervitec-Gruppe signifikant geringer als in der Placebo-Gruppe, was Breite, Höhe, Farbe und Textur betrifft. Die Zunahme der Wurzelkaries war in der Cervitec-Gruppe ebenfalls signifikant geringer (*Baca* et al. 2009).

## 46.3.7 Festlegen eines Nachsorgeintervalls

Die Frequenz der Nachsorge wird abhängig vom patientenspezifischen Niveau der Plaquekontrolle, dem Ausmaß der parodontalen bzw. periimplantären Schädigung sowie den Erfordernissen des prothetischen Versorgungskonzeptes individuell festgelegt. Dem Patienten kommt ein hohes Maß an Eigenverantwortung zu, und zwar sowohl was die häuslichen Maßnahmen zur Plaquekontrolle als auch was die Einhaltung der Nachsorgetermine betrifft. Es ist zu beachten, dass bei Nichtteilnahme am Nachsorgeprogramm der Stand der oralen Gesundheit zum Teil drastisch absinkt (*Mericske-Stern* et al. 1990). Im Gegensatz dazu zeigen weitere Studien, dass bei prothetisch oder parodontal behandelten Patienten, die in ein regelmäßiges Nachsorgeprogramm aufgenommen wurden, der parodontale und prothetische Zustand über Jahre erfolgreich gehalten werden konnte. Bei parodontal behandelten Patienten scheint hierbei ein relativ kurzes Intervall von 3 bis 6 Monaten nötig zu sein (*Axelsson* und *Lindhe* 1981, *Ramfjord* 1989).

Um das Nachsorgeintervall jedoch nicht nach Gefühl festzulegen, sondern zu standardisieren, ist es notwendig, das Risiko eines Patienten, an einer bestimmten Erkrankung (Karies bzw. Parodontitis) erneut zu erkranken, zu bestimmen. Hierzu entwickelte eine Schweizer Arbeitsgruppe (*Lang* und *Tonetti* 2003) eine Methode zur individuellen Risikobestimmung von sanierten Parodontitis-Patienten. Anhand von fünf Parametern wird für jeden Patienten ein individuelles Risiko festgelegt. Die Parameter „Bleeding on probing" (BOP), Sondierungstiefe über 6 mm, Anzahl der bereits verlorenen Zähne, Knochenabbau über 4 mm und Nikotinkonsum werden in sechs Schweregrade eingeteilt. Jeder Parameter wird dann in ein pentagonales Diagramm eingezeichnet. Aus der sich daraus ergebenden Fläche wird für jeden Patienten ein individuelles Risiko anhand eines Scores ermittelt und das Nachsorgeintervall zwischen 3 und 12 Monaten festgelegt. Diese Risikoeinschätzung ist auch online unter http://www.perio-tools.com/pra/de/ durchführbar. Je nachdem ob ein geringes, moderates oder erhöhtes Risiko vorliegt (Abb. 46-2 und 46-3) wird das Nachsorgeintervall auf 12, 6 oder 3 Monate festgelegt.

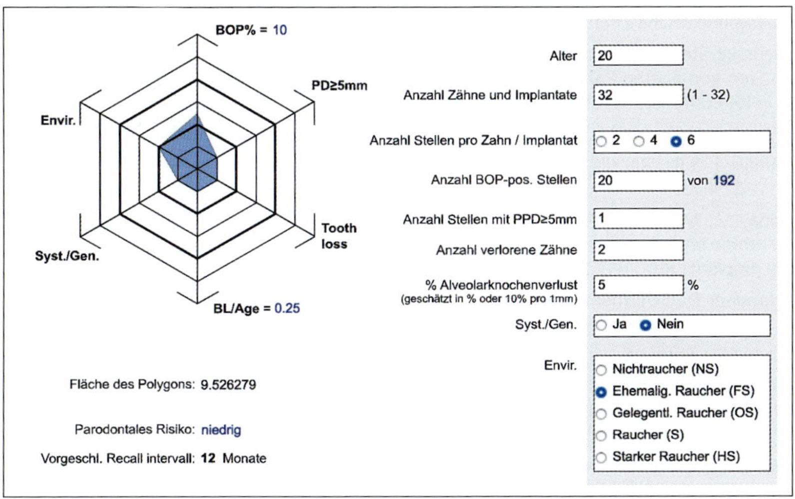


**Abb. 46-2** Beispiel für ein niedriges parodontales Risiko: Auf Basis der eingestellten Parameter (rechts) ergibt sich eine kleine blaugraue „Risikofläche" innerhalb des „Risikonetzes" (links) und ein vorgeschlagenes Nachsorgeintervall von 12 Monaten (http://www.perio-tools.com/pra/de/).

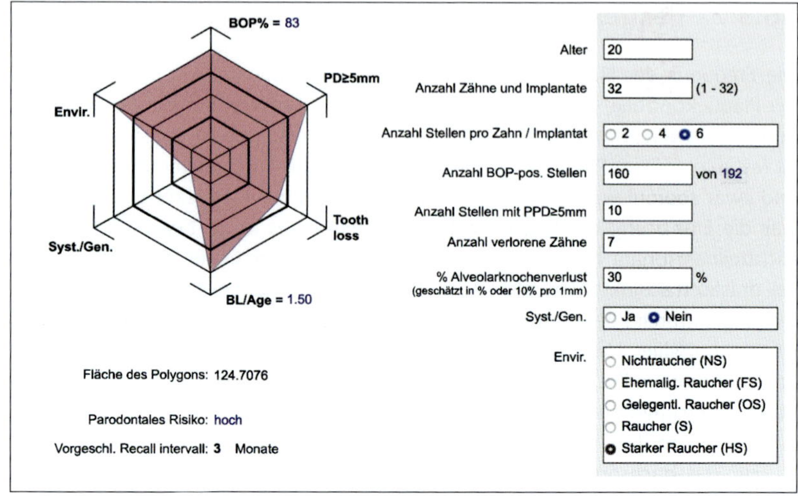


**Abb. 46-3** Beispiel für ein hohes parodontales Risiko: Auf Basis der eingestellten Parameter (rechts) ergibt sich eine große rote „Risikofläche" innerhalb des „Risikonetzes" (links) und ein vorgeschlagenes Nachsorgeintervall von 3 Monaten (http://www.perio-tools.com/pra/de/).

# Literatur


Axelsson P., Lindhe J.: Effect of controlled oral hygiene procedures on caries and periodontal disease in adults. Results after 6 years. J Clin Periodontol 1981a;8:239-248.

Axelsson P., Lindhe J.: The significance of maintenance care in the treatment of periodontal disease. J Clin Periodontol 1981b;8:281-294.

Baca P., Clavero J., Baca A.P., Gonzalez-Rodriguez M.P., Bravo M., Valderrama M.J.: Effect of chlorhexidine-thymol varnish on root caries in a geriatric population: a randomized double-blind clinical trial. J Dent 2009;37:679-685.

Battistuzzi P.G., Käyser A.F., Keltjens H.M., Plasmans P.J.: Teilprothesen. Planung, Therapie, Nachsorge. Deutscher Ärzte-Verlag, Köln 1991.

Gaberthüel Th., Barbakow F., Lutz F.: Recall. Bedeutung und Praxis von Recall/Nachsorge. Schweiz Monatsschr Zahnmed 1988;98:251-256.

Lang N.P., Tonetti M.S.: Periodontal risk assessment (PRA) for patients in supportive periodontal therapy (SPT). Oral Health Prev Dent 2003;1:7-16.

Luthardt R., Spieckermann J., Böning K., Walter M.: Therapie der verkürzten Zahnreihe. Eine systematische Literaturübersicht. Dtsch Zahnärztl Z 2000;55:592-609.

Mericske-Stern R., Kowalski J., Liszkay K., Geering A.H.: Nachsorgebefund und Recallverhalten von älteren Patienten mit abnehmbaren Prothesen. Schweiz Monatsschr Zahnmed 1990;100:1053-1059.

O'Leary T.J., Drake R.B., Naylor J.E.: The plaque control record. J Periodontol 1972;43:38.

Ramfjord S.P.: Recallsysteme und -intervall. Schweiz Monatsschr Zahnmed 1989;99: 687-693.

Ronay V., Merlini A., Attin T., Schmidlin P.R., Sahrmann P.: In vitro cleaning potential of three implant debridement methods. Simulation of the non-surgical approach. Clin Oral Implants Res 2017;28:151-155.

Schmeiser R., Schiffner U., Gülzow H.-J.: Risikoorientierte Kariesprävention. Zahnärztl Mitt 1993;14:26-31.

Strub J.R., Stiffler S., Schärer P.: Ursachen von Mißerfolgen bei der oralen Rehabilitation: Biologische und technische Faktoren. Quintessenz 1988;39:1511-1522.

Tan H.P., Lo E.C., Dyson J.E., Luo Y., Corbet E.F.: A randomized trial on root caries prevention in elders. J Dent Res 2010;89:1086-1090.

Wolfart S., Weyer N., Freitag S., Kern M.: Der Nachsorgebedarf prothetischer Restaurationen bei regelmäßiger Teilnahme am Recallprogramm. Dtsch Zahnärztl Z 2007;82:656-667.

# 47 Mundschutz (Zahnschutz) im Sport

## 47.1 Einleitung

In vielen Sportarten sind der Kiefer- und Gesichtsbereich (Knochen, Weichteile, Zähne) einer besonderen Verletzungsgefahr ausgesetzt. Mit prothetischen Restaurationen versorgte Zähne und die prothetischen Restaurationen selbst sind dabei besonders stark gefährdet, da die Pfeilerzähne z. B. nach Kronenpräparation in der Regel strukturell deutlich geschwächt sind und die einwirkenden Kräfte durch die bei Brückengliedern und Teilprothesen auftretenden Hebelverhältnisse potenziert wirksam werden können.

Durch aktiveres Freizeitverhalten und neue Trendsportarten ist die Zahl der Zahnunfälle in den letzten Jahren deutlich angestiegen. Obwohl heute bei Sportarten wie Mountainbiking oder Rollerskating Schutzbekleidung (Helm, Knie- und Ellenbogenschutz) zur Standardausrüstung gehören, wird in den allermeisten Fällen auf einen Zahnschutz verzichtet. Heute erleiden bis zu 35 % aller Kinder und Jugendlichen Zahnunfälle im bleibenden Gebiss (*Borssen* und *Holm* 1997, *Hamilton* et al. 1997, *Kaste* et al. 1996, *Kirschner* et al. 1992, *Petti* und *Tarsitani* 1996). Die mit Abstand am häufigsten betroffene Zahngruppe sind aufgrund ihrer exponierten Stellung die Schneidezähne des Oberkiefers. Die meisten Unfälle passieren zu Hause (etwa 25 %) (*Obijou* 1994) und an öffentlichen Sport- und Spielstätten (etwa 20 %)(*Obijou* 1994, *Fosberg* 1993, *Sae-Lim* und *Yuen* 1997, *Schatz* und *Joho* 1994).

Beispiele für Disziplinen, die mit einem erhöhten Risiko für die orofaziale Region und damit einem besonders hohen Verletzungsrisiko für die Zähne (*Andreasen* et al. 1999, *Parker* et al. 2017) einhergehen, sind Einzel- und Mannschaftssportarten mit hohem körperlichem Einsatz. Insbesondere bergen zum einen Kampfsportarten wie Boxen, Ringen, Karate oder Judo, zum anderen aber auch Mannschaftssportarten wie Hockey (*Bolhuis* et al. 1987), Eishockey (*Castaldi* 1991), Rugby (*Upson* 1982), American Football (*Garon* et al. 1986), Basketball, Handball oder Fußball (*Sane* und *Ylipaavalniemi* 1988) einen prozentual hohen Anteil an Zahnverletzungen (*Andreasen* et al 1999, *Nysether* 1987, *Kulata* et al. 1995).

Während im Profisport (Boxen, Eishockey, American Football, Rugby) das Tragen von Zahn- oder Gesichtsschutz vorgeschrieben ist, werden für den Amateur- und insbesondere den Schul- und Freizeitsport insgesamt seltener deutliche Empfehlungen gegeben (*Knapik* et al. 2007, *Green* 2017). Das Tragen eines Zahnschutzes als präventive Maßnahme hat sich bewährt. Die Wahrscheinlichkeit von schwerwiegenden Verletzungen im gesamten Kopf-, Gesichts- und Halsbereich wird deutlich reduziert (*Garon* et al. 1986, *Stenger* et al. 1964, *Heintz* 1968). Es konnte gezeigt werden, dass bei eingesetztem Mundschutz die mit der Einwirkung traumatischer Kräfte auf den Gesichtsbereich einhergehende akute Knochendeformationen leicht und die auftretende intrakranielle Druckerhöhung deutlich geringer ausgeprägt ist, als dies ohne Mundschutz der Fall ist (*Hickey* et al. 1967).

Die Zahl der Zahnunfälle konnte beim Boxen, Eishockey, Rugby und Fußball insgesamt deutlich reduziert werden. Vergleichende Untersuchungen beim Fußball zeigen, dass etwa 32 % der Spieler ohne Zahnschutz Zahnunfälle erlitten, hingegen nur 0,8 % der Spieler mit Zahnschutz (*Yamada* et al. 1998). Beim Rugby konnte ebenfalls durch das Tragen eines Zahnschutzes die Anzahl der Spieler mit Zahnverletzungen von etwa 56 auf 24 % reduziert werden (*Yamada* et al. 1998).

Trotz seiner zweifelsfrei erwiesenen Wirksamkeit (*Knapik* et al. 2007) ist ein Mundschutz (Sportzahnschutz) derzeit aber nur in ganz wenigen Ausnahmen zur Ausübung einer Sportart verpflichtend vorgeschrieben (z. B. Boxen, American Football). Daher überrascht es kaum, dass über seine Existenz, seine Funktion und seinen Nutzen bei vielen Sporttreibenden und Betreuern Unwissenheit besteht. Die Akzeptanz gegenüber einem Zahnschutz ist im Amateur- und vor allem im Schul- und Freizeitsport sehr gering. Immer wieder geäußerte Kritiken an einem Zahnschutz seitens der Sportler beziehen sich in erster Linie auf Mundtrockenheit, Würgereiz, erschwertes Sprechen, ungenügenden Halt und Probleme beim Atmen. Diese Kritikpunkte können heute bei einem optimal und individuell angefertigten Zahnschutz vermieden werden (*McClelland* et al. 1999). Es konnte beispielsweise gezeigt werden, dass das Tragen eines modernen Zahnschutzes den Atemwegswiderstand nur unwesentlich erhöht (*Amis* et al. 2000). Auch bei festsitzender kieferorthopädischer Behandlung ist das Anfertigen und Tragen eines Zahnschutzes heute problemlos möglich (*Yamada* et al. 1997). Leider ist das äußere Erscheinungsbild für Kinder- und Jugendliche im Schul- und Freizeitsportbereich so wichtig, dass sie durch das Tragen eines Zahnschutzes nicht negativ auffallen möchten – zumindest so lange nicht, bis ein Sportzahnschutz zur regulären Sportausrüstung gehört.

## 47.2 Definition

Unter einem Mundschutz versteht man eine im direkten oder indirekten Verfahren hergestellte, aus einem elastischen Kunststoff bestehende Überdeckung der Zähne. Ein Mundschutz wird in der Regel im Oberkiefer angefertigt (Ausnahme: bei Progenie im Unterkiefer). Er hat das Ziel, auf den Kiefer-Gesichtsbereich auftreffende Schläge oder Stöße abzupuffern und gleichmäßig weiterzuleiten und auf diese Weise Schädigungen der Zähne, der intraoralen Weichgewebe und der Kieferknochen sowie Schäden im Gehirn- und Halsbereich zu verhindern bzw. zu begrenzen.

## 47.3 Indikationen

Ein Zahnschutz wird bei Ausübung entsprechender Sportarten ab dem Wechselgebiss empfohlen. Die wichtigsten Sportarten wurden bezüglich des Risikos eines Zahnunfalls in Gruppen eingeteilt (*FDI* 1990). Sportarten mit hohem Risiko für ein Zahntrauma sind beispielsweise American Football, Hockey, Eishockey, Kampfsportarten, Rugby und Skating. Basketball, Squash, Wasserball und Fallschirmspringen sind Sportarten mit mittlerem Risiko. Grundsätzlich haben jedoch alle Kontaktsportarten ein erhöhtes Zahnunfallrisiko (*McNutt* et al. 1989), so dass auch hier generell ein Zahnschutz empfohlen werden kann (*McTigue* 2000).

Besondere Indikationen können sich bei individuellen Frontzahnstellung im Oberkiefer ergeben.

### 47.3.1 Hauptaufgaben und Vorteile eines Mundschutzes

Durch einen wirkungsvollen Mundschutz können viele schwerwiegende Verletzungen und damit unter anderem hohe ärztliche und zahnärztliche Kosten vermieden werden. Die Hauptaufgaben eines Mundschutzes sind (*Ranalli* 1991, *Johnsen* und *Winters* 1991):

- Schutz der Zähne und prothetischer Restaurationen vor Frakturen und Dislokation,
- Schutz der intraoralen Weichgewebe vor Verletzungen,
- Verhinderung des Einquetschens von Lippen und Wangen zwischen die Zahnreihen,
- Schutz vor Kieferfrakturen (v. a. im Unterkiefer),
- Schutz zahnloser Bereiche bei Teilbezahnten,
- Schutz des vollständig Zahnlosen vor Kieferfrakturen und Kiefergelenkschädigungen durch Schlag auf den Unterkiefer,
- Psychologische Wirkung: Das Wissen um einen guten Mundschutz erlaubt, dass sich der Sportler besser auf die Ausübung seiner Sportart konzentrieren kann.

Ob ein Mundschutz auch das Risiko einer Gehirnerschütterung oder anderer neurologischer Schäden senkt, ist in der Literatur umstritten (*Parker* et al. 2017)

## 47.4 Mögliche Nachteile eines Mundschutzes

Das Tragen eines Mundschutzes kann u. U. mit gewissen Unannehmlichkeiten verbunden sein. Als mögliche Nachteile werden in diesem Zusammenhang genannt (*Johnson* und *Winters* 1991):

- Mangelnder Tragekomfort: Als Gründe hierfür kommen vor allem ein relativ großes Volumen des Mundschutzes sowie eine unzureichende Passung und eine mangelnde Retention in Frage. Bisweilen werden auch Übelkeit, Mundtrockenheit und schlechter Geschmack angegeben.
- Behinderung beim Atmen, Sprechen oder Trinken: Mangelnder Tragekomfort und Behinderung beim Atmen sind, sofern es sich um einen im Labor hergestellten Mundschutz handelt, fast immer die Folge von Fehlern bei der Herstellung und damit vermeidbar.
- Gewebereaktionen: Im Zuge einer mangelhaften Passung des Mundschutzes oder bei einem Schlag auf Wangen oder Lippen kann das intraorale Weichgewebe auf verschiedenartige Weise gereizt oder verletzt werden. Sofern durch einen Schlag oder Stoß verursacht, wären die resultierenden Verletzungen ohne den Mundschutz aber in den meisten Fällen zweifelsohne schwerwiegender.
- Häufige Erneuerung: Abhängig vom verwendeten Material, vom Mundschutztyp und von der Tragedauer muss der Schutz in regelmäßigen Abständen auf seine Funktionstüchtigkeit hin kontrolliert und gegebenenfalls repariert oder ersetzt werden. Dies betrifft in besonderem Maße Kinder und Jugendliche im Wechselgebissalter, bei denen die jährliche Erneuerung des Mundschutzes empfohlen wird (*Parker* et al. 2017). Bei Personen, die sich in kieferorthopädischer Behandlung befinden, muss der Mundschutz ggf. noch häufiger erneuert werden.

## 47.5 Anforderungen an einen Mundschutz

Ein wirksamer Mundschutz muss folgende Anforderungen erfüllen:

- Er muss gut passen und ausreichend Retention aufweisen.
- Er muss Zähne und Alveolarfortsatz bedecken.
- Er muss bruch- und formstabil sein.
- Er muss genügend Elastizität aufweisen, um Schläge und Stöße abdämpfen zu können (resilientes Material).
- Er soll oral so wenig voluminös wie möglich sein.
- Mundatmung und Sprache sollten möglichst gering beeinträchtigt werden.
- Das verwendete Material muss für die intraoralen Gewebe unschädlich sein.
- Er muss angenehm zu tragen sein.
- Er muss geruchlos sein und sollte keinen bzw. keinen unangenehmen Eigengeschmack aufweisen.
- Er muss leicht gereinigt werden können.

Ein optimaler Zahnschutz sollte schlag- und stoßinduzierte Energien abfangen können, indem er die Zahnreihe und den Alveolarfortsatz bedeckt, den Gegenkiefer durch okklusale Impressionen abstützt und die umgebenden Weichgewebe schützt. Er sollte aus einem elastischen Material gefertigt sein, welches gut zu reinigen und desinfizieren ist. Er sollte auch bei körperlicher Anstrengung einen guten Halt haben (*FDI* 1990, *Scheer* 1994).

## 47.6 Materialien

Für die Herstellung eines Mundschutzes werden verschiedene elastische Kunststoffe verwendet (*Green* 2017). Dazu zählen:

- Polyethylen
- Polyvinylacetat
- Polyvinylacetat-Polyethylen-Copolymer
- Polyvinylchlorid
- Polyurethan
- Gummi
- EVA (Ethylen-Vinyl-Acetat)

## 47.7 Mundschutztypen und deren Herstellungstechniken

Es wurden unterschiedliche Formen und Herstellungsmöglichkeiten des Mundschutzes vorgeschlagen und beschrieben. Im Allgemeinen werden heute drei Typen von Mundschutz unterschieden (*Gelbier* 1966, *Guevara* und *Ramalli* 1991, *Ranalli* 1991, *Scheer* 1994, *Piccininni* 2000, *Parker* et al. 2017):

### Typ I: Der konfektionierte Mundschutz

Der konfektionierte Mundschutz ist als industriell vorgefertigte Kunststoffschiene in wenigen Größen erhältlich. Seine Nachteile beziehen sich in erster Linie auf eine zu dünne okklusale Schicht, die insbesondere beim Sturz oder Schlag auf das Kinn die Kraft nicht ausreichend abfangen kann und beim Tragen rasch durchgebissen

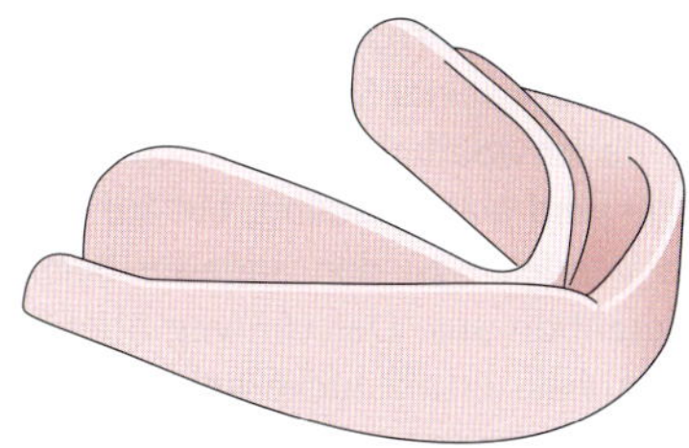

**Abb. 47-1** Konfektionierter Mundschutz-Typ vor Adaptation.

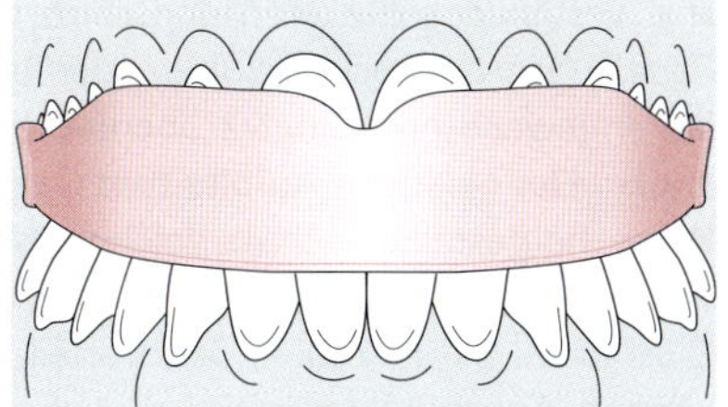

**Abb. 47-2** Der eingesetzte konfektionierte Mundschutz überdeckt trotz Adaptation die Zahnreihe und den Alveolarfortsatz nur unvollständig.

wird. Er wird lediglich durch die habituelle Okklusion in Position gehalten. Aus diesem Grund weist er nur wenig Retention auf und stört beim Sprechen und beim Atmen über den Mund. Zudem ist er wegen der fehlenden lateralen Extension und der fehlenden Okklusionsmöglichkeit durch nicht vorhandene Impressionen des Gegenkiefers kaum in der Lage, Verletzungen der intraoralen Weichgewebe zu verhindern. Sein einziger vermeintlicher Vorteil ist sein günstiger Preis. Daher kann diese Art von Mundschutz nicht empfohlen werden.

### Typ II: Der konfektionierte, aber individuell adaptierte Mundschutz

Der konfektionierte, aber individuell adaptierte Mundschutz besteht aus einer industriell vorgefertigten Schiene (Abb. 47-1), die entweder thermoplastisch („boil and bite") oder durch Auffüllen mit einem elastischen Material direkt im Mund der Zahnreihe und dem Kieferkamm des Sportlers individuell angepasst werden kann. Zu diesem Zweck wird abhängig vom System entweder der entsprechend dem Zahnbogen vorkonturierte Kunststoff in heißem Wasser (ca. 75 °C) oder mittels Heißluft erwärmt, kurz in kaltes Wasser eingetaucht und über die Zahnreihe platziert, oder aber Kunststoff wird frisch angerührt und in den Zahnbogen nachahmenden Kunststoffmassenträger gegeben und dann intraoral adaptiert (Abb. 47-2). Um das mit diesem Mundschutztyp erreichbare Maximum an Retention und Tragekomfort voll auszuschöpfen, sollte die Anpassung durch einen Zahnarzt erfolgen. Dadurch kann auch dafür Sorge getragen werden, dass der Kunststoff überall gleichmäßig verteilt ist, d. h. der Mundschutz in der richtigen Position aushärtet.

Nachteilig sind auch hier die ungenügende okklusale Dicke und die fehlende Abstützungsmöglichkeit des Unterkiefers; beides führt zum raschen Durchbeißen des Mundschutzes. Außerdem ist die Adaptation an Zähne und Weichgewebe (Lippenband) nur eingeschränkt möglich. Ein Mundschutz vom Typ II liegt den Zähnen deutlich besser an als ein Mundschutz vom Typ I. An die Qualität eines individuellen Mundschutzes, der auf indirekte Weise, das heißt im Labor, hergestellt worden ist, kommt er allerdings nicht heran.

### Typ III: Der individuell hergestellte Mundschutz

Der individuell hergestellte Mundschutz wird über eine Oberkiefer-Alginatabformung und ein Gipsmodell indirekt mit Hilfe eines Druckpressgerätes hergestellt. Zum Pressen wird eine – evtl. eingefärbte – Kunststoffplatte der Dicke 5,5 mm empfohlen. Nach Ende des Tiefziehvorgangs sollte der Gaumenbereich U-förmig ausgespart werden. Dies erhöht den Tragekomfort und verbessert die Aussprache. Vestibulär sollte der Mundschutz nach den Empfehlungen von *Guevara* und *Ranalli* (1991) zwecks Erhöhung der Retention sowie seiner Schutzfunktion auch die angewachsene Gingiva überdecken und daher oberhalb der Umschlagfalte enden. Der okklusale Aufbiss zum Gegenkiefer wird glatt gestaltet. Ein auf diese Weise hergestellter Schutz zeichnet sich im Vergleich zu den anderen beiden Typen vor allem durch gute Passung und Retention aus. Der Umweg über ein Gipsmodell bietet zudem den Vorteil, beliebig viele Ersatzstücke anfertigen zu können. Aufgrund des zeitlichen Aufwands (zwei Zahnarztsitzungen, Labor) und des daher höheren Kostenaufwands wird dieser Mundschutz, obwohl er den kommerziell erhältlichen (Typ I und II) deutlich überlegen ist, am seltensten angetroffen. Als Alternative zur Verwendung einer Tiefziehfolie kann weichbleibender Kunststoff, wie er kieferorthopädisch zur Herstellung von Positionern verwendet wird, genommen werden. Dieser kann (ähnlich wie bei Schienen) individueller als eine Tiefziehfolie eingesetzt werden.

Ein weiteres Beispiel stellt der in Australien entwickelte Mundschutz Signature (Drufosoft, Dreve, D-Unna) dar, der auf Situationsmodellen des Patienten im Laminierungsverfahren hergestellt wird. Da seine Herstellung mit einer spezifischen Methode und spezifischen Materialien erfolgt, wurde er teilweise auch als Typ-IV-Mundschutz bezeichnet (*Rickert* 1997).

Der „Signature-Mouthguard" ist in vier verschiedenen Grundversionen erhältlich, die Faktoren wie Alter, Sportart und Leistungslevel berücksichtigen.

- **Junior**: Empfohlen für Sportler bis zum Alter von 14 Jahren. Insgesamt 2 weiche Folien, wobei die erste Folie eine Stärke von 3 mm und die zweite Folie eine Stärke von 2 mm hat.
- **Senior**: Empfohlen für die meisten Sportarten. Insgesamt 2 weiche Folien, wobei beide Folien eine Stärke von 3 mm haben.
- **Elite**: Empfohlen für Boxer, Kampfsportarten wie Judo, Karate etc. Insgesamt 2 weiche Folien (wie Senior) mit einer zusätzlichen weichen Einlage (3 mm) über der Oberkiefer-Front.
- **Professional**: Empfohlen für Leistungssportler, Professionals und Stocksportarten wie Hockey, Eishockey, Polo etc. Insgesamt 2 weiche Folien (wie Senior) mit einer zusätzlichen harten Einlage (2 mm) über der Oberkiefer-Front.

Inzwischen werden vergleichbare Multilayerfolien auch von anderen Herstellern angeboten (z. B. Playsafe, Erkodent, D-Pfalzgrafenweiler). Die Vorteile derartiger Multilayer-Schutzschienen sind exakte Passgenauigkeit und guter Halt beim Tragen sowie die nach der individuellen Sportart durch das Multilayer-Verfahren wählbaren Dämpfungseigenschaften. Es besteht eine ausreichende okklusale Schichtdicke und eine Abstützung des Unterkiefers durch Impressionen der Zahnreihe (Abb. 47-3 und 47-4). Er bietet im Vergleich den höchsten Tragekomfort, einen optimalen Sitz und Schutz bei Krafteinwirkung von anterior und kaudal (*Padilla* und *Lee* 1999).

Voraussetzung für die Herstellung dieser Mundschutztypen sind Abformungen des Ober- und des Unterkiefers sowie eine Bissnahme. Der Mundschutz wird in den meisten Fällen im Oberkiefer getragen (Ausnahme: Angle-Klasse III); hier müssen die Zähne, die Gingiva bis zur Umschlagfalte, der Gaumen bis zur Ah-Linie und die Lippenbändchen vollständig dargestellt sein. Die perfekte Passform ist für die Sicherheitseigenschaften und den Tragekomfort entscheidend. Aus diesem Grund wird der Oberkiefer mit einem individuell hergestellten Abformlöffel und A-Silikon-Abformmaterial in Sandwichtechnik abgeformt. Für die Abformung des

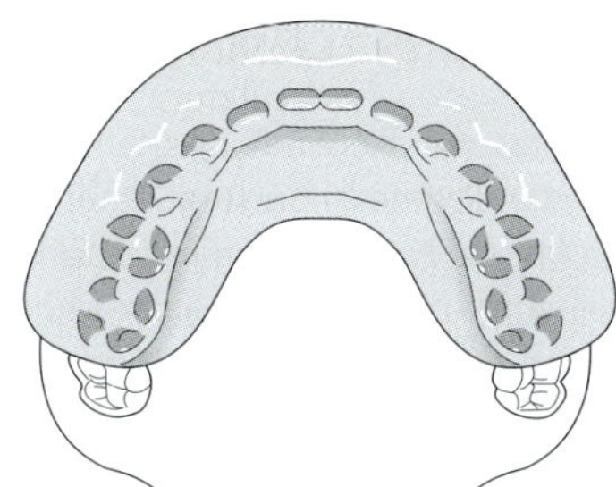

**Abb. 47-3** Auf dem Modell geformter individueller Mundschutz mit seichten Impressionen der unteren Zähne.

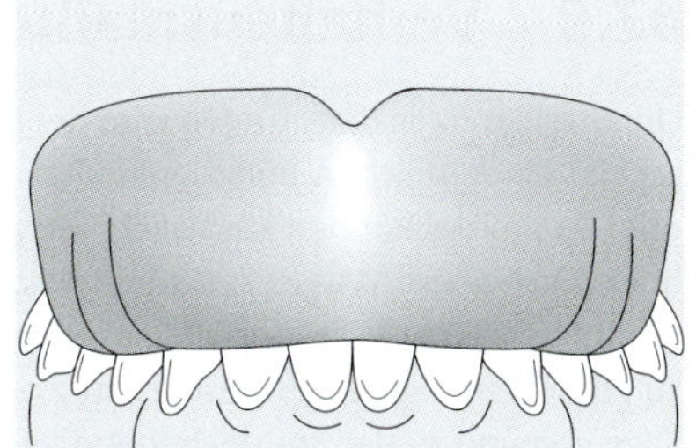

**Abb. 47-4** Eingesetzter individueller Mundschutz, der die obere Zahnreihe und den Alveolarfortsatz schützt und den Unterkiefer durch einen leichten Einbiss stabilisiert.

Unterkiefers ist eine gute Alginat-Abformung mit konfektioniertem Löffel ausreichend. Die Art der Bissnahme kann frei gewählt werden. Anschließend erfolgt die Montage der Gipsmodelle im Artikulator (Sperrung des Artikulators in Abhängigkeit von der Plattenstärke und der anatomischen Situation, in der Regel 2–3 mm im Bereich der Molaren) und die Vorbereitung des Oberkiefermodells (nach Herstellerangaben). Entgegen der üblichen (Vakuum-)Tiefziehtechnik kommt für die Herstellung des Multilayer-Mundschutzes die sehr viel leistungsfähigere Druckformtechnik (bis 6 bar) zur Anwendung. Die Kombination hoher Druck und hohe Temperatur ergibt eine dauerhafte Laminierung der verschiedenen Platten und eine bessere Materialhomogenität, die für eine geringere Feuchtigkeitsaufnahme und bessere Abrasionsfähigkeit sorgt. Der Mundschutz kann ein- oder mehrfarbig hergestellt werden; auch Abbildungen und Aufschriften können eingearbeitet werden.

Um die Dämpfungseigenschaften zu optimieren, werden heute verschiedene Platten kombiniert (Multilayer-Verfahren) (*Oikarinen* und *Salonen* 1993, *Oikarinen* et al. 1993). Die Kombination der Platten und Auswahl der Plattenstärken richten sich nach der individuellen Sportart. Das Trimmen und Ausarbeiten des Mundschutzes erfolgen so, dass die ersten Molaren noch vollständig gefasst sind. Der Alveolarfortsatz ist vestibulär bis in die Umschlagfalte unter Aussparung der Lippen- und Wangenbänder und palatinal etwa 6–8 mm bedeckt. Die palatinale Begrenzung wird am Oberkiefergipsmodell mit einem Modellierinstrument etwa 1 mm tief und 1 mm breit einradiert. So kann der palatinale Rand des Mundschutzes bis auf das Gaumenniveau ausgedünnt, um eine für die Zunge irritierende Stufe zwischen Gaumen und Mundschutz zu vermeiden. Die Impressionen des Gegenkiefers in den Mundschutz werden bis auf die Höckerspitzen der Seitenzähne zurückgeschliffen, um eine unphysiologische Fixierung des Unterkiefers und einen damit verbundenen Konzentrationsverlust des Sportlers zu vermeiden. Der durch das Einschleifen entstehende okklusal-vestibuläre Materialwall schützt beim Zusammenbeißen zusätzlich die Schneidekanten und Höckerspitzen der Unterkieferzähne. Das Anpassen und Einsetzen des Mundschutzes erfolgen durch den Zahnarzt. Der Patient muss darüber informiert werden, dass der Mundschutz regelmäßig gereinigt werden sollte, ebenso ist er auch auf die Häufigkeit der Neuherstellung, die vor allem im wachsenden Kiefer auftritt, und sich nach Alter, Gebisszustand, individuellem Wachstumsmuster, Tragehäufigkeit und Pflege richtet, hinzuweisen.

## 47.8 Verhaltensmaßregeln und Nachsorge

Unmittelbar nach dem Tragen wird der Mundschutz unter fließendem kaltem Wasser mit einer weichen Bürste gereinigt (Zahnbürste, Prothesenbürste). Zahnpasta oder Spülmittel können zusätzlich Verwendung finden. Ein Abspülen mit warmem oder gar heißem Wasser ist zu vermeiden, weil aufgrund der Wärme der Mundschutz seine Form irreversibel verändern kann. Um Verformungen des Kunststoffs zu verhindern, sollte der Mundschutz nach dem Trocknen darüber hinaus auf dem Weg von und zu den sportlichen Aktivitäten in einem speziellen Kunststoffbehälter aufbewahrt werden. Falls der Benutzer bemerkt, dass der Mundschutz nicht mehr gut passt oder beschädigt ist, soll er sich umgehend an den Zahnarzt wenden, damit der Schutz repariert oder neu angefertigt wird. Regelmäßige Kontrollen des Mundschutzes sollten zusammen mit Routineuntersuchungen beim Zahnarzt erfolgen.

## 47.9 Schlussbewertung

Ein Mundschutz sollte bei allen Sportarten, bei denen die Mundhöhle einem besonderen Verletzungsrisiko ausgesetzt ist, sowohl im Training als auch während des Wettkampfs gewohnheitsmäßig getragen werden (*Sane* und *Ylipaavalniemi* 1988, *Filippi* et al. 2000). Dazu zählen vor allem Boxen (Pflicht), American Football (Pflicht), Eishockey, Rugby, Ringen, Karate, Judo und verwandte Disziplinen. Auch bei Sportarten, in denen der Gebrauch eines Mundschutzes bisher noch unüblich ist, ein direkter Kontakt zum Gegner aber nicht ausgeschlossen werden kann, ist ein Mundschutz sinnvoll, so beispielsweise beim Hockey, Basketball, Volleyball, Handball, Wasserball oder Fußball. Zahnunfälle haben häufig lebenslange Folgen; schwer verletzte Zähne können oft nur temporär oder gar nicht erhalten werden. Während Zähne nach Verletzungen der Pulpa meist noch endodontisch zu erhalten sind (*Filippi* et al. 2001), führen schwere parodontale Schäden zur Ankylose oder zur infektionsbedingten externen Wurzelresorption (*Filippi* et al. 2000). Die Zähne können selten über lange Zeiträume erhalten werden. Trotz moderner Therapiekonzepte, wie der Gabe von Tetrazyklinen oder Steroiden bzw. der Applikation von Emdogain (*Filippi* et al. 2000), gibt es bis heute keinen sicheren Ersatz für verlorengegangene Zementoblasten. Bei deren Untergang geht auch der Zahn verloren. Um sportunfallbedingte Schäden am Parodontium möglichst gering zu halten, ist die Prävention mittels eines Mundschutzes dringend zu empfehlen. Der individuell angefertigte Mundschutz ist in der Lage, sportbedingte Kiefer- und Zahnschäden zu verhindern oder zumindest stark zu reduzieren (*Roberts* 1979, *Yamada* et al. 1998). Durch die okklusale Abstützung und Dämpfung kann auch die Gefahr von Unterkieferfrakturen deutlich reduziert werden (*Scheer* 1994). Voraussetzung für eine breitere Akzeptanz ist allerdings, dass Sportler, Trainer und Betreuer nicht nur über die Vorteile, die das Tragen eines Mundschutzes mit sich bringt, aufgeklärt sind, sondern sich auch der Folgekosten (*Sane* und *Ylipaavalniemi* 1998), die Zahnunfälle nach sich ziehen können, bewusst sind.

# Literatur


Amis T., Di Somma E., Bacha F., Wheatley J.: Influence of intra-oral maxillary sports mouthguard on the airflow dynamics of oral breathing. Med Sci Sports Exerc 2000;32: 284-290.

Andreasen J.O., Andreasen F.M., Bakland, L.K., Flores M.T.: Traumatic dental injuries. In. Kopenhagen: Munksgaard, 1999:48-49.

Bolhuis J.H., Leurs J.M., Flogel G.E.: Dental and facial injuries in international field hockey. Br J Sports Med 1987;21:174-177.

Borssen E., Holm A.K.: Traumatic dental injuries in a cohort of 16-year-olds in northern sweden. Endod Dent Traumatol 1997;13:276-280.

Castaldi C.R.: Prevention of craniofacial injuries in ice hockey. Dent Clin North Am 1991;35:647-656.

Filippi A., Pohl Y., Kirschner H.: Avulsion of teeth resulting from accidents – rescue and treatment. In: Biasca N., Montag W.D., Gerber C. (Hrsg.). Safety in ice hockey. Reinach: Multipress, 2000:106-110.

Filippi A., Pohl Y., von Arx T.: Das Verhalten der Pulpa nach Zahntrauma: Diagnose, Konsequenzen, Therapie. Schweiz Monatsschr Zahnmed 2001;111:38-56.

Filippi A., von Arx T., Buser D.: Externe Wurzelresorption nach Zahntrauma: Diagnose, Konsequenzen, Therapie. Schweiz Monatsschr Zahnmed 2000;110:712-729.

Garon M.W., Merkle A., Wright J.T.: Mouth protectors and oral trauma: A study of adolescent football players. J Am Dent Assoc 1986;112:663-665.

Gelbier S.: The use and construction of mouth and tooth protectors for contact sports. Br Dent J 1966;120:533-537.

Green J.I.: The role of mouthguards in preventing and reducing sports-related trauma. Prim Dent J 2017;6:27-34.

Guevara P.A., Ranalli D.N..: Techniques for mouthguard fabrication. Dent Clin North Am 1991;35:667-682.

Hamilton F.A., Hill F.J., Holloway P.J.: An investigation of dento-alveolar trauma and its treatment in an adolescent population. Part 1: The prevalence and incidence of injuries and the extent and adequacy of treatment received. Br Dent J 1997;182:91-95.

Heintz W.D.: Mouth protectors: A progress report. Bureau of dental health education. J Am Dent Assoc 1968;77:632-636.

Hickey J.C., Morris A.L, Carlson L.D., Seward T.E.: The relation of mouth protectors to cranial pressure and deformation. J Am Dent Assoc 1967;74:735-740.

Hoffmann J., Alfter G., Rudolph N.K., Göz G.: Experimental comparative study of various mouthguards. Endod Dent Traumatol 1999;15:157-163.

Johnsen D.C., Winters J.E.: Prevention of intraoral trauma in sports. Dent Clin North Am 1991;35:657-666.

Kaste L.M, Gift H.C., Bhat M., Swango P.A.: Prevalence of incisor trauma in persons 6-50 years of age: United states, 1988-1991. J Dent Res 1996;75 Spec No:696-705.

Kirschner H., Burkard W., Pfütz E., Pohl Y., Obijou C.: Frontzahntrauma - Aufbewahrung und Behandlung des verunfallten Zahnes. Schweiz Monatsschr Zahnmed 1992; 102: 209-214.

Knapik J.J., Marshall S.W., Lee R.B., Darakjy S.S., Jones S.B., Mitchener T.A., delaCruz G.G., Jones B.H.: Mouthguards in sport activities: history, physical properties and injury prevention effectiveness. Sports med 2007;37:117-144.

Kujala U.M., Taimela S., Antti-Poika I., Orava S., Tuominen R., Myllynen P.: Acute injuries in soccer, ice hockey, volleyball, basketball, judo, and karate: Analysis of national registry data. Br Med J 1995;311:1465-1468.

McClelland C., Kinirons M., Geary L.: A preliminary study of patient comfort associated with customised mouthguards. Br J Sports Med 1999;33:186-189.

Mekayarajjananonth T., Winkler S., Wongthai P.: Improved mouth guard design for protection and comfort. J Prosthet Dent 1999;82:627-630.

McNutt T., Shannon S.W., Jr., Wright J.T., Feinstein R.A.: Oral trauma in adolescent athletes: A study of mouth protectors. Pediatr Dent 1989;11:209-213.

McTigue D.J.: Diagnosis and management of dental injuries in children. Pediatr Clin North Am 2000;47:1067-1084.

Nysether S.: Dental injuries among Norwegian soccer players. Community Dent Oral Epidemiol 1987;15:141-143.

Obijou C.: Frontzahntrauma – Eine epidemiologische Studie in Gießen. Med Diss 1994: Gießen.

Oikarinen K. S, Salonen M. A.: Introduction to four custom-made mouth protectors constructed of single and double layers for activists in contact sports. Endod Dent Traumatol 1993;9:19-24.

Oikarinen K.S, Salonen M.A, Korhonen J.: Comparison of the guarding capacities of mouth protectors. Endod Dent Traumatol 1993;9:115-119.

Padilla R. R., Lee T. K.: Pressure-laminated athletic mouth guards: A step-by-step process. J Calif Dent Assoc 1999;27:200-209.

Parker K., Marlow B., Patel N., Gill D.S.: A review of mouthguards: effectiveness, types, characteristics and indications for use. Br Dent J 2017;222:629-633.

Petti S., Tarsitani G.: Traumatic injuries to anterior teeth in Italian schoolchildren: Prevalence and risk factors. Endod Dent Traumatol 1996;12:294-297.

Piccininni P.: Typical dental injuries in ice hockey (with and without face protection) and recent advances in mouthguard design. In: Biasca N, Montag, W. D., Gerber, C., (Hrsg.). Safety in ice hockey. Reinach: Multipress, 2000.

Ranalli D.N.: Prevention of craniofacial injuries in football. Dent Clin North Am 1991;35: 627-645.

Rickert T.: Mundschutz für sportive Kids und Oldies. Zahnärztl Mitt 1997;87:376-379.

Roberts J. E.: Wisconsin intercholastic athletic association 1970 benefit plan summary., in Supplement to the 47th official handbook of the Wisconsin Intercholastic Athletic Association. 1970, S. 1-77.

Sae-Lim V., Yuen K. W.: An evaluation of after-office-hour dental trauma in Singapore. Endod Dent Traumatol 1997;13:164-170.

Sane J., Ylipaavalniemi P.: Dental trauma in contact team sports. Endod Dent Traumatol 1988;4:164-169.

Schatz J.P., Joho J.P.: A retrospective study of dento-alveolar injuries. Endod Dent Traumatol 1994;10:11-14.

Scheer B.: Prevention of dental and oral injuries. In: Andreasen J.O., Andreasen, F.M. (Hrsg.): Textbook and color atlas of traumatic injuries of the teeth. Kopenhagen:Munksgaard, 1994:719-735.

Stenger J.M., Lawson E.A., Wright J.M.: Mouthguards: Protection against shock to head, neck and teeth. J Am Dent Assoc 1964;69:273-281.

Upson N.: Dental injuries and the attitudes of rugby players to mouthguards. Br J Sports Med 1982;16:241-244.

Yamada T., Sawaki Y., Tomida S., Tohnai I., Ueda M.: Oral injury and mouthguard usage by athletes in japan. Endod Dent Traumatol 1998;14:84-87.

Yamada T., Sawaki Y., Ueda M.: Mouth guard for athletes during orthodontic treatment. Endod Dent Traumatol 1997;13:40-41.

# 48 Messung von Behandlungsergebnissen aus Patientensicht

Für die Wirksamkeit eines großen Teils ärztlicher und zahnärztlicher Therapieverfahren stehen heute abgesicherte Daten aus klinischen Studien zur Verfügung. Diese Erkenntnisse erlauben dem klinisch tätigen Zahnarzt in der Regel die Auswahl einer geeigneten Behandlungsmaßnahme. Zwar vermag es (noch) keine zahnärztlich-restaurative Maßnahme, den Urzustand wiederherzustellen, dennoch haben die Therapieverfahren einen sehr hohen Standard erreicht und garantieren sowohl Schmerzlinderung als auch die Wiederherstellung von Funktion und Ästhetik. Die Unterschiede zwischen den mannigfaltigen Behandlungsformen für dentale Erkrankungen (z. B. Füllung oder Inlay) sind oftmals subtil, und Veränderungen sind aus der Sicht des Patienten kaum bemerkbar. Dies scheint insbesondere bei zahnerhaltenden und festsitzenden prothetischen Lösungen der Fall zu sein, sofern keine ästhetischen Auffälligkeiten vorliegen.

Ein abweichendes Bild ergibt sich für herausnehmbare prothetische Versorgungen, die nach teilweisem oder totalem Zahnverlust hergestellt werden. Zahnverlust ist ein chronisches Krankheitsbild, das auch von der WHO als solches eingestuft wird. Da bei chronischen Erkrankungen meist keine kurative Therapieoption besteht, muss der Patient mit dem nach der Behandlung verbleibenden Beschwerdebild leben.

Wenn Vorlieben des Behandlers oder des Patienten in eine Behandlung münden, welche klinischen Kriterien und insbesondere den Anforderungen des Patienten nicht genügt, liegt eine Fehlversorgung vor. Klinisches Versagen wird häufig auch von der Unzufriedenheit des Patienten begleitet, womit der Misserfolg manifest wird. So klagen beispielsweise Betroffene, die unter (totalem) Zahnverlust leiden, vermehrt über Passungenauigkeiten und Schwierigkeiten beim Kauen mit herausnehmbaren Prothesen.

Ein Rückgang klinischer Symptome und die Verbesserung der Funktion allein sind jedoch nicht prinzipiell mit Erfolg gleichzusetzen. Verschiedene Studien belegen, dass das Befinden des Patienten häufig nicht mit dem klinischen Erfolg einer Behandlung korreliert (*Awad* und *Feine* 1998, *Awad* et al. 2000, *Berg* 1984). Aus diesem Grunde betonen Kritiker, dass von der Erhebung patientenbezogener Zielgrößen (engl: patient reported outcomes [PRO]) mehr Informationen zu erwarten sind als von klinischen Parametern allein, und fordern daher, den Erfolg einer Behandlung zusätzlich anhand von Patientenaussagen bzw. -einschätzungen zu bewerten. *Engel* (1977) fasste diese Ansichten in seinem „biopsychosozialen (Krankheits-) Modell" zusammen, da das biomedizinische Modell bei chronischen Erkrankungen versagt, weil neben physiko-chemischen Störungen psychische und soziale Einflüsse einen erheblichen Einfluss auf den Gesamtumfang des Leidensbildes haben.

Die Ergebnisgrößen in der Mundgesundheitsforschung lassen sich in klinische, psychosoziale und ökonomische Faktoren gruppieren (Tab. 48-1). Während die beiden ersteren Kategorien seit Jahrzehnten etabliert sind, werden die Einflüsse klinischer, psychischer und soziologischer Größen auf die Zufriedenheit des Patienten mit der zahnmedizinischen Versorgung und dem eigenen Mundgesundheitszustand erst seit den 1980er Jahren untersucht. Zufriedenheit und mundgesund-

**Tab. 48-1** Ergebnisgrößen in der Zahnheilkunde (modifiziert nach *Bader* und *Ismail* 1999).

| Kategorie | Komponente | Beispiel |
|---|---|---|
| klinische Messgrößen | physiologisch | Speichelfluss |
| | mikrobiologisch | orale Mikroflora, Präsenz von Keimen |
| | sensorisch | Schmerz |
| | Überleben | Lebensdauer von Restaurationen, Zahnverlust |
| | technische Beurteilung | Randspalt, Retention |
| | diagnostisch | pathologische Befunde, Karies, Parodontitis |
| | funktionell | Kau-, Sprechfunktion |
| psychosoziale Komponenten | Zufriedenheit | Zufriedenheit mit zahnärztlicher Versorgung, Behandlungsergebnis Einschätzung der eigenen Mundgesundheit, Ästhetik |
| | Präferenzen | Wertigkeit der Mundgesundheit |
| | mundgesundheitsbezogene Lebensqualität | Einfluss der Mundgesundheit auf Aspekte des täglichen Lebens |
| Wirtschaftlichkeit | direkte Kosten | Kosten der Behandlung für Patient und Kostenträger |
| | indirekte Kosten | Verdienstausfall |

heitsbezogene Lebensqualität sind zwei der Messgrößen, die in den vergangenen Jahren zunehmende Popularität erfahren haben.

## 48.1 Konzept der Patientenzufriedenheit

Anwendungsgebiete von Fragebögen zur Messung der Patientenzufriedenheit sind Qualitätsanalysen in klinischen Studien und in der Praxis. Es wird unterschieden zwischen der **Strukturqualität** des Gesundheitssystems (Erfassung von Defiziten medizinischer Versorgung) und der **Prozessqualität** (dem Verlauf einer Behandlung). Ein weiteres Gebiet ist die Ergebniserfassung (**Ergebnisqualität**), z. B. in vergleichenden klinischen Studien.

Die Verwendung der Patientenzufriedenheit als Messgröße wurde nur unzureichend von einer theoretischen Definition begleitet. Es gibt bisher kein allgemein akzeptiertes psychologisches Modell zur Zufriedenheit.

*Linder-Pelz* (1982) stellte ein Modell vor, das Werte und Grundeinstellungen zu definierten Aspekten der Gesundheitsversorgung und deren Bewertung gegenüberstellt; dieses Konzept bezeichnet Zufriedenheit als eine **affektive** Reaktion. Weicht die erfahrene Behandlung von Grundeinstellungen und Werten ab, kommt es zur Unzufriedenheit.

*Pascoe* (1983) kritisierte, dass diesem Konzept folgend jegliche, auch positive, Abweichungen zur Unzufriedenheit führen und zudem eine Anzahl von Einzelaspekten zu einer globalen Bewertung kombiniert würden. Er schlug folgende Definition der Patientenzufriedenheit vor: Eine Bewertung direkt empfangener Produkte und Dienstleistungen, die eine bewusste, kognitive Beurteilung mit einer emotionalen Reaktion kombiniert. Dabei kommen Assimilations- und Kontrasteffekte im Vergleich mit einem subjektiven Standard zum Tragen. Erfahrungen, die innerhalb eines Toleranzbereiches um den subjektiv existierenden Standard liegen, werden assimiliert, akzeptiert und als Zufriedenheit eingestuft.

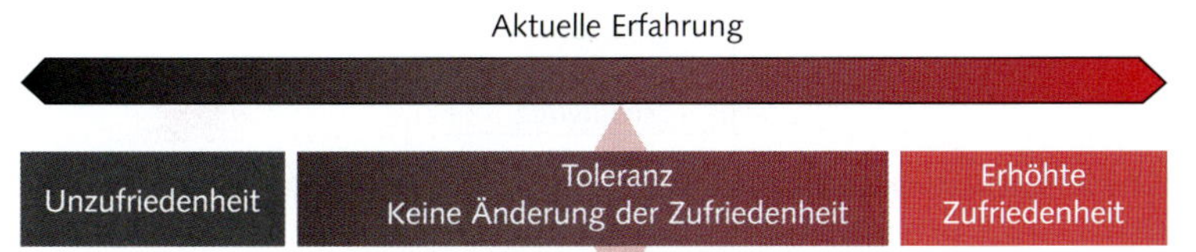


**Abb. 48-1** Der Zufriedenheitsstatus ist abhängig vom Verhältnis einer aktuellen Erfahrung zu einem individuellen Standard (*Pascoe* 1983).

Positive oder negative Erlebnisse, die den Toleranzbereich überschreiten und einen Kontrasteffekt verursachen, führen entweder zur Zufriedenheit oder Unzufriedenheit (Abb. 48-1).

Die beschriebenen Ansätze stammen aus dem allgemeinmedizinischen Sektor. Messungen der Patientenzufriedenheit in der Zahnmedizin haben in der Vergangenheit meist Informationen zur **Struktur- und Prozessqualität** erhoben. Entsprechende Messinstrumente enthalten Fragen zur Zufriedenheit mit den folgenden Dimensionen: Erreichbarkeit des Arztes, Öffnungszeiten, Kosten und Erstattung, Ambiente, technische und menschliche Qualität der Behandlung sowie vereinzelt das Behandlungsergebnis (*Davies* und *Ware* 1981). Mittlerweile wird der Messung von Einzelaspekten der Vorzug gegeben. Diese erfolgt meist in klinischen Studien und konzentriert sich im zahnmedizinischen Sektor stark auf die **Ergebnisqualität** (*Awad* und *Feine* 1998, *Boerrigter* et al. 1995, *de Grandmont* et al. 1994) und damit auf die für Patienten längerfristig relevanten Aspekte.

Die Messung der Zufriedenheit mit einzelnen Aspekten wie Sprachfunktion, Ästhetik, Kaufunktion oder Tragekomfort erfolgt jeweils unidimensional. Damit beschreibt Zufriedenheit spezifische Aspekte, jedoch nicht den Einfluss auf das Wohlbefinden einer Person als Ganzes. Zufriedenheit ist daher nicht gleichzusetzen mit mundgesundheitsbezogener Lebensqualität oder Gesundheitsstatus. Jedoch kann der Grad der Zufriedenheit mit einer zahnärztlich-restaurativen Behandlung die mundgesundheitsbezogene Lebensqualität beeinflussen.

Vergleichbar mit dem Konzept Zufriedenheit sind neuere Entwicklungen aus dem Bereich der patientenbezogenen Prozessqualität. Hier liegt der Fokus stärker auf der konkreten Wahrnehmung der Patienten und nicht mehr der Zufriedenheit mit dieser Wahrnehmung. Dies ist plausibel, da gerade bei negativ besetzten Wahrnehmungen wie Druck, Vibration oder Schmerz eine Frage nach der Zufriedenheit mit der Ausprägung dieser Wahrnehmung für den Patienten befremdlich wirken kann. Beispiele hierfür sind:

- Burdens in Oral Surgery Questionnaire (BiOS-Q, *Reissmann* et al. 2013)
- Burdens in Prosthetic Dentistry Questionnaire (BiPD-Q, *Hacker* et al. 2015)
- Burdens in Dental Impression-Making Questionnaire - (BiDIM-Q, *Tsirogiannis* et al. 2017)

## 48.2 Lebensqualität und Mundgesundheit

### 48.2.1 Allgemeiner Gesundheitsstatus

Lebensqualität (LQ) ist ein Konzept, das eine große Rolle in der ökonomischen und Gesellschaftsforschung spielt, in jüngerer Zeit aber auch in der Gesundheitsforschung aufgegriffen wurde. Ähnlich wie beim Konzept der Zufriedenheit werden

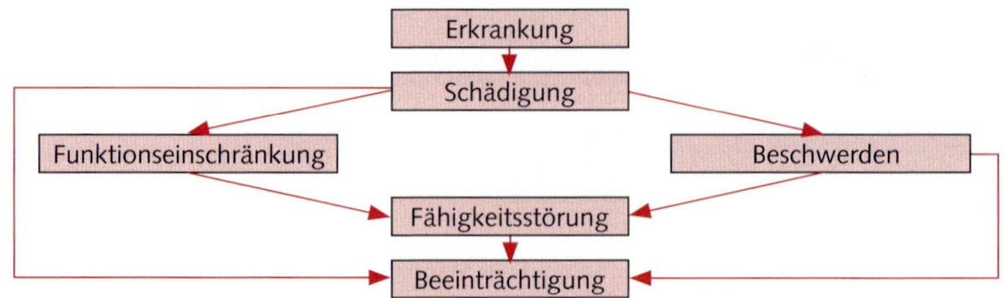


**Abb. 48-2** Konzept der mundgesundheitsspezifischen Lebensqualität nach *Locker* (1988).

Ergebnisse nicht mit einem externen Standard verglichen, sondern Referenz sind die Vorstellungen oder Erwartungen des Patienten selbst. LQ ist nicht äquivalent mit gesundheitsbezogener LQ, denn die allgemeine Lebensqualität wird über die Gesundheit hinaus auch von nichtmedizinischen Faktoren beeinflusst.

Die vier wichtigsten Einflussgrößen der gesundheitsbezogenen LQ sind physische, soziale, psychologische Funktionen sowie Rollenfunktionen. Ein hervorragend dokumentiertes Instrument zur Messung der gesundheitsbezogenen Lebensqualität ist beispielsweise die Short Form 36 (SF-36; *Ware* und *Sherbourne* 1992).

### 48.2.2 Lebensqualität und Mundgesundheit

Basierend auf den Theorien zur allgemeinen, gesundheitsbezogenen Lebensqualität formulierte *Locker* (1988) ein Konzept, das mundgesundheitsbezogene (= MLQ) definiert (Abb. 48-2). Dieses orientiert sich an den Dimensionen aus der Internationalen Klassifikation der Schädigungen, Fähigkeitsstörungen und Beeinträchtigungen der Weltgesundheitsorganisation (WHO). Am Anfang der Kette steht die **Erkrankung**, der pathologische Prozess, der eine **Schädigung** (engl. impairment) eines Organs oder Organsystems nach sich ziehen kann. In der Folge kommt es zur **Funktionseinschränkung**; **Beschwerden** umfassen Sinneswahrnehmungen wie beispielsweise Schmerz. Unter **Fähigkeitsstörung** (engl. disability) ist die Unfähigkeit zu täglichen Verrichtungen wie Sprechen, Essen oder Schlafen zu verstehen. **Beeinträchtigung** (engl. handicap) als letzte Stufe bezeichnet einen Zustand, in dem ein Individuum als Folge der Behinderungen soziale Kontakte, wie Kommunikation oder das Essen in Gesellschaft, vermeidet. Klinische Studien zeigen, dass zwischen Zufriedenheit und mundgesundheitsbezogener LQ eine zwar signifikante, aber nur moderate Korrelation (r = 0,48 bis 0,68) besteht; dies unterstreicht, dass unterschiedliche Konstrukte gemessen werden (*Locker* 1988).

## 48.3 Messung von Patientenaussagen

### 48.3.1 Psychometrische Grundlagen

Im Gegensatz zu Messungen physischer Stimuli sind Qualitäten wie Tragekomfort (bei Prothesen) oder Unzufriedenheit nicht physikalisch messbar. Stattdessen werden verbale Beschreibungen (wie „schwer", „unerträglich" oder „exzellent") verwendet. Ein einfacher Ansatz ist, solche Begriffe nach Schweregrad zu ordnen und diesen anschließend auf- oder absteigende Zahlenwerte zuzuordnen, aus denen der Befragte die auf ihn zutreffende Kategorie auswählt (ordinale Skala). Die-

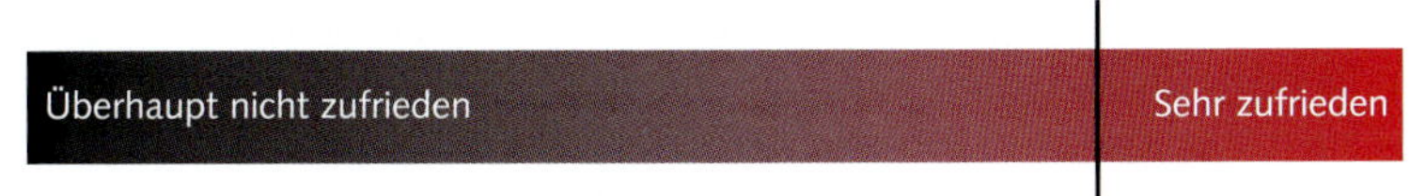


**Abb. 48-3** Beispiel einer Frage mit Visueller Analogskala (VAS) sowie der Antwort des Befragten als vertikaler Strich auf dem horizontalen Balken.

ser Ansatz vernachlässigt jedoch die Möglichkeit, dass die Unterschiede zwischen zwei Stufen unterschiedlich groß sein können. Menschen sind zudem in der Lage, Sinnesreize sehr viel genauer zu beurteilen, als es gestufte Skalen erfassen können. Diese Tatsache wurde bei Messinstrumenten berücksichtigt, die eine stufenlose Aufzeichnung erlauben. Die Abschätzung der Größe eines Stimulus kann beispielsweise auf sogenannten Visuellen Analogskalen (VAS) erfolgen. Eine visuelle Analogskala besteht i. d. R. aus einer waagerechten Linie, die von negativen und positiven Ankerworten (oder Symbolen) begrenzt wird. Probanden wählen einen Punkt auf der Linie, der am ehesten die Wahrnehmung repräsentiert (Abb. 48-3). Gestufte Skalen gelten allgemein als einfacher verwendbar, wogegen VAS größere Genauigkeit zu bieten scheinen (*Persic* et al. 2011) und das Konzept der Zufriedenheit von *Pascoe* (1983) reflektieren. Beide Arten der Skalierung, Stufenskala und VAS, werden mit Erfolg in Fragebögen verwendet.

#### 48.3.1.1 Reliabilität

Die Messung von Zufriedenheit oder Lebensqualität erfolgt entweder mit dem Ziel eines Gruppenvergleichs zu einem gewählten Zeitpunkt oder zur Verlaufskontrolle. Im ersten Fall ist es von Bedeutung, dass einmal mit einem Fragebogen gewonnene Ergebnisse unter gleichen Bedingungen reproduziert werden können, so dass beispielsweise gesunde und erkrankte Individuen unterschieden werden (Reliabilität, Zuverlässigkeit). Um die Reproduzierbarkeit zu überprüfen, kann ein Fragebogen in zeitlichem Abstand unter gleichen Bedingungen wiederholt ausgefüllt werden, anschließend werden die Korrelation bzw. die Unterschiede zwischen beiden Datensätzen untersucht.

#### 48.3.1.2 Sensitivität

Bei Instrumenten, die Veränderung aufgrund einer klinischen Intervention messen sollen, spielt die sogenannte Veränderungssensitivität eine Rolle. Mit Veränderungssensitivität wird die statistische Eigenschaft definiert, Veränderung zuverlässig zu messen. Diese Eigenschaft ist wichtig, um auch kleine Veränderungen messen zu können, ohne dass diese von immanenten Messfehlern überlagert werden. Ein Verfahren zur Ermittlung der Sensitivität ist die sogenannte Effect Size (ES).

#### 48.3.1.3 Validität

Ergebnisse, die aus Untersuchungen mit Instrumenten zur Messung des Gesundheitsstatus bezogen werden, müssen valide sein. Mit Validität wird die Gültigkeit der Ergebnisse bezeichnet. Tests müssen sicherstellen, dass ein Fragebogen auch wirklich misst, wozu er gedacht ist. Zu Beginn der Entwicklung eines Fragebogens muss der Inhalt daraufhin überprüft werden, ob er alle Teilaspekte eines Gebietes umfassend abdeckt (Validität des Inhalts, „content validity"). Schritte, um dies zu gewährleisten, können die Überprüfung des Fragebogens durch Experten oder eine Pilottestung sein.

Da für Instrumente zur Messung des Mundgesundheitsstatus kein Standard existiert, mit dem Neuentwicklungen verglichen werden könnten, müssen andere Kriterien („construct validity") zum Vergleich herangezogen werden. In Fällen ohne externen Standard wird ein Konstrukt, eine Theorie, über die Korrelation der zu prüfenden Größe mit einer klinisch messbaren Variable getestet. Die Validierung von Fragebögen zum Mundgesundheitsstatus kann beispielsweise durch die Berechnung von Korrelationskoeffizienten zwischen DMF-T (klinische Größe) und dem zu validierenden Index (z. B. Behinderung der Sprach-, Kaufunktion) erfolgen.

#### 48.3.1.4 Interpretierbarkeit der Ergebnisse

Zur Interpretation der Ergebnisse ist es notwendig, die Relevanz einer Veränderung für den Patienten zu ermitteln. Eine Veränderung von 10 Einheiten auf einer 50-Punkte-Skala kann statistisch signifikant sein, aber ist eine solche Veränderung auch klinisch bedeutsam im Sinne einer wirklichen Linderung von Beschwerden?

### 48.3.2 Messung der Patientenzufriedenheit und Lebensqualität

Patientenaussagen können mit drei Typen von Instrumenten gemessen werden. Weniger gebräuchlich sind Messungen mittels einer einzigen globalen Frage. Alternativ dazu stehen Einzelfragen zur Verfügung, mit denen die einzelnen Dimensionen getrennt erfasst werden. Eine Dimension kann dabei auch in mehreren Fragen reflektiert werden. Einzelfragen oder Gruppierungen derselben werden auch als „dimension" oder „condition specific" bezeichnet. Gruppen und Einzelfragen können auch zu einer Batterie kombiniert werden, so dass ein generisches Instrument entsteht, das dann alle Aspekte innerhalb des Konzeptes der Patientenzufriedenheit (u. a. Erreichbarkeit, Verfügbarkeit, Kosten, Ambiente, technische und menschliche Qualität der Behandlung, Behandlungsergebnis) erfasst. Grundsätzliche Verwendungsmöglichkeiten von Fragebögen zur Messung der Patientenzufriedenheit oder der MLQ umfassen die **Qualitätsanalyse** und die Erfassung von **Defiziten** medizinischer Versorgung sowie die **Ergebniserfassung** in vergleichenden klinischen Studien.

### 48.3.3 Messung der mundgesundheitsbezogenen Lebensqualität

Seit Beginn der 1990er Jahre haben verschiedene Autoren Instrumente zur Messung der wahrgenommenen Mundgesundheit und mundgesundheitsbezogener Lebensqualität entwickelt. In aller Regel handelt es sich dabei um Fragebögen, die zweistellige Anzahlen von Fragen enthalten, welche in Kategorien oder auch Dimensionen gruppiert sind. Fragebögen, die als Messinstrumente in klinischen Studien verwendet werden, sollten etablierte psychometrische Qualitätskriterien erfüllen.

Die Entwicklung neuer Instrumente zur Messung patientenbasierter Ergebnisgrößen sollte auf einem Modell für die zu untersuchende Fragestellung basieren, um die Gesamtheit der Fragestellung umfassend abzudecken.

Das Oral Health Impact Profile (OHIP) basiert auf dem MLQ-Modell von *Locker* (1988) und umfasst in der englischen Originalversion 49 Fragen (*Slade* und *Spencer* 1994). Den Antworten werden mit sogenannten ordinalen Skalen Punktwerte zwischen 0 und 4 zugeordnet, wobei höhere Punktzahlen eine stärkere Beeinträchtigung der Lebensqualität bedeuten. Das Instrument bewertet orale Schmerzen, orale Funktion, orofaziale Ästhetik und psychosozialen Einfluss. Di-

Tab. 48-2 Instrumente zur Messung der Lebensqualität in Studien zur Mundgesundheit – Validität.

| Instrument | Mundgesundheitsspezifisch | Population | Ziel der Studie, Ergebnisse | Quelle |
|---|---|---|---|---|
| 7 Einzelskalen des SIP u. a. | nein | N = 153, 3 zahnärztliche Erkrankungsbilder, USA, Alter 31–61 J. | SIP Skalen zur Sozialfunktion korrelieren mit Schweregrad oraler Probleme. Stärkste Beeinträchtigungen bei Schmerzpatienten. | *Reisine* et al. 1989 |
| GOHAI | ja | N = 1755, USA, Alter > 74 J. | Entwicklung des Instruments. Bessere MLQ (= höherer GOHAI-Wert) korrelieren mit größerer Anzahl von Restzähnen, keine Prothesen, kein Behandlungsbedarf, höheres Einkommen und Bildungsstand. Sprach- und Essprobleme sowie oraler Diskomfort → schlechtere MLQ | *Atchinson* und *Dolan* 1990 |
| OHIP | ja | N = 300, AUS, USA, CAN, Alter 60–80 J. | Entwicklung des Instruments. Höhere OHIP-Werte (= schlechtere MLQ) bei fehlenden Zähnen, Wurzelresten, Karies, Parodontopathien | *Slade* und *Spencer* 1994 |
| SF-36 u. a. | nein | N = 1242, USA, Alter 47–94 J. | Ergebnisse des SF-36 weitgehend unabhängig von Mundgesundheit (GLQ ungleich MLQ). Keine Schmerzen, Essprobleme, Diskomfort → bessere subjektive Mundgesundheit | *Kressin* et al. 1996 |
| OHIP | ja | N = 493, CAN, Alter > 50 J. | OHIP-49 nicht geeignet zur Erfassung des Behandlungsbedarfs bei verschiedenen zahnärztlichen Erkrankungen (Zahnverlust, Karies, Parodontopathie, chirurgische Erkrankungen, Notfall). | *Locker* und *Jokovic* 1996 |
| OHIP, SF-36 | OHIP-49: ja, SF-36: nein | N = 88, OK/UK-Vollprothesenträger, bezahnte Kontrollgruppe | 2 Gruppen: Implantatwunsch, kein Implantatwunsch. Patienten mit Implantatwunsch: schlechtere MLQ (hoher OHIP-Wert), SF-36: keine Unterschiede zwischen Gruppen. | *Allen* et al. 1999 |

verse methodologische Studien belegen eine gute Reliabilität und Validität dieses Instruments (Tab. 48-2; *John* et al. 2014). Das OHIP ist vielen Sprachen verfügbar; eine deutsche Version ist ebenfalls validiert (*John* et al. 2002). Kurzformen mit 5 (*Naik* et al. 2016), 14 und 20 Fragen wurden ebenfalls beschrieben (*Slade* 1997). Bei der Betrachtung des Instruments fällt eine starke Gewichtung funktioneller und psychosozialer Faktoren auf.

Eine Vielzahl weiterer, ebenfalls gut dokumentierter Fragebögen mit unterschiedlichen Zielsetzungen wurde beschrieben (*Slade* 1997). Deren Ergebnisse können sowohl in Form eines Profils, das Veränderungen einzelner Dimensionen sichtbar macht, als auch mit einem Gesamtindex dargestellt werden: Ein Index, der aus allen Fragen errechnet wird, gibt lediglich Auskunft über die bloße Größe der Gesamtheit aller Veränderungen. Bei Profilen werden Veränderungen zusätzlich pro Frage oder Subskala angegeben. Dies hat den Vorteil, dass eine differenzierte Aussage über die Art einer Veränderung möglich ist. Somit können Patient oder Behandler diese Ergebnisse für informierte Entscheidungen verwerten.

## 48.4 Studien unter Verwendung patientenbezogener Messgrößen in der Zahnheilkunde

### 48.4.1 Zufriedenheit

Erste Ansätze der Verwendung von „Zufriedenheit" als Messgröße in der Zahnmedizin wurden von mehr als 20 Jahren publiziert. Die damals entwickelten Fragebögen waren auf die generelle Bewertung der Zufriedenheit mit der zahnärztlichen Behandlung ausgerichtet. Mit dem Fragebogen „Dental Satisfaction Questionnaire" (DSQ) sollte die Zufriedenheit mit der Erreichbarkeit, der Verfügbarkeit, den Kosten sowie Schmerzen und Qualität der Behandlung bewertet werden (*Davies* und *Ware* 1981). Dieses Instrument (19 Fragen) war damit primär auf die Bewertung der zahnärztlichen Versorgung und deren Strukturqualität ausgerichtet; es fand keine größere Verbreitung. Erreichbarkeit, Verfügbarkeit, Kosten, Kontinuität, technische Qualität der Behandlung und Schmerz(freiheit) korrelierten signifikant mit der Gesamtzufriedenheit. Jedoch darf nicht übersehen werden, dass die Korrelationen (r = 0,41 bis r = 0,59) allenfalls moderat sind. Diese historischen Instrumente sind zur Bewertung der Zufriedenheit des Patienten mit dem Behandlungs**ergebnis** wenig geeignet.

Da die beschriebenen Fragebögen mehrere Elemente der Prozesskette bewerten, kann es bei Kalkulation eines Gesamtindex zu einer Vermischung und gegenseitigen Überdeckung der Effekte kommen.

Jüngere Studien haben sich vor allem Untersuchungen der Therapie chronischer Leiden gewidmet, darunter Zahnlosigkeit und Schmerz. Insbesondere die Zufriedenheit mit herausnehmbaren Prothesen bei unbezahnten Patienten war Gegenstand mehrerer Studien.

In einer multizentrischen Studie in den Niederlanden wurden je 30 zahnlose Patienten mit einer von drei Versorgungen therapiert: (a) Totalprothesen, (b) Unterkiefer-Vestibulumplastik kombiniert mit neuen Vollprothesen, oder (c) an zwei Implantaten steggestützte Deckprothesen. Die Autoren verwendeten einen Fragebogen, der die Zufriedenheit mit der Retention, dem Aussehen, der Sprache, der Kaufähigkeit und mit den Prothesen im Allgemeinen vor und nach der Behandlung untersuchte. Die Fragen wurden auf einer Drei-Punkte-Skala beantwortet. Kaufähigkeit und Zufriedenheit mit den neuen Prothesen waren zwar deutlich verbessert, jedoch bestanden keine Unterschiede zwischen den Gruppen mit implantatgestützter Deckprothese oder (*Boerrigter* et al. 1995).

Eine untergeordnete Rolle scheint die Anzahl der Implantate zu spielen, wenn steggestützte Deckprothesen angefertigt werden. *Geertman* et al. (*Geertman* et al. 1996) verglichen zwei Gruppen von Patienten mit Deckprothesen, die entweder mit einem einteiligen oder fünfteiligen Steg verankert waren, und fanden keine Unterschiede bezüglich der Zufriedenheit, Prothesenbeschwerden und Kaufähigkeit.

*Feine* et al. (1994, 1998) führten mehrere randomisierte, kontrollierte Studien durch und verwendeten dabei 100 mm lange visuelle Analogskalen (VAS, vgl. Abb. 48-3). Von 16 Totalprothesenträgern, die mit vier bis sechs Implantaten im Unterkiefer versorgt wurden, trugen die Hälfte zuerst eine festsitzende Brücke, die restlichen wurden mit einer steggestützten Deckprothese versorgt. Nach 2 Monaten Tragedauer wurden die Versorgungen gegen die jeweils andere Variante getauscht. Vor der Neuversorgung und jeweils nach 2 Monaten Tragedauer mit jeder der beiden Optionen wurde die Zufriedenheit mit Sprachfunktion,

Tab. 48-3 Gründe für die Wahl einer spezifischen Implantatprothese bei Verankerung mit mehr als zwei Implantaten (nach *Feine* et al. 1994, *Zitzmann* und *Marinello* 2000).

| | Herausnehmbar | Festsitzend |
|---|---|---|
| Oberkiefer | 1. Sprachfunktion | 1. Tragekomfort |
| | 2. Hygienefähigkeit | 2. Allgemeine Zufriedenheit |
| | 3. Allgemeine Zufriedenheit | 3. Sprachfunktion |
| | 4. Ästhetik | 4. Stabilität |
| Unterkiefer | 1. Hygienefähigkeit | 1. Stabilität |
| | 2. Ästhetik | 2. Kaufunktion |
| | 3. Stabilität | 3. Hygienefähigkeit |

Ästhetik und Kaufähigkeit mit visuellen Analogskalen ermittelt. Sowohl mit der festsitzenden als auch bei der herausnehmbaren Versorgung waren erhebliche, signifikante Verbesserungen der Sprachfunktion, der Ästhetik, der Passung und Retention, der allgemeinen Zufriedenheit gegenüber der konventionellen Totalprothese zu verzeichnen. Ein signifikanter Unterschied zwischen festsitzender und herausnehmbarer Implantatprothese war nur bei der Bewertung der Kaufähigkeit zäher und harter Nahrungsmittel zu beobachten (*de Grandmont* et al. 1994, *Feine* et al. 1994). Nach Abschluss der Studie wählte jeweils die Hälfte der Patienten die herausnehmbare bzw. die festsitzende Implantatprothese. Die festsitzende Versorgung wurde von Studienteilnehmern bevorzugt, die besonderen Wert auf Stabilität und Kaufähigkeit legten (s. auch Tab. 48-3). Die Autoren schlossen, dass persönliche Präferenzen und Erfahrungen, die mit klinisch-normativen Mitteln nicht zu erfassen sind, eine entscheidende Rolle bei der Wahl der Prothese spielen. *Awad* et al. (1998) verglichen in einer randomisierten Studie Totalprothesen und Implantat-Deckprothesen. Die Gesamtzufriedenheit wurde entscheidend von der Zufriedenheit mit dem Komfort, der Stabilität, dem Aussehen, der Kau- und Sprachfunktion sowie dem Geschlecht der Probanden beeinflusst.

Drei Studien verglichen verschiedene Konfigurationen für Oberkiefer-Implantatprothesen. *Zitzmann und Marinello* (2000) verwendeten visuelle Analogskalen, um die Zufriedenheit mit Komfort und Retention, Funktion, Ästhetik, Geschmack sowie Selbstwertgefühl nach Restauration mit Oberkiefer-Deckprothesen und festsitzenden Implantatbrücken zu vergleichen. In dieser Verlaufsstudie wurden die Patienten nach Indikation einer der beiden Therapieoptionen zugeordnet. Es konnte kein signifikanter Unterschied zwischen den Prothesen festgestellt werden. Allerdings wurden keine Daten über die psychometrischen Eigenschaften der verwendeten Fragebögen publiziert. Dem stehen Erkenntnisse aus einer weiteren randomisierten Crossover-Studie gegenüber, in der Teilnehmer mit einer herausnehmbaren Deckprothese insgesamt zufriedener waren. Die Mehrzahl der Teilnehmer wählte nach dem Abschluss der Studie die herausnehmbare Konstruktion, weil sie weniger Gewöhnung beim Sprechen erforderte und leichter zu reinigen war (*Heydecke* et al. 2003). In einem ebenfalls randomisierten Vergleich zwischen Oberkiefer-Implantat-Deckprothesen mit und ohne Gaumenbedeckung wurden keine Unterschiede bezüglich der Gesamtzufriedenheit, dem Komfort, der Sprachfunktion, Ästhetik und Kaufähigkeit festgestellt. Die Gewöhnung an eine Bedeckung des Gaumens ist bei Patienten, die i. d. R. vorher eine Oberkiefervollprothese getragen haben, offenbar unbedeutend.

## 48.4.2 Lebensqualität

### 48.4.2.1 Validierungsstudien

Generell besteht eine negative Korrelation der mundgesundheitsbezogenen Lebensqualität mit der Anzahl der vorhandenen Zähne, der Abwesenheit von Schmerzen und Problemen beim Essen, sowie der Qualität der Sprachfunktion. Das Vorhandensein herausnehmbarer Prothesen sowie der subjektive Eindruck, dass eine Notwendigkeit zur zahnärztlichen Behandlung besteht, können die MLQ ebenfalls verringern (*Slade* 1997). Das OHIP ist auch in der Lage, signifikante Unterschiede der MLQ zwischen Totalprothesenträgern, die eine Implantatverankerung wünschten (höherer Leidensdruck) und solchen, die keine Implantate wünschten, aufzuzeigen (*Allen* et al. 1999).

Zur Untersuchung des Behandlungsbedarfs ist das OHIP jedoch ungeeignet. Ein Vergleich der OHIP-Punktwerte mit dem klinisch ermittelten Behandlungsbedarf ergab zwar signifikante Korrelationen, die Sensitivität und Spezifität waren jedoch gering. Nur zwischen 19 und 55 % der klinisch definierten Probleme wurden erkannt (*Locker* und *Jokovic* 1996). Die Ergebnisse illustrieren, dass ein Instrument zur Ermittlung der mundgesundheitsbezogenen Lebensqualität zwar in der Lage ist, eine Gruppe von Patienten mit erhöhtem Leidensdruck zu erkennen, jedoch die klinische Diagnostik nicht ersetzen kann.

Untersuchungen mit **generischen** Instrumenten zur Messung der gesundheitsbezogenen Lebensqualität haben gezeigt, dass diese nur bedingt zwischen verschiedenen oralen Krankheitsbildern unterscheiden können. Eine Untersuchung mit sieben Unterkategorien des SIP (Sickness Impact Profile) an Patienten mit Myoarthropathien, Parodontalerkrankungen und Prothesen sowie einer gesunden Kontrollgruppe ergab signifikante Unterschiede zwischen den vier Gruppen (*Reisine* und *Weber* 1989).

Die selektierten Skalen des SIP messen jedoch vorrangig psychosoziale Einflüsse und sind nicht spezifisch für das Gebiet der Mundgesundheit. Andere generische Indikatoren versagen bei der Unterscheidung oraler Krankheitszustände. Ein ebenfalls validierter Fragebogen zur Messung der gesundheitsbezogenen LQ (SF-36) unterschied nicht zwischen den Beschwerden von Totalprothesenträgern, die eine Implantatversorgung bevorzugten, und solchen, die konventionellen Ersatz wünschten (*Allen* et al. 1999).

### 48.4.2.2 Klinische Studien

Mundgesundheitsbezogene LQ wurde mittlerweile in vielen klinischen Interventionsstudien als Zielgröße eingesetzt (Tab. 48-4).

Deutliche Unterschiede in der MLQ bestehen bei zahnlosen Patienten nach der Versorgung mit an zwei Implantaten gestützten Unterkiefer-Deckprothesen oder konventionellen Vollprothesen (*Awad* et al. 2000). Nach 2 Monaten war die MLQ mit implantatgestützten Deckprothesen, gemessen mit dem OHIP-49, signifikant verbessert. Die Studie zeigte, dass Verbesserungen in allen Dimensionen auftraten (funktionelle Einschränkung, Schmerzen, psychisches Unbehagen, psychische Fähigkeitsstörung, physische Fähigkeitsstörung, soziale Fähigkeitsstörung, Beeinträchtigungen). Ähnliche Ergebnisse wurden auch für Versorgungen mit Deckprothesen mit einem Implantat beschrieben (*Schwindling* et al. 2018).

Auch die Vorlieben und Erwartungen in Bezug auf die Behandlung mit herausnehmbaren Prothesen haben einen Einfluss auf die MLQ bei Zahnlosen. Resultate aus einer nicht randomisierten Studie bestätigen, dass Patienten mit einer

Tab. 48-4 Studien mit klinischem Bezug: Lebensqualität (LQ) als Messgröße.

| Instrumente | Art der Behandlung | Patienten | Randomisiert | Instrument validiert | Ergebnis | Quelle |
|---|---|---|---|---|---|---|
| Selbst erstellter MLQ-Fragebogen | UK-Implantatdeckprothese | N = 26, OK/UK-Vollprothesenträger | nein | nein | Verbesserung der MLQ nach Versorgung mit Impl.-Deckprothesen | *Cibirka* et al. 1997 |
| GARS-D | 3 Gruppen: UK-Vollprothese, UK-Vollprothese plus präproth. Chirurgie, UK-Implantatdeckprothese | N = 85, OK/UK-Vollprothesenträger | ja | ja | Verbesserung bei allen 3 Therapieformen, keine Unterschiede zwischen Gruppen | *Bouma* et al. 1997 |
| Selbst erstellter MLQ-Fragebogen | UK-Molarenersatz, 3 Gruppen: Implantate, Freiendprothese, kein Ersatz | N = 60, Molarenverlust | nein | ja | Implantatkronen MLQ > Klammerprothese = kein Ersatz | *Kuboki* et al. 1999 |
| OHIP-49 | 2 Gruppen: UK-Vollprothese, UK-Implantatdeckprothese | N = 102, OK/UK-Vollprothesenträger | ja | ja | MLQ mit Implantatdeckprothese >> konventionelle Vollprothese | *Awad* et al. 2000 |
| OHIP-49 | 2 Gruppen: UK-Vollprothese, UK-Implantatdeckprothese | N = 75, OK/UK-Vollprothesenträger | nein | ja | Verbesserung der MLQ bei beiden Therapieformen | *Allen* et al. 2001 |
| OHIP-20 | 2 Gruppen: UK-Vollprothese, UK-Implantatdeckprothese | N = 75, OK/UK-Vollprothesenträger | nein | ja | Implantatdeckprothese MLQ >> konventionelle Vollprothese, partielle Verbesserung der gen. LQ nur bei Implantaten | *Heydecke* 2002b |
| SF-36 | 2 Gruppen: UK-Vollprothese, UK-Implantatdeckprothese | N = 55, OK/UK-Vollprothesenträger | ja | ja | Implantatdeckprothese MLQ >> konventionelle Vollprothese, partielle Verbesserung der gen. LQ nur bei Implantaten | *Heydecke* 2002a |
| OHIP-49 | 2 Gruppen: Einzelzahn-Implantatkronen, einflügelige Adhäsivbrücken | N = 78, Einzelzahnlücken | nein | ja | MLQ Einzelzahn-Implantatkronen = einflügelige Adhäsivbrücken | *Lam* et al. 2014 |

Unterkiefer-Implantat-Deckprothese signifikant verbesserte OHIP-Punktwerte hatten. In den Vergleichsgruppen, die mit konventionellen Prothesen versorgt worden waren, ergab sich ein differenziertes Bild: Patienten, die eine Implantatversorgung gewünscht, aber konventionelle Prothesen erhalten hatten, wiesen keine verbesserte MLQ auf (gemessen mit dem OHIP). Dagegen war der OHIP-Gesamtindex bei denjenigen, die konventionelle Prothesen gewünscht und auch bekommen hatten, ebenso signifikant verbessert wie in der Implantatgruppe (*Allen* et al. 2001).

In einer Gruppe von zahnlosen Senioren, die mit implantatgestützten Unterkieferdeckprothesen versorgt wurden, war die MLQ, gemessen mit einer auf 20 Fragen verkürzten Version des OHIP, nach 6 Monaten erheblich besser als in der Gruppe mit neuen konventionellen Prothesen. In der gleichen randomisierten Studie wurde auch mit dem SF-36 eine Verbesserung der GLQ festgestellt. Innerhalb der Implantatgruppe waren die Werte der Rollenfunktion, Vitalität und Sozialfunktion signifikant verbessert. Vergleiche der restlichen Skalen sowie ein Vergleich zwischen Implantat- und Kontrollgruppe waren nicht signifikant (*Heydecke* et al. 2003).

Die Versorgung einer Freiendsituation bei unilateral fehlenden Molaren wird kontrovers diskutiert. Patienten, die mit Einzelzahnimplantaten versorgt wurden, wiesen eine signifikant höhere MLQ auf als Patienten mit Modellgussprothesen. Zwischen herausnehmbaren Prothesen und Nichtversorgung bestand kein Unterschied (*Kuboki* et al. 1999). Unglücklicherweise verwendeten die Autoren einen selbst entworfenen Fragebogen, was die die Vergleichbarkeit der Daten erschwert. Eine weitere Studie nutzte das mittlerweile sehr gut etablierte OHIP-49-Instrument, um die MLQ bei verkürzter Zahnreihe (Prämolarenokklusion; n = 71) mit der bei der Versorgung mit abnehmbaren Teilprothesen (N = 79) zu untersuchen. Nach einer Beobachtungsdauer von 10 Jahren war in beiden Therapiegruppen eine signifikante Verbesserung der MLQ gegenüber dem Ursprungszustand messbar (-20 OHIP-Punkte), jedoch bestand kein Unterschied zwischen beiden Gruppen (*Reissmann* et al. 2019).

Bei der Versorgung von Einzelzahnlücken stellen häufig Implantatkronen oder einflügelige Adhäsivbrücken Behandlungsalternativen dar. In einer nicht randomisierten Studie mit 78 Patienten mit vergleichbaren Ausgangsituationen, von denen jeweils 39 Patienten ein Einzelzahnimplantat oder eine einflügelige metallkeramische Adhäsivbrücke erhalten hatten, wurde mindestens 5 Jahre nach Eingliederung der Restaurationen die MLQ mittels des OHIP-49-Fragebogens evaluiert. Die MLQ war in beiden Versorgungsgruppen vergleichbar. Beiden Gruppen war gemeinsam, dass die MLQ bei den Patienten signifikant schlechter war, wenn größere oder mehrfache Komplikationen aufgetreten waren (*Lam* et al. 2014).

## 48.5 Zusammenfassung

Mit den Konzepten und Instrumenten zur Patientenzufriedenheit und mundgesundheitsbezogenen Lebensqualität stehen dem klinischen Forscher zwei Werkzeuge zur Verfügung, die es erlauben, patientenbezogene Ergebnisse in Populations- und Interventionsstudien zu gewinnen.

Mundgesundheitsbezogene Lebensqualität beschreibt den Einfluss der Gesamtheit oraler Faktoren auf funktionelle, ästhetische, schmerzbezogene und psychosoziale Parameter. Ergebnisse aus Studien der mundgesundheitsbezogenen Lebensqualität belegen den Einfluss oraler Probleme auf andere Lebensbereiche und tägliche Verrichtungen. Mundgesundheitsbezogene Lebensqualität kann als Messgröße in Populationsstudien oder auch zum Gruppenvergleich in klinischen Untersuchungen verwendet werden.

Die gewonnenen Daten können andere klinisch erhobene Parameter, wie beispielsweise die Überlebensdauer von Restaurationen, sinnvoll ergänzen.

An Messinstrumente ist insbesondere die Forderung nach guten psychometrischen Eigenschaften zu stellen. Die beschriebenen Instrumente zur Messung der Zufriedenheit und Lebensqualität können diese Anforderungen erfüllen (z. B. OHIP). Von besonderer Bedeutung für den Einsatz von Zufriedenheit und Lebensqualität in klinischen Verlaufsstudien ist eine gute Sensitivität, um

Veränderungen zuverlässig zu erkennen. Zusätzlich sollte eine Untermauerung der statistischen Signifikanz solcher Schwellen mit Überprüfungen der klinischen Relevanz erfolgen.

Vor dem Hintergrund des zunehmenden Kostendrucks im Gesundheitswesen können Messgrößen wie MLQ dazu dienen, Behandlungsalternativen danach zu unterscheiden, von welcher Methode der größte Nutzen zu erwarten ist. Diesbezügliche Erkenntnisse können sowohl Kostenträgern zur Festlegung von Leistungskatalogen als auch der Patientenseite zur informierten Auswahl von Behandlungsmethoden dienen. Neben der Effektivität (klinische Bewährung) wird auch die Effizienz (Kosten-/Nutzenbetrachtung) eine immer wichtiger werdende Rolle spielen. Valide Erkenntnisse aus klinischen Studien bezüglich Effektivität und Effizienz könnten großen Einfluss auf die Bezuschussung von (zahn)ärztlichen Behandlungen haben.

Die Erfassung von mundgesundheitsbezogener LQ und Zufriedenheit erlaubt im Zusammenspiel mit klinischen Daten eine noch bessere Unterscheidung zwischen Behandlungsmethoden, die einen Nutzen bringen, und solchen, bei denen das nicht der Fall ist. Dadurch ließen sich Über- und Unter- wie auch Fehlversorgungen verhindern.

## Literatur


Allen P., Mc Millan A., Walshaw D., Locker D.: A comparison of the validity of generic- and disease-specific measures in the assessment of oral health-related quality of life. Community Dent Oral Epidemiol 1999;27:344-352.

Allen P., McMillan A., Walshaw D.: A patient-based assessment of implant-stabilized and conventional complete dentures. J Prosthet Dent 2001;85:141-147.

Awad M., Feine J.: Measuring patient satisfaction with mandibular prostheses. Community Dent Oral Epidemiol 1998;26:400-405.

Awad M., Locker D., Korner-Bitensky N., Feine J.: Measuring the effect of intra-oral implant rehabilitation on health-related quality of life in a randomized controlled clinical trial. J Dent Res 2000;79:1659-1663.

Berg E.: The influence of some anamnestic, demographic, and clinical variables on patient acceptance of new complete dentures. Acta Odontol Scand 1984;42:119-127.

Boerrigter E., Stegenga B., Raghoebar G., Boering G.: Patient Satisfaction and Chewing Ability with Implant-Retained Mandibular Overdentures: a comparison with new complete dentures with or without preprostetic surgery. J Oral Maxillofac Surg 1995;53:1167-1173.

Davies A.R., Ware J.E., Jr.: Measuring patient satisfaction with dental care. Soc Sci Med [A] 1981;15:751-760.

de Grandmont P., Feine J., Tache R., Boudrias P., Donohue W., Tanguay R., Lund J.: Within-subject comparisons of implant-supported mandibular prostheses: psychometric evaluation. J Dent Res 1994;73:1096-1104.

Feine J.S., de Grandmont P., Boudrias P., Brien N., LaMarche C., Tache R., Lund J.P.: Within-subject comparisons of implant-supported mandibular prostheses: choice of prosthesis. J Dent Res 1994;73:1105-1111.

Feine J.S., Dufresne E., Boudrias P., Lund J.P.: Outcome assessment of implant-supported prostheses. J Prosthet Dent 1998;79:575-579.

Geertman M.E., van Waas M.A., van ,t Hof M.A., Kalk W.: Denture satisfaction in a comparative study of implant-retained mandibular overdentures: a randomized clinical trial. Int J Oral Maxillofac Implants 1996;11:194-200.

Hacker T., Heydecke G., Reissmann D.R.: Impact of procedures during prosthodontic treatment on patients' perceived burdens. J Dent 2015;43:51-57.

Heydecke G., Boudrias P., Awad M.A., De Albuquerque R.F., Lund J.P., Feine J.S.: Within-subject comparisons of maxillary fixed and removable implant prostheses: Patient satisfaction and choice of prosthesis. Clin Oral Implants Res 2003;14:125-130.

Heydecke G., Locker D., Awad M.A., Lund J.P., Feine J.S.: Oral and general health related quality of life with conventional and implant dentures. Comm Dent Oral Epidemiol 2003;31:161-168.

John M.T., Patrick D.L., Slade G.D.: The German version of the Oral Health Impact Profile-translation and psychometric properties. Eur J Oral Sci 2002;110:425-433.

John M.T., Reissmann D.R., Feuerstahler L., Waller N., Baba K., Larsson P., Celebic A., Szabo G., Rener-Sitar K.: Exploratory factor analysis of the Oral Health Impact Profile. J Oral Rehabil 2014;41:635-643.

Kuboki T., Okamoto S., Suzuki H., Kanyama M., Arakawa H., Sonoyama W., Yamashita A.: Quality of life assessment of bone-anchored fixed partial denture patients with unilateral mandibular distal-extension edentulism. J Prosthet Dent 1999;82:182-187.

Lam W.Y., McGrath C.P., Botelho M.G.: Impact of complications of single tooth restorations on oral health-related quality of life. Clin Oral Implants Res 2014;25:67-73.

Linder-Pelz S.U.: Toward a theory of patient satisfaction. Soc Sci Med 1982;16:577-582.

Locker D.: Measuring oral health: a conceptual framework. Community Dent Health 1988;5:3-18.

Locker D., Jokovic A.: Using subjective oral health status indicators to screen for dental care needs in older adults. Community Dent Oral Epidemiol 1996;24:398-402.

Naik A., John M.T., Kohli N., Self K., Flynn P.: Validation of the English-language version of 5-item Oral Health Impact Profile. J Prosthodont Res 2016;60:85-91.

Pascoe G.C.: Patient satisfaction in primary health care: a literature review and analysis. Eval Program Plann 1983;6:185-210.

Persic S., Milardovic S., Mehulic K., Celebic A.: Psychometric properties of the Croatian version of the Orofacial Esthetic Scale and suggestions for modification. Int J Prosthodont 2011;24:523-533.

Reisine S., Weber J.: The Effects of Temporomandibular Joint Disorders on Patients Quality of Life. Community Dent Health 1989;6:257-270.

Reissmann D.R., Semmusch J., Farhan D., Smeets R., Heiland M., Heydecke G.: Development and validation of the Burdens in Oral Surgery Questionnaire (BiOS-Q). J Oral Rehabil 2013;40:780-787.

Reissmann D.R., Wolfart S., John M.T., Marre B., Walter M., Kern M., Kohal R., Nothdurft F., Stark H., Schierz O., Wostmann B., Hannak W., Mundt T., Pospiech P. et al.: Impact of shortened dental arch on oral health-related quality of life over a period of 10 years – A randomized controlled trial. J Dent 2019;80:55-62.

Schwindling F.S., Raedel M., Passia N., Freitag-Wolf S., Wolfart S., Att W., Mundt T., Reissmann D., Ismail F., von Konigsmark V., Kern M.: The single mandibular implant study - Short-term effects of the loading protocol on Oral Health-related Quality of Life. J Prosthodont Res 2018;62:313-316.

Slade G., Spencer A.: Development and evaluation of the Oral Health Impact Profile. Community Dent Health 1994;11:3-11.

Slade G.D.: Derivation and validation of a short-form oral health impact profile. Community Dent Oral Epidemiol 1997;25:284-290.

Slade G.D.: Measuring Oral Health and Quality of Life. University of North Carolina, Dental Ecology, Chapel Hill 1997.

Tsirogiannis P., Neophytou S., Reul A., Heydecke G., Reissmann D.R.: Can we measure patients' perception during dental impressions? The Burdens in Dental Impression-Making Questionnaire – BiDIM-Q. J Prosthodont Res 2017;61:34-42.

Ware J.E., Jr., Sherbourne C.D.: The MOS 36-item short-form health survey (SF-36). I. Conceptual framework and item selection. Med Care 1992;30:473-483.

Zitzmann N., Marinello C.: Treatment outcomes of fixed or removable implant-supported prostheses in the edentulous maxilla. Part I: patients' assessments. J Prosthet Dent 2000;83:424-433.

# 49 Evidenzbasierte zahnärztliche Prothetik

Zahnärztliche Entscheidungsfindung und zahnärztliches Handeln orientiert sich heute wesentlich stärker an wissenschaftlichen Erkenntnissen, als dies traditionell der Fall gewesen ist. Eine Folge dieser Entwicklung ist, dass erbrachte zahnärztliche Leistungen unter dem Blickwinkel des aktuellen wissenschaftlichen Wissensstands bewertet werden. Die Strategie, bei klinischen Entscheidungen die individuelle Erfahrung des Behandlers mit den gegenwärtig bestverfügbaren Erkenntnissen aus der klinischen Forschung und den Wertvorstellungen und Präferenzen der Patienten zu kombinieren, wird als „evidenzbasierte Medizin" (EbM) bezeichnet.

## 49.1 Hintergrund

Das Konzept der EbM wurde seit Ende der 1970er Jahre an der McMaster-Universität (Hamilton, Kanada) von einer Arbeitsgruppe klinischer Epidemiologen um den Arzt David Sackett entwickelt. Ursprünglich bevorzugte Sackett die Bezeichnung **scientific medicine** (wissenschaftliche Medizin). Dieser Ausdruck war damals, im Jahre 1990, aber nicht durchsetzbar, weil er suggerierte, dass die praktizierte Medizin keine wissenschaftlichen Grundsätze befolgte. Jedoch sollten die Worte des Psychologen Gerd Gigerenzer, ehemaliger Direktor am Berliner Max-Planck-Institut für Bildungsforschung, in Bezug auf den Wissenschaftscharakter der Medizin zu denken geben: „Die Tatsache, dass der Begriff der evidenz-basierten Medizin überhaupt geprägt werden musste, ist aufschlussreich – man stelle sich eine Gruppe von Naturwissenschaftlern vor, die für eine evidenz-basierte Physik werben müssten" (*Gigerenzer* 2002).

In der Fachliteratur wurde der Terminus **evidence-based medicine** (evidenzbasierte Medizin) erstmals im Jahre 1994 genannt. Ein Jahr später folgte der Ausdruck **evidence-based dentistry** (evidenzbasierte Zahnmedizin, EbZ; *Evidence-Based Medicine Working Group* 1994). Der Begriff „evidenzbasiert" selbst ist kein Qualitätsmerkmal (es kann auch evidenzbasiert schlechte Vorgehensweisen geben), sondern er bezieht sich auf nachweisgestütztes (wissenschaftlich untermauertes) und medizinethisches (zahn)ärztliches Handeln. Inzwischen findet man das Wort „evidenzbasiert" auch im Duden. Er definiert ihn (in Bezug auf diagnostische oder therapeutische Maßnahmen) als „auf der Basis empirisch zusammengetragener und bewerteter wissenschaftlicher Erkenntnisse erfolgend".

## 49.2 Die drei Säulen der EbM/EbZ

In der klinischen Praxis fußt die EbZ auf der Integration dreier gleichberechtigter und gleich gewichteter Bereiche (Abb. 49-1):

- **Die behandlerbezogene interne Evidenz**: Die individuelle Kompetenz, d. h. die persönliche Erfahrung, das Können und die Urteilskraft des Zahnarztes.
- **Die forschungsbezogene externe Evidenz**: Die gegenwärtig bestverfügbaren wissenschaftlichen Nachweise, resultierend aus problemgeleiteten, systematischen Beobachtungen zu spezifischen, meist patientenorientierten Fragestellungen, deren Ergebnisse in Form von wissenschaftlichen Publikationen veröffentlicht sind. Die Suche nach externer Evidenz erfolgt vornehmlich (aber

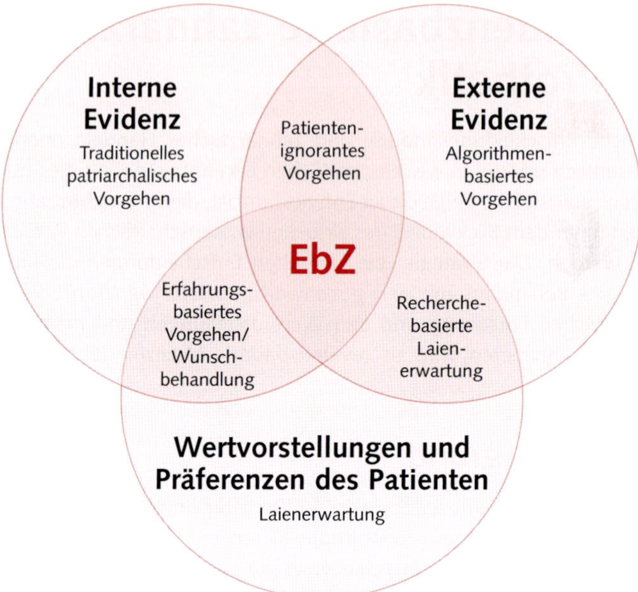


**Abb. 49-1** Die drei Bestandteile der evidenzbasierten Zahnmedizin (EbZ) und die Folgen bei Auslassen einer oder zwei dieser Komponenten.

nicht unbedingt ausschließlich) durch computerunterstützte Recherche in Datenbanken. Dabei gilt der Grundsatz, dass für eine umfassende Recherche eine Suche in der Meta-Datenbank PubMed nicht ausreicht. Eine Übersicht über weitere Suchportale gibt Tabelle 49-1.

- **Der patientenbezogene medizinethische Aspekt**: Die Wertvorstellungen, Erwartungen, Sorgen und Präferenzen der betroffenen Patienten.

Erst wenn die drei Komponenten der EbZ gemeinsam zum Tragen kommen, kann man von einem evidenzbasierten Vorgehen sprechen.

Externe Evidenz kann klinische Erfahrung nicht ersetzen. Andererseits entspricht zahnärztliches Handeln, das nur auf interne Evidenz fußt und die aktuellen wissenschaftlichen Erkenntnisse unberücksichtigt lässt, nicht dem Anspruch einer zeitgemäßen Zahnmedizin. Die auf weitgehend unkontrollierter Erfahrung und Intuition beruhenden diagnostischen, präventiven, therapeutischen oder prognostischen Entscheidungen des Zahnarztes werden daher durch den systematischen Rückgriff auf qualitativ hochwertige Studienergebnisse ergänzt und abgesichert. Die Integration externer Evidenz in der klinischen Praxis ist in Tabelle 49-2 dargestellt. Sie zeigt, dass die Integration externer Evidenz nicht auf die Suche und Auswertung relevanter Fachliteratur beschränkt ist, sondern erst durch eine kritische Bewertung der am Patienten angewandten Handlung ihren (vorläufigen) Abschluss findet.

In die klinische Entscheidungsfindung fließen als weitere Komponente die Patientenwünsche ein. Ein Patient ist erst dann in der Lage, mit seinem Zahnarzt eine gemeinsame (partizipatorische) Entscheidung über das weitere Vorgehen zu treffen, wenn er anhand aktueller, vertrauenswürdiger und verständlicher Informationen über die Ätiologie und Prognose seines Gesundheitsproblems sowie über die geplanten diagnostischen Schritte und therapeutischen Optionen in Kenntnis gesetzt wurde. Das persönliche (und dokumentierte) Aufklärungsgespräch ist zugleich die Voraussetzung für eine informierte Einwilligung in eine weiterführende (z. B. bildgebende) Diagnostik bzw. Behandlung („Shared Decision-Making",

**Tab. 49-1** Zahnmedizinisch relevante Suchmaschinen und Datenbanken (Stand: Januar 2022). *Die bibliographischen Angaben (Titel, Verfasser, Jahr etc.) sind diejenigen Angaben, die notwendig sind, um ein Buch oder eine andere Literaturstelle eindeutig und unverwechselbar zu beschreiben.

| Suchportal | Webadresse (URL) | Hinweise |
|---|---|---|
| PubMed | www.pubmed.gov | Die seit 1996 existierende Meta-Datenbank PubMed ist ein Produkt der US-amerikanischen Nationalbibliothek für Medizin (National Library of Medicine). Sie enthält die MEDLINE-Datenbank sowie weitere Quellen.<br>PubMed berücksichtigt fast 5.300 biomedizinische Fachzeitschriften mit mehr als 33 Millionen bibliographischen Angaben* (Referenzen). |
| ZB MED Search Portal for Life Sciences<br>LIVIVO | www.livivo.de | Das seit 2015 bestehende Suchportal für Lebenswissenschaften (Medizin, Gesundheitswesen, Ernährungs-, Umwelt- und Agrarwissenschaften) LIVIVO wird von der ZB MED – Informationszentrum Lebenswissenschaften (Köln/Bonn) bereitgestellt.<br>LIVIVO enthält fast 60 Millionen Datensätze.<br>Es werden auch Beiträge in Zeitschriften gefunden, die in PubMed und anderen Datenbanken nicht erfasst sind, sowie Bücher. |
| Google Scholar | https://scholar.google.de/ | Die 2004 eingeführte „akademische" Suchmaschine Google Scholar des US-amerikanischen Technologieunternehmens Google LLC dient der Recherche nach wissenschaftlichen Dokumenten.<br>Google Scholar berücksichtigt u. a. Datenbanken von akademischen Verlagen (Fachzeitschriften, Fachbücher), Hochschulserver (Dissertationen etc.) und Bibliothekskataloge. |
| Cochrane Library | www.cochranelibrary.com | Die Online-Bibliothek der Cochrane Collaboration ist seit 1998 im Internet zugänglich. Sie besteht aus folgenden Datenbanken:<br>Cochrane Database of Systematic Reviews (CDSR)<br>Cochrane Central Register of Controlled Trials (CENTRAL)<br>Cochrane Clinical Answers<br>Cochrane Reviews sind ein Jahr nach ihrer Veröffentlichung frei zugänglich, manche bereits sofort. |
| AWMF<br>Arbeitsgemeinschaft der Wissenschaftlichen Medizinischen Fachgesellschaften e.V. | www.awmf.org<br>„Leitlinien"<br>→ „Leitlinien-Suche" | In dem 1962 gegründeten gemeinnützigen Dachverband Arbeitsgemeinschaft der Wissenschaftlichen Medizinischen Fachgesellschaften (AWMF) sind mehr als 180 medizinische Fachgesellschaften organisiert. Von besonderem Interesse sind die dort publizierten Leitlinien. |
| DIMDI<br>Deutsches Institut für Medizinische Dokumentation und Information | www.dimdi.de | Das 1969 ins Leben gerufene Deutsche Institut für Medizinische Dokumentation und Information (DIMDI, Köln) ist eine dem Bundesministerium für Gesundheit nachgeordnete Behörde. DIMDI bietet Zugang zu Informationen aus der Human- und Zahnmedizin.<br>Ein Schwerpunkt sind systematische Bewertungen (zahn)medizinischer Technologien und Methoden (Medizintechnik-Folgeabschätzung: Health Technology Assessment [HTA]). |

**Tab. 49-1** *(Fortsetzung)* Zahnmedizinisch relevante Suchmaschinen und Datenbanken (Stand: Januar 2022).

| Suchportal | Webadresse (URL) | Hinweise |
|---|---|---|
| IQWiG | www.iqwig.de | Zu einer der Hauptaufgaben des 2004 gegründeten Instituts für Qualität und Wirtschaftlichkeit im Gesundheitswesen (IQWiG) zählt die Erstellung fachlich unabhängiger, beleggestützter Gutachten zu diagnostischen und therapeutischen Verfahren sowie die Produktion allgemeinverständlicher Gesundheitsinformationen (www.gesundheitsinformation.de). |
| DOAJ DIRECTORY OF OPEN ACCESS JOURNALS | https://doaj.org | Das seit 2003 existierende Directory of Open Access Journals (DOAJ) enthält über 17.000 elektronisch verfügbare begutachtete Zeitschriften. Von diesen stammen rund 140 aus der Zahnmedizin. |
| Free Medical Journals | http://www.freemedicaljournals.com | Free Medical Journals erlaubt Zugriff auf rund 5.100 biomedizinische Zeitschriften, darunter 175 zahnmedizinische Titel („Dentistry and Oral Diseases"), von denen 17 einen Journal-Impact-Faktor aufweisen [Angabe „(17/175)"].<br>Nur 49 dieser 175 Journale sind in PubMed gelistet (Lupen-Symbol links neben einem Zeitschriftentitel), d. h. 126 Zeitschriften enthalten nicht über PubMed zugängliche Fachinformationen.<br>Durch Klicken auf einen blauen Zeitschriftentitel gelangt man auf die Webseite der jeweiligen Zeitschrift. Eine übergeordnete Recherche ist nicht möglich; man muss die Zeitschriften einzeln durchsuchen. |

**Tab. 49-2** Die Integration externer Evidenz in der Praxis.

| Schritte | | Inhalt |
|---|---|---|
| Schritt 1: | Stellen einer Frage | Formulierung einer suchtauglichen (strukturierten und beantwortbaren) Frage zu einem klinischen Problem |
| Schritt 2: | Suche nach der Antwort | Suche nach der besten verfügbaren externen Evidenz, v. a. in elektronischen Datenbanken (Computer) und Fachzeitschriften (Handsuche) |
| Schritt 3: | Bewertung der Qualität | kritisc he Überprüfung der Ergebnisse der identifizierten Studienartikel (externe Evidenz) auf Glaubwürdigkeit (Validität), klinische Relevanz und Präzision (z. B. Breite des 95%-Konfidenzintervalls) |
| Schritt 4: | Bewertung der Anwendbarkeit und ggf. Anwendung | Beurteilung der Übertragbarkeit der Studienergebnisse auf das spezielle Problem des Patienten (Einfluss der internen Evidenz und der Präferenzen des Patienten) und Anwendung am Patienten |
| Schritt 5: | Rückschau – Evaluation der klinischen Umsetzung (Schritt 4) | kritische Bewertung der durchgeführten Maßnahme(n) |

vgl. Kap. 5.6). In dem einer Diagnose folgenden Gespräch sollte der Zahnarzt Antworten auf folgende Patientenfragen geben (*Evans* et al. 2013):

- Was würde passieren, wenn man gar nichts täte?
- Welche Behandlungen stehen zur Diskussion?
- Welche davon ist für den individuellen Fall wohl am besten geeignet?
- Worin liegen die wahrscheinlichen Vorteile? Gibt es dabei irgendwelche Nachteile?

Die Patientenautonomie (Recht auf Entscheidungsfreiheit) ist dabei stets zu wahren.

## 49.3 Hierarchie der klinischen externen Evidenz

Hinsichtlich der Frage nach der Güte der externen Evidenz bei klinischen Fragestellungen gilt international die methodisch-klinisch orientierte Einteilung des *Oxford Centre for Evidence-Based Medicine* (University of Oxford) als Goldstandard. Darin werden sieben klinische Fragestellungen berücksichtigt:

1. Epidemiologie: Wie häufig liegt ein definiertes klinisches Problem vor?
2. Diagnostik: Liefert die in Erwägung gezogene diagnostische Maßnahme korrekte Ergebnisse?
3. Prognose: Wie verlaufen die Beschwerden bzw. die Krankheit ohne und mit Therapie?
4. Therapienutzen: Hilft die geplante therapeutische Maßnahme?
5. Therapieschaden: Was sind die üblichen Nachteile bei der Durchführung der Maßnahme?
6. Therapieschaden: Was sind seltene therapiebedingte Schädigungen?
7. Screening: Ist die Anwendung eines Tests zur Frühentdeckung sinnvoll?

Für jede dieser klinischen Fragestellungen lassen sich fünf Qualitätsstufen der externen Evidenz unterscheiden. Ergebnisse aus Laborstudien, aber auch Fallserien, rangieren auf den beiden unteren Stufen 5 und 4, weil es sich um nichtklinische In-vitro-Untersuchungen handelt bzw. um klinische Berichte mit einem hohen Risiko für systematische Fehler (Verzerrung, Bias: die Ergebnisse weichen systematisch in eine bestimmte Richtung von den wahren Werten ab).

Starke Evidenz (Stufe 2) stammt demgegenüber aus methodisch guten klinischen Untersuchungen. Bei therapie- oder screeningbezogenen Fragen beispielsweise müssen die betreffenden Informationen aus randomisierten kontrollierten klinischen Studien (randomized controlled trials, RCTs) stammen, bei Prognosestudien aus Inzeptionskohortenstudien (Patienten werden zu einem möglichst frühen Zeitpunkt ihrer Erkrankung in die klinische Studie eingeschlossen).

Die höchste Qualitätsstufe (Stufe 1) der externen Evidenz stammt für alle sieben Fragestellungen aus systematischen Übersichten (Synonym: systematische Reviews, systematic reviews). Bei einer systematischen Übersicht handelt es sich um die retrospektive Aufarbeitung publizierter Forschungsergebnisse (Sekundärforschung). Zu diesem Zweck werden zu einer klar formulierten Frage alle verfügbaren Artikel aus Primärstudien systematisch und nach expliziten Methoden identifiziert, ausgewählt und kritisch bewertet. Die Studienergebnisse und -charakteristika werden extrahiert und in Form einer qualitativen systematischen Übersicht zusammengefasst und beschrieben. Sofern es aufgrund der in den relevanten Artikeln vorliegenden Zahlendaten möglich ist, die Resultate mehrerer Studienartikel, die die gleiche Frage bearbeiten, mit statistischen Methoden quantitativ zu einem Gesamtergebnis zusammenzubringen, spricht man von einer Meta-Analyse. Durch eine Meta-Analyse wird die Aussagekraft, d. h. die Ergebnissicherheit (das Vertrauen, dass ein in Studienartikeln gefundenes Ergebnis nahe am wahren Ergebnis liegt), gegenüber den Resultaten eines Einzelstudienartikels erhöht.

## 49.4 Checklisten

Um die methodische Qualität individueller wissenschaftlicher Publikationen zu überprüfen, eigenen sich validierte Kontrolllisten. Das EQUATOR-Network (**E**nhancing the **QUA**lity and **T**ransparency **O**f health **R**esearch) stellt diese Qualitätskriterien zur Studiendurchführung und Ergebnisbeurteilung für sämtliche bekannten Studientypen kostenfrei zur Verfügung. Die Verwendung solcher Prüflisten ist sinnvoll, weil zahnmedizinische Studienartikel oftmals gravierende designbedingte Mängel aufweisen (z. B. zu wenige Studienteilnehmer, zu kurze Beobachtungszeiträume). Die Vorlagen eignen sich auch als Blaupause zur Erstellung eigener Fachbeiträge. Tabelle 49-3 gibt für die häufigsten in der Zahnmedizin verwendeten Publikationstypen eine Übersicht der jeweils passenden Checklisten.

## 49.5 Grenzen der EbM

Die Grenzen der EbM sind erreicht, wenn (zahn)medizinisches Wissen an seine Grenzen stößt – oder wenn Studienergebnisse nicht oder nur unvollständig veröffentlicht werden. Der letztere Fall kann zu einem ernsten Problem werden, wenn die zurückgehaltenen Daten Nutzen und Risiken einer diagnostischen, prognostischen oder therapeutischen Maßnahme verzerren. Die vorhandenen Lücken offenbaren daher zum einen jene Bereiche, in denen die zahnmedizinisch-klinische Forschung verstärkt tätig werden muss, und sie mahnen zum anderen, alle Ergebnisse einer Studie zu veröffentlichen.

Der oftmals vorhandene Mangel an publizierten Ergebnissen aus geeigneten klinischen Studien zu einer definierten klinischen Frage mag bisweilen zu Ernüchterung führen. Die Unvollständigkeit der Informationsgrundlage sollte aber keinesfalls zu der Schlussfolgerung führen, dass eine Zahnmedizin nach den Prinzipien der EbM nicht möglich sei. Bei vollständigem Fehlen von kontrollierten Untersuchungen gilt das „Prinzip der besten externen Evidenz": Es sollte die jeweils höchste vorhandene Evidenzstufe gewählt werden. Unter Umständen (zum Beispiel bei einem neu auf den Markt gekommenen Produkt) kann dies im Einzelfall bedeuten, dass nur die persönliche Erfahrung oder ein Fallbericht als Entscheidungsgrundlage vorliegt.

Eine systematische Übersichtsarbeit sollte idealerweise sämtliche Forschungsergebnisse berücksichtigen, die zu ihrer Fragestellung erhoben wurden. Beim Durchsuchen von Literaturdatenbanken nach diesen Ergebnissen stoßen Review-Autoren aber oft an Grenzen.

Tab. 49-3 Für ausgewählte Artikeltypen empfehlenswerte Kontrolllisten (abrufbar unter URL: www.equator-network.org/).

| Artikeltyp | Checkliste | |
|---|---|---|
| Behandlungsleitlinien | AGREE | Appraisal of Guidelines, Research and Evaluation |
| Systematische Übersicht | PRISMA | Preferred reporting items for systematic reviews and meta-analyses |
| Randomisierte kontrollierte Studie | CONSORT | Consolidated Standards of Reporting Trials |
| Diagnostische Studie | STARD | Standards for Reporting of Diagnostic Accuracy Studies |
| Beobachtungsstudie | STROBE | Strengthening the Reporting of Observational Studies in Epidemiology |
| Fallbericht | CARE | Case Report Guidelines |

## 49.6 Externe Evidenz in der zahnärztlichen Prothetik

Eine Suche nach systematischen Übersichten in der Meta-Datenbank PubMed zeigt, dass innerhalb der zahnärztlichen Fachgebiete die Prothetik mit Abstand die meisten Literaturreferenzen aufweist. Beinahe 120.000 bibliographische Angaben entsprechen mehr als dem Doppelten der zweitplatzierten Disziplin, der Kieferorthopädie (ca. 55.000).

Auch in der absoluten Zahl der systematischen Übersichten/Meta-Analysen belegt die Prothetik den ersten Rang (ca. 1.400, gegenüber der nächstplatzieren zahnärztlichen Implantologie mit ca. 950 Treffern). Bei der Zahl der Artikel über randomisierte kontrollierte Studien landet die Prothetik mit ca. 2.800 Artikeln auf Rang 2, übertroffen von der Parodontologie mit rund 3.100 Veröffentlichungen.

Setzt man für die einzelnen zahnmedizinischen Fachgebiete die Zahl der systematischen Übersichten/Meta-Analysen bzw. der Artikel über randomisierte kontrollierte Studien ins Verhältnis zu der Gesamtzahl der publizierten Artikel, so kommt die Prothetik mit einem Prozentsatz von 1,2 % gemeinsam mit der Kieferorthopädie und der Präventivzahnmedizin auf Rang 4, während sich die dentale Implantologie mit 2,7 %, die Parodontologie mit 2 % und die Zahnerhaltungskunde mit 1,8 % auf den ersten drei Plätzen befinden.

Bei den Artikeln über randomisierte kontrollierte klinische Studien liegt die Prothetik mit 2,4 % sogar nur auf Platz 9. Die Parodontologie und die Präventivzahnmedizin führen hier mit 9,3 % bzw. 6,8 %.

Wie bereits erwähnt, können auch in einem hohen Evidenzniveau eingruppierte Publikationen (z. B. systematische Übersichten) Qualitätseinbußen in der Studiendurchführung aufweisen, wodurch ihr Qualitätsanspruch und ihre Brauchbarkeit für die klinische Entscheidungsfindung eingeschränkt wird. Eine Analyse der methodischen Güte der vorhandenen systematischen Übersichten und Artikel über randomisierte kontrollierte Studien ist dringend erwünscht. Die Tatsache, dass sich in der **Cochrane Database of Systematic Reviews** nur 5 von 203 zahnmedizinischen systematischen Übersichten aus der zahnärztlichen Prothetik finden (Tab. 49-4), ist ein Hinweis, dass gute externe Evidenz in dieser Fachdisziplin seltener vorhanden ist, als die oben genannten Trefferzahlen andeuten.

Tab. 49-4 Leitlinien, HTA-Berichte und Cochrane-Übersichten mit zahnärztlich-prothetischen Fragestellungen (Stand: Januar 2022). AWMF: Arbeitsgemeinschaft der Wissenschaftlichen Medizinischen Fachgesellschaften; HTA: Health Technology Assessment (Medizintechnik-Folgenabschätzung); IQWiG: Institut für Qualität und Wirtschaftlichkeit im Gesundheitswesen; S1-Leitlinie: Die Leitlinie wurde von einer Expertengruppe im informellen Konsens erarbeitet. S3-Leitlinie: Die Leitlinie hat alle Elemente einer systematischen Entwicklung durchlaufen (Logik-, Entscheidungs- und Outcome-Analyse, Bewertung der klinischen Relevanz wissenschaftlicher Studien und regelmäßige Überprüfung).

| Urheber | Art der Evidenz | Jahr | Titel |
|---|---|---|---|
| AWMF | Leitlinie | 2019 | Ersatz fehlender Zähne mit Verbundbrücken |
| | | 2020 | Implantatprothetische Versorgung des zahnlosen Oberkiefers |
| | | 2021 | Vollkeramische Kronen und Brücken |
| | | 2022 | Festsitzender Zahnersatz für zahnbegrenzte Lücken |
| IQWiG | HTA-Bericht | 2009 | Relevanz der Beschaffenheit der Gegenbezahnung bei der Versorgung mit festsitzendem und herausnehmbarem Zahnersatz |
| | | 2009 | Implantatgetragene Suprakonstruktionen bei prothetischem Zahnersatz für verkürzte Zahnreihen |
| Cochrane Database of Systematic Reviews *(Cochrane Oral Health Group)* | Systematische Übersicht | 2009 | Interventionen zur Reinigung von Zahnersatz bei Erwachsenen |
| | | 2013 | Interventionen für den Ersatz fehlender Zähne: Unterschiedliche Zeitpunkte für die Belastung dentaler Implantate |
| | | 2015 | Einzelkronen versus konventionelle Füllungen zur Versorgung wurzelkanalbehandelter Zähne |
| | | 2017 | Metallfreie Materialien für festsitzenden prothetischen Zahnersatz |
| | | 2018 | Interventionen für den Ersatz fehlender Zähne: Attachment-Systeme für implantgetragene abnehmbare Prothesen im zahnlosen Kiefer |
| | | 2018 | Abformtechniken und -materialien für die Herstellung von Total- und partiellen Prothesen |

# Literatur

Evans I., Thornton H., Chalmers I., Glasziou P.: Wo ist der Beweis? Pläydoyer für eine evidenzbasierte Zahnmedizin. Huber, Bern 2013:202.

Evidence-Based Medicine Working Group: Evidence-based health care: a new approach to teaching the practice of health care. J Dent Educ 1994;58:648-653.

Gigerenzer G.: Das Einmaleins der Skepsis. Über den richtigen Umgang mit Zahlen und Risiken. Berlin Verlag, Berlin 2002:129.

# AWMF-Leitlinien

DGPro, DGI, DGZMK: S1-Leitlinie – Festsitzender Zahnersatz für zahnbegrenzte Lücken. AWMF-Registriernummer: 083-003. Arbeitsgemeinschaft der Wissenschaftlichen Medizinischen Fachgesellschaften, 2012. Online abrufbar unter: https://www.awmf.org/leitlinien/detail/ll/083-003.html. [Die veraltete Leitlinie ist derzeit in Überarbeitung und wird in die nachfolgende S3-Leitlinie überführt:]

DGI, DGPro, DGZMK, DGMKG: S3-Leitlinie – Zahnersatz für zahnbegrenzte Lücken. AWMF-Registriernummer: 083-003. Arbeitsgemeinschaft der Wissenschaftlichen Medizinischen Fachgesellschaften, 2022.

Gierthmühlen P., Jerg A., Spitznagel F. (DGPro, DGZMK) et al.: S3-Leitlinie –Vollkeramische Kronen und Brücken. AWMF-Registriernummer: 083-012. Arbeitsgemeinschaft der Wissenschaftlichen Medizinischen Fachgesellschaften, 2021. Online abrufbar unter: http://www.awmf.org/leitlinien/detail/ll/083-012.html

Kern J.S., Wolfart S. (DGI): S3-Leitlinie – Implantatprothetische Versorgung des zahnlosen Oberkiefers. AWMF-Registriernummer: 083-010. Arbeitsgemeinschaft der Wissenschaftlichen Medizinischen Fachgesellschaften, 2020. Online abrufbar unter: https://www.awmf.org/leitlinien/detail/ll/083-010.html

von Stein-Lausnitz M., Nickenig H.J., Wolfart S. (DGI, DGZMK): S3-Leitlinie – Ersatz fehlender Zähne mit Verbundbrücken. AWMF-Registriernummer: 083-031. Arbeitsgemeinschaft der Wissenschaftlichen Medizinischen Fachgesellschaften, 2019. Online abrufbar unter: https://www.awmf.org/leitlinien/detail/ll/083-031.html

## IQWiG-Berichte

IQWiG (Hrsg.): Relevanz der Beschaffenheit der Gegenbezahnung bei der Versorgung mit festsitzendem und herausnehmbarem Zahnersatz. IQWiG-Bericht Nr. 53. Institut für Qualität und Wirtschaftlichkeit im Gesundheitswesen, 2009. Online abrufbar unter: https://www.iqwig.de/download/n05-02_abschlussbericht_relevanz_der_beschaffenheit_der_gegenbezahnung.pdf

IQWiG (Hrsg.): Implantatgetragene Suprakonstruktionen bei prothetischem Zahnersatz für verkürzte Zahnreihen. IQWiG-Bericht Nr. 60. Institut für Qualität und Wirtschaftlichkeit im Gesundheitswesen, 2009. Online abrufbar unter: https://www.iqwig.de/download/n05-01_abschlussbericht_suprakonstruktionen.pdf

## Systematische Cochrane-Übersichten

de Souza R.F., de Freitas Oliveira Paranhos H., Lovato da Silva C.H., Abu-Naba'a L., Fedorowicz Z., Gurgan C.A.: Interventions for cleaning dentures in adults. Cochrane Database Syst Rev 2009;CD007395. Online abrufbar unter: https://pubmed.ncbi.nlm.nih.gov/19821412/

Esposito M., Grusovin M.G., Maghaireh H., Worthington H.V.: Interventions for replacing missing teeth: different times for loading dental implants. Cochrane Database Syst Rev 2013;CD003878. Online abrufbar unter: https://pubmed.ncbi.nlm.nih.gov/23543525/

Jayaraman S., Singh B.P., Ramanathan B., Pazhaniappan Pillai M., MacDonald L., Kirubakaran: Final-impression techniques and materials for making complete and removable dentures. Cochrane Database Syst Rev 2018;CD012256. Online abrufbar unter: https://pubmed.ncbi.nlm.nih.gov/29617037/

Payne A.G., Alsabeeha N.H., Atieh M.A., Esposito M., Ma S., Anas El-Wegoud M.: Interventions for replacing missing teeth: attachment systems for implant overdentures in edentulous jaws. Cochrane Database Syst Rev 2018;CD008001. Online abrufbar unter: https://pubmed.ncbi.nlm.nih.gov/30308116/

Poggio C.E., Ercoli C., Rispoli L., Maiorana C., Esposito M.: Metal-free materials for fixed prosthodontic restorations. Cochrane Database Syst Rev 2017;CD009606. Online abrufbar unter: https://pubmed.ncbi.nlm.nih.gov/29261853/

Sequeira-Byron P., Fedorowicz Z., Carter B., Nasser M., Alrowaili E.F.: Single crowns versus conventional fillings for the restoration of root-filled teeth. Cochrane Database Syst Rev 2015;CD009109. Online abrufbar unter: https://pubmed.ncbi.nlm.nih.gov/26403154/

## Links

Equator Network. [URL: www.equator-network.org/]

Oxford Centre for Evidence-Based Medicine: OCEBM Levels of Evidence. [URL: https://www.cebm.net/2016/05/ocebm-levels-of-evidence/]

# Weiterführende Literatur

Fletcher R.H., Fletcher S.W., Fletcher G.E.: Klinische Epidemiologie. Grundlagen und Methoden. 3. Aufl. Hogrefe, Bern 2019.

Greenhalgh T.: Einführung in die evidenzbasierte Medizin. 3. Aufl. Huber, Bern 2015.

Straus S.E., Glasziou P., Richardson W.S., Haynes R.B.: Evidence-Based Medicine: How to Practice and Teach EBM. 5. Aufl. Elsevier, Edinburgh 2019.

Türp J.C.: Evidenzbasierte Zahnmedizin. Parodontologie 2015;26:113-121.

Türp J.C., Antes G. et al.: EbM-Splitter. [Seit dem Jahr 2001 bestehende Reihe in der Deutschen Zahnärztlichen Zeitschrift; kostenfreier Zugriff möglich.

# Sachregister

## T



## U